Progress and Prospects
in the Gene Modified T Cell Technology and Its Clinical Application

基因修饰T细胞
技术进展及临床应用

王征旭　主编

U0244144

化学工业出版社
·北京·

本书结合肿瘤免疫治疗基础与临床应用的新进展，在力求内容的准确度和前沿深度的基础上，详细和全面地介绍、分析和总结了CAR-T和TCR-T等基因修饰T细胞技术及其在临床上的应用，包括CAR-T和TCR-T基础知识、技术原理、临床应用与展望等。

本书可供从事医药卫生行业相关人士、生物医学工作者以及相关专业学生等参考和研读。

图书在版编目（CIP）数据

基因修饰T细胞技术进展及临床应用／王征旭主编.
—北京：化学工业出版社，2018.12
ISBN 978-7-122-33673-6

Ⅰ.①基…　Ⅱ.①王…　Ⅲ.①T细胞-细胞免疫学
Ⅳ.①R392.12

中国版本图书馆CIP数据核字（2018）第298763号

责任编辑：王　琰　陈小滔　　　　　　　　　　　　文字编辑：焦欣渝
责任校对：王素芹　　　　　　　　　　　　　　　　装帧设计：关　飞

出版发行：化学工业出版社（北京市东城区青年湖南街13号　邮政编码100011）
印　　装：北京虎彩文化传播有限公司
787mm×1092mm　1/16　印张21¾　字数528千字　2019年5月北京第1版第1次印刷

购书咨询：010-64518888　　售后服务：010-64518899
网　　址：http://www.cip.com.cn

凡购买本书，如有缺损质量问题，本社销售中心负责调换。

定　　价：198.00元

《基因修饰 T 细胞技术进展及临床应用》
编写人员名单

主　编　王征旭
副主编　张积仁
编　者　（以姓氏汉语拼音为序）

安广文　中国人民解放军联勤保障部队第九八四医院药剂科
白仲虎　江南大学生物工程学院/粮食发酵工艺与技术国家工程实验室
曹　江　徐州医科大学附属医院血液科
曹俊霞　中国人民解放军总医院第七医学中心生物治疗中心
董　杰　中国人民解放军总医院第七医学中心生物治疗中心
傅世林　腾湃健康产业集团/广东省靶向肿瘤干预与防控研究院
高伟健　中国人民解放军总医院第七医学中心生物治疗中心
李　峰　郑州大学第一附属医院生物细胞治疗中心
里艳茹　中国人民解放军总医院第七医学中心生物治疗中心
刘金龙　中国人民解放军总医院第七医学中心生物治疗中心
刘羿杉　中国人民解放军总医院第七医学中心生物治疗中心
孙国平　安徽医科大学附属第一医院肿瘤科
王　磊　中国人民解放军总医院第七医学中心生物治疗中心
王　态　中国人民解放军总医院第七医学中心生物治疗中心
王征旭　中国人民解放军总医院第七医学中心生物治疗中心
武立华　中国人民解放军总医院第七医学中心生物治疗中心
徐蓓蕾　中国人民解放军总医院第七医学中心生物治疗中心
杨艳坤　江南大学生物工程学院/粮食发酵工艺与技术国家工程实验室
游　嘉　中国人民解放军总医院第七医学中心生物治疗中心
袁鹏飞　北京大学生命科学学院
张　毅　郑州大学第一附属医院生物细胞治疗中心
张积仁　腾湃健康产业集团/广东省靶向肿瘤干预与防控研究院

序言（一）

习近平总书记一直高度重视人民健康工作，对实施"健康中国战略"做出了一系列重大部署。2018年4月13日下午，习总书记在海南考察期间再次明确要求："经济要发展，健康要上去，人民的获得感、幸福感、安全感都离不开健康。"2017年10月，党的十九大报告明确提出了"实施健康中国战略"，强调"人民健康是民族昌盛和国家富强的重要标志"。我国政府高度重视发展迅猛的肿瘤生物治疗和免疫治疗研究，生物治疗已写入2016年7月28日国务院发布的《"十三五"国家科技创新规划》、2016年10月25日国务院出台的《"健康中国2030"规划纲要》和2016年12月19日国务院颁布的《"十三五"国家战略性新兴产业发展规划》等国家规划中。2017年10月，国家食品药品监督管理总局（CFDA）组织对《药品注册管理办法》进行了修订，起草了《药品注册管理办法（修订稿）》，表示细胞治疗类产品可按药品进行注册上市，根据治疗用生物制品相应类别要求进行申报。2017年12月22日，CFDA发布了《细胞治疗产品研究与评价技术指导原则》(试行)，对细胞治疗产品所涉及的药学、临床前研究和临床研究等各个环节都做出较为详细的阐述，在确定药品申报原则的基础之上，也对细胞治疗产品的独特属性给予了新的规范和解释，这为我国细胞治疗类产品作为药品属性的规范化、产业化生产拉开了序幕。

嵌合抗原受体修饰的T细胞（CAR-T）技术，已经在血液系统恶性肿瘤的治疗中取得了惊人的疗效。2012年4月，当美国小女孩Emily Whitehead接受靶向CD19的CAR-T（CTL019）细胞治疗取得成功后，令世人倍感振奋，也给晚期肿瘤患者的治愈带来了新的希望。至今，美国FDA已经批准了两个CAR-T细胞治疗药物：2017年8月30日批准诺华公司Kymriah（tisagenlecleucel，CTL019）上市，用于治疗儿童和青年患者B细胞来源的难治复发性急性淋巴细胞白血病；2017年10月18日又批准Kite公司的Yescarta（axicabtagene ciloleucel，KTE-C19）上市，用于治疗成人大B细胞淋巴瘤。预计在不远的将来，CAR-T细胞还会被批准治疗难治性、复发性、多发性骨髓瘤等恶性肿瘤，也会用于治疗某些类型的实体肿瘤。

伴随着全球细胞免疫治疗研究的热潮，国内相关研发和监管政策都在日益提升。目前国内在Clinical Trials网站注册的CAR-T项目（截止到2018年2月），中国已有174项，其中北京48项、上海36项、广州16项。截止到目前，南京传奇生物科技有限公司、北海银河生物产业投资股份有限公司、上海恒润达生生物科技有限公司、科济生物医药（上海）有限公司、博生吉安科细胞技术有限公司、上海明聚生物科技有限公司、上海优卡迪生物医药科技有限公司、北京艺妙神州医药科技有限公司、重庆精准生物技术有限公司9家公司的CAR-T细胞治疗已经获得了CFDA的临床试验申请受理。在日益增长的病患需求、政策上的支持和大量资金的投入下，CAR-T 细胞治疗将在技术上更加成熟、安全、高效，制备工艺和临床使用也将会更加标准化、精准化、自动化。国内的 CAR-T 细胞治疗产品上市亦是指日可待。

虽然 CAR-T 细胞治疗已经在某些类型血液系统肿瘤的治疗中取得成功，但不得不说，这项颠覆性的抗癌疗法仍处于早期发展阶段，还有很长的路要走，许多问题还有待解决。因此，对该行业需要长期关注、敏锐把握、客观审视。

本书作者对 CAR-T 细胞基础、发展现状及展望、自己的学习体会和实践经验等进行了较为详尽的介绍，有许多最新的研究成果和临床实例，重点较为突出，内容较为丰富，相信会让广大读者对 CAR-T 细胞治疗行业有所了解。

田志刚

中国工程院院士
中国免疫学会理事长
中国科学技术大学免疫学研究所所长
中国科技大学医学中心主任
中国科学院天然免疫与慢性疾病重点实验室主任

序言（二）

　　癌症一直是困扰人类健康的巨大难题之一，但是近年来肿瘤免疫治疗已取得巨大突破，被美国《科学》杂志评选为 2013 年世界十大科技进展之首。癌症免疫治疗是一种针对人体免疫系统而非直接针对肿瘤的疗法，已有近百年的历史。近年来，癌症免疫治疗经过漫长的探索之后，已经显示出明显的临床治疗效果，使某些晚期肿瘤患者的生存期得到延长，甚至治愈某些类型的恶性肿瘤。作为癌症免疫疗法之一的嵌合抗原受体 T 细胞（CAR-T）技术，已在某些类型的血液系统肿瘤治疗中显示出惊人的疗效。患白血病的美国小女孩艾米丽·怀特黑德（Emily Whitehead）使用 CAR-T 细胞治愈体内肿瘤细胞的消息传来，让人们看到了战胜癌症的曙光！2017 年 8 月 30 日，美国 FDA 已批准世界上第一个 CAR-T 细胞治疗药物 Kymriah 上市，用于治疗儿童和成人 B 细胞来源的难治性、复发性急性淋巴细胞白血病。一个多月后，2017 年 10 月 18 日，美国 FDA 批准世界上第二个 CAR-T 细胞治疗药物 Yes-carta 上市，用于治疗成人弥漫大 B 细胞淋巴瘤。随着 CAR-T 细胞治疗技术的日益进步，对实体瘤的治疗也有望取得突破。CAR-T 细胞治疗因其明显的疗效和巨大的潜力成为癌症免疫治疗中的热点。但是 CAR-T 细胞治疗本身也存在一些局限性，限制了它在实体瘤中的应用等。如何更精准地靶向肿瘤特异性抗原，如何控制细胞因子风暴（CRS）、神经相关性脑病（CRES）等严重并发症，如何突破实体瘤治疗的屏障，如何实现通用型 CAR-T 细胞治疗等，都是目前亟待解决的难题。

　　本书的作者既介绍了基因修饰 T 细胞技术的基础知识和基本原理，又重点介绍了 CAR-T 细胞治疗技术在临床应用的最新进展和动态。

　　腾湃健康产业集团在预防医疗、生物技术等生命科学领域将不断探索、创新，以适应新时代发展的需求，促进 CAR-T 细胞治疗标准化、科学化和国际化，努力打造大健康领域全产业链，为人类健康服务。

郑静芬

腾湃健康产业集团董事长

清华大学社会科学学院健康产业与管理研究中心理事长

前　言

　　不同于传统化学药物的治疗模式，肿瘤免疫治疗的作用对象是免疫细胞，通过多种方法激发人体自身的免疫系统，动员自身免疫细胞去杀伤肿瘤。肿瘤免疫治疗也是近年来国际上医学领域最具前景的研究方向之一。2013 年，《Science》杂志将肿瘤免疫治疗列为年度世界十大科技进展之首。2015 年，世界生物医学领域三大杂志《Nature》《Science》《Cell》，纷纷出专辑报道肿瘤免疫治疗领域的进展。2018 年度诺贝尔生理或医学奖分别授予美国得州大学奥斯汀分校免疫学家詹姆斯·艾利森（James P. Allison）和日本京都大学教授本庶佑（Tasuku Honjo），以表彰他们在肿瘤免疫负向调控领域的杰出成就。肿瘤免疫治疗在经过多年的积淀后，已经到了腾飞和爆发的时代！2011 年 3 月，世界上第一个免疫检验点药物百时美施贵宝公司的 CTLA-4 单抗 ipilimumab（Yervoy）上市。2014 年 7 月，第二个免疫检验点抑制剂 PD-1/PD-L1 单抗获美国 FDA 批准上市！PD-1/PD-L1 单抗药物在癌症免疫治疗过程中，产生了令人无比震惊的临床治疗效果！2017 年 8 月 30 日和 10 月 18 日，美国FDA 分别批准了诺华和 Kite Pharma 的 CAR-T 细胞治疗药物上市，用于治疗急性淋巴细胞白血病和成人大 B 细胞淋巴瘤。这两个细胞治疗药物的获批，标志着 CAR-T 细胞治疗全新时代的到来，推动了肿瘤免疫治疗从传统辅助性治疗，逐渐进入到现代肿瘤治疗的主流！

　　党的十八大以来，习近平总书记高度重视人民健康安全。在 2016 年 8 月 19 日全国卫生与健康大会上，习总书记说："没有全民健康，就没有全面小康。要把人民健康放在优先发展的战略地位，以普及健康生活、优化健康服务、完善健康保障、建设健康环境、发展健康产业为重点，加快推进健康中国建设，努力全方位、全周期保障人民健康"。习总书记在2017 年 10 月 18 日党的十九大上讲到："人民健康是民族昌盛和国家富强的重要标志。要完善国民健康政策，为人民群众提供全方位全周期健康服务"。干细胞、免疫治疗等生物技术，已写进国务院制定的国家系列发展规划中，如《"十三五"国家科技创新规划》《"健康中国2030"规划纲要》《"十三五"国家战略性新兴产业发展规划》等。目前在 Clinical Trials 网站注册的 CAR-T 临床试验项目（截止到 2018 年 12 月，检索词：CAR-T）已有 729 项，其中我国有 235 项，处于世界前列。目前在国家食品药品监督管理总局药品评审中心（http：//www.cde.org.cn/），按 I 类治疗用生物制品新药登记的临床试验（截止到 2018 年11 月 28 日）有 25 项，其中南京传奇生物科技有限公司（登记号 CTR20181007）、上海恒润达生生物科技有限公司（登记号 CTR20181354）等公司的 CAR-T 细胞治疗，已经获得了CFDA 的临床试验申请受理。在不断增长的肿瘤患者的需求和国家政策上的大力支持以及大量资金的投入下，国内 CAR-T 细胞治疗产品的上市，亦是指日可待。

　　全书共分六章，第一章肿瘤免疫治疗技术及原理，包括：肿瘤免疫治疗简介、基因修饰

T 细胞技术简介、第一代 CAR-T 技术、第二代 CAR-T 技术、第三代和第四代 CAR-T 技术五节，主要介绍肿瘤免疫治疗的基础知识和基本原理、CAR-T 技术原理和结构特征等内容。第二章 CAR-T 细胞治疗血液系统肿瘤进展，包括：概述、CAR-T 细胞治疗急性白血病、CAR-T 细胞在 ALL 治疗中存在的问题与展望、CAR-T 细胞治疗慢性淋巴细胞白血病、CAR-T 细胞治疗淋巴瘤、CAR-T 细胞治疗多发性骨髓瘤、同种异体（供体）来源的 CAR-T 细胞七节，主要介绍 CAR-T 细胞在血液系统肿瘤治疗中的应用及进展。第三章 CAR-T 细胞在实体瘤中的应用，包括：CAR-T 细胞治疗实体瘤概述、CAR-T 细胞在头颈部肿瘤治疗中的应用、CAR-T 细胞在胸部肿瘤治疗中的应用、CAR-T 细胞在腹腔肿瘤治疗中的应用、CAR-T 细胞在泌尿及生殖系统肿瘤治疗中的应用、CAR-T 细胞治疗骨肿瘤及皮肤软组织肿瘤、可用于多种实体瘤的靶点、CAR-T 细胞治疗实体瘤的现状和展望八节，主要介绍 CAR-T 细胞在实体瘤治疗中的应用及进展和展望。第四章 CAR-T 细胞治疗并发症，包括：CAR-T 细胞治疗并发症概述、细胞因子风暴、CAR-T 细胞治疗相关性脑病、噬血细胞综合征/巨噬细胞活化综合征、其他 CAR-T 治疗相关并发症五节，主要介绍 CAR-T 所引起的并发症的原理、诊断和治疗手段等。第五章 TCR-T 细胞治疗研究进展，包括：TCR-T 细胞的定义与肿瘤识别、TCR-T 细胞治疗靶抗原的选择、TCR-T 细胞治疗流程及影响因素、TCR-T 细胞临床试验及存在的问题、TCR-T 细胞治疗研究进展五节，主要介绍 TCR-T 的基本原理、临床应用及进展等。第六章 CAR-T 研究进展，包括：基因修饰通用型 CAR-T 细胞的临床应用、CAR-NK 研究进展、CAR-T 细胞免疫治疗临床推广所面临的工程化挑战三节，主要介绍通用型 CAR-T 细胞的原理和技术，CAR-NK 细胞治疗的原理、现状及进展，CAR-T 细胞治疗的工业化生产及进展等。

　　本书由该领域一线科研、临床工作人员及专家共同编写，力求全面系统地反映基因修饰 T 细胞治疗技术的发展及展望。本书既涉及基因修饰 T 细胞技术的基本原理，又较为系统、全面地介绍了该技术在临床前和临床的应用情况，尤其是重点介绍了国内外在该领域的前沿进展，希望对该领域感兴趣的一些生物医学工作者，通过阅读本书初步掌握自行制备 CAR-T 细胞的方法，作为专业生产制备的参考用书；希望临床医师能够通过本书的介绍，基本了解和掌握 CAR-T 细胞治疗技术及其临床应用，包括 CAR-T 细胞治疗临床并发症的诊断和防治等。由于全书各章节所属领域研究工作的深度不同，不同作者的写作风格也有差别，全书在文字上难免有一定的差异；同时，由于近年来 CAR-T 细胞免疫治疗领域的发展非常迅速，难免会有分歧和争议，敬请广大读者谅解。

　　本书的出版需要感谢各位作者的辛勤劳动，尤其是中国人民解放军总医院第七医学中心（原解放军陆军总医院）生物治疗中心曹俊霞博士、董杰博士、游嘉博士、武立华医生等同事的努力和奉献！感谢刘金龙、闫志凌、朱峰、平玉、高伟健等对于本书图表的检索及制作而付出的心血！最后，对在本书从准备到出版过程中做出贡献的所有人一并表示感谢！

编者

2018 年 12 月 6 日于北京

目 录

第四章　CAR-T 细胞治疗并发症 218

第一章
肿瘤免疫治疗技术及原理

第一节　肿瘤免疫治疗简介

一、肿瘤免疫治疗基础

1. 肿瘤免疫治疗史概述

肿瘤免疫治疗开始于 1891 年，当时纽约外科医生 William B. Coley（1862—1936）发现，细菌产物"科莱毒素"（Coley toxins）对肿瘤有疗效，他开发出了一种专治肿瘤的细菌疫苗，成功地使许多患者肿瘤缩小并治愈[1]。经历了近一个半世纪的发展，现在肿瘤免疫治疗主要包括三类：肿瘤的主动特异性免疫治疗——肿瘤疫苗（包括肿瘤细胞疫苗、DC 疫苗、肿瘤多肽疫苗、独特型疫苗和核酸疫苗）、过继性免疫治疗（包括淋巴因子活化的杀伤细胞 LAK、肿瘤浸润淋巴细胞 TIL、细胞因子诱导的杀伤细胞 CIK、供者淋巴细胞输注 DLI）和非特异性免疫调节剂。表 1-1 列举了肿瘤免疫研究中的一些大事件[2]。

表 1-1　肿瘤免疫研究中的大事件[2]

年份	人物/公司	事件
1891 年	William Bradley Coley	患者因为细菌感染之后，肿瘤消失，从而开始用细菌来对肿瘤患者进行治疗
1909 年	Paul Ehrlich	发现免疫细胞能监视肿瘤细胞，并抑制肿瘤细胞的生长
1953 年	Feley 和 Preho	近交系小鼠间进行肿瘤移植排斥实验显示肿瘤细胞的免疫功能，证明存在特异性的肿瘤抗原
1957 年	Isaacs	发现干扰素
1959 年	卡尔麦特、介林	卡介苗在小鼠体内抑制肿瘤生长
1973 年	Ralph Steinman 和 Zanvil A. Cohn	发现 DC 并赢得了诺贝尔奖

年份	人物/公司	事件
1983 年	Meur 等	发现 T 细胞抗原受体
1997 年	罗氏	FDA 批准第一个肿瘤单克隆抗体——rituximab,用来治疗非霍奇金淋巴瘤
2008 年	Antigenics 公司	俄罗斯批准第一个治疗肿瘤的疫苗 Oncophage,用来治疗肾癌
2010 年	Dendreon 公司	FDA 批准 DC 疫苗 Provenge,用来治疗前列腺癌
2011 年	施贵宝公司	FDA 批准了 ipilimumab/anti CTLA-4,用于治疗黑色素瘤
2013 年	Carl June	CAR-T 细胞治疗白血病成功
2014 年	施贵宝公司	FDA 批准 PD-1 单抗 Opdivo,用于肿瘤和慢性病毒感染治疗
2017 年	诺华制药	FDA 批准第一个 CAR-T 细胞治疗药物 Kymriah,用于治疗急性淋巴细胞白血病
2017 年	Kite 制药	FDA 批准第二个 CAR-T 细胞治疗药物 KTE-C19,用于治疗大 B 细胞淋巴瘤

1976 年,IL-2 的发现激发了人们对细胞免疫反应的广泛研究。1985 年,发现使用 IL-2 后转移性黑色素瘤和肾癌出现持久性的消退。1992 年,IL-2 获准用于治疗转移性肾癌。1998 年,IL-2 获准用于治疗转移性黑色素瘤[2]。2012 年,耶鲁大学的 Vincent T. DeVita 和 NIH 的 Steven A. Rosenberg 联合在《新英格兰医学》杂志发表 "癌症研究 200 年"[3]。文中肯定了免疫调节剂、过继性免疫细胞治疗和基因工程修饰的免疫细胞在癌症治疗方面的临床效果,这为今后免疫疗法治疗肿瘤提供了有力的证据。2014 年,耶鲁大学等机构的研究表明,接受免疫检验点 PD-1 单抗 nivolumab 治疗黑色素瘤后,出现了令人鼓舞的结果,1 年生存率可达 62%,2 年生存率达 43%[4]。2014 年,纪念斯隆-凯特琳癌症中心对 16 名成人难治性、复发性急性淋巴细胞白血病患者进行嵌合抗原受体修饰的 T 细胞(chimeric antigen receptor T-cell,CAR-T)治疗后,患者的完全缓解率达 88%,远高于补救性化疗的完全缓解率[5]。

2. 抗肿瘤免疫应答基本原理简介

(1)机体免疫系统组成 免疫系统分为天然免疫系统和获得性免疫系统两部分[6]。天然免疫是免疫系统的第一道屏障,发生应答的时间非常快。参与天然免疫反应的细胞类型有粒细胞、巨噬细胞、树突状细胞和 NK 细胞等。获得性免疫是一种特异性的免疫应答反应,与天然免疫相比,具有一定的优势。它能特异识别各种抗原,并对同种抗原具有记忆能力。获得性免疫和天然免疫之间没有明显的界限,两者相互关联。比如 NK 细胞和 γδ T 细胞同时兼具天然免疫和获得性免疫的特征(图 1-1)。免疫系统诱发机体对外源病原体和内源异常细胞产生保护性免疫力非常重要。正常情况下,体内的某些免疫细胞能及时发现并杀伤体内经常出现的少量异常细胞。免疫细胞能够识别机体内产生的带有新抗原决定簇的突变细胞,并能及时清除这些突变细胞,进而阻止肿瘤的发生、发展。

(2)抗肿瘤免疫应答机制 无论是天然固有免疫,还是获得性抗肿瘤免疫,都需要经历三个主要步骤[7],才能获得有效的抗肿瘤免疫应答反应(图 1-2)。①免疫细胞识别、摄取、加工处理肿瘤抗原阶段。免疫应答启动阶段,专职抗原递呈细胞——树突状细胞(DC),必须首先获取肿瘤抗原。这些肿瘤抗原通过在原位被消化,或者被传递到其他组织等形式,成为治疗性疫苗的一部分。DC 摄取抗原后被激活,通过对肿瘤抗原肽段的加工、处理等过

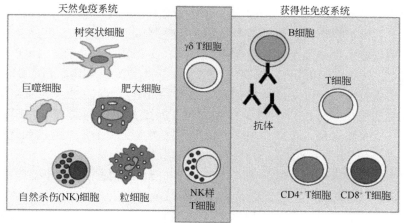

图 1-1　天然免疫系统（innate immune system）和获得性免疫系统（adaptive immune system）[7]

天然免疫系统对外源物质提供了速发型应答，这一系统主要由大量的可溶性因子、蛋白质和一系列的细胞组成，包括粒细胞（granulocyte）、巨噬细胞（macrophage）、树突状细胞（dendritic cell）、肥大细胞（mast cell）和自然杀伤细胞（natural killer cell）等。获得性免疫应答由抗体、B 细胞、CD4+/CD8+ T 细胞组成。NK 样 T 细胞和 γδ T 细胞同时具有天然和获得性免疫的特征

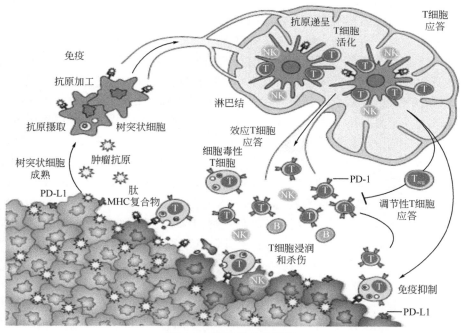

图 1-2　抗肿瘤免疫调节

肿瘤细胞释放的肿瘤相关抗原，被 DC 吞噬、加工、处理后，进入局部引流淋巴结内。在淋巴结内，根据 DC 所接受的成熟肿瘤抗原的类型，和 DC 表面分子与 T 细胞表面不同受体间的相互作用，产生不同的抗肿瘤免疫应答。T 细胞表面 CD28 或者 OX40 分子，通过与 DC 表面 CD80/86 或者 OX40L 受体的相互作用，激活 T 细胞产生抗肿瘤免疫应答。若 T 细胞表面 CTLA4 与 DC 表面 CD80/86 结合，或者 T 细胞表面 PD-1 分子与 DC 表面 PD-L1/PD-L2 相互作用，则抑制 T 细胞的免疫活性，并且可能促进 Treg 细胞的产生。特异性肿瘤抗原刺激活化的 T 细胞（与 B 细胞和 NK 细胞一起），将从淋巴结进入到肿瘤周围。肿瘤细胞通过多种机制产生肿瘤免疫抑制微环境，抵抗效应 T 细胞的活性。这些免疫抑制形成的机制包括肿瘤细胞表面上调 PD-L1/L2，肿瘤细胞释放 PGE2、精氨酸酶（arginase）和 IDO（indoleamine 2,3-dioxygenase）、VEGF（通过瘤内低氧环境激活），进而抑制 T 细胞进入肿瘤床和浸润到肿瘤组织中[7]

程，通过 MHC-Ⅰ类和Ⅱ类分子，将肿瘤抗原递呈到 DC 表面。②免疫细胞活化、增殖、分化、成熟阶段。在淋巴组织内，负载肿瘤抗原的 DC 刺激 T 细胞，产生特异性 T 细胞免疫应答，效应细胞以能发挥强烈细胞毒性作用的 CD8$^+$ T 细胞为主。DC 也可以刺激特异性抗体的产生，与 NK（natural killer）细胞或者 NK 样 T（natural killer T，NKT）细胞一起，共同参与抗肿瘤免疫应答。③免疫效应阶段。肿瘤特异性 T 细胞进入肿瘤组织，发挥抗肿瘤免疫杀伤效应功能，同时，Treg 等免疫细胞也开始发挥免疫抑制调节作用[7]。了解抗肿瘤免疫应答的三个主要过程，可以在三个方面进行抗肿瘤免疫治疗：促进和优化肿瘤抗原的递呈过程；促进 T 细胞的活化；改善肿瘤免疫抑制微环境。

（3）肿瘤免疫抑制微环境　1959 年，Burnet 和 Thomas 提出了"免疫监视（tumor immune surveillance）"假说[8]，该假说认为免疫系统能够识别并清除恶性肿瘤，从而抑制了肿瘤的发生发展。尽管机体内具有一系列的免疫监视机制，但仍难以阻止肿瘤的发生和发展。少量肿瘤细胞不易引起机体应答，待肿瘤生长至一定程度，超越了机体免疫应答的能力，肿瘤细胞即得以逃逸。T 细胞是肿瘤免疫监视过程中的一个重要成员，是抑制肿瘤微环境的关键因素。正常 T 细胞通过识别 MHC-肿瘤相关抗原复合体来消除肿瘤细胞。由于肿瘤微环境的免疫抑制作用，肿瘤组织中 T 细胞的活性明显下降。通过检验点（CTLA-4 和 PD-1）抑制剂降低 T 细胞的活化阈值，或回输一定数量的活化 T 细胞对晚期黑色素瘤患者有明显的效果[9]，提示解除肿瘤免疫抑制微环境能治疗肿瘤。

肿瘤细胞逃避抗肿瘤免疫应答的机制有许多。①可以通过下调其表面 MHC-Ⅰ类分子的表达、表达 PD-L1 等信号分子[7]，产生免疫抑制的微环境，进而抑制 T 细胞的杀伤活性。②肿瘤细胞通过自分泌和旁分泌作用，改变和维持自身生存和发展的条件，促进肿瘤的生长和发展。肿瘤细胞也可以通过释放免疫抑制因子 IDO（indoleamine 2，3-dioxygenase）、TGF-β 和 IL-10 等，来阻止 T 细胞的免疫监视功能，进一步抑制抗肿瘤免疫应答。释放的免疫抑制因子 TGF-β 可诱导 T 细胞分化成为 Treg，IL-10 能促进 M2 巨噬细胞的分化。Treg 对免疫反应有负向调节的作用。有研究表明，B 细胞白血病和淋巴瘤患者体内 Tregs 水平增高，与 B 细胞恶性肿瘤的预后成负相关[10]。髓源性抑制细胞 MDSC（myeloid derived suppressor cell，MDSC），在肿瘤抑制的微环境中扮演着另一个重要的角色。肿瘤招募免疫抑制细胞，不仅抑制了免疫反应，而且通过释放促进血管生成的因子（VEGFA、FGFβ 等）来诱导血管生成。MDSC 能够直接抑制 NK 细胞的功能，并促进免疫抑制 T 细胞的数量。Tregs、MDSCs 和 M2 巨噬细胞等一起，共同参与肿瘤免疫抑制的微环境、负向调节 T 细胞的功能，也是肿瘤细胞免疫逃逸的一个重要原因[11]。③血管周细胞也是肿瘤微环境中的重要细胞成分，通常与肿瘤血管的结构相关。在肿瘤组织中，周细胞较少，会使肿瘤组织血管出现渗漏[12]。Hamzah 等[13] 的研究表明：RGS5 作为主要的调控基因，影响着周细胞的成熟，进而出现不正常的血管形态。RGS5 缺乏的小鼠中，肿瘤组织中的周细胞呈正常成熟形态，且肿瘤内血管与正常组织中血管的结构类似。

（4）免疫调控信号通路简介　免疫应答的精细调节是通过大量的配体、受体（包括协同刺激分子）的相互协调而实现的，它们负责扩大或者抑制初始的免疫应答。通常 T 细胞受体（TCR）会特异性地识别抗原递呈细胞（APC）递呈的 MHC-多肽复合物，这些相互作用既可以发生在二级淋巴器官（此时幼稚 T 细胞第一次遇到抗原），也可以发生在淋巴结外[14]。有两个独立的信号途径参与 T 细胞与 APC 细胞的相互调节作用。第一信号通过 T 细胞上的 TCR 识别 APCs 上肿瘤抗原-MHC 复合物。第二信号独立于肿瘤抗原，通过共刺激分子传递。除了 T 细胞正向调控的共刺激分子，最近也发现了越来越多的 T 细胞负向调控的共刺激分子，T 细胞的耐受或者功能可能由这些因子一起决定（图 1-3）[14]。

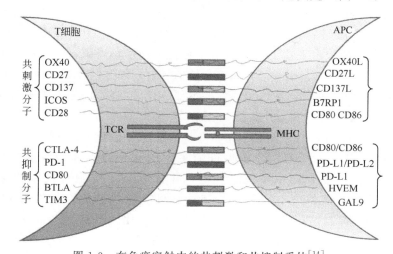

图 1-3　在免疫突触中的共刺激和共抑制受体[14]

B7RP1—B7-相关蛋白 1；BTLA—B 和 T 淋巴细胞减弱子；GAL9—半乳凝素 9；

HVEM—疱疹病毒进入调节子；ICOS—可诱导的 T 细胞共刺激信号；TIM3—T 细胞膜蛋白 3

① T 细胞正向调控共刺激分子。正向共刺激信号主要是由表达在幼稚 T 细胞上的 CD28 受体来调节的，CD28 会与 B7.1（CD80）和 B7.2（CD86）分子结合，后者表达于激活的 APCs 上。这种相互作用引起 T 细胞的增殖并促进 T 细胞的活化，同时也会产生多种细胞因子如 IL-2 等。小鼠实验显示，若 CD4[+] T 和 CD8[+] T 细胞存在 CD28 或者其配体 B7.1 和 B7.2 分子的缺陷，将会严重削弱二者增殖和产生效应细胞因子的能力[15]。除了 CD28 以外，ICOS 也是 CD28 家族一个重要的共刺激分子，影响 T 细胞的激活和功能[16]。ICOS 表达在激活的 T 细胞上，与表达在 B 细胞、巨噬细胞、内皮细胞和非淋巴结组织上的配体 B7RPL 结合。在基因敲除小鼠的研究中发现，ICOS 与 CD28 不同，仅影响 T 细胞一部分功能。ICOS 在效应 CD4[+] T 细胞中通过提高 $NFATc1$ 的表达和下游 $c\text{-}maf$ 的表达，调节 IL-4 的表达。ICOS 还参与 IL-21 和 IL-17 表达的调节[17]。最近的研究表明，ICOS 也可调节 Treg 细胞 IL-10 的分泌[14]。缺乏 CD28 或者 ICOS 共刺激信号，仅会导致免疫功能缺陷，但是观察不到绝对的 CD4[+] T 和 CD8[+] T 细胞免疫耐受[18]。没有 CD28 和 ICOS 共刺激激活的 T 细胞，会成为免疫耐受的 T 细胞，并且出现基因转录缺陷[16]。T 细胞免疫耐受不仅受正向共刺激分子缺乏的调节，同时也受负向共刺激分子的调节。

② T 细胞负向调控共刺激分子。目前，已发现了多种负向共刺激因子，比如 CTLA-4、PD-1、B7-S1 和 B7-H3 等。CTLA-4 仅在激活的 T 细胞上受到诱导表达。相对于 CD28，CTLA-4 是 T 细胞激活和增殖的负向调节因子。CTLA-4 缺陷小鼠在新生期便可由于大量的 T 细胞激活和组织浸润，出现自发的自身免疫反应甚至死亡[19]。封闭 CTLA-4 的表达，能抑制 CD4[+] T 细胞的活性，但对于 CD8[+] T 细胞则无作用。大量的研究已经提示 CTLA-4 通过调控 Treg 细胞的抑制功能，在诱导免疫耐受中发挥重要作用。封闭 CTLA-4 的表达或者与细胞疫苗结合、放射治疗、手术切除或者热疗等，会提高 T

细胞介导的免疫应答[20]。ipilimumab，一种人源化的抗CTLA-4单克隆抗体，在治疗黑色素瘤的过程中，可明显提高患者的总体生存率，已经被FDA批准用于治疗晚期黑色素瘤等[21]。PD-1是表达在激活的T细胞、B细胞、单核细胞和NKT细胞表面的另外一种抑制性受体，其配体是PD-L1（B7-H1）和PD-L2（B7-DC）[22]。PD-L1在血液系统、胰岛、心脏、内皮、小肠和胰腺中表达上调。PD-L2的表达则相对局限，主要表达在DC和单核细胞上，可上调激活IFN-γ、GM-CSF和IL-4。在PD-1缺失的小鼠中可以观察到明显的自身免疫反应，提示PD-1在免疫耐受中发挥重要作用。PD-1缺陷会加速NODLtJ小鼠Ⅰ型糖尿病的发生，促进C57BL/6小鼠模型出现关节炎和狼疮性肾小球肾炎。PD-1、PD-L1信号通路通过抑制CD4$^+$T细胞和CD8$^+$T细胞的增殖以及抑制IL-2的产生来发挥作用。PD-1配体，PD-L1和PD-L2在免疫耐受中的作用存在争议，最近的研究认为，PD-L1和PD-L2在体内能下调免疫应答反应，并且维持T细胞对抗原的免疫耐受[23]。PD-L1已经被发现在多种肿瘤中表达，并且显示可以诱导肿瘤特异性T淋巴细胞的凋亡[14]。在使用PD-1抑制剂治疗的临床Ⅰ期试验中，使用人单克隆抗体MDX-1106，已经显示可导致黑色素瘤、结肠癌和肺癌患者的肿瘤转归[24]。

B7-H3属于B7/CD28共刺激分子超家族成员，表达在人类DCs上，可以刺激人类T细胞增殖和IFN-γ的产生[25]。初期的研究提示B7-H3可作为正向共刺激分子促进T细胞活化，但后来的研究却给出了相反的结论，认为B7-H3可抑制CD4$^+$T细胞和CD8$^+$T细胞的增殖并减少TCR信号激活引起的细胞因子分泌。虽然B7-H3表达于肿瘤细胞中，但其在抗肿瘤应答调节中的功能仍存在争议[14,26]。B7-S1/B7x/B7-H4属于B7超家族，并且广泛表达在淋巴组织和非淋巴组织中。类似于B7-H3，B7-S1在激活的而不是幼稚的T细胞表面有一个受体[27]。体外研究表明，B7-S1可以抑制CD4$^+$T细胞和CD8$^+$T细胞的增殖、细胞周期、细胞因子和毒性T细胞的产生。在体内抑制B7-S1也会导致T细胞依赖的免疫应答的增强和EAE疾病的加重。与PD-L1相似，B7-S1在肿瘤中由TAMs表达。由巨噬细胞TAMs表达的B7-S1，可以抑制肿瘤抗原特异性CD8$^+$T细胞的增殖和效应功能。在淋巴细胞缺乏的小鼠中阻抑B7-S1，能降低移植肿瘤细胞的生长[14,28]。

随着人们对肿瘤抗原、肿瘤免疫应答和肿瘤免疫抑制微环境等机制的理解，抗肿瘤免疫治疗已逐渐成为可能。

二、肿瘤免疫治疗方法及进展简介

根据作用机制，肿瘤免疫治疗分为三类[29]：肿瘤主动特异性免疫治疗、过继性免疫治疗、非特异性免疫治疗。

（一）肿瘤主动特异性免疫治疗[29]

肿瘤主动特异性免疫治疗又称肿瘤疫苗技术，是利用自体或者异体灭活的肿瘤细胞、肿瘤细胞提取物、肿瘤抗原、肿瘤多肽或独特型抗体等，免疫机体和诱导机体产生肿瘤特异性免疫应答，通过机体的免疫系统杀伤肿瘤细胞，阻止肿瘤生长和复发。

1.肿瘤疫苗的分类[30]

（1）肿瘤细胞疫苗　是指异体或自体灭活的肿瘤细胞作为疫苗，刺激机体产生抗肿瘤免疫应答，是研究最早的肿瘤疫苗。

（2）DC疫苗　是以树突状细胞（dendritic cell，DC）为载体的肿瘤疫苗，通过肿瘤抗原与DC孵育后获得的疫苗，其中比较著名的是Provenge（sipuleucel-T）前列腺癌疫苗。1973年，Steinman和Cohn首次分离出树突状细胞（DC）。DC是主要的专职抗原递呈细胞，能产生强大的抗原递呈能力，诱导机体产生特异性细胞毒性T淋巴细胞（cytotoxic T-lymphocyte，CTL），是天然免疫和获得性免疫的枢纽[31]。2011年10月3日，诺贝尔生理学或医学奖授予加拿大科学家Ralph M. Steinman和法国科学家霍夫曼（Jules A. Hoffmann）以及美国科学家博伊特勒（Bruce A. Beutler），以表彰他们在免疫学领域取得的革命性研究成果[31,32]。其中Steinman教授的主要贡献是发现DC及其免疫调节作用，Hoffmann和Beutler教授的主要贡献是共同发现识别微生物激活的先天免疫系统的关键受体蛋白。

2010年4月29日，美国FDA批准世界上第一个细胞免疫治疗药物Provenge上市。Dendreon公司的Provenge是由肿瘤抗原前列腺酸性磷酸酶（prostatic acid phosphatase，PAP）与粒细胞-巨噬细胞集落刺激因子（granulocyte-macrophage colony stimulating factor，GM-CSF）融合在一起组成的。Provenge与传统的肝炎、麻疹等预防性疫苗不同，它是治疗性疫苗，用于前列腺癌患者的治疗。在一项随机、双盲、安慰剂对照的临床试验中（注册号NCT00065442）[33]，512例前列腺癌患者被随机按2∶1比例分为两组，一组341例接受Provenge治疗，另外171例作为对照组。结果显示，sipuleucel-T治疗组患者的死亡风险相对下降了22%（$P = 0.03$），sipuleucel-T治疗组与安慰剂组中位生存期分别是25.8个月和21.7个月（$P = 0.017$），治疗组比安慰剂组生存期延长了4.1个月。治疗组的主要不良反应有发热、畏寒、疲劳和疼痛。DC疫苗也被应用于脑胶质瘤的治疗。通过对接受免疫治疗的409名脑胶质瘤患者进行分析，发现DC疫苗能明显提高患者的1年生存率、1.5年生存率、2年生存率、3年生存率、4年生存率和5年生存率，但是对患者的KPS评分没有明显改善。DC免疫治疗能明显提高脑胶质瘤患者体内$CD56^+$淋巴细胞，增加$IFN-\gamma$的分泌，但是对$CD3^+CD8^+$、$CD3^+CD4^+$和$CD16^+$等淋巴细胞亚群的比例没有明显影响[34]。

（3）肿瘤蛋白/多肽疫苗　是以肿瘤抗原、肿瘤细胞生长所需的细胞因子为靶点的疫苗。目前国际上已有多种肿瘤多肽疫苗上市，如俄罗斯公共卫生部于2008年批准美国Antigenics公司的肾癌疫苗vitespen（Oncophage，原名HSPPC-96）上市，用于治疗肾癌复发的中危患者。古巴于2009年批准了由古巴分子免疫研究所研发的CIMAvax EGF疫苗，用于非小细胞肺癌的治疗，CIMAvax EGF能诱导机体针对EGF的免疫反应，以阻断癌细胞的增殖。

（4）独特型疫苗　通过抗原与抗体结合的特异性，利用某些抗独特型抗体作为抗原的内影像来模拟抗原免疫机体。

（5）核酸疫苗　又称DNA疫苗或核酸疫苗，是一种含有肿瘤抗原编码基因的真核表达质粒，通过编码基因在细胞内表达肿瘤抗原，进而诱导机体产生抗肿瘤免疫应答。

截止到2017年，与Provenge同期开展的肿瘤疫苗临床试验绝大多数已经结束，如表1-2所示，总结了进入Ⅲ期临床试验的肿瘤疫苗及其结果。针对前列腺癌、乳腺癌、非小细胞肺癌及黑色素瘤的肿瘤疫苗，在能进入到Ⅲ期临床试验的肿瘤疫苗中，绝大多数疫苗在Ⅲ期临床试验中以未见总体生存期明显改善而失败[30]。

表 1-2　Ⅲ期肿瘤疫苗产品及试验结果[30]

肿瘤疫苗	开展机构	靶向抗原/辅助	疾病类型	入组人数	注册号	结　果
sipuleucel-T（Provenge）自体细胞疫苗	Dendreon Corporation, Scattle, USA	PAP GM-CSF	转移性的,去势抵抗的前列腺癌	512	NCT00065442	2010 年 4 月 10 日 FDA 批准
PROSTVAC-VF 病毒载体疫苗	Bavarian Nordic, Kvistgaard,Denmark	PSA GM-CSF	转移性的,去势抵抗的前列腺癌	1298	NCT01322490	无效
GVAX 同种异体肿瘤细胞疫苗	Cell Genesys, CA, USA	肿瘤细胞 GM-CSF	去势抵抗的前列腺癌	626	NCT00089856	无效
GVAX 同种异体肿瘤细胞疫苗	Cell Genesys, CA, USA	肿瘤细胞 GM-CSF	去势抵抗的前列腺癌	408	NCT00133224	终止,死亡率增加
Neuvax 肽疫苗	Galena Biopharma, CA,USA	HER2 GM-CSF	乳腺癌,HER2低中度表达	758	NCT01479244	无效
Theratope 肽疫苗	Biomira, Inc, Edmonton, Canada	Sialyl-Tn KLH	转移性乳腺癌	1028	NCT00003638	在疾病进展或总生存率方面没有提高
Tecemotide（L-BLP25）肽疫苗	EMD Serono, Merck KGaA	MUC1 环磷酰胺	不可切除的 Ⅲ 期非小细胞肺癌	1513	NCT00409188	总生存率没有提高
Tecemotide 肽疫苗	Merck KGaA	MUC1 环磷酰胺	不可切除的 Ⅲ 期非小细胞肺癌亚洲患者	285	NCT01015443	终止(资助者决定停止)
Tecemotide 肽疫苗	EMD scrono	MUC1 环磷酰胺	不可切除的 Ⅲ 期非小细胞肺癌	35	NCT02049151	终止(资助者决定停止)

2. 肿瘤新抗原研究进展

（1）肿瘤新抗原简介　肿瘤新抗原（neo-antigens）存在于肿瘤细胞中，是细胞基因变异过程中所产生的新抗原的总称。肿瘤新抗原是细胞表面上的分子，通过表达在癌细胞而不是在正常细胞中的突变 DNA 所产生，使得新抗原成为癌症免疫治疗的理想靶标。细胞恶性变过程中由于基因突变或某些基因的异常表达，都可以产生新的蛋白质分子。这些蛋白质在细胞内被降解后，某些降解的短肽可与 MHC-Ⅰ类分子在细胞内结合，并共同递呈在抗原递呈细胞（APC）的表面，能被 CD8$^+$ CTL 所识别和杀伤。随着基因测序和免疫学技术的不断进步，使得寻找肿瘤新抗原成为可能。科学家可通过高通量基因测序及大数据组学分析，获得特异性针对癌细胞的新抗原序列信息；将这些新抗原体外合成多肽分子，制备个体化肿瘤多肽疫苗；免疫机体产生针对新抗原的特异性细胞毒性 T 淋巴细胞，进而通过 T 细胞实现对肿瘤细胞的识别并清除。因考虑到增强肿瘤新抗原特异性 T 细胞的反应性，防止发生肿瘤免疫逃逸，需要扩大特异性 T 细胞所覆盖的新抗原的数量，因此，人们一般使用多个特异性新抗原组合，形成针对多靶点的肿瘤新抗原[35]。

（2）肿瘤新抗原临床试验进展　因大量肿瘤突变基因都是独有的，每位患者肿瘤的突变基因不同，因此，需要制备个体化肿瘤疫苗。目前肿瘤新抗原临床试验的疗效令人鼓舞，尤其是在黑色素瘤等肿瘤治疗领域。

2014 年 5 月 9 日，《科学》杂志[36] 报道了一例利用体外扩增、能特异性识别因细胞基因突变所产生的异常蛋白的肿瘤浸润淋巴细胞（tumor-infiltrating lymphocytes，TIL），治疗一例接受多次化疗后仍出现肺等多处转移的 43 岁女性晚期胆管癌患者。医生切除该患者的部分肺转移灶后，从中分离得到了 TIL。通过对转移灶组织的全外显子组测序，发现存在有 26 个基因突变，其中包括能与 erbb2 蛋白相互作用的 ERBB2IP（erbb2 interacting protein）蛋白。将能识别 ERBB2IP 的 TIL 体外扩增后回输给患者，治疗 2 个月时发现患者的原发肿瘤缩小，肺、肝脏上的转移灶也逐渐缩小，治疗 7 个月时肿瘤体积缩小了 30%，并且保持疾病稳定状态达 13 个月之久。对原发灶和肺转移灶肿瘤标本进行测序分析，证明肿瘤组织中存在 ERBB2IP 高表达和基因突变。再次输入靶向 ERBB2IP 的 CTL 细胞，治疗一个月时观察到肿瘤体积缩小，持续缓解达 6 个月。

Carreno 等[35] 测序分析肿瘤和癌旁组织基因表达，鉴别肿瘤特异性抗原。利用计算机分析及体外细胞杀伤实验等，预测出哪些肿瘤抗原最有可能激发机体的免疫反应。分析 3 例黑色素瘤，每位患者选择 7 个突变蛋白，注射到患者体内。结果提示这些特异性蛋白多肽可以激发机体特异性抗肿瘤免疫反应。

Dana-Farber 癌症研究所和麻省理工学院 Broad 研究院的 Ott 等[37] 于 2017 年 7 月 13 日在《自然》杂志上报道了靶向肿瘤新抗原的个体化癌症疫苗在黑色素瘤治疗中的应用。10 位高危黑色素瘤术后患者（Ⅲ B/C 期和Ⅳ M1a/b 期）入组，首先对所有患者进行全基因组测序，比较每位患者的癌细胞和正常细胞，确定每位患者的基因突变情况。在 8 位患者中发现了与黑色素瘤相关的高频突变，如 BRAF、NRAS 等。之后，为这 8 位患者合成了 13～20 种长肽疫苗（含有 15～30 个氨基酸）。实验证明这些个体化疫苗的安全性和能产生高度特异性的抗肿瘤免疫反应。最终有 6 位患者接受了完整的个体化抗癌疫苗治疗。4 例 Ⅲ B/C 期患者在 25 个月内病情稳定无复发，2 例 Ⅳ M1a/b 期（肺转移）患者发生了复发，但经 4 个疗程 pembrolizumab（抗 PD-1 抗体）治疗后，获得了完全缓解。根据常规临床数据判断，这类晚期黑色素瘤患者的复发率可高达 50%，因此，该研究具有重要的意义，将为癌症治疗带来新的希望。

类似结果在另一组研究中也被发现。德国美因茨约翰尼斯·古腾堡大学医学中心 Sahin 等[38] 通过全基因组测序比较肿瘤组织和正常组织 RNA 差别，寻找差异表达突变 RNA，为每位患者制备了含有 10 种不同的编码新抗原的 RNA 片段，注射到区域淋巴结内。13 例晚期（Ⅲ 期或 Ⅳ 期）黑色素瘤患者均产生特异性免疫应答，8 例患者在接受疫苗治疗后 23 个月内无肿瘤复发，其他 5 例患者在接受疫苗治疗时已经出现肿瘤转移，其中 2 例患者在接受疫苗治疗后肿瘤缩小，另外 1 例患者在接受 PD-1 抗体治疗后得到完全缓解。所有患者均耐受良好，未发生严重的不良反应，疫苗都增强了患者对特定肿瘤抗原的免疫力。

（二）过继性免疫治疗

与肿瘤疫苗不同，过继性免疫治疗并不需要机体产生初始免疫应答，这对多种晚期肿瘤患者极具吸引力。以肿瘤抗原为基础的抗体治疗，主要通过抗体依赖性细胞介导的细胞毒作用、补体依赖的细胞毒作用以及免疫调节作用等机制调控肿瘤的发生发展。过继性免疫治疗包括过继性细胞免疫治疗和以肿瘤抗原为靶点的抗体治疗，目前已经有多个过继性免疫治疗产品获得 FDA 批准用于临床。

1. 过继性细胞免疫治疗种类

目前已经用于肿瘤治疗的免疫细胞包括淋巴因子激活的杀伤细胞（lymphokine activated killer cell，LAK）、NK 细胞、细胞因子诱导的杀伤细胞（cytokine induced killer cell，

CIK）、肿瘤浸润 T 淋巴细胞（tumor infiltrating lymphocyte cell，TIL）和细胞毒性 T 淋巴细胞（cytotoxic T-lymphocyte，CTL）等[39, 40]。

（1）LAK 细胞免疫治疗　LAK 细胞（淋巴因子激活的杀伤细胞）是人外周血单核细胞在含 IL-2 的培养基中大量扩增而得到的具有肿瘤杀伤活性的免疫细胞。LAK 细胞杀伤肿瘤细胞的机制主要是识别肿瘤细胞表面的特异性蛋白分子后，通过释放细胞内毒性颗粒、细胞因子或直接通过膜表面的杀伤分子（如 m-LT）发挥杀伤作用。LAK 细胞的杀瘤效应广谱，并与其数量和分布有关。1982 年，美国 NCI 的 Roserberg 研究室首先发现了 LAK 细胞，用 IL-2 在体外刺激活化外周血单个核细胞后，可以诱导产生出具有非特异性细胞毒作用的 LAK 效应细胞[41]。20 世纪 80～90 年代中期，LAK 细胞曾是肿瘤免疫治疗研究领域的热点之一，是临床上应用最多的过继性细胞免疫治疗方法，最早应用于黑色素瘤等的治疗，之后在脑胶质瘤等肿瘤的治疗中也出现了大量的文献报道。

（2）CIK 细胞免疫治疗　CIK 细胞（细胞因子诱导的杀伤细胞）是人外周血单个核细胞经多种细胞因子（γ-干扰素、CD3 单抗和 IL-2 等）刺激后获得的一群异质性细胞。最早 Schmidt-Wolf 等[42] 于 1991 年用 IL-1β、IL-2、IL-7、IL-12、CD3 单抗、IFN-γ 等多种细胞因子共同诱导外周血单核细胞产生的异质性细胞群，兼具 T 淋巴细胞样强大的抗肿瘤活性和 NK 细胞的非 MHC 限制性杀瘤特性，故又被称为 NK 细胞样 T 细胞。CIK 细胞的免疫学特征主要是 $CD3^+$ $CD56^+$ T 细胞亚群，其中 $CD3^+$ $CD56^+$ T 细胞中，$CD3^+$ $CD56^+$ $CD8^+$ T 细胞所占的比例最大，同时表达 $CD27^+$ $CD28^-$ 或 $CD27^-$ $CD28^-$。有证据表明，$CD3^+$ $CD56^+$ T 细胞内的颗粒酶含量较高，是 CIK 细胞的主要效应细胞，也被认为是主要的抗肿瘤活性细胞。CIK 细胞在外周血中含量甚微（约 1%～5%），用于临床治疗前需在体外进行大量扩增。从患者外周血、脐带血中分离出单个核细胞，加入外源性细胞因子 IL-1β、IL-2、IL-7、IL-12、CD3 单抗、IFN-γ 等进行诱导扩增，通常在 3～4 周内细胞数达到高峰，体外扩增可超过 1000 倍以上。所加入的各种外源性细胞因子的作用机制不同，其中 CD3 单抗能刺激 T 细胞的增殖，IFN-γ 和 IL-1β 能增加细胞毒活性，IL-2 可通过其受体 IL-2R、经 JAK/STAT 信号转导通路促进 CIK 细胞的增殖[43]。

① CIK 细胞的临床应用　CIK 细胞已在临床上较为广泛地应用于治疗多种类型的肿瘤，对手术及放化疗后的肿瘤患者具有一定的疗效，能清除微小残留灶、防止肿瘤扩散和复发、减轻放化疗后的毒性反应、提高生活质量等。东京大学 Takayama 等[44] 将 150 名肝癌（HCC）患者随机分为两组，一组 76 例接受 CIK 治疗，另一组 74 例为对照组。术后 6 个月内输入 CIK 共 5 次，随访 4.4 年，CIK 组术后肝癌复发率减少 18%，无复发生存时间延长。结论：CIK 治疗 HCC 安全、易行，降低术后肝癌复发和改善肝癌患者无复发生存期。CIK 可以降低肝癌的复发。治疗组和对照组相比，3 年内无复发率分别为 48% 和 33%，5 年内无复发率分别为 38% 和 22%。可见，CIK 治疗组能延长无复发生存时间，且安全性良好[44]。对接受 CIK 治疗的 385 例肾癌患者进行统计分析，发现能明显提高患者的 1 年生存率、2 年生存率和 3 年生存率，使完全缓解率提高到 62%[45]。韩国成均馆大学 Lee 等[46] 的多中心、随机、对照 CIK 联合手术治疗 HCC 显示：230 例肝癌患者在接受手术、射频等治疗后，一组 60 周内给予自体 CIK 输入 16 次，另一组对照。CIK 组肿瘤无复发生存时间（PFS）、总体生存率（OS）均提高。韩国成均馆大学 Kong 等[47] 的多中心、随机、对照临床试验显示：180 例胶质瘤患者，91 例接受 CIK 联合放疗，89 例患者对照。CIK 治疗组 PFS 为 8.1 个月，而对照组是 5.4 个月（$P=0.0401$），提示 CIK 治疗明显延长 PFS，但是

对 OS 无影响，治疗无明显的不良反应。国内任军等[48] 分析 47 例胰腺癌患者 CIK 联合口服化疗药 S-1（氟尿嘧啶类）治疗胰腺癌，结果显示，CIK 治疗组患者的 OS 和 PFS 均明显升高（$P < 0.001$），且 CIK 治疗无明显的不良反应。

② CIK 细胞治疗的安全性　目前大量的临床试验证明 CIK 细胞治疗的安全性，因此又被称为"绿色治疗"。Schmeel 等[49] 分析 CIK 细胞治疗在 45 个注册的临床试验中的安全性和有效性。这 45 个临床试验共包含 2729 名患者、22 种不同的肿瘤类型。结果提示：患者的中位应答率（response rate）是 39%，患者的生存率、生活质量明显改善。治疗的副反应轻微，主要是发热、寒战、头疼和疲劳等。解放军总医院 Zhang 等[50] 回顾性分析从 2008年 3 月至 2013 年 10 月的 5 年半时间内，该科室 893 名患者 4088 次输入 CIK 临床治疗肿瘤的情况（平均每名患者接受 CIK 治疗 4.578 次），发现 CIK 治疗组的并发症发生率是5.56%。其中 94.88% 的患者治疗的并发症较轻微（1～2 级），72.56% 的患者并发症发生在治疗后 24h 内。最常见的 CIK 输入治疗的并发症是发热（0.88%）、寒战（0.56%）和疲劳（0.49%），罕见和严重的并发症包括变态反应性紫癜、肿瘤裂解综合征、过敏性休克和关节疼痛。这 893 名多次接受 CIK 治疗的患者，没有出现与 CIK 治疗相关的死亡病例。该作者的结论[50]：自体 CIK 治疗恶性肿瘤是非常安全的，并具有较好的耐受性，即使极少数患者出现严重的并发症，也没有出现与输入 CIK 治疗相关的死亡病例。

（3）DC-CIK 细胞免疫治疗　DC 和 CIK 是肿瘤免疫治疗的两个重要部分，DC 可识别、递呈抗原，CIK 细胞则通过自身细胞毒性及分泌细胞因子等杀伤肿瘤细胞，二者联合培养的DC-CIK 细胞，能够产生一群可特异性识别肿瘤抗原的免疫效应细胞，具有更强的增殖和抗肿瘤活性，构成一个高效的细胞免疫防御体系。比如将肿瘤细胞裂解物、肿瘤抗原多肽等加入 DC 培养基中，再与 CIK 共同培养，能产生靶向肿瘤抗原的特异性 CIK 免疫细胞。陆军总医院生物治疗中心王忎、曹俊霞等[51] 统计了 12 篇关于临床使用 DC-CIK 治疗晚期非小细胞肺癌的文献，879 例非小细胞肺癌患者中，对照组为 435 例化疗患者，治疗组 444 例接受化疗联合 DC-CIK 治疗。其中 DC-CIK 治疗组采用自体 DC、CEA 多肽致敏 DC 和自体肿瘤裂解物致敏 DC。统计结果发现，DC-CIK 免疫细胞联合化疗组的 1 年、2 年、3 年和整体生存率都有显著提高（$P < 0.05$）。DC-CIK 治疗对免疫细胞各亚群的比例有明显影响，免疫抑制细胞 Treg（CD4$^+$CD25$^+$CD127$^-$）显著下调（$P < 0.05$）。DC-CIK 治疗后的不良反应一般表现为非感染性发热，一般不需要药物治疗，物理降温 1～2 天后即可退热。曹俊霞等[52] 分析 DC-CIK 治疗乳腺癌的临床文献，共计 633 例乳腺癌患者接受 DC-CIK 免疫治疗后，能明显提高患者的 1 年生存率，提高 KPS 评分，增加 CD3$^+$、CD4$^+$ 和 CD4$^+$ CD8$^+$ T细胞的比例及 CD16$^+$ 单核细胞和 CD3$^+$ CD56$^+$ NK 细胞的比例，增加细胞因子 IL-2、IL-12、TNF-α 等的水平。曹俊霞等[53] 还统计分析了 533 例结肠癌患者接受 DC-CIK 免疫治疗联合化疗，发现 DC-CIK 联合化疗能明显提高结肠癌患者的生存率。

（4）TIL 细胞免疫治疗　肿瘤浸润淋巴细胞（TIL）是存在于肿瘤周围的一群抗原特异性、异质性淋巴细胞[54]，包括 CD3$^+$ T 细胞、CD4$^+$ T 细胞、CD8$^+$ T 细胞、调节性 T 细胞、B 细胞、NK 细胞、NKT 细胞、巨噬细胞等，其中以 CD8$^+$ T 细胞为主。有证据显示，TIL 在肿瘤周围浸润的程度及 CD8$^+$ T 细胞所占的比例，与肿瘤患者的预后成明显正相关[55]。但部分 TIL 在肿瘤抑制性微环境中呈免疫耐受状态。基于 TIL 的过继性细胞治疗（adoptive cell transfer，ACT），是将浸润在肿瘤周围的淋巴细胞分离、体外培养、活化和扩增后，回输到患者体内。体外培养的 TIL 可以脱离肿瘤免疫抑制微环境的作用，进而再次得到活化。因 TIL 具有肿瘤特异性好、抗瘤谱广、杀伤活性强，以及可在体外大量扩增等优点，在肿瘤过继免疫治疗中受到较多的关注，已经用于治疗转移性黑色素瘤等肿瘤。Steven Rosenberg 研究组[56] 报道了一例利用体外扩增、能特异性识别突变蛋白的 TIL，治疗一例晚期胆管癌患者。治疗 2 个月时发现患者的肿瘤开始缩小，肺、肝脏的转移灶也逐渐缩小，治疗 7 个月时肿瘤体积缩小了 30%，并且保持疾病稳定达 13 个月。Chandran 等[57] 使用 TIL 治疗已有远处转移的眼色素层瘤患者。在一单中心、Ⅱ期临床试验中[57]，从手术切除的肿瘤转移灶中分离、制备 TIL。共计 21 例患者接受自体 TIL 联合 IL-2 治疗，在可评估的 20 例患者中，有 7 例出现肿瘤缩小，其中 6 例显示部分应答（PR），1 例完全应答（CR）。这例有多处肝转移灶的患者已持续 21 个月无肿瘤复发。河南肿瘤医院生物治疗科[58] 将 77 例Ⅲ期恶性黑色素瘤患者术后分为两组，一组 27 例给予 TIL 联合 CIK＋ IFN-α 治疗，另外一组 50 例给予 CIK＋ IFN-α 治疗。结果提示 TIL 治疗组疾病无进展生存期（DFS）、总体生存率（OS）均明显高于对照组，提示 TIL 治疗能使晚期黑色素瘤患者获益。目前临床使用 TIL 治疗肿瘤时存在的一些问题包括：

① 治疗患者的选择　因受治疗个体化 TIL 的获得及体外成功培养等因素的制约，只能选择部分患者接受 TIL 治疗。在可以接受 TIL 治疗的患者中，目前尚不清楚为什么有些患者对治疗反应良好，而有些患者的疗效不理想。目前在 TIL 治疗的多种恶性肿瘤中，黑色素瘤的疗效最明显，可能与黑色素瘤易产生突变蛋白被机体免疫系统识别有关。在对 TIL 治疗反应良好的患者中，也存在部分患者在 TIL 治疗后出现肿瘤复发的问题。

② TIL 的优化问题　制约 TIL 临床应用的因素也包括所制备的 TIL 的生物学活性、在体内的持续时间、培养后细胞的数量及质量等。

③ 治疗方案的优化　与其他过继细胞免疫治疗一样，输注 TIL 治疗肿瘤也需要考虑输注的剂量、间隔时间、输注时间窗的选择、输注次数、与其他肿瘤治疗方法的联合，等等。

（5）γδ T 细胞免疫治疗　根据 T 细胞表面抗原受体（T cell receptor，TCR）的类型，T 细胞可分成 αβ T 细胞和 γδ T 细胞，其中 αβ T 细胞主要参与获得性免疫应答过程，通过 MHC 限制性方式识别靶细胞。但是肿瘤细胞可能会通过 MHC 突变、低表达等方式削弱抗原递呈能力，产生免疫逃逸，阻断 αβ T 细胞的抗原识别过程。γδ T 细胞是介于获得性与天然免疫之间的特殊免疫细胞类型，占 CD3[+] T 细胞的 1%～5%，大部分 γδ T 细胞不表达 CD4、CD8 分子，有特异性识别抗原功能但是无 MHC 限制，在机体抗感染免疫、自身免疫疾病和抗肿瘤等过程中发挥重要作用。γδ T 细胞按照其 Vγ 和 Vδ 功能区的不同，分成两个亚群：表达 TCR 可变区 Vγ9 和 Vδ2 的 Vγ9Vδ2 T 细胞，以及表达 Vdl 的 Vdl T 细胞。Vγ9Vδ2 T 细胞约占外周血 γδ T 细胞的 50%～95%，是目前抗肿瘤研究中 γδ T 细胞的主要类型，通过细胞毒性、分泌多种细胞因子及趋化因子等机制杀伤肿瘤细胞[59]。由于 γδ T 细胞具有独特的抗原识别特性和组织分布，使其成为最合适的早期抗肿瘤效应细胞之一，与其他天然免疫细胞构成机体预防疾病的第一道屏障，在抗肿瘤免疫监视和免疫效应中发挥着重要的作用。有证据证明，γδ T 细胞对于非霍奇金淋巴瘤、多发性骨髓瘤和肺癌等肿瘤的治疗较为有效[60]，但是 γδ T 细胞治疗的临床应答在不同临床试验中的差别较大，因此，其使用比较受限。

（6）NK 细胞免疫治疗　自然杀伤细胞（NK 细胞）是存在于先天免疫系统中的大颗粒淋巴细胞，是先天性免疫系统的重要组成部分。NK 细胞主要表达两种细胞标志物：CD16（免疫球蛋白 G 的 Fc 片段低亲和力受体）和 CD56（神经细胞黏附分子）。根据 CD56 的表达密度强度，将 NK 细胞分为 CD56 bright 和 CD56 dim 两个主要的亚群。在外周血中 CD56 dim、CD16 bright NK 细胞占 90％，为 NK 细胞主要亚群。NK 细胞通过胞外分泌的细胞穿孔素、颗粒酶以及抗体依赖细胞介导的细胞毒作用（ADCC）发挥杀伤活性。活化的 NK 细胞还可释放干扰素 γ（INF-γ）、肿瘤坏死因子 α（TNF-α）等多种细胞因子，发挥免疫调节作用和杀伤靶细胞活性[61]。NK 细胞在肿瘤发生早期即可发挥杀伤作用，具有广谱性，通常与化疗、放疗和手术治疗结合使用。有研究表明，NK 细胞治疗肿瘤的总体有效率达 38％～70％，能降低肿瘤复发的风险达 40％～50％[61]。

（7）CAR-T 细胞免疫治疗　见本章第二节内容。

2. 抗体治疗

截止到 2017 年，经 FDA 批准用于治疗癌症的单克隆抗体药物大约有 28 种[62]（含 6 种免疫检验点抑制剂），其中主要的作用靶点包括 CD30、CD22、CD33、CD52、CD20、PD-L1、CTLA-4、GD2、HER2、EGFR、VEGF 等[62]（表 1-3）。

表 1-3　**FDA 已批准上市的肿瘤治疗单克隆抗体一览表**（1986～2017 年）[62]

单克隆抗体	靶点	商品名	公司	首次批准时间	适应证
rituximab（利妥昔单抗）	Anti-CD20	Rituxan/MabThera（嵌合,CHO）美罗华	IDEC/Genentech（基因泰克）	1997.11	CD20+ B 细胞非霍奇金淋巴瘤；类风湿性关节炎（2006）；慢性淋巴细胞白血病
trastuzumab（曲妥珠单抗）	Anti-HER2	Herceptin（人源化,CHO）赫赛汀	Genentech	1998.09	HER2 过表达的转移性乳腺癌；乳腺癌的辅助性疗法；HER2 受体阳性的转移性胃癌
gemtuzumab ozogamicin（吉妥单抗）	Anti-CD33	Mylotarg（人源化,NS0）	Celltech/Wyeth（惠氏）	2000.05	CD33+ 急性髓性白血病
alemtuzumab（阿伦单抗）	Anti-CD52	Campath（人源化,CHO）	Ilex Oncology/Millennium Pharmaceuticals/Berlex（千禧制药）	2001.05	B 细胞慢性淋巴细胞白血病
ibritumomab tiuxetan（替伊莫单抗）	Anti-CD20	Zevalin（鼠源,杂交瘤）	IDEC	2002.02	B 细胞非霍奇金淋巴瘤
I-131 tositumomab（托西莫单抗）	Anti-CD20	Bexxar（鼠源,杂交瘤）	Corixa Corp. 和葛兰素史克（GlaxoSmith Kline, GSK）	2003.06	非霍奇金淋巴瘤
bevacizumab［贝伐（珠）单抗］	Anti-VEGF	Avastin（人源化,CHO）安维汀,阿瓦斯汀	Genentech	2004.02	转移性结直肠癌；局部进展、复发、转移性非小细胞肺癌（2006）；HER2-阴性乳腺癌（2008）；胶质母细胞瘤（2009）；转移性肾细胞癌的治疗

单克隆抗体	靶点	商品名	公司	首次批准时间	适应证
cetuximab (西妥昔单抗)	Anti-EGFR	Erbitux (嵌合,鼠骨髓瘤) 爱必妥	ImClone/BMS (百时美施贵宝)	2004.02	转移性结肠癌或直肠癌;头颈鳞状细胞癌
panitumumab (帕尼单抗)	Anti-EGFR	Vectibix (完全人源化,CHO) 维克替比	Amgen (安进)	2006.09	结直肠癌
arzerra ofatumumab (奥法木单抗)	Anti-CD20	Arzerra (完全人源化)	GSK	2009	复发性或进展性慢性淋巴细胞白血病(CLL)
denosumab (地诺单抗)	Anti-RANKL	Prolia (人源化 IgG2 单克隆抗体)	Amgen	2010	骨巨细胞瘤,实体瘤骨转移的骨骼相关症状,二磷酸盐难治的恶性肿瘤高血钙症
brentuximab Vedotin (本妥昔单抗)	Anti-CD30	ADCETRIS (CHO)	Seattle Genetics,Inc. (西雅图遗传学)	2011.08	霍奇金淋巴瘤和系统性间变性大细胞淋巴瘤
ipilimumab (易普利姆玛 单克隆抗体)	Anti-CTLA4	YERVOY (完全人源化,CHO)	Bristol-Myers Squibb Company(BMS, 百时美施贵宝)	2011.03	晚期(转移性)黑色素瘤
pertuzumab (帕妥珠单抗)	Anti-HER2	PERJETA (人源化,CHO)	Genentech	2012.06	HER2 阳性的晚期(转移性)乳腺癌
ado-trastuzumab emtansine (Ado-曲妥珠单抗)	Anti-HER2-DM1	Trastuzumab-DM1 (Herceptin 人源化单克隆抗体与药物偶联)	Genentech/Roche (罗氏)	2013	HER2 阳性、转移性乳腺癌
obinutuzumab (阿托珠单抗)	Anti-CD20	GAZYVA (糖基化Ⅱ型 单克隆抗体)	Genentech	2013	慢性淋巴细胞白血病,滤泡性淋巴瘤
ramucirumab (雷莫芦单抗)	Anti-VEGFR2	Cyramza	Eli Lilly	2014	胃癌、胃食管连接部腺癌,转移性非小细胞肺癌,结直肠癌
pembrolizumab (派姆单抗)	Anti-PD-1	Keytruda	Merck (默克)	2014	黑色素瘤,非小细胞肺癌,头颈鳞癌,霍奇金淋巴瘤,膀胱上皮癌,高度微卫星不稳定性(MSI-H)或错配修复缺陷(dMMR)相关成人和儿童转移性实体瘤等
blinatumomab (博纳吐单抗)	Anti-CD19 Anti-CD3	Blincyto	Amgen	2014	急性淋巴细胞白血病
nivolumab (纳武单抗,尼鲁单抗)	Anti-PD-1	Opdivo	BMS	2014	转移性非鳞状非小细胞肺癌、NSCLC、晚期肾细胞癌、膀胱癌等
daratumumab (达雷木单抗)	Anti-CD38	Darzalex	Johnson&Johnson (强生)	2015	双重难治性多发性骨髓瘤
dinutuximab beta (达妥昔单抗)	Anti-GD2	Unituxin	United Therapeutics	2015	高风险神经母细胞瘤

单克隆抗体	靶点	商品名	公司	首次批准时间	适应证
necitumumab （耐昔妥珠单抗）	Anti-EGFR	Portrazza （重组人源性 IgG1 单克隆抗体）	Eli Lilly	2015	转移性晚期鳞状非小细胞肺癌
elotuzumab （埃罗妥珠单抗）	Anti-SLAMF7	Empliciti （人源化 IgG1 单抗）	BMS	2015	多发性骨髓瘤
atezolizumab （阿特朱单抗）	Anti-PD-L1	Tecentriq （人源化）	Roche	2016.05	尿路上皮癌、NSCLC
avelumab （阿维鲁单抗）	Anti-PD-L1	Bavencio （完全人源化） 巴文西亚	Merck，Pfizer （辉瑞）	2017	转移性梅克尔细胞癌等
durvalumab （尚无中文名）	Anti-PD-L1	Imfinzi （完全人源化）	Astra Zeneca （阿斯利康）	2017	尿路上皮癌等
inotuzumab ozogamicin （奥英妥珠单抗）	Anti-CD22	Besponsa （抗体药物与 卡奇霉素偶联）	Pfizer	2017	急性淋巴细胞白血病

（1）CD20 抗体　1997 年 11 月获 FDA 批准的美罗华（rituximab）是第一个用于治疗人类肿瘤的单抗药物。rituximab 单药治疗复发或难治性的低度恶性和滤泡性淋巴瘤有较好的疗效[63]。美罗华治疗复发性低度恶性 B 细胞 NHL 的多中心、Ⅱ期临床试验显示：151 例可评价患者的总有效率为 50%（完全缓解 6%，部分缓解 42%）。中位随访 11.8 个月，美罗华治疗者中位无疾病进展时间为 13.0 个月。目前国际上治疗弥漫大 B 细胞淋巴瘤的标准方案 R-CHOP，其中的 R 就是指美罗华。

（2）HER2 抗体　曲妥珠单抗（trastuzumab，Herceptin，赫赛汀）于 1998 年被美国 FDA 批准，并于 2000 年获得欧洲批准上市。一项赫赛汀治疗乳腺癌（注册号 ISRCTN76560285）的临床试验[64]中，1010 名女性患者分为没有 HER2/neu 扩增组（778 位）和有 HER2/neu 扩增组（232 位）。两组患者的中位年龄分别为 50.8 岁和 51.0 岁。研究表明，在有 HER2/neu 阳性的乳腺癌患者中，接受 trastuzumab 单抗治疗比没有接受单抗治疗的患者，3 年乳腺癌无复发率具有明显差异（89% vs 78%，$P=0.01$）。目前 trastuzumab 联合化疗，在早期 HER2 阳性的乳腺癌患者的治疗中，仍然是一个疗效比较明显的治疗选择。研究人员也发现单独使用 trastuzumab 治疗和联合内分泌治疗，是一个更为合理、能使乳腺癌患者获利的长期治疗结果[65]。

（3）EGFR 抗体　EGFR 是表皮生长因子（EGF）细胞增殖和信号转导的受体，该信号通路参与控制细胞的存活、增殖、血管生成、细胞运动及转移等功能。靶向表皮生长因子受体 EGFR 的西妥昔单抗（cetuximab，Erbitux，爱必妥），属于嵌合型 IgG1 单克隆抗体。美国 FDA 已于 2004 年批准 cetuximab 用于治疗转移性结直肠癌。2006 年 2 月，cetuximab 已被批准与放疗联合治疗局部晚期不可切除的头颈部鳞癌，也可单药治疗对化疗耐药的转移性肿瘤。在一项 MRC COIN（the Medical Research Council）的临床研究中，1630 例患者被随机分为两组，一组（815 例）接受标准化治疗，另外一组（815 例）接受联合 cetuximab 治疗（注册号 ISRCTN27286448）[66]。结果表明，在 KRAS 野生型的肿瘤患者中使用 cetuximab 治疗，总的生存期与对照组相比没有明显差异（17.9 月 vs 17.0 月，$P=0.67$），并且无进展生存期 PFS 也没有明显提高（8.6 月 vs 8.6 月，$P=0.60$）。提示 cetuximab 联合奥沙利铂（oxaliplatin）或者卡培他滨（capecitabine）治疗，不能使晚期结直肠癌患者获益。若结肠癌患者已有 K-ras 基因突变，使用 cetuximab 治疗无效[67]。若结肠癌肿瘤组织中含野生型 K-ras 基因，则 cetuximab 具有良好的治疗效果。因此，在结直肠癌患者接受 cetuximab 治疗前，需要检测 K-ras 基因的突变，只有 K-ras 为野生型的患者方可使用 cetuximab 治疗。

结直肠癌治疗药帕尼单抗（panitumumab，Vectibix），是第一个完全人源化的单克隆抗体，其靶点是表皮生长因子受体（EGFR）。2005 年 7 月，panitumumab 获得 FDA 快速通道审批资格。2005 年底，安进公司及其合作伙伴 Abgenix 公司共同向 FDA 提交了该生物制剂许可申请，用于治疗化疗失败后转移性结直肠癌。Vectibix 的获批，是基于 Ⅲ 期 PRIME（Panitumumab Randomized trial In combination with chemotherapy for Metastatic colorectal cancer to determine Efficacy）和 ASPECCT（A Study of Panitumumab Efficacy and Safety Compared to Cetuximab）研究的数据。PRIME 在野生型 KRAS mCRC（metastatic colorectal cancer）患者中开展，研究共纳入 1183 例患者，中位年龄在 62 岁左右。其中一组每 2 个星期接受 6.0mg/kg panitumumab 和 FOLFOX4 治疗，而第二组只接受 FOLFOX4 治疗。研究数据表明，与 FOLFOX 化疗组相比，Vectibix＋FOLFOX 联合用药组，疾病无进展生存期（PFS 分别为 9.6 个月 vs 8.0 个月，$P＝0.002$）取得了显著改善，并且总生存期也明显延长（OS 分别为 23.8 个月 vs 19.4 个月，$P＝0.03$）[68]，副反应事件与初次分析类似，没有发生 4 级和 5 级副反应。而在 ASPECCT 研究中，研究人员随机纳入 1010 例患者，最后 999 例患者接受治疗，其中 499 例接受 panitumumab 治疗，500 例接受了 cetuximab 治疗（注册号 NCT01001377 ）[69]。使用 panitumumab 的中位 OS 是 10.4 个月，而使用 cetuximab 则是 10.0 个月，使用 panitumumab 的 3～4 级输注反应发生率比使用 cetuximab 低（0.5％ vs 2％），使用 panitumumab 比使用 cetuximab 的 3～4 级低镁血症发生率高（7％ vs 3％）。在这项研究中，报道了一例治疗相关的致死性副反应事件，一患者在使用 cetuximab 后发生了肺部感染。研究显示，panitumumab 相比较于 cetuximab，具有一定的优势，总生存期相似。

3. 过继性免疫治疗进展

（1）CIK 细胞治疗肿瘤进展　CIK 细胞免疫治疗已写入我国肝癌诊疗指南。2017 年 6 月 26 日，国家卫生和计划生育委员会官网发布《原发性肝癌诊疗规范（2017 年版）》，文中提到：肝癌免疫治疗主要包括免疫调节剂 [干扰素 α、胸腺肽 α1（胸腺法新）等]、免疫检查点阻断剂（CTLA-4、PD-1/PD-L1 等）、肿瘤疫苗（树突状细胞疫苗等）、细胞免疫治疗（细胞因子诱导的杀伤细胞，即 CIK）。对于自体 CIK 细胞治疗的管理，近期我国卢世璧、吴祖泽、付小兵三位院士[70] 联名在《中国工程科学》撰文"我国细胞技术类再生医学创新型技术产业发展战略研究"，建议："根据细胞技术的不同特点实施分类管理：自体细胞的应用按照医疗技术由国家卫生和计划生育委员会管理，异体细胞及其衍生物作为产品由国家食品药品监督管理总局注册管理"。这意味着以后自体干细胞、免疫细胞等治疗，可能仍按"治疗技术"类进行管理，参考干细胞管理办法，在有 GMP 净化实验室等条件的三甲医院自行制备细胞和使用。

（2）抗体治疗进展　从 2013 年起，单克隆抗体药物的后期临床研究、监管审查和上市发生了飞速的发展，目前有超过 230 项单克隆抗体在进行临床 Ⅱ 期试验，适应证涵盖肿瘤和非肿瘤性疾病。截止到 2017 年，有 50 多种单克隆抗体正在进行后期临床试验研究的评价，预计在近年至少每年有 6～9 种单克隆抗体药物进入市场[18]。2016 年 12 月 1 日，有 6 种单克隆抗体药物（阿特朱单抗、olaratumab、瑞利珠、艾克司单抗、bezlotoxumab、oblitoxaximab）在欧洲或美国被批准上市。2017 年在欧洲和美国批准了 9 种单克隆抗体药物（ocrelizumab、avelumab、Xilonix、inotuzumab ozogamicin、dupilumab、sirukumab、sarilumab、guselkumab、romosozumab）上市。截止到 2017 年 12 月 1 日，总共有 28 种针对肿瘤的单克隆抗体进入后期临床试验研究[71]。其中 4 种（sacituzumab govitecan、moxetumomab pasudotox、cemiplimab、ublituximab）已经准备向 FDA 递交申请，考虑向 BLA 递交或者有可能在 2018 年递交上市申请。目前处于后期临床试验的癌症治疗单克隆抗体药物还有 I-131-BC8（靶向 CD45）、vadastuximab talirine（靶向 CD33）、XMAB-5574（靶向 CD19）、oportuzumab monatox（靶向 EpCAM）、isatuximab（靶向 CD38）以及靶向 HER2、MMP9、mesothelin 和 folate receptor 1 等。2017 年，在美国或者欧洲批准的单克隆抗体药物刷新了纪录，批准了 10 种（brodalumab、dupilumab、sarilumab、guselkumab、benralizumab、ocrelizumab、inotuzumab ozogamicin、avelumab、duvalumab 和 emicizumab），是生物制药产业的巨大进步。但是药物的研发具有巨大的风险，后期的临床试验很可能由于安全性、有效性、质量或者商业及市场等因素受到阻碍。

（3）CAR-T 细胞免疫治疗进展　Curran 等[72] 的研究表明，CAR-T 细胞同时表达 CD40 配体（CD40L），有助于提高 T 细胞在肿瘤微环境中的生存时间。但如果在淋巴细胞中过表达 CD40L 则可能引起淋巴细胞增生。因此，能否将 CD40L 元件引入 CAR-T 细胞治疗，仍需要进一步研究[73]。一些趋化因子受体也有助于 CAR-T 细胞向肿瘤组织的归巢。如过表达 CCR2 和 CCR4，有利于 CAR-T 细胞向肿瘤损伤部位归巢[74]。实体瘤由于组织结构上的物理屏障，CAR-T 细胞很难进入并杀伤肿瘤细胞，所以，CAR-T 细胞在实体瘤治疗中表现不佳。一般来说，骨转移与异常血管生成有关[75]。为了建立血管过度生长（establish outgrowth），癌细胞可以通过招募骨髓衍生的内皮细胞，在肿瘤转移灶开始血管的生成。虽然增加肿瘤血管生成可以为潜在的 CAR-T 细胞提供更多的血供，但 T 细胞并不能有效地浸润到肿瘤组织内[76]。Roberts 等[77] 的一篇综述提到，VEGF 可以促进前列腺癌的骨转移。在骨转移中形成的血管能否正常化，对于提高 CAR-T 细胞治疗的有效性可能尤为重要[78]。Bernhard 等[79] 的研究显示，转移的癌细胞可以有效地被靶向 HER2 的 CAR-T 细胞所识别，但是实体瘤并没有消失，甚至肿瘤还出现了进展。关于 CAR-T 治疗实体瘤进展部分，见本书第三章第八节内容。

（三）非特异性免疫治疗

1. 非特异性免疫治疗种类

非特异性免疫调节剂的抗癌机制主要有两种，如 α-干扰素、IL-2、咪喹莫特等通过刺激效应细胞来治疗肿瘤，而白喉毒素/IL-2 融合蛋白、免疫检验点抗体，通过抑制负调控细胞或分子而发挥生物学作用。常用种类有以下几种：

（1）α 干扰素、IL-2　这两种细胞因子已在临床上广泛应用，其中 α 干扰素用于临床治疗慢性淋巴细胞白血病、黑色素瘤、多发性骨髓瘤和肾癌等，IL-2 用于治疗黑色素瘤和肾癌等。

（2）咪喹莫特　是 Toll 样受体激动剂，能增强天然免疫应答和获得性免疫应答。咪喹莫特已被美国 FDA 批准用于治疗浅表性和结节性基底细胞癌。

（3）白喉毒素/IL-2融合蛋白（denileukin diftitox） 已被FDA批准用于治疗CD25阳性皮肤T细胞淋巴瘤。

（4）CTLA-4、PD-1免疫检验点抑制剂 目前已经批准上市的免疫检验点抑制剂药物CTLA-4、PD-1/PD-L1，已在临床肿瘤治疗中取得惊人的疗效。截止到2018年2月，全球共有6个免疫检验点抑制剂上市（表1-3）。美国百时美施贵宝公司靶向CTLA-4单克隆抗体药物易普利姆玛（ipilimumab，商品名Yervoy），已于2011年3月25日被美国FDA批准上市，用于治疗不可切除的或转移性黑色素瘤。靶向PD-1/PD-L1抗体系列，目前共计有5个药物被美国FDA批准上市，其中靶向PD-1的单抗药物有2个，靶向PD-L1的单抗药物有3个，具体包括：百时美施贵宝公司PD-1纳武单抗（nivolumab，商品名Opdivo），于2014年12月12日被批准上市，用于治疗黑色素瘤、NSCLC、晚期肾细胞癌、膀胱癌等。默沙东（Merck Sharp ＆Dohme Corp）公司PD-1派姆单抗（pembrolizumab，商品名Keytruda），已于2014年9月4日被美国FDA批准上市，用于治疗转移黑色素瘤、NSCLC、头颈部肿瘤、霍奇金淋巴瘤、膀胱上皮癌、高度微卫星不稳定性（MSI-H）或错配修复缺陷（dMMR）相关成人和儿童转移性实体瘤等。美国FDA于2016年5月18日正式批准全球第一支靶向PD-L1的单抗新药——罗氏公司的阿特朱单抗（atezolizumab，商品名Tecentriq），用于治疗尿路上皮癌（膀胱癌）、铂类药物治疗后疾病进展以及接受EGFR或ALK靶向药物治疗后疾病进展的转移性非小细胞肺癌（NSCLC）患者。第2个靶向PD-L1单抗药物是阿斯利康的durvalumab（商品名Imfinzi），获批的适应证包括非小细胞肺癌和尿路上皮癌（膀胱癌）。2017年3月23日，第3个靶向PD-L1单抗是avelumab（商品名Banencio），用于治疗12岁及以上转移性梅克尔细胞癌（Merkel cell carcinoma，MCC）。

（5）其他卡介苗等 卡介苗已被FDA批准用于膀胱癌的治疗，可减少67％膀胱癌患者的复发。

2. 免疫检验点抑制剂研究进展

目前在6种获批的免疫检验点抑制剂中，5种靶向PD-1/PD-L1的疗效受到广泛重视，临床试验也在不断取得新的进展，主要体现在以下三点：

（1）免疫检验点抑制剂联合放化疗，疗效更佳 2017年5月10日，美国FDA批准pembrolizumab（Keytruda）联合培美曲塞和卡铂，用于既往未经治疗的无突变的晚期NSCLC（非鳞癌）患者的治疗。这项适应证的获批把免疫单抗治疗肺癌带入了一个新阶段，即PD-1联合化疗的全新治疗模式。获批是基于KENOTE-021[80]的Ⅲ期、开放、多中心临床研究数据。在KEYNOTE-021试验中，NSCLC患者随机接受免疫治疗联合化疗，或单纯化疗。其中60例患者接受pembrolizumab联合化疗方案，另外63例患者接受单纯化疗治疗。pembrolizumab联合化疗方案具体为：pembrolizumab 200mg联合培美曲塞和卡铂，每3周重复一次，4个周期后继续使用pembrolizumab单药或联合培美曲塞进行维持治疗。结果显示，免疫治疗联合化疗组较对照单用化疗组，ORR显著提高，PFS明显延长。pembrolizumab联合两药化疗ORR为55％，单用化疗有效率为29％（$P=0.0016$）。pembrolizumab联合化疗组PFS为13.0个月，对照组为8.9个月（$P=0.0205$）。

PD-L1单抗durvalumab成为首个用于Ⅲ期放、化疗后NSCLC患者巩固治疗的免疫检查点抑制剂[81]。在一项名为PACIFIC的临床试验研究中，709例含铂同步放、化疗后疾病尚未进展的局部晚期或不可切除的Ⅲ期NSCLC患者中，473例给予durvalumab巩固治疗，236例为对照组。durvalumab组中位疾病无进展生存期（PFS）是16.8个月，对照组是5.6

个月，PFS 延长了 11.2 个月（$P<0.001$）。durvalumab 治疗后 12 个月时的疾病无进展生存率是 55.9%，对照组是 35.3%；18 个月时的疾病无进展生存率是 44.2%，对照组是 27.0%。durvalumab 治疗组的应答率是 28.4%，对照组是 16.0%（$P<0.001$）。durvalumab 治疗组患者到出现远处转移或死亡的中位时间是 23.2 个月，对照组是 14.6 个月（$P<0.001$）。对局部晚期不可切除的 III 期肺癌患者而言，放化疗后接受 PD-L1 抗体免疫治疗是一种新的治疗模式。PACIFIC 临床试验是首次将免疫检验点抗体治疗用作癌症的巩固性治疗，因此，其意义非常重大。肺癌 NCCN 指南已推荐 durvalumab 用于含铂标准同步放化疗后疾病无进展的、局部晚期不可切除的 III 期 NSCLC 患者的维持治疗。

（2）PD-1 用于含 MSI-H 或 dMMR 缺陷的多种实体瘤的治疗　2017 年 5 月 23 日，美国 FDA 批准了 PD-1 单抗药物 Keytrudab（pembrolizumab）用于治疗高度微卫星不稳定性（microsatellite instability-high，MSI-H）或错配修复缺陷（mismatch repair-deficient，dMMR）的不可切除、晚期实体瘤[82,83]，这是首个基于生物标志物而不是按肿瘤组织类型来批准的抗癌药物，也是继美国 FDA 批准 pembrolizumab 或 nivolumab 作为 MSI-H 或 dMMR 转移性结直肠癌适应证的扩展。这意味着考虑是否选择 PD-1 进行肿瘤免疫治疗时，只需要考虑肿瘤的分子分型，而不用再考虑肿瘤组织的类型。相对于以往批准的化疗、靶向治疗药物等，这确实是一个明显的飞跃[84,85]。错配修复（mismatch repair，MMR）是机体细胞为维持自身基因组的稳定性、消除癌变细胞的重要自我保护机制之一，而 MMR 缺陷与多种肿瘤的发生、发展密切相关。有研究表明，MMR 缺陷型肿瘤与 MMR 健全型的肿瘤相比，存在更高比例的基因突变，因此也易产生更多的肿瘤突变蛋白，成为肿瘤抗原。MMR 缺陷型直肠癌患者对于 PD-1 阻断治疗更为敏感[82,83]。Sclafani 等[82] 在 12 种含不同 MMR 缺陷的肿瘤中进行 PD-1 阻断治疗研究，结果发现，这 12 种 MMR 缺陷型肿瘤患者中，53% 的患者对 PD-1 抑制剂 Keytruda 的治疗产生了免疫应答，证实了 MMR 遗传标志与免疫检查点阻断治疗之间存在密切相关性。这对于预判使用 PD-1 治疗的疗效、潜在 PD-1 有效患者的选择等，都具有非常重要的意义[83]。

（3）免疫检验点抑制剂用于肿瘤复发的预防　2015 年 10 月，美国 FDA 已批准将 CTLA-4 抗体用于局部晚期、高危的恶性黑色素瘤患者术后的辅助治疗。Eggermont 等[86] 将 III 期皮肤黑色素瘤完全切除后的患者随机分为两组：一组（475 例）给予 ipilimumab；另外一组 476 例为对照组。ipilimumab 按每千克体重 10mg 给予，每 3 周接受 4 次注射，然后每 3 个月接受一次，直至 3 年或疾病复发、毒性作用不可接受继续治疗。随访 5.3 年，ipilimumab 组 5 年无复发生存率为 40.8%，对照组为 30.3%（$P<0.001$）。ipilimumab 组 5 年总体生存率为 65.4%，对照组为 54.4%（$P=0.001$）。ipilimumab 组无远处转移 5 年存活率为 48.3%，对照组为 38.9%（$P=0.002$）。ipilimumab 组 3、4 级不良事件发生率为 54.1%，对照组为 26.2%。ipilimumab 组 3、4 级免疫相关不良事件发生率为 41.6%，对照组为 2.7%。ipilimumab 组中有 5 例（1.1%）患者因免疫相关不良事件而死亡。研究结果提示，ipilimumab 治疗能显著改善 III 期黑色素瘤术后的无复发生存率，提高总生存率和无远处转移生存率，但是同时，ipilimumab 组比安慰剂组有更多的免疫相关不良事件的发生。

PD-1 在多种肿瘤的治疗中已显示良好的疗效，不良反应也小。但是，对于肿瘤切除术后、根治性放化疗术后的患者，PD-1 是否能用于预防肿瘤的复发？BMS 公司于 2017 年 11 月 9 日在《新英格兰医学》杂志发表了临床试验 CheckMate-238[87]，结果提示，Opdivo 可有效预防黑色素瘤患者术后复发。CheckMate-238 是一项 III 期、随机、双盲的临床试验，

906 例经手术根治性切除的ⅢB/C期和Ⅳ期黑色素瘤患者,其中 453 例使用 nivolumab(Opdivo,3mg/kg,每 2 周一次),453 例给予标准治疗 ipilimumab(Yervoy,10mg/kg,每 3 周一次,重复 4 次后改为每 12 周一次)。治疗持续一年或者直到肿瘤复发。12 个月时 Opdivo 治疗组肿瘤无复发生存率(rate of recurrence-free survival)是 70.5%,Yervoy 标准治疗组是 60.8%,两组差异明显(P<0.001)。治疗中 Opdivo 组因不良反应导致停药的发生率为 9.7%,而标准治疗组为 42.6%。两组患者治疗相关的 3、4 级不良事件发生率分别为 14.4% 和 45.9%。在治疗后超过 100 天的随访中,Opdivo 组未发生治疗相关的死亡事件,而标准治疗组发生 2 起。结果提示,Opdivo 明显延长ⅢB/C期和Ⅳ期黑色素瘤患者术后肿瘤无复发生存率,且治疗副反应低。尽管近年来晚期黑色素瘤的治疗方法不断进步,但是手术切除术后患者的预后依然不容乐观,迫切需要更加有效的辅助治疗方式。CheckMate-238 试验中 Opdivo 在无复发生存期方面的表现令人备受鼓舞,让医生们看到了 Opdivo 在黑色素瘤辅助治疗中的潜在价值。PD-1 预防晚期黑色素瘤术后复发已取得成功,相信会有更多的免疫检验点治疗药物加入到预防肿瘤复发的队伍中去,会有更多的肿瘤类型适合使用 PD-1 预防肿瘤的复发,更多的肿瘤患者将会从中受益。

三、全球肿瘤免疫治疗临床试验简介

检索 Clinical Trial 网站提示:从 20 世纪 90 年代开始,进入Ⅲ期临床试验的肿瘤免疫治疗试验开始明显增加,这反映了肿瘤免疫治疗的发展趋势和在肿瘤临床治疗方面所取得的巨大成功[88]。通过输入关键词 tumor vaccines(肿瘤疫苗)、cell immunotherapies(细胞免疫治疗)和 tumor monoclonal antibodies(肿瘤单克隆抗体),检索三类免疫治疗方法在 Clinical Trial 网站上不同年份的注册情况。截止到 2018 年 1 月,统计结果如图 1-4 所示,柱形图反映了不同年代、不同免疫治疗方法临床试验的增长趋势。

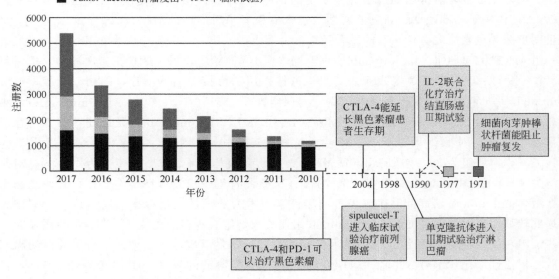

图 1-4　肿瘤免疫治疗临床试验分析（来源：Clinical Trial）

截止到 2017 年，全球注册的肿瘤疫苗的临床试验达 1581 项，美国开展的有 1024 项，东亚各国（含中国 41 项）开展的有 125 项，欧洲 244 项。其中进入临床Ⅲ期的试验达 121 项，比较突出的有 HPV（human papillomavirus vaccine）Cervarix[TM] 治疗宫颈癌和 EGF vaccine 治疗非小细胞肺癌，而宫颈癌疫苗 Cervarix 已于 2009 年在美国被批准上市，我国已经于 2017 年 7 月批准其在中国上市。2009 年古巴批准了 CIMAvaxEGF 疫苗治疗肺癌，2009 年俄罗斯批准了 Oncophage（HSPPC-96，依赖于 HSPs 的疫苗）治疗肾癌，2010 年美国批准了 Provenge 在前列腺癌治疗中的应用[89]。

截止到 2017 年，全球注册的单克隆抗体治疗的临床试验为 2489 项，进入Ⅲ期的临床试验为 239 项，其中美国有 1813 项，东亚各国（含中国 79 项）开展的有 155 项，欧洲有 466 项，含目前广泛使用的单克隆抗体药物 CTLA-4、PD-1、alemtuzumab（CD52 抗体）、rituximab（CD20 抗体）、trastuzumab（赫赛汀）等[90]。

截止到 2017 年，全球注册的细胞免疫治疗临床试验共计 1317 项，其中美国有 709 项，东亚各国（含中国 184 项）有 226 项，欧洲 299 项。在免疫细胞治疗领域，我国近年来发展迅速。目前免疫细胞治疗进入Ⅲ期临床试验的有 105 项。CAR-T 细胞治疗有 488 项，占比 37%，并且有 15 项已经进入Ⅲ期临床试验。其中美国 FDA 分别于 2017 年 8 月 30 日和 2017 年 10 月 18 日批准诺华和 Kite Pharma 的 CAR-T 细胞治疗药物上市，用于治疗急性淋巴细胞白血病和成人大 B 细胞淋巴瘤[91]。这两个细胞治疗药物的获批，标志着 CAR-T 细胞治疗的全新发展时代，推动肿瘤的免疫治疗从辅助性治疗逐渐进入到现代肿瘤治疗的主流[92]。

（曹俊霞　董　杰　王征旭　张积仁　傅世林　孙国平）

参 考 文 献

[1] Balkwill F. Tumour necrosis factor and cancer. Nat Rev Cancer，2009，9（5）：361-371.

[2] Kirkwood J M，Tarhini A A，Panelli M C，et al. Next generation of immunotherapy for melanoma. J Clin Oncol，2008，26：3445-3455.

[3] DeVita V T，Jr，Rosenberg S A. Two hundred years of cancer research. N Engl J Med，2012，366（23）：2207-2214.

[4] Mashima E，Inoue A，Sakuragi Y，et al. Nivolumab in the treatment of malignant melanoma：review of the literature. Onco Targets Ther，2015，8：2045-2051.

[5] Davila M L，Riviere I，Wang X，et al. Efficacy and toxicity management of 19-28z CAR T cell therapy in B cell acute lymphoblastic leukemia. Sci Transl Med，2014，6（224）：224ra25.

[6] Sharpe M，Mount N. Genetically modified T cells in cancer therapy：opportunities and challenges. Dis Model Mech，2015，8（4）：337-350.

[7] Mellman I，Coukos G，Dranoff G. Cancer immunotherapy comes of age. Nature，2011，480（7378）：480-489.

[8] 马兴铭，丁剑冰. 医学免疫学. 北京：清华大学出版社，2013.

[9] Restifo N P，Dudley M E，Rosenberg S A. Adoptive immunotherapy for cancer：harnessing the T cell response. Nat Rev Immunol，2012，12（4）：269-281.

[10] Dehghani M，Sharifpour S，Amirghofran Z，et al. Prognostic significance of T cell subsets in peripheral blood of B cell non-Hodgkin's lymphoma patients. Med Oncol，2012，29（4）：2364-2371.

[11] Roychoudhuri R，Eil R L，Restifo N P. The interplay of effector and regulatory T cells in cancer.

Curr Opin Immunol，2015，33：101-111.

[12] Slaney C Y，Kershaw M H，Darcy P K. Trafficking of T cells into tumors. Cancer Res，2014，74 (24)：7168-7174.

[13] Hamzah J，Jugold M，Kiessling F，et al. Vascular normalization in Rgs5-deficient tumours promotes immune destruction. Nature，2008，453 (7193)：410-414.

[14] Pico de Coaña Y，Choudhury A，Kiessling R. Checkpoint blockade for cancer therapy：revitalizing a suppressed immune system. Trends Mol Med，2015，21 (8)：482-491.

[15] Nurieva R，Wang J，Sahoo A. T-cell tolerance in cancer. Imunotherapy，2013，5 (5)：513-531.

[16] Nurieva R，Thomas S，Nguyen T，et al. T-cell tolerance or function is determined by combinatorial costimulatory signals. EMBO J，2006，25 (11)：2623-2633.

[17] Nurieva R I，Chung Y，Hwang D，et al. Generation of T follicular helper cells is mediated by interleukin-21 but independent of T helper 1，2，or 17 cell lineages. Immunity，2008，29 (1)：138-149.

[18] Reichert J M. Antibodies to watch in 2017. MAbs，2017，9 (2)：167-181.

[19] Read S，Greenwald R，Izcue A，et al. Blockade of CTLA-4 on CD4[+] CD25[+] regulatory T cells abrogates their function *in vivo*. J Immunol，2006，177 (7)：4376-4383.

[20] Waitz R，Solomon S B，Petre E N，et al. Potent induction of tumor immunity by combining tumor cryoablation with anti-CTLA-4 therapy. Cancer Res，2012，72 (2)：430-439.

[21] Hodi F S，O'Day S J，McDermott D F，et al. Improved survival with ipilimumab in patients with metastatic melanoma. N Engl J Med，2010，363 (8)：711-723.

[22] Greenwald R J，Freeman G J，Sharpe A H. The B7 family revisited. Annu Rev Immunol，2005，23：515-548.

[23] Zhang Y，Chung Y，Bishop C，et al. Regulation of T cell activation and tolerance by PDL2. Proc Natl Acad Sci U S A，2006，103 (31)：11695-11700.

[24] Brahmer J R，Drake C G，Wollner I，et al. Phase I study of single-agent anti-programmed death-1 (MDX-1106) in refractory solid tumors：safety，clinical activity，pharmacodynamics，and immunologic correlates. J Clin Oncol，2010，28 (19)：3167-3175.

[25] Chapoval A I，Ni J，Lau J S，et al. B7-H3：a costimulatory molecule for T cell activation and IFN-gamma production. Nat Immunol，2001，2 (3)：269-274.

[26] Suh W K，Gajewska B U，Okada H，et al. The B7 family member B7-H3 preferentially down-regulates T helper type 1-mediated immune responses. Nat Immunol，2003，4 (9)：899-906.

[27] Prasad D V，Richards S，Mai X M，et al. B7S1，a novel B7 family member that negatively regulates T cell activation. Immunity，2003，18 (6)：863-873.

[28] Zang X，Loke P，Kim J，et al. B7x：a widely expressed B7 family member that inhibits T cell activation. Proc Natl Acad Sci U S A，2003，100 (18)：10388-10392.

[29] 郝希山，魏于全. 全国高等学校教材：肿瘤学. 北京：人民卫生出版社，2010.

[30] Hu Z，Ott P A，Wu C J. Towards personalized，tumour-specific，therapeutic vaccines for cancer. Nat Rev Immunol，2018，18 (3)：168-182.

[31] Rowley D A，Fitch F W. The road to the discovery of dendritic cells，a tribute to Ralph Steinman. Cell Immunol，2012，273 (2)：95-98.

[32] Steinman R M，Cohn Z A. Identification of a novel cell type in peripheral lymphoid organs of mice. I. Morphology，quantitation，tissue distribution. J Exp Med，1973，137 (5)：1142-1162.

[33] Kantoff P W，Higano C S，Shore N D，et al. IMPACT Study Investigators. Sipuleucel-T immunotherapy for castration-resistant prostate cancer. N Engl J Med，2010，363 (5)：411-422.

[34] Cao J X，Zhang X Y，Liu J L，et al. Clinical efficacy of tumor antigen-pulsed DC treatment for high-

grade glioma patients: evidence from a meta-analysis. PLoS One, 2014, 9 (9): e107173.

[35] Carreno B M, Magrini V, Becker-Hapak M, et al. Cancer immunotherapy. A dendritic cell vaccine increases the breadth and diversity of melanoma neoantigen-specific T cells. Science, 2015, 348 (6236): 803-808.

[36] Tran E, Turcotte S, Gros A, et al. Cancer immunotherapy based on mutation-specific CD4[+] T cells in a patient with epithelial cancer. Science, 2014, 344 (6184): 641-645.

[37] Ott P A, Hu Z, Keskin D B, et al. An immunogenic personal neoantigen vaccine for patients with melanoma. Nature, 2017, 547 (7662): 217-221.

[38] Sahin U, Derhovanessian E, Miller M, et al. Personalized RNA mutanome vaccines mobilize poly-specific therapeutic immunity against cancer. Nature, 2017, 547 (7662): 222-226.

[39] Choi D, Kim T G, Sung Y C. The past, present, and future of adoptive T cell therapy. Immune Netw, 2012, 12 (4): 139-147.

[40] Qian X, Wang X, Jin H. Cell transfer therapy for cancer: past, present, and future. J Immunol Res, 2014, 2014: 525913.

[41] Grimm E A, Mazumder A, Zhang H Z, et al. Lymphokine-activated killer cell phenomenon. Lysis of natural killer-resistant fresh solid tumor cells by interleukin 2-activated autologous human peripheral blood lymphocytes. J Exp Med, 1982, 155 (6): 1823-1841.

[42] Schmidt-Wolf I G, Negrin R S, Kiem H P, et al. Use of a SCID mouse/human lymphoma model to evaluate cytokine-induced killer cells with potent antitumor cell activity. J Exp Med, 1991, 174 (1): 139-149.

[43] Sangiolo D. Cytokine induced killer cells as promising immunotherapy for solid tumors. J Cancer, 2011, 2: 363-368.

[44] Takayama T, Sekine T, Makuuchi M, et al. Adoptive immunotherapy to lower postsurgical recurrence rates of hepatocellular carcinoma: a randomised trial. Lancet, 2000, 356 (9232): 802-807.

[45] Wang Z X, Li J L, Cao J X, et al. Cytokine-induced killer cells in the treatment of patients with renal cell carcinoma: a pooled meta-analysis. Immunotherapy, 2014, 6 (6): 787-795.

[46] Lee J H, Lee J H, Lim Y S, et al. Adjuvant immunotherapy with autologous cytokine-induced killer cells for hepatocellular carcinoma. Gastroenterology, 2015, 148 (7): 1383-1391.

[47] Kong D S, Nam D H, Kang S H, et al. Phase Ⅲ randomized trial of autologous cytokine-induced killer cell immunotherapy for newly diagnosed glioblastoma in Korea. Oncotarget, 2017, 8 (4): 7003-7013.

[48] Jiang N, Qiao G, Wang X, et al. Dendritic cell/cytokine induced killer cell immunotherapy combined with S-1 in patients with advanced pancreatic cancer: A prospective study. Clin Cancer Res, 2017, 23 (17): 5066-5073.

[49] Schmeel L C, Schmeel F C, Coch C, et al. Cytokine-induced killer (CIK) cells in cancer immunotherapy: report of the international registry on CIK cells (IRCC). J Cancer Res Clin Oncol, 2015, 141 (5): 839-849.

[50] Zhang Y, Xia L, Zhang Y, et al. Analysis of adverse events following the treatment of autologous cytokine-induced killer cells for adoptive immunotherapy in malignant tumour sufferers. Expert Opin Biol Ther, 2015, 15 (4): 481-493.

[51] Wang M, Cao J X, Pan J H, et al. Adoptive immunotherapy of cytokine-induced killer cell therapy in the treatment of non-small cell lung cancer. PLoS One, 2014, 9 (11): e112662.

[52] Wang Z X, Li J L, Cao J X, et al. Adoptive cellular immunotherapy for the treatment of patients with breast cancer: a meta-analysis. Cytotherapy, 2014, 16 (7): 934-945.

[53] Wang Z X, Cao J X, Liu Z P, et al. Combination of chemotherapy and immunotherapy for colon cancer in China: a meta-analysis. World J Gastroenterol, 2014, 20 (4): 1095-1106.

[54] Sim G C, Chacon J, Haymaker C, et al. Tumor-infiltrating lymphocyte therapy for melanoma: rationale and issues for further clinical development. BioDrugs, 2014, 28 (5): 421-437.

[55] Vesely M D, Kershaw M H, Schreiber R D, et al. Natural innate and adaptive immunity to cancer. Annu Rev Immunol, 2011, 29: 235-271.

[56] Tran E, Turcotte S, Gros A, et al. Cancer immunotherapy based on mutation-specific CD4$^+$ T cells in a patient with epithelial cancer. Science, 2014, 344 (6184): 641-645.

[57] Chandran S S, Somerville R P T, Yang J C, et al. Treatment of metastatic uveal melanoma with adoptive transfer of tumour-infiltrating lymphocytes: a single-centre, two-stage, single-arm, phase 2 study. Lancet Oncol, 2017, 18 (6): 792-802.

[58] Li W, Xu L, Wang Y, et al. Efficacy of Tumor-Infiltrating Lymphocytes Combined with IFN-α in Chinese Resected Stage III Malignant Melanoma. J Immunol Res, 2017, 2017: 1092507.

[59] Poggi A, Zocchi M R. Gammadelta T Lymphocytes as a First Line of Immune Defense: Old and New Ways of Antigen Recognition and Implications for Cancer Immunotherapy. Front Immunol, 2014, 5: 575.

[60] Li K, Zhang Q, Zhang Y, et al. T-cell-associated cellular immunotherapy for lung cancer. J Cancer Res Clin Oncol, 2015. 141 (7): 1249-1258.

[61] Domogala A, Madrigal J A, Saudemont A. Natural Killer Cell Immunotherapy: From Bench to Bedside. Front Immunol, 2015, 6: 264.

[62] 张敏, 李佳, 俞德超. 靶向抗肿瘤单克隆抗体药物应用的现状和展望. 中国肿瘤生物治疗杂志, 2017, 24 (9): 929-937.

[63] McLaughlin P, Grillo-López A J, Link B K, et al. Rituximab chimeric anti-CD20 monoclonal antibody therapy for relapsed indolent lymphoma: half of patients respond to a four-dose treatment program. J Clin Oncol, 1998, 16 (8): 2825-2833.

[64] Joensuu H, Kellokumpu-Lehtinen P L, Bono P, et al. Adjuvant docetaxel or vinorelbine with or without trastuzumab for breast cancer. N Engl J Med, 2006, 354 (8): 809-820.

[65] Dall P, Koch T, Göhler T, et al. Trastuzumab without chemotherapy in the adjuvant treatment of breast cancer: subgroup results from a large observational study. BMC Cancer, 2018, 18 (1): 51.

[66] Maughan T S, Adams R A, Smith C G, et al. Addition of cetuximab to oxaliplatin-based first-line combination chemotherapy for treatment of advanced colorectal cancer: results of the randomised phase 3 MRC COIN trial. Lancet, 2011, 377 (9783): 2103-2114.

[67] Karapetis C S, et al. K-ras mutations and benefit from cetuximab in advanced colorectal cancer. N Engl J Med, 2008, 359 (17): 1757-1765.

[68] Douillard J Y, Siena S, Cassidy J, et al. Final results from PRIME: randomized phase III study of panitumumab with FOLFOX4 for first-line treatment of metastatic colorectal cancer. Ann Oncol, 2014, 25 (7): 1346-1355.

[69] Price T J, Peeters M, Kim T W, et al. Panitumumab versus cetuximab in patients with chemotherapy-refractory wild-type KRAS exon 2 metastatic colorectal cancer (ASPECCT): a randomised, multicentre, open-label, non-inferiority phase 3 study. Lancet Oncol, 2014, 15 (6): 569-579.

[70] 卢世璧, 吴祖泽, 付小兵, 等. 我国细胞技术类再生医学创新型技术产业发展战略研究. 中国工程科学, 2017, 19 (2): 95-99.

[71] Kaplon H, Reichert J M. Antibodies to watch in 2018. MAbs, 2018, 10 (2): 183-203.

[72] Curran K J, et al. Enhancing antitumor efficacy of chimeric antigen receptor T cells through constitu-

tive CD40L expression. Mol Ther, 2015, 23 (4): 769-778.

[73] Brown M P, et al. Thymic lymphoproliferative disease after successful correction of CD40 ligand deficiency by gene transfer in mice. Nat Med, 1998, 4 (11): 1253-1260.

[74] Chanmee T, et al. Tumor-associated macrophages as major players in the tumor microenvironment. Cancers (Basel), 2014, 6 (3): 1670-1690.

[75] Weidner N, et al. Tumor angiogenesis correlates with metastasis in invasive prostate carcinoma. Am J Pathol, 1993, 143 (2): 401-409.

[76] Huang H, et al. VEGF suppresses T-lymphocyte infiltration in the tumor microenvironment through inhibition of NF-kappaB-induced endothelial activation. FASEB J, 2015, 29 (1): 227-238.

[77] Roberts E, Cossigny D A, Quan G M. The role of vascular endothelial growth factor in metastatic prostate cancer to the skeleton. Prostate Cancer, 2013, 2013: 418340.

[78] Hillerdal V, Essand M. Chimeric antigen receptor-engineered T cells for the treatment of metastatic prostate cancer. BioDrugs, 2015, 29 (2): 75-89.

[79] Bernhard H, et al. Adoptive transfer of autologous, HER2-specific, cytotoxic T lymphocytes for the treatment of HER2-overexpressing breast cancer. Cancer Immunol Immunother, 2008, 57 (2): 271-280.

[80] Langer C J, Gadgeel S M, Borghaei H, et al. Carboplatin and pemetrexed with or without pembrolizumab for advanced, non-squamous non-small-cell lung cancer: a randomised, phase 2 cohort of the open-label KEYNOTE-021 study. Lancet Oncol, 2016, 17 (11): 1497-1508.

[81] Antonia S J, Villegas A, Daniel D, et al. Durvalumab after Chemoradiotherapy in Stage Ⅲ Non-Small-Cell Lung Cancer. N Engl J Med, 2017, 377 (20): 1919-1929.

[82] Sclafani F. PD-1 inhibition in metastatic dMMR/MSI-H colorectal cancer. Lancet Oncol, 2017, 18 (9): 1141-1142.

[83] Goswami S, Sharma P. Genetic biomarker for cancer immunotherapy. Science, 2017, 357 (6349): 358.

[84] Overman M J, Lonardi S, Wong K Y M, et al. Durable Clinical Benefit With Nivolumab Plus Ipilimumab in DNA Mismatch Repair-Deficient/Microsatellite Instability-High Metastatic Colorectal Cancer. J Clin Oncol, 2018, 20: JCO2017769901.

[85] Overman M J, McDermott R, Leach J L, et al. Nivolumab in patients with metastatic DNA mismatch repair-deficient or microsatellite instability-high colorectal cancer (CheckMate 142): an open-label, multicentre, phase 2 study. Lancet Oncol, 2017, 18 (9): 1182-1191.

[86] Eggermont A M, Chiarion-Sileni V, Grob J J, et al. Prolonged Survival in Stage Ⅲ Melanoma with Ipilimumab Adjuvant Therapy. N Engl J Med, 2016, 375 (19): 1845-1855.

[87] Weber J, Mandala M, Del Vecchio M, et al. Adjuvant Nivolumab versus Ipilimumab in Resected Stage Ⅲ or Ⅳ Melanoma. N Engl J Med, 2017, 377 (19): 1824-1835.

[88] Hoos A. Development of immuno-oncology drugs - from CTLA4 to PD1 to the next generations. Nat Rev Drug Discov, 2016, 15 (4): 235-247.

[89] Song Q, Zhang C D, Wu X H. Therapeutic cancer vaccines: From initial findings to prospects. Immunol Lett, 2018, 196: 11-21.

[90] Trapani J A, Darcy P K. Immunotherapy of cancer. Aust Fam Physician, 2017, 46 (4): 194-199.

[91] Neelapu S S. An interim analysis of the ZUMA-1 study of KTE-C19 in refractory, aggressive non-Hodgkin lymphoma. Clin Adv Hematol Oncol, 2017, 15 (2): 117-120.

[92] Rosenberg S A. Decade in review-cancer immunotherapy: entering the mainstream of cancer treatment. Nat Rev Clin Oncol, 2014, 11 (11): 630-632.

第二节 基因修饰 T 细胞技术简介

免疫治疗是通过激活自身免疫系统的方式，利用自身免疫细胞来识别和杀灭癌细胞。CAR-T 细胞会表达靶向肿瘤抗原的嵌合抗原受体，使这些 T 细胞可以特异性地识别胞内和胞外的肿瘤抗原。

T 细胞通过基因重组技术来提高其特异性。操作时先从患者体内分离出普通的 T 细胞，然后通过基因工程技术导入嵌合抗原受体。这个嵌合结构有特异识别癌细胞并激活 T 细胞的能力。将这样基因修饰的 T 细胞输入患者体内，就可以帮助患者清除癌细胞，这一过程实现了基础免疫学研究向临床应用的转化[1]。现在，CAR-T 技术逐渐发展，结构上从第一代 CAR 发展到现在的第四代 CAR。尤其是近几年，大量的文献不断涌现，研究结果表明，CAR-T 细胞在治疗血液系统恶性肿瘤及一些实体瘤方面具有极大优势。

一、概述

（一） CAR-T 细胞治疗技术简介

1. CAR-T 细胞治疗技术发展史

针对不同肿瘤抗原靶点的 CAR-T 免疫治疗已经大规模地进入动物实验阶段，并有大量相关文献报道。CAR-T 技术临床操作中，两个技术关键点是 T 细胞培养体系的建立和 T 细胞转染效率。有文献报道，使用 anti-CD3 和 CD28 共刺激因子可以有效促进 T 细胞的大规模扩增，这为临床治疗对 T 细胞数量的要求提供了保障。对 200 多例患者回输体外培养的 CD4 和 CD8 阳性 T 细胞，均未发生明显的副反应[2]。

CAR-T 疗法的第一个积极临床结果由 Baylor 医学院的 Malcolm K. Brenner 研究组于 2008 年公布，靶向 GD2 的 CAR-T 疗法，尽管 24h 血液中 CAR-T 细胞含量不足 0.1%，仍使得 11 名神经母细胞瘤患者中的 3 人完全缓解[3]。随之而来的一个问题是如何保持 CAR-T 细胞在体内长期存活。第二代 CAR-T 引入了共刺激信号 CD28 和 4-1BB，前者通过上调 $Bcl-X_L$ 延长 T 细胞的寿命，后者可以增强 T 细胞的免疫效应[3,4]。

2007～2009 年，Baylor 医学院的 Michel Sadelain、宾夕法尼亚大学的 Carl H. June 和 NCI 研究所的 Steven Rosenberg 研究组分别报道了 anti-CD19 CAR-T 的临床前研究结果。2010 年，Steven Rosenberg 研究组用 CD28 共刺激信号，将第二代 CAR-T 技术用于治疗晚期滤泡性淋巴瘤。这项研究由 8 名患者参与，6 名患者治疗后病情得到缓解。5 名患者治疗后 CAR-T 细胞在外周血单核细胞中的含量超过 1%，10 天后达到峰值，一个月后含量回落到 0.01% 以下[5,6]。2011 年，Carl H. June 教授发表了一例基于 4-1BB 共刺激信号，靶向 CD19 的第二代 CAR-T 细胞治疗 CLL 的案例。患者完全缓解，但伴随着细胞因子风暴带来的副反应[7,8]。同年，Michel Sadelain 和 Renier J. Brentjens 教授发表了基于 CD28 共刺激信号，靶向 CD19 的第二代 CAR-T 细胞治疗 CLL 和 ALL 的临床试验结果[9,10]。使用的治疗剂量是 10^7 个/kg 体重。大部分患者在接受治疗的 24h 内出现发热等症状，多数是暂时性的，只有 1 名患者持续发热最终死亡，死亡原因不明，但可能与之前已存在的脓毒症有关。1 例 CLL 患者得到缓解，疗效维持了 6 个月。1 例 ALL 患者病情缓解。治疗 2 周后，患者血液中均检测不到 CAR-T 细胞存在。针对 CD19 的 CAR-T 细胞疗法大获成功，更大规模的临床试验已经在其他 B 细胞相关的恶性肿瘤患者中开展。比如 Till 等[11]用电转的方法将 anti-CD20 CAR 导入 CD8$^+$ T 细胞，用于临床治疗难治滤泡性淋巴瘤和套细胞淋巴瘤。招募了 7 名患者，均接受 3 次 CD20 CAR-T 细胞逐量递增输注（分别为 10^8 个/m^2，10^9 个/m^2 和 3.3×10^9 个/m^2）。其中 3 例患者输注 CAR-T 细胞后，细胞在体内的存活时间较短。后 4 例患者进行皮下低剂量 IL-2（500000IU/m^2）注射，每天 2 次，持续 14 天，CAR-T 细胞在体内的存活时间明显延长。由于 CAR 结构中的 scFv 段来源于小鼠，输注后的 3 个月和 6 个月分别有 2 名患者出现人抗鼠免疫反应，但临床可控。

CAR-T 技术使 T 细胞对肿瘤抗原的识别越过了 MHC 的递呈机制，使肿瘤细胞不能通过下调 MHC 的表达躲避 T 细胞的追杀。但是 CAR-T 可以识别的抗原仅局限于肿瘤细胞的表面抗原，一般只能占到肿瘤抗原的 20% 左右。另外，这些肿瘤相关抗原大部分也表达在正常细胞表面，CAR-T 细胞容易造成"误伤"，具有脱靶毒性。临床上用 CAR-T 细胞治疗后也存在移植物抗宿主病（graft-versus-host disease，GVHD）和引发细胞因子风暴的风险。CAR-T 疗法的安全问题主要体现在脱靶毒性和细胞因子风暴上。

2. CAR-T 细胞基本组成元件

如图 1-5 所示[12]，CAR 的结构组成包含五部分，分别简介如下：

（1）抗原识别区　CAR-T 细胞之所以能特异性地结合到肿瘤细胞表达的靶抗原，依赖于抗原识别结构域（antigen recognition domain，ARD）。ARD 从抗体的单链可变区（single-chain variable fragment，scFv），或者从受体配体相互作用、TCR 模拟物、可变的淋巴细胞受体（variable lymphocyte receptors，VLR）衍生而来，到目前为止，ARD 最为常见的来源是抗体的 scFv 段。

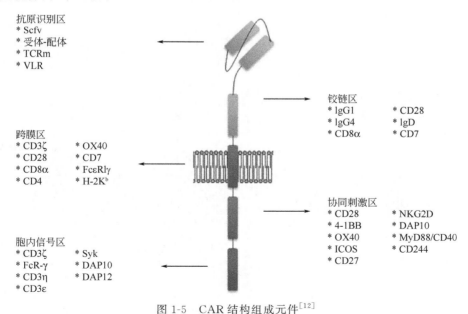

图 1-5　CAR 结构组成元件[12]

（2）铰链区　作用于 CAR 抗原结合区和跨膜结构域（TM）之间的连接称之为铰链区。这个区域通过给予抗原结合域一定范围的活动，允许 CAR 识别抗原，并且也可以形成免疫突触。目前使用的铰链区主要来源于 IgG1、IgG4 的 Fc 区域、CD84、CD28，IgD 和 CD7 也有少量使用。此外，典型的铰链区还包含一些残基，这些残基参与 CAR 二聚化，有助于增加抗原的敏感性。

（3）跨膜结构域　跨膜结构域连接着 CAR 结构的细胞内和细胞外成分。不同的 TM 可以影响 CAR 的表达和稳定性，但是并不直接参与信号传递，通过相互作用可以提高下游信号传递。CD3 是第一代 CAR 分子使用的 TM，对于后来的 CARs，CD28、CD88 的 TM 使用也比较多，其他的 TM 也来源于 CD4、OX40、CD7、Fc70 和 H-2K^b 片段的一部分。

（4）胞内共刺激分子　尽管已经有多个研究组研究了不同的胞内共刺激分子对 CAR-T 细胞活化、增殖和细胞因子分泌的影响，但到目前为止，仍然没有一致的结果说明哪个共刺激分子更为优越，因此，共刺激分子的选择通常是一件具有倾向性的事情。由于较好的效应记录，CD28 和 4-1BB 是使用频率最高的，此外，还有一些其他的共刺激分子结构域，比如 OX40、ICOS、CD27、NKG2D、DAP10、MyD88/CD40 和 CD244 等。

（5）胞内 T 细胞活化分子　胞内信号分子主要来源于 CD3，此外，在早期 FcR-γ 也比较多。

3. CAR-T 细胞结构演变

如图 1-6 所示[34]，根据 CAR 结构元件组成的不同，目前 CAR-T 细胞结构分为四代。第一代 CAR 主要由引导肽（linker）、抗原识别区（scFv 片段）、铰链区（hinge）、跨膜结构域和胞内 T 细胞活化分子（CD3ζ）四部分组成（见本章第三节）。第二代 CAR 在第一代 CAR 的基础上，增加了一个胞内共刺激因子 CD28 或者 CD137（见本章第四节）。在第二代 CAR 的基础上，将两个或两个以上的胞内共刺激分子串联起来，组成第三代 CAR（见本章第五节）。第四代 CAR 是在第二代或者第三代 CAR 的基础上，串联细胞因子 IL-12、可调控的 CAR 基因等组成的（见本章第五节）。

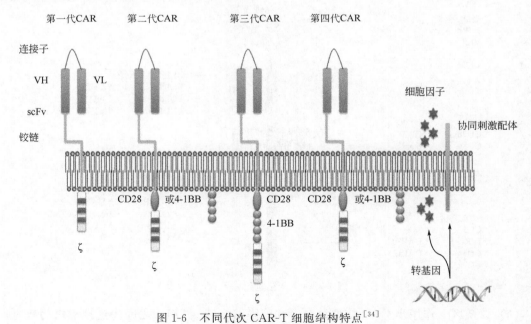

图 1-6　不同代次 CAR-T 细胞结构特点[34]

（二） TCR-T 细胞治疗技术

TCR 是一个多亚基的转膜复合物，能调节抗原特异性的 T 细胞激活。TCR 是由两个不同的多肽链组成的，即 TCR 的 α 链和 β 链。这些多肽链都有一个 N-末端的可变区域和一个恒定区。它们通过一个二硫键连接，每一个受体都提供一个单一的抗原结合位点。TCR 通过识别抗原配体组成一个短的邻近的氨基酸序列。蛋白质通过主要组织相容性复合物分子（MHC）进行递呈。在大部分情况下，对于 CD4 来说主要是 MHC-Ⅱ类分子，对于 CD8 来说主要是 MHC-Ⅰ类分子（图 1-7）[13]。成功构建一种肿瘤特异性的 TCR，需要确定一个适当的靶点序列。一种方法是用免疫转基因鼠表达人类 HLA 蛋白与人类肿瘤蛋白，诱导含有特异性 TCR（可特异性地结合人类相应抗原）的 T 细胞产生[14]。另一种可选择的方法是同种异体移植 TCR 基因，并可通过一些体外技术提高其肿瘤杀伤活性[15]。关于 TCR-T 技术见本书第五章。

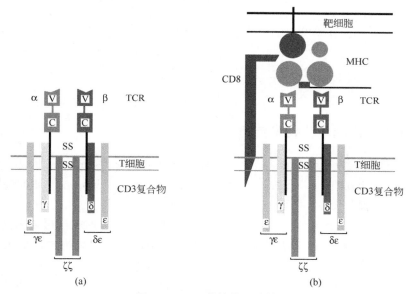

图 1-7　TCR 的结构和功能

（a）T 细胞受体（TCR）负责识别抗原，它由 α 链和 β 链两条链组成。两条链都包含有恒定区（C）和可变区（V），并且它的可变区可以决定抗原的特异性。TCR 与 CD8 复合物相关，它是由三个转膜信号分子组成的（CD3ζζ、CD3δε 和 CD3γε）。（b）当靶点肽段序列被适当的 MHC 分子递呈之后，TCR-CD3 复合物与抗原在靶细胞表面相互作用[13]

（三）CAR-T 与 TCR-T 比较

CAR-T 细胞的使用比 TCR 转基因的方法有一些优势[16]（如图 1-8 所示）。此外，CAR-T 细胞识别技术独立于 MHC 的表达可以克服肿瘤免疫逃避的现象。比如 CAR-T 细胞技术包含有细胞外信号结构域能补充下游的癌症共刺激信号分子。此外，CAR 不仅能靶向蛋白抗原，也可以靶向糖类和脂质抗原以及其他任何可以被抗体识别的抗原。

（1）两种方法的共同之处　基因工程修饰的 T 细胞；修饰的 T 细胞通过 ACT（adoptive cell transfer therapy，过继细胞治疗）发挥杀伤作用；需要特异性的 TAA 靶点；都可以与 CD3ζ 相互作用刺激 T 细胞的应答。

（2）CAR-T 细胞治疗的特点　　HLA 非依赖性；较高的结合亲和力；直接识别和杀伤肿瘤细胞；在体外能大量扩增和增殖的 T 细胞；在体内也有少量的扩增；不能识别细胞内的肿瘤抗原。

（3）TCR-T 细胞治疗的特点　　HLA 限制性；较低的结合亲和力；TCR 介导的抗原识别；能靶向细胞内的肿瘤抗原；具有 MHC1。关于 TCR-T 细胞治疗见本书第五章。

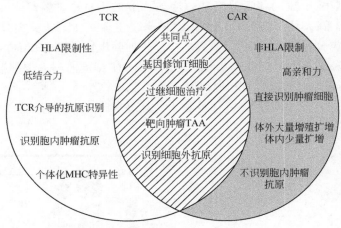

图 1-8　CAR-T 与 TCR-T 差异比较[16]

（四）过继 T 细胞治疗技术流程

目前临床常使用三种过继 T 细胞治疗（adoptive T cell transfer，ACT）[17] 方法，分别是 TILs（tumor-infiltrating lymphocytes）、TCR-T（T cell receptor，TCR）细胞、CAR-T 细胞。ACT 制备流程如图 1-9 所示。

从人体肿瘤组织中分离获得 TIL，并进行体外扩增，鉴定后回输到患者体内，用于化疗和放射治疗后的患者免疫治疗。从患者体内分离 T 细胞，经基因修饰后在体外扩增培养成为 TCR-T 细胞或者 CAR-T 细胞，TCR-T 细胞是为 T 细胞增加一个靶向肿瘤抗原的 T 细胞受体，TCR 通过与 CD3 形成复合物传递激活信号，进一步通过 MHC 识别肿瘤抗原从而攻击肿瘤细胞。对于 CAR 而言，通过增加一个嵌合抗原受体来识别特异性的肿瘤抗原，CAR 分子与肿瘤抗原识别，通过自身携带的共刺激信号增加 T 细胞的应答，再回输到患者体内[18]。

目前肿瘤免疫治疗中使用肿瘤浸润淋巴细胞（TILs）已经显示了初步的疗效。客观应答率（objective response rate，ORR）在转移性黑色素瘤中大约为 50%，完全应答率（complete response，CR）范围在 10%～20%，包括持续 3 年以上的 CR[19,20]。虽然 TIL 治疗具有一定疗效，但大部分患者并不适合使用 TIL 治疗，因为并不是所有的患者都存在有肿瘤浸润的 T 细胞，并且在许多癌症中，鉴定和获得肿瘤浸润 T 细胞是非常困难的。因此，为了克服这些不足，基因工程介导的 CAR 和 TCR 修饰的 T 细胞，成为可供选择的方法。在靶向 CD19 的 CAR 修饰 T 细胞治疗 B 细胞急性淋巴细胞白血病（B-ALL）取得了明显的疗效，最高的 CR 可达 90%。在应用基因修饰的 TCR-T 细胞进行的临床试验也已经取得了一定的疗效，但是应答率不尽相同。一个靶向 NY-ESO1/HLA-A2 的 TCR-T 细胞治疗转移性黑色素瘤的客观应答率为 50%，而在转移性滑液细胞肉瘤中的应答率则高达 70%，并且

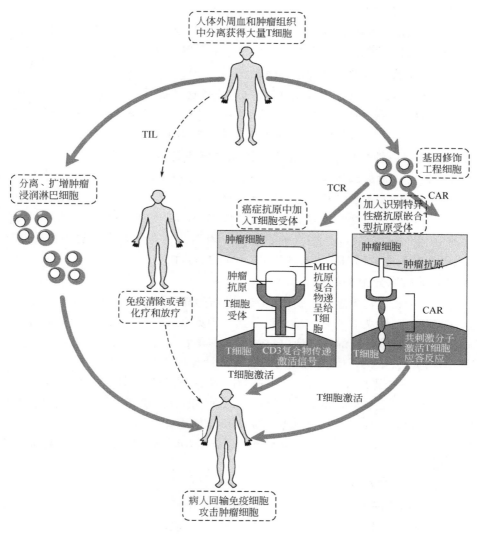

图 1-9　ACT 制备流程[17]

没有检测到明显的毒性[21]。一些 TCR-T 细胞治疗临床试验也显示了一定的抗肿瘤应答，但是在一定情形下会对某些组织产生细胞毒性，若这些组织表达与导入的 TCR 靶抗原相同或者具有高度类似的抗原。

二、 CAR-T 细胞治疗时肿瘤抗原靶点的选择[16]

CAR-T 细胞通过抗原-抗体的特异性结合来识别肿瘤细胞，不依赖于 MHC 抗原递呈的方式，因此可以克服肿瘤细胞因下调 MHC 和减少共刺激分子表达等所导致的肿瘤免疫逃逸。肿瘤细胞表面的蛋白质类和脂类抗原等，都可以作为 CAR 结合的靶点，能够识别更广泛的抗原分子。理想的 CAR 结合肿瘤抗原的靶点，应该是只在肿瘤细胞中表达，在正常组织中不表达，且位于肿瘤细胞的表面。目前用于 CAR 结构设计的肿瘤相关抗原（tumor associated antigens，TAAs）包括以下四类：

1. 差异表达的 TAAs

这类肿瘤相关抗原在肿瘤组织中高表达，但是在正常组织中低表达。如肝癌相关抗原 α-AFP，结肠癌相关抗原 CEA，乳腺癌和胃食管癌相关抗原 HER-2，等等。

2. 在肿瘤和非重要组织中表达的 TAAs

如 NKG2D 配体、CD19 和甲状腺球蛋白等。以这类抗原为靶点的 CAR-T 细胞，可能会对同时表达这些抗原的正常组织产生杀伤作用，引起免疫抑制功能异常（靶向 NKG2D 配体）、B 细胞缺失（靶向 CD19）、甲状腺组织受损（靶向甲状腺球蛋白）。

3. 在肿瘤组织中特异性表达，在正常组织中不表达的 TAAs

这类肿瘤靶点是过继细胞免疫治疗（adoptive cellular immunotherapy，ACT）最理想的 TAAs。这类 TAAs 主要包括：①一些生殖肿瘤抗原家族成员；②在某些肿瘤中出现的特异性突变蛋白等，如在胶质母细胞瘤中表达的 EGFRvⅢ、胰腺癌中表达的 K-Ras、黑色素瘤中表达的 B-Raf 蛋白等；③一些在肿瘤组织中表达的具有致癌作用的病毒抗原（如：E6 和 E7 人类乳头瘤抗原，LMP1 和 LMP2 EBV 病毒膜蛋白等）。

4. 与肿瘤基质成分相关的 TAAs

如参与血管生成、基质重塑、成纤维细胞激活的分子，也能成为 CAR-T 细胞治疗的理想靶点。这类 TAAs 因为在正常组织中低表达，因此具有较低的细胞毒性杀伤作用。

实际上，癌细胞中任何的突变蛋白、过表达或异常表达的蛋白，都可以作为肿瘤疫苗或者 T 细胞治疗的靶点。为了寻找理想的肿瘤特异性抗原作为肿瘤疫苗的靶点，NCI 开展了一项研究[22]。理想的靶抗原应该符合：有治疗功能；有免疫原性；在肿瘤发生中扮演重要角色；特异性强；表达水平高和表达这类抗原的细胞的百分比高；在干细胞中表达；抗原在多数肿瘤患者中表达；具有一定数量的抗原表位；抗原在细胞的定位，等等。共筛选了 75 个有代表性的抗原，但是没有一个抗原符合上述要求，能够成为具有理想肿瘤抗原特征的肿瘤特异性抗原。

Safran 等的一项研究表明，TCR-T 细胞能进入胰管腺癌（pancreatic ductal adenocarcinomas，PDA），修饰细胞外基质 ECM，诱导肿瘤细胞死亡[23]。因 90% 的 PDA 肿瘤细胞均有 CEA 的过表达，因此，可以将 CEA 作为 CAR-T 细胞治疗 PDA 的潜在靶点[24]。HER-2 受体酪氨酸激酶在 20% 的 PDA 中过表达[23]，而 CD24 抗原也可以作为 PDA 治疗的靶抗原[21]。

三、基因转染 T 细胞的方法[16]

有几种不同的基因转移方法可用于 CAR-T 细胞的基因转导和靶基因表达。基因的转导/转染方法主要包括病毒和非病毒转染的方法。

1. γ 反转录病毒载体

反转录病毒载体作为基因转移载体有两个特点：①大多数反转录病毒基因组能被转导的目的基因所代替；②反转录病毒载体转染的目的基因，能在细胞分裂的过程中整合到宿主细胞的基因组中。

2. 慢病毒载体

慢病毒载体与 γ 反转录病毒载体比较相似，病毒基因可以被目的基因所替代，并且目的基因可以整合到宿主细胞基因组中。不同于 γ 反转录病毒，慢病毒表达载体需要顺式递呈

rev 基因，以及可以提高 gag-pol mRNA 核输出的中央聚嘌呤区/中央终止信号[25]。慢病毒与 γ 反转录病毒载体的另一个不同之处是，慢病毒载体可以通过完整的宿主核膜，在整合到靶细胞时不需要细胞处于分裂期。慢病毒载体的另一个优势是在靶细胞基因组整合位点与启动子区域无关，这样可以减少插入突变的风险[26]。

3. 腺病毒相关病毒载体

腺病毒相关病毒（adeno-associated virus，AAV）是单链的 DNA 小脱氧核糖核酸病毒，在每一个单链基因组的末端具有一个倒置的末端重复序列（inverted terminal repeat，ITR），是基因组复制和包装需要的顺式作用元件。最近的研究发现，AAV 在 19 号染色体上的特定整合位点，是基因插入比较安全的区域，有利于 CAR-T 细胞的基因转染。

4. 质粒 DNA 依赖的载体

许多年来，一直使用质粒 DNA 载体将目的基因转移到癌细胞中。通过电转的方法也可以将质粒 DNA 有效地转移到淋巴细胞中，使目的基因瞬时表达。这个转基因过程虽然也可以导致基因组的整合，但是相比较于病毒载体，其发生基因整合的概率非常低。研究已经证明使用电转 DNA 的方法是安全的，但是基因转移效率不高，且经过该方法转基因的 T 细胞寿命较短[27]。

5. 转座子依赖的基因转移

转座子是不连续的 DNA 片段，具有在染色体位点之间迁移和携带基因信息的能力。目前两种不同的转座子依赖的表达系统被用来作为基因治疗的方法，即睡美人 SB 系统和来源于鳞翅目昆虫的 PB 系统。SB 系统具有较低的免疫原性，低的增强子/启动子活性，精确和稳定的染色体整合以及能接受"负荷"的能力。通过 SB 和 PB 转座子系统，可以将表达 CD19 CAR 导入 T 细胞中[28,29]。PB 转座子系统也已经被用来制备靶向 CD10 和 HER-2 的 CAR-T 细胞[29,30]。CD19 CAR-T 细胞的制备需要经过 3～4 个星期[31]。

6. mRNA 介导的基因转导

使用电转的方法将 mRNA 转导进 T 细胞可以获得接近 100% 的转染效率，且目的基因在靶细胞中能有效表达。mRNA 基因转导的优点包括：①相对容易体外制备 mRNA；②具备转导静止和增殖期细胞的能力；③很少导致基因组 DNA 的整合和插入突变。但是这种转导方法的缺点包括瞬时基因表达（大约 7～10 天）、需要多次输注 CAR-T 细胞等。有几项临床前的研究已经成功使用 mRNA 电转的方法制备 CAR-T 细胞[31,32]。

体内试验结果证明，用病毒载体将 CAR 基因导入 T 细胞中制备 CAR-T 细胞，是安全和有效的方法[33]。为了提高 T 细胞的转染效率，目前最常用的方法还是病毒转染介导的 T 细胞转基因方法[34-36]。Philipp Vormittag 等[33] 分析了 978 份 CAR-T 细胞制备产品，发现其中 919 份是使用病毒转染 T 细胞的方法，其中 521 份（占 54%）使用的是慢病毒载体，398 份（占 41%）使用的是反转录病毒载体。

四、 CAR-T 细胞治疗流程及质量控制

一般 CAR-T 细胞制备需要 10～14 天。淋巴细胞从外周血分离后，经 CD3 单抗包被的磁珠分选后，在含有 IL-2 的培养基中活化增殖。再将携带有目的基因的 CAR 结构转染至 T 细胞中，进一步扩大培养，达到临床需要的回输数量。图 1-10 展示了 CAR-T 细胞的制备流程[36]。

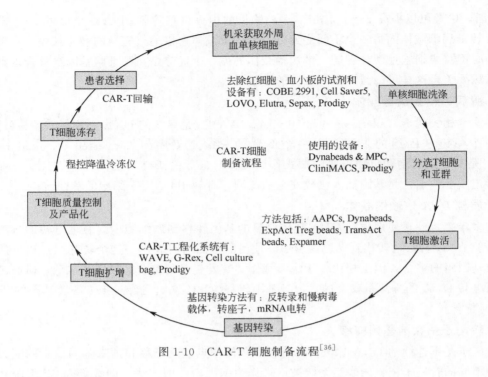

图 1-10　CAR-T 细胞制备流程[36]

（一）治疗方案[18,37]

1. 患者招募

患者入组前，先对其血液样本进行各项传染病指标检测以及 PBMC 增殖能力检测。入组患者签署知情同意书，并在给药前进行一系列白血病和淋巴瘤的预筛评估：①体格检查（包括身高、体重和体表面积等）；②一旦入组，需在 42 天内对胸、腹部和盆骨进行 CT 检测；③全血细胞计数，血小板计数；④乳酸脱氢酶检测、β2 微球蛋白水平检测、血清免疫球蛋白水平检测；⑤FACS 分析淋巴细胞亚群，CD19 和 CD20 细胞数量分析；⑥体能状态评估；⑦血清病毒学检测 CMV、EBV 和肝炎病毒 B/C 等；⑧如有必要，需进行骨髓穿刺和淋巴结活检，样本送病理科检测，进行微小残留病灶评估和 CD19 表达分析；⑨体内抗 VSV-G 和人抗鼠抗体水平检测。

2. 化疗以减少体内的淋巴细胞数量

输注前先进行淋巴细胞清除性化疗：氟达拉滨（30mg/m²，静脉注射，每天一次，连续 4 天）联合环磷酰胺（500mg/m²，静脉注射，开始注射氟达拉滨时每天一次，连续 2 天）。淋巴细胞清除化疗完成后的 2～14 天内，静脉注射 CD19 CAR-T 细胞。具体见本书第二章第二节 CAR-T 细胞治疗 ALL 临床试验分析部分。

3. CD19 CAR-T 用药剂量

CAR-T 细胞的起始剂量应根据 CAR 的类型进行调整，例如：第二代和第三代 CAR-T 细胞的剂量应低于第一代 CAR-T 细胞[38]。对于第一代 EBV CAR-T 细胞，推荐的首次输注剂量为 3×10^6 个/kg，第二代和第三代 CAR-T 细胞的推荐剂量则分别为 3×10^6 个/kg 和 3×10^5 个/kg。如果针对的是新的靶抗原，那么，推荐将三者的剂量分别降为 3×10^4 个/kg、1×10^4 个/kg 和 1×10^4 个/kg[39]。2018 年 2 月，在《新英格兰医学》杂志的一篇关于复发性、难治性 B 细胞 ALL 的临床试验报道中，使用的 CD19 CAR-T 细胞的剂量范围在 $(0.2\sim5.4)\times10^6$ 个/kg，中位剂量为 3.1×10^6 个/kg，总剂量为 $(0.03\sim2.6)\times10^8$ 个/kg（中位剂量 1.0×10^8 个/kg）[35]。

4. 给药前准备

细胞解冻后可在室温（20～25℃）保存 30min，因此，需在患者治疗准备全部完成后确定解冻时间。在给药前准备好托珠单抗及必要的急救设备。CAR-T 细胞疗法是自体细胞，包装袋是患者专用的。因此，给药前应特别确认袋子上的患者信息。

5. 给药

再次确认输注袋上的患者信息。10～20mL/min 的速度静脉注射，患者年龄小可适当减低。包装袋体积控制在 10～50mL。先用生理盐水冲洗注射管路，将袋内全部液体注射完毕，再用 10～30mL 生理盐水冲洗包装袋，确保尽可能多的细胞注射到患者体内。

（二） CAR-T 细胞制备流程[36,37]

1. 机采

采集全血，分离 PBMC，收集至少 5×10^9 个/L 的白细胞，用于生产 CD19 CAR-T 细胞。

2. 血液产品清洗/分离[37]

使用 COBE2991、Cell Saver 5、LOVO、Elutra、Sepax、Prodigy 等仪器进行血液产品的清洗和成分分离。

白细胞去除和细胞清洗。T 细胞治疗开始于通过白细胞去除法（从全血分离白细胞）获得患者的白细胞（white blood cells，WBCs）。血液成分通常使用密度介质通过连续梯度或者间歇性离心的方法来进行分离。红细胞、血小板以及在白细胞去除的过程中加入的抗凝剂，对于 T 细胞而言都属于污染成分，需要在清洗的步骤中移除。抗凝剂可能会改变细胞在激活过程中的行为，红细胞会影响 T 细胞的临床疗效，而血小板会促进细胞成块。为了移除红细胞和血小板，Ficoll 密度梯度离心法在早期的报道中应用较多并且在最近的临床试验中也逐渐多起来了（比如 NCT01886976、NCT01864902）。此外，自动细胞清洗仪器比如 COBE2991 细胞处理仪（COBE 2991 Cell Processor，NCT02215967）、Haemonetics CellSaver、Baxter Cytomate（NCT00466531，NCT01044069）、全自动细胞分离机 Biosafe Sepax Ⅱ（NCT00968760，NCT01497184，NCT01362452）以及 CaridianBCT Elutra（NCT01029366）等也在不同的临床试验中有所使用。在清洗之后，WBCs 可直接使用或者在程序降温仪 Cryomed 中冻存[37]。

3. T 细胞筛选和富集

使用 Dynabeads 或者 MPC、CliniMACS 和 Prodigy 进行。一些研究组使用 CliniMACS 系统将特异性抗体与磁珠结合，从而使特定的细胞成分得以富集或清除[40]。比如，弗莱德-哈钦森癌症研究中心（Fred Hutchinson Cancer Research Center）和西雅图儿童医院（Seattle Children's Hospital）为获得特定 $CD8^+/CD4^+$ 细胞比例的产品，对 $CD4^+$ T 细胞和 $CD8^+$ T 细胞进行了富集，而 Brown 等的研究则选择富集中央记忆 T 细胞（$CD62L^+$）。此外，MD 安德森癌症研究中心 Singh 和他的同事们发现，含量较高的 NK 细胞可能会抑制 T 细胞的培养，所以，如果在培养的过程中 NK 细胞的比例超过 10%，他们便会使用 $CD56^+$ 磁珠进行 NK 细胞的清除。对于 T 细胞含量低的血液制品，Ramos 等采取的方法是对 $CD3^+$ T 细胞进行筛选，他们在两位患者中使用了此种方法以确保足够的 T 细胞扩增。

4. T 细胞激活[37]

在体内，naïve T 细胞通过抗原递呈细胞比如 DCs 刺激增殖和分化。T 细胞通过 T 细胞受体（TCR）和定位在 DC 表面的主要组织相容性复合物 MHC 之间的相互作用以及共刺激分子（比如 CD28、4-1BB 和 OX40 等）提供的第二信号来实现活化过程。鉴于 T 细胞与 DCs 共培养的方法不够便捷，目前已经有几种可以模拟 T 细胞天然刺激的方法得到了开发和应用。

（1）单克隆抗体和白介素　在 T 细胞培养过程中加入 OKT3（CD3 单克隆抗体）和 IL-2 是一种常用的方法。也有人认为使用照射过的健康捐赠者的外周血单核细胞（PBMCs）和类淋巴母细胞系（LCL，人类 EBV 感染的 PBMCs）同时共培养可能不失为一种"快速扩增的方法"。在临床实践中，不同的临床试验使用的 IL-2 的浓度各不相同。Gattinoni 等的研究认为，使用 IL-2，尤其是过量的 IL-2，会导致 T 细胞的耗竭，从而导致其功能减弱，并可能快速发生凋亡。Barrett 和 Ghassemi 等的研究发现，用 IL-7 和 IL-15 代替 IL-2 可以增加记忆性 T 细胞的比例。

（2）CD3/CD28 抗体包被的磁珠　与 OKT3/IL-2 相比，CD3/CD28 抗体包被的磁珠具有以下优点：①Kalos 等发现，CD3/CD28 抗体包被的磁珠可作为人工抗原递呈颗粒刺激 T 细胞，可更好地保留 T 细胞的记忆表型。②Hollyman 等研究发现，磁珠的直径约 $4.5\mu m$，可被强磁体有效清除，最后每 3×10^6 细胞中残留的磁珠量不足 100。同时，在 T 细胞扩增过程中，磁珠可对细胞形成持续刺激。③磁珠活化的 T 细胞比 OKT3/IL-2 活化的 T 细胞分泌细胞因子的能力高 10～100 倍。④磁珠可用于细胞的筛选和刺激，在细胞收获前都不必移除。此外，抗体与磁珠相结合，所以在换液时不会造成昂贵抗体的大量丢失。⑤磁珠活化的 T 细胞不易发生耗竭。

（3）人工抗原递呈细胞　最近有临床试验尝试使用灭活的 APC 来激活 T 细胞，比如将 K562 细胞进行改造，使之表达部分协同刺激分子和肿瘤相关抗原（TAA）。对于表达 EBV 特异性 TCR 的 CAR-T 细胞，可采用 EBV 转化的 LCL 对其进行激活。

（4）不同的 T 细胞激活方法在临床试验中的应用　研究人员对从 2002 年到 2017 年 9 月发表的"可用"临床试验（患者数量不明、产品处理技术或特性不明的除外）中使用的 T 细胞刺激方法进行了总结，共筛选出 1000 位患者的相关资料。分析结果显示：目前的临床试验中，CAR-T 细胞最常用的激活方式是 CD3/CD28 包被的超顺磁性磁珠（626/952），其次是 CD3/CD28 单克隆抗体和 IL-2（279/952），其中 107 个是来自 Kite 公司的 KTE-019（已经获批药物 Yescarta）。使用磁珠的方法主要是 Novartis 和 Juno 的 CTL019 产品（现在被批准为 Kymriah）以及 JCAR014、JCAR015、JCAR017 和 JCAR018。

5. 基因传递

基因传递的方法可以被分为病毒和非病毒的方法。在 CAR-T 细胞治疗中，电转裸 DNA，基于质粒的转座子和转座酶系统以及病毒载体，特别是反转录病毒和慢病毒已经被应用在基因的转移过程中。在目前的研究中，978 个可评价的产品中有 919 个使用的基因传递方式是病毒转导。其中慢病毒转导是最为主要的方式，有 521 个产品，而反转录病毒转导是第二个最为常用的转导方式，有 398 个产品。

6. T 细胞扩增

（1）T 形瓶和静态培养袋　在扩增转导或转染 CAR-T 细胞的过程中，培养的体系在逐渐变大，使用组织培养板或者培养瓶不适合大规模生产。静态培养袋已广泛用于细胞扩增，可通过无菌管道进行连接。Tumaini 等开发了一种半封闭的系统，通过使用连接的静态培养袋来尽量减少开放操作。与组织培养瓶相比，静态培养袋更易操作且更适合生产应用，因其使用的样品和培养基的转移需要较少的人工开放性操作，增加了安全性[41]。

（2）摇动式（RM）生物反应器　摇动式生物反应器（比如 WAVE 生物反应器/Xuri 细胞扩增系统）通过培养基灌注系统进一步减少了人工操作。培养基灌注系统可移除细胞生长抑制性物质，同时确保稳定的营养物质供应，此外，与静态培养袋相比，可减少培养体系。Sadeghi 等发现，与静态培养袋相比，使用 RM 生物反应器扩增 TIL，可将劳动强度降至33％，同时，所需的培养基数量亦可降至50％。但是，若摇动装置发生机械故障，往往可导致细胞批量生产失败。Xuri 技术具备（半）自动生产的优势[42]。

目前，各种扩增过程所使用的方法可以分为三种：第一种方法是使用培养板或者 T 形培养瓶，在 679 个可评价的产品中有 147 个使用的是这种扩增方法；237 个产品使用第二种静态培养袋的扩增方法；第三种方法是最为先进的技术，开始使用培养袋或者培养瓶，之后使用 RM 生物反应器，679 个产品中有 295 个产品使用这种方法扩增，这种方法总体比较流行，并且适合较大人群的队列研究[37]。

7. T 细胞产品化及冻存

使用 COBE2991、Cell Saver 5、LOVO、Prodigy 等生产产品化 CAR-T 细胞。在程序降温仪 Cryomed 中冷冻。

（三）　质量安全控制

面对巨大的市场需求，完全靠手工操作的 CAR-T 已无法满足临床推广需求。分离收集T 细胞，并进行激活、基因修饰和扩增细胞回输到患者体内需要复杂的操作流程。至今大多数研究采用的是全手工技术，多数技术仍停留在实验室阶段，产品批次不稳定，且容易污染。CAR-T 整个过程的安全性、无菌性、纯度等质量控制极其重要[41,42]。因此，实现CAR-T 产品的标准化，做到药效和风险可控是首要任务。现在，细胞免疫治疗的规范化、专业化和标准化已经引起大家的重视，一方面需要国家层面制定行业标准，另一方面需要企业自身加强行业自律。监管指南举例见表 1-4。

表 1-4　监管指南举例[13]

阶段	部门	指导
临床前	美国 FDA	工业指导：临床前评价和调研细胞和基因治疗
	欧洲药品管理局（EMA）	EMEA/CHMP/410869/2006 人类细胞基础的医学指导
		EMEA/CAT/CPWP/686637/2011 先进的医学治疗产品的危险性基础指导
	EMA	EMEA/CAT/GTWP/671639/2008 包含基因修饰的细胞产品的临床和非临床质量指导
临床	FDA	早期临床细胞和基因治疗产品设计的指导草稿 2013
	EMA	ENTR/F/2/SF/dn D(2009)35810 对于先进医疗治疗产品的临床应用的详细指南 2009
		EMA/CAT/571134/2009 反应干细胞基础的医疗产品文件
生产	欧洲专题论文	药典　2014 年 4 月第 26 期
	欧洲医药质量理事会	指导人类组织和细胞的质量和安全性 第一版
	FDA	简要的文件：测试复制竞争反转录病毒（RCR）/慢病毒（RCL）在反转录病毒和慢病毒载体依赖的基因治疗产品-重温（回顾）现在 FDA 的建议

1. 生产设施质量控制

CAR-T 细胞的制备需要 ISO 5 细胞洁净度的 GMP 生产车间。车间内的基础设施要符合 cGPM 的管理条例[40]。基础设备包括系统设施（如空气处理器、24h 安全警报监视器）、环境监控系统（如颗粒测量计数器）、生产设备（如离心设备、生物反应器）、分析设备（如自动细胞计数器、流式细胞仪）。GMP 车间内仪器和设备需要定期维护，且通过质量控制检测。此外，生产还需要专业人员，以维持细胞产品的 GMP 正常生产。

2. 消耗品质量控制

CAR-T 生产涉及的消耗品包括一次性用品、培养基、基因转染试剂、细胞因子、细胞冻存液等。临床级别的消耗品要求原材料和成分符合人体使用要求。质控部门对原材料的常规检查要保证诚实可行。对关键原料供应商的选择要避免供应链中断的风险。

3. 生产过程质量控制

一个可控的健康发展的生产平台对细胞治疗的顺利进行至关重要。它集成了基本设施、公共设施及环境监测系统、原材料筛选、SOP 和批量生产记录、生产过程上下游的抽样、相关人员的培训和质量控制及分析报告[43,44]。涉及的每种成分都需要单独检测。生产过程中的详细记录和及时分析对 CAR-T 细胞生产是至关重要的。

4. 细胞产品生产检测及出厂检测

根据 cGMP 管理条例，过程设计和每一步生产流程都需要保证质量[43,44]。由于 CAR-T 细胞产品属性复杂，CAR-T 细胞终制品在用于受试患者输注前必须通过以下检测项目：细菌（如粪产碱菌、白色念珠菌、大肠杆菌、流感嗜血杆菌、脑膜炎双球菌、铜绿假单胞菌、金黄色葡萄球菌、肺炎链球菌和酿脓链球菌 A 群）、真菌、支原体、内毒素、复制型慢病毒（RCL）、p24、VSV-G 核酸、HIV gag、残留的抗-CD3/抗-CD28 包被磁珠、小鼠抗体、培养基组分、载体包装细胞或质粒组分。

（曹俊霞　董　杰　徐蓓蕾　王征旭　安广文）

参 考 文 献

[1] Eshhar Z, Waks T, Gross G, et al. Specific activation and targeting of cytotoxic lymphocytes through chimeric single chains consisting of antibody-binding domains and the gamma or zeta subunits of the immunoglobulin and T-cell receptors. Proc Natl Acad Sci U S A, 1993, 90 (2): 720-724.

[2] Porter D L, Levine B L, Bunin N, et al. A phase 1 trial of donor lymphocyte infusions expanded and activated ex vivo via CD3/CD28 costimulation. Blood, 2006, 107 (4): 1325-1331.

[3] Pule M A, Savoldo B, Myers G D, et al. Virus-specific T cells engineered to coexpress tumor-specific receptors: persistence and antitumor activity in individuals with neuroblastoma. Nat Med, 2008, 14 (11): 1264-1270.

[4] Finney H M, Akbar A N, Lawson A D. Activation of resting human primary T cells with chimeric receptors: costimulation from CD28, inducible costimulator, CD134, and CD137 in series with signals from the TCR zeta chain. J Immunol, 2004, 172 (1): 104-113.

[5] Kochenderfer J N, Wilson W H, Janik J E, et al. Eradication of B-lineage cells and regression of lymphoma in a patient treated with autologous T cells genetically engineered to recognize CD19. Blood, 2010, 116 (20): 4099-4102.

[6] Kochenderfer J N, Yu Z, Frasheri D, et al. Adoptive transfer of syngeneic T cells transduced with a chimeric antigen receptor that recognizes murine CD19 can eradicate lymphoma and normal B cells. Blood, 2010, 116 (19): 3875-3886.

[7] Porter D L, et al. Chimeric antigen receptor-modified T cells in chronic lymphoid leukemia. N Engl J Med, 2011, 365 (8): 725-733.

[8] Rapoport A P, Aqui N A, Stadtmauer E A, et al. Combination immunotherapy using adoptive T-cell transfer and tumor antigen vaccination on the basis of hTERT and survivin after ASCT for myeloma. Blood, 2011, 117 (3): 788-797.

[9] Brentjens R J, Rivière I, Park J H, et al. Safety and persistence of adoptively transferred autologous CD19-targeted T cells in patients with relapsed or chemotherapy refractory B-cell leukemias. Blood, 2011, 118 (18): 4817-4828.

[10] Lee J C, Hayman E, Pegram H J, et al. In vivo inhibition of human CD19-targeted effector T cells by natural T regulatory cells in a xenotransplant murine model of B cell malignancy. Cancer Res, 2011, 71 (8): 2871-2881.

[11] Till B G, Jensen M C, Wang J, et al. Adoptive immunotherapy for indolent non-Hodgkin lymphoma and mantle cell lymphoma using genetically modified autologous CD20-specific T cells. Blood, 2008, 112 (6): 2261-2271.

[12] Oldham R A A, Medin J A. Practical Considerations for Chimeric Antigen Receptor Design and Delivery. Expert Opin Biol Ther, 2017, 17 (8): 961-978.

[13] Sharpe M, Mount N. Genetically modified T cells in cancer therapy: opportunities and challenges. Dis Model Mech, 2015, 8 (4): 337-350.

[14] Stanislawski T, Voss R H, Lotz C, et al. Circumventing tolerance to a human MDM2-derived tumor antigen by TCR gene transfer. Nat Immunol, 2001, 2: 962-970.

[15] de Witte M A, Coccoris M, Wolkers M C, et al. Targeting self-antigens through allogeneic TCR gene transfer. Blood, 2006, 108: 870-877.

[16] Figueroa J A, Reidy A, Mirandola L, et al. Chimeric antigen receptor engineering: a right step in the evolution of adoptive cellular immunotherapy. Int Rev Immunol, 2015, 34 (2): 154-187.

[17] Humphries C. Adoptive cell therapy: Honing that killer instinct. Nature, 2013, 504 (7480): S13-S15.

[18] Klaver Y, Kunert A, Sleijfer S, et al. Adoptive T-cell therapy: a need for standard immune monitoring. Immunotherapy, 2015, 7 (5): 513-533.

[19] Ellebaek E, Iversen T Z, Junker N, et al. Adoptive cell therapy with autologous tumor infiltrating lymphocytes and low-dose Interleukin-2 in metastatic melanoma patients. J Transl Med, 2012, 10: 169.

[20] Rosenberg S A, Yang J C, Sherry R M, et al. Durable complete responses in heavily pretreated patients with metastatic melanoma using T-cell transfer immunotherapy. Clin Cancer Res, 2011, 17 (13): 4550-4557.

[21] Robbins P F, Morgan R A, Feldman S A, et al. Tumor regression in patients with metastatic synovial cell sarcoma and melanoma using genetically engineered lymphocytes reactive with NY-ESO-1. J Clin Oncol, 2011, 29 (7): 917-924.

[22] Cheever M A, Allison J P, Ferris A S, et al. The prioritization of cancer antigens: a national cancer institute pilot project for the acceleration of translational research. Clin Cancer Res, 2009, 15 (17): 5323-5337.

[23] Safran H, et al. Overexpression of the HER-2/neu oncogene in pancreatic adenocarcinoma. Am J Clin

Oncol，2001，24（5）：496-499.

[24] Stromnes I M，et al. T Cells Engineered against a Native Antigen Can Surmount Immunologic and Physical Barriers to Treat Pancreatic Ductal Adenocarcinoma. Cancer Cell，2015，28（5）：638-652.

[25] Mátrai J，Chuah M K，Vanden Driessche T. Recent advances in lentiviral vector development and applications. Mol Ther，2010，18（3）：477-490.

[26] Ciuffi A. Mechanisms governing lentivirus integration site selection. Curr Gene Ther，2008，8（6）：419-429.

[27] Park J R，et al. Adoptive transfer of chimeric antigen receptor re-directed cytolytic T lymphocyte clones in patients with neuroblastoma. Mol Ther，2007，15（4）：825-833.

[28] Singh H，et al. Redirecting specificity of T-cell populations for CD19 using the Sleeping Beauty system. Cancer Res，2008，68（8）：2961-2971.

[29] Manuri P V，et al. piggyBac transposon/transposase system to generate CD19-specific T cells for the treatment of B-lineage malignancies. Hum Gene Ther，2010，21（4）：427-437.

[30] Nakazawa Y，et al. PiggyBac-mediated cancer immunotherapy using EBV-specific cytotoxic T-cells expressing HER2-specific chimeric antigen receptor. Mol Ther，2011，19（12）：2133-2143.

[31] Zhao Y，et al. Multiple injections of electroporated autologous T cells expressing a chimeric antigen receptor mediate regression of human disseminated tumor. Cancer Res，2010，70（22）：9053-9061.

[32] Yoon S H，et al. Adoptive immunotherapy using human peripheral blood lymphocytes transferred with RNA encoding Her-2/neu-specific chimeric immune receptor in ovarian cancer xenograft model. Cancer Gene Ther，2009，16（6）：489-497.

[33] Vormittag P，Gunn R，Ghorashian S，et al. A guide to manufacturing CAR-T cell therapies. Curr Opin Biotechnol，2018，53：164-181.

[34] Hartmann J，Schüßler-Lenz M，Bondanza A et al. Clinical development of CAR T cells—challenges and opportunities in translating innovative treatment concepts. EMBO Mol Med，2017，9（9）：1183-1197.

[35] Maude S L，Laetsch T W，Buechner J，et al. Tisagenlecleucel in Children and Young Adults with B-Cell Lymphoblastic Leukemia. N Engl J Med，2018，378（5）：439-448.

[36] Wang X，Rivière I. Clinical manufacturing of CAR-T cells：foundation of a promising therapy. Molecular Therapy—Oncolytics，2016，3：16015.

[37] Vormittag P，Gunn R，Ghorashian S，et al. A guide to manufacturing CAR-T cell therapies. Current Opinion in Biotechnology，2018，53：164-181.

[38] Ertl H C J，Zaia J，Rosenberg S A，et al. Considerations for the Clinical Application of Chimeric Antigen Receptor（CAR）T Cells：Observations from a Recombinant DNA Advisory Committee（RAC）Symposium June 15，2010. Cancer Res，2011，71（9）：3175-3181.

[39] Minagawa K，Zhou X，Mineishi S，et al. Seatbelts in CAR therapy：How Safe Are CARS? Pharmaceuticals（Basel），2015，8（2）：230-249.

[40] Hourd P，Chandra A，Alvey D，et al. Qualification of academic facilities for small-scale automated manufacture of autologous cell-based products. Regen Med，2014，9（6）：799-815.

[41] Levine B. Performance-enhancing drugs：design and production of redirected chimeric antigen receptor（CAR）T cells. Cancer Gene Therapy，2015：22（2）：79-84.

[42] Zhang C，Liu J，Zhong J F，et al. Engineering CAR-T cells. Biomarker Research，2017，5：22.

[43] Campbell A，Brieva T，Raviv L，et al. Concise Review：Process Development Considerations for Cell Therapy. Stem Cells Transl Med，2015，4（10）：1155-1163.

[44] Rathore A. S, Winkle H. Quality by design for biopharmaceuticals. Nat Biotechnol，2009，27 (1)：26-34.

第三节　第一代 CAR-T 技术

一、第一代 CAR-T 结构

1989 年，Eshhar 研究小组将免疫球蛋白 scFv 和 FcεRⅠ受体（γ链）或 CD3 复合物（ζ链）胞内结构域融合形成嵌合受体，即第一代 CAR 结构[1]。该技术的主要原理在于利用抗体-抗原之间的高亲和性和特异性，通过 T 细胞激活受体来活化 T 细胞。通常嵌合抗原受体（CAR）由三个结构域组成：一个胞外的抗体单链可变区（scFv），通过与肿瘤相关抗原（tumor-associated antigens，TAAs）的特异结合，将 T 细胞导向肿瘤细胞；一个跨膜区和一个胞内区，后者通常是由 CD3ζ链和共刺激分子组成的信号转导结构域。根据胞内结构域的不同，CAR 分为四代：第一代的胞内结构域仅包括一条 CD3ζ链；第二代包括一条 CD3ζ链和一个共刺激分子；第三代包括一条 CD3ζ链和两个或更多个不同的共刺激分子；第四代是在普通 CAR-T 细胞 CD3ζ元件后连接细胞因子 IL-7、IL-12、IL-18 等基因。

（一）第一代 CAR-T 细胞的起源

最早的 CAR 结构可以追溯到抗体和 T 细胞的杂交受体（immunoglobulin-T cell chimeric receptor）技术[1]，该技术的主要原理是 T 细胞受体的抗原识别，这一过程与抗原-抗体之间的识别不同。天然状态下，抗体与抗原相互作用时具有较高的亲和力，而 T 细胞受体识别的抗原是与Ⅰ型和Ⅱ型主要组织相容性复合物相结合，表达于 APC 的细胞表面。T 细胞受体与抗体相比较在特异性上是不同的，但是，更为明显的不同在于它们的分子结构。由两个二硫键连接的多肽链被称作 T 细胞受体的 α 链和 β 链，或抗体的轻链和重链。每一个多肽链都包含恒定区和可变区。抗体和 T 细胞受体的抗原结合位点，是受 V 区外显子编码，通过 V 区的重排形成的。在免疫球蛋白的构型下，X 射线已经显示 V 区是以比较松散的形式连接到 C 区的，且与免疫球蛋白高度同源。因此，从结构上来看，它应该可能授予 T 细胞的抗体特异性，从而通过消除 T 细胞受体的 V 区并用抗体的 V 区来代替。这样一个嵌合的 TCR（cTCR）将包含细胞外 C 区、转膜片段和正常的 TCRs 的细胞质结构域，并且通过其胞内的刺激作用来诱导 T 细胞的增殖、白介素的产生和靶细胞的裂解。这样的 TCR 表达在毒性 T 淋巴细胞的表面，以一种非 MHC 限制性的形式识别抗原，并且有效地传递 T 细胞激活的跨膜信号。嵌合抗体/TCR 基因构建的策略见图 1-11。

1993 年 Hwu 等开展的研究中[2]，不仅使用了抗 TNP 的单抗（Sp6），而且也使用了一个抗 38000 叶酸结合蛋白的单抗（MOv18），这是一个表面抗原，存在于大多数卵巢癌细胞中。转染了嵌合抗原受体基因的 $CD8^+$ TIL 细胞，通过 ^{51}Cr 释放分析来评价特异性的靶细胞裂解活性，通过 ELISA 的方法检测 GM-CSF 的分泌。在这项研究中，研究者们第一次报道了一个较为复杂的蛋白抗原的特异性序列。MOv18 的 V_H 和 V_L 对于抗原的结合都是必

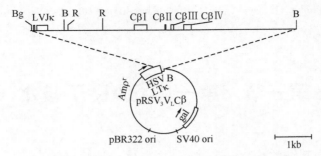

图 1-11　嵌合抗体/TCR 基因构建的策略[1]

沿着直线插入的线框代表外显子编码前导链 L，重排的 V 区通过 VDJ_H 或者 κL 链（VJκ），

和 TCR α 链和 β 链的四个 C 结构域连接。SV40：猿猴病毒 40（simian virus 40）

需的[2]。稳定转染嵌合受体基因的原代 T 细胞，对于扩展目前的抗肿瘤细胞免疫治疗具有非常重要的意义。而 Eshhar 在 1989 年就提出这样的设计想法，只是近年来该策略才真正应用于临床，参与白血病、淋巴瘤等肿瘤患者的治疗。嵌合受体基因 scFv-γ 在反转录病毒pLXSN 骨架中的构建策略见图 1-12。

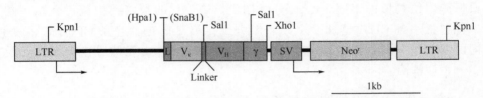

图 1-12　嵌合受体基因 scFv-γ 在反转录病毒 pLXSN 骨架中的构建策略[2]

（二）第一代 CAR 结构的基本组成要素

1. scFv 片段

（1）引导肽　scFv 序列前有一被称之为引导肽的短肽，其作用是引导细胞内合成的重组蛋白质输出到细胞外。常用的引导肽有人 CD8α 信号肽（GenBank 登录号 BC025715）[1]，或者人 GM-CSF（granulocyte macrophage colony stimulating factor）受体 α 链引导肽。

（2）scFv 片段　CAR 结构中，细胞外抗原识别结构域是 scFv 片段，通常用一个短肽T2A 连接重链和轻链。常用的连接抗体轻、重链之间的特定序列是由 18 个氨基酸组成特定的连接序列 GSTSGSGKPGSGEGSTKG[3]，该核苷酸序列由 54 个碱基组成（GenBank登录号 HM852952），其碱基序列是：GGCTCCACCTCTGGATCCGGCAAGCCCG-GATCTGGCGAGGGATCCACCAAGGGC。

scFv 片段负责结合肿瘤表面的特异性抗原，这种结合的最大优点是不依赖于 MHC 分子的递呈，可有效地避免肿瘤细胞 MHC 表达水平下调这一免疫逃逸机制。scFv 的靶点为特异表达在肿瘤细胞表面的蛋白质、表面标志分子、糖蛋白、糖脂类和神经节苷脂等[4,5]。目前在血液系统治疗中，使用比较成熟的靶点是 B 细胞表面的 CD19 分子，该分子能够在 B细胞来源的血液系统肿瘤中表达。除此之外，一些受体如血管内皮生长因子受体、抗偶联蛋白肽、IL-13 突变蛋白或 NK 细胞受体 NKG2D 等，也可作为 CAR-T 细胞治疗的靶点[4,6]。由于 scFv 最初来源于小鼠杂交瘤细胞系，可能引起人体的免疫排异反应。在鼠源 CAR-T细胞输注后，约在 50% 患者的血清中可检测到抑制因子的存在，出现人抗鼠的免疫反应，可能也是 CAR-T 细胞治疗疗效不佳的原因之一，需要进一步开发人源化的单链抗体的 scFv，制备人源化 CAR-T 细胞以改善其疗效。

（3）获得抗体特异性 scFv 序列的方法　scFv 是单克隆抗体保留结合能力的最小单位[7]。典型的 scFv 序列多为鼠源，人类噬菌体文库是另一种可以不经过人源化产生 scFv 的方式[7]。除了 scFv 之外，也可以选择融合蛋白[8]。

有些单克隆抗体的 scFv 序列可从已发表的文献中获得，如抗人 CD19 抗体序列可从文献中查到。目前使用抗 CD19 抗体最多的是杂交瘤 FMC63 和 SJ25C1 克隆。抗人 CD19 杂交瘤细胞系 FMC63 由 Zola 等[9] 通过使用 B 幼淋巴细胞白血病细胞系 JVM3 免疫小鼠获得[9]，该 JVM3 细胞系表达 CD19 阳性。FMC63 所分泌的抗 CD19 抗体重链、轻链核苷酸序列由 Nicholson 等[10] 克隆，该重组抗 CD19 抗体具有高度细胞特异性识别。重链 GenBank 登录号是 Y14283，轻链 GenBank 登录号是 Y14284。SJ25C1 是临床上另一个常用的抗 CD19 杂交瘤细胞系。Brentjens 等[11] 使用来自杂交瘤 SJ25C1 的 CD19 抗体序列，并已进行临床试验。

2. 跨膜区

CAR 结构的跨膜区连接胞外抗原结合域和胞内信号域，一般由二聚体膜蛋白组成，主要包括 CD3ζ、CD4、CD8、CD28 等，该结构可使 CAR 锚定于 T 细胞膜上。跨膜区的不同设计方式会直接影响导入 CAR 基因的表达。在 TAA-CAR 的识别过程中，这个空间区域发挥重要的作用以确保抗原结合域位点的正确位置，并且已经观察到 CAR 信号的强度能通过调节靶抗原表位结合位点到细胞膜的距离被改变[12]。虽然目前尚未像其他结构域一样获得深入的研究，毫无疑问，CAR 跨膜结构域对于 CAR 的功能仍然是不可或缺的。在包含 CD3ζ 的 CARs 中，跨膜结构域组成了一个同源二聚体并且参与内源 T 细胞受体（TCR）复合体的形成，对于 T 细胞的信号传递十分重要[13]。因此，跨膜结构域的突变可能会导致 CAR 对抗原的应答能力降低。

3. 胞内信号域

胞内信号域采用免疫受体酪氨酸活化基序，作用是当胞外区与其识别的抗原结合时，负责向胞内转导 TCR 样信号。第一代 CAR-T 细胞的胞内区主要为 CD3ζ 胞内区结构域。CD3 仅存在于 T 细胞表面，由 6 条肽链组成。由于其序列同淋巴细胞抗原识别后淋巴细胞的活化及信号转导关系密切，因而把此序列称为免疫受体酪氨酸活化基序（immunoreceptor tyrosine-based activation motif，ITAM)[14]，CD3 所含 ITAM 的保守序列的酪氨酸残基被 T 细胞内的酪氨酸蛋白激酶 p56lck 磷酸化后，可募集其他含有 SH2（Scr homology 2）结构域的酪氨酸蛋白激酶（如 ZAP-70）。ITAM 的磷酸化和与 ZAP-70 的结合是 T 细胞活化信号转导过程早期阶段的重要反应之一[15]。

二、第一代 CAR-T 技术的临床应用

2006 年，Kershaw 等[16] 用反转录病毒载体制备靶向 α-FR 的 CAR-T 细胞，治疗 14 例卵巢癌患者。该项临床研究使用 Fc 受体的 γ 链作为胞内的刺激信号。患者被分成两组，实验组 8 例患者给予 CAR-T 细胞联合 IL-2 治疗，对照组 6 例患者给予双特异性 T 细胞（可与 FR 和同种异体 T 细胞产生反应）治疗。输注 CAR-T 细胞治疗 2 天后，患者体内能检测到大量的 CAR-T 细胞存在，1 个月后，大多数患者体内的 CAR-T 细胞数量迅速下降[16]。在

实验组的 5 例患者发生了 3～4 级治疗相关的毒性反应，原因可能是由于 IL-2 的输注，并且可以通过标准的治疗方法得到控制。在第二组中的患者仅经历了比较轻微的 1～2 级的不良反应。所有患者都没有观察到明显的肿瘤负荷减小[16]。

　　Park 等[17] 用质粒 DNA 作为载体，采用 CE7R 的单链抗体与 CD3ζ 结合，构建第一代 CAR 结构（图 1-13），并引入"自杀基因"HyTK，治疗儿童复发性、难治性神经母细胞瘤[17]。6 例患者共进行了 12 次细胞输注，并未发现与细胞剂量相关的严重不良反应。但通过 PCR 检测发现，在荷瘤体积比较大的患者中，每次输注 CAR-T 细胞在体内的存活时间均不超过 1 周；在瘤负荷比较小的一位患者中，CAR-T 细胞的存活时间比较长，约为 42 天，并且取得了一定的疗效，其生存期延长，在第一次输注后 16 个月死亡。

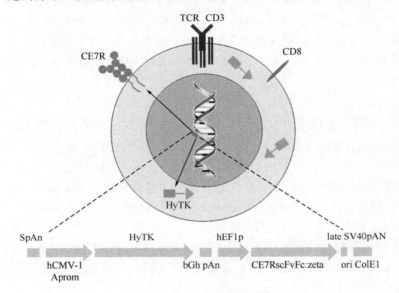

图 1-13　自杀基因构建示意图[17]

hCMV-1—巨细胞病毒启动子；hEF1p—EF-1 启动子；CE7RscFvFc—zeta-
CE7R 单链抗体片段和 CD3ζ；ColE1—ColE1 型质粒；SV40pAN—猴病毒 40 多聚
腺苷酸化信号（the simian virus 40 late polyadenylation signal）

　　2008 年，Pule 等[18] 用靶向 GD2 的第一代 CAR-T 细胞治疗儿童成神经细胞瘤。11 例患者接受治疗，年龄最小的 3 岁，最大的 15 岁。6 例患者治疗 6 周后出现肿瘤缩小。细胞治疗 6 周后，在患者血液中仍可检测到 EBV 特异性的 CAR-T 细胞存在。该试验表明，表达嵌合 GD2 特异性受体的 EBV CTLs，比 CD3 单抗 OKT3 刺激培养的 T 细胞，在体内的存活时间要长。输注 CAR-T 细胞治疗是安全、有效的。2011 年，Lamers 等[19, 20] 用抗-羧基苷酶 CAR-T 细胞治疗 11 例转移性肾癌患者。由于胆管表皮细胞也低水平表达羧基苷酶，有 5 例患者在接受 CAR-T 细胞治疗后出现肝毒性，出现脱靶现象。

　　第一代 CAR-T 细胞的抗肿瘤活性非常有限，多种因素可能影响其治疗效果，如低效的基因转染方法、较长时间的细胞培养方法和患者的身体状况等[21]。此外，在这些早期 CAR-T 临床试验中还存在一些技术上的缺陷，包括肿瘤靶抗原的筛选、基因转移的方法、体外 T 细胞的扩增技术、是否注射外源性 IL-2、细胞剂量等。虽然关于第一代 CAR-T 细胞治疗的研究较多，但是大多数试验还存在诸多不足，并未达到预期的临床治疗效果。

（曹俊霞　董　杰　徐蓓蕾）

参 考 文 献

[1] Gross G，Waks T，Eshhar Z. Expression of immunoglobulin-T-cell receptor chimeric molecules as functional receptors with antibody-type specificity. Proc Natl Acad Sci U S A，1989，86（24）：10024-10028.

[2] Hwu P，Shafer G E，Treisman J，et al. Lysis of ovarian cancer cells by human lymphocytes redirected with a chimeric gene composed of an antibody variable region and the Fc receptor gamma chain. J Exp Med. 1993，178（1）：361-366.

[3] Cooper L J，Topp M S，Serrano L M，et al. T-cell clones can be rendered specific for CD19：toward the selective augmentation of the graft-versus-B-lineage leukemia effect. Blood，2003，101：1637-1644.

[4] Shirasu N，Kuroki M. Functional design of chimeric T-cell antigen receptors for adoptive immunotherapy of cancer：architecture and outcomes. Anticancer Res，2012，32（6）：2377-2383.

[5] Cheadle E J，Gornall H，Baldan V，et al. CAR-T cells：driving the road from the laboratory to the clinic. Immunol Rev，2014，257（1）：91-106.

[6] Kahlon K S，Brown C，Cooper L J，et al. Specific recognition and killing of glioblastoma multiforme by interleukin 13-zetakine redirected cytolytic T cells. Cancer Res，2004，64（24）：9160-9166.

[7] Oldham R A A，Medin J A. Practical considerations for chimeric antigen receptor design and delivery. Expert Opin Biol Ther，2017，17（8）：961-978.

[8] Srivastava S，Riddell S R. Engineering CAR-T cells：Design concepts. Trends Immunol，2015，36（8）：494-502.

[9] Zola H，MacArdle P J，Bradford T，et al. Preparation and characterization of a chimeric CD19 monoclonal antibody. Immunol Cell Biol，1991，69（Pt 6）：411-422.

[10] Nicholson I C，Lenton K A，Little D J，et al. Construction and characterisation of a functional CD19 specific single chain Fv fragment for immunotherapy of B lineage leukaemia and lymphoma. Mol Immunol，1997，34（16-17）：1157-1165.

[11] Brentjens R J，Latouche J B，Santos E，et al. Eradication of systemic B-cell tumors by genetically targeted human T lymphocytes co-stimulated by CD80 and interleukin-15. Nat Med，2003，9（3）：279-286.

[12] Guest R D，Hawkins R E，Kirillova N，et al. The role of extracellular spacer regions in the optimal design of chimeric immune receptors：evaluation of four different scFvs and antigens. J Immunother，2005，28（3）：203-211.

[13] Bridgeman J S，Hawkins R E，Bagley S，et al. The optimal antigen response of chimeric antigen receptors harboring the CD3ζ transmembrane domain is dependent upon incorporation of the receptor into the endogenous TCR/CD3 complex. J Immunol，2010，184（12）：6938-6949.

[14] Hanke J H，Pollok B A，Changelian P S. Role of tyrosine kinases in lymphocyte activation：targets for drug intervention. Inflamm Res，1995，44（9）：357-371.

[15] Clevers H，Alarcon B，Wileman T，et al. The T cell receptor/CD3 complex：a dynamic protein ensemble. Annu Rev Immunol，1988，6：629-662.

[16] Kershaw M H，Westwood J A，Parker L L，et al. A phase I study on adoptive immunotherapy using gene-modified T cells for ovarian cancer. Clin Cancer Res，2006，12（20 Pt 1）：6106-6115.

[17] Park J R, Digiusto D L, Slovak M, et al. Adoptive transfer of chimeric antigen receptor re-directed cytolytic T lymphocyte clones in patients with neuroblastoma. Mol Ther, 2007, 15 (4): 825-833.

[18] Pule M A, Savoldo B, Myers G D, et al. Virus-specific T cells engineered to coexpress tumor-specific receptors: persistence and antitumor activity in individuals with neuroblastoma. Nat Med, 2008, 14 (11): 1264-1270.

[19] Lamers C H, Willemsen R, van Elzakker P, et al. Immune responses to transgene and retroviral vector in patients treated with ex vivo-engineered T cells. Blood, 2011, 117 (1): 72-82.

[20] Lamers C H, Sleijfer S, Vulto A G, et al. Treatment of metastatic renal cell carcinoma with autologous T-lymphocytes genetically retargeted against carbonic anhydrase IX: first clinical experience. J Clin Oncol, 2006, 24 (13): e20-e22.

[21] Figueroa J A, Reidy A, Mirandola L, et al. Chimeric antigen receptor engineering: a right step in the evolution of adoptive cellular immunotherapy. Int Rev Immunol, 2015, 34 (2): 15.

第四节　第二代 CAR-T 技术

一、第二代 CAR-T 结构

T 细胞活化需要两种信号,第一信号是 TCR/CD3 复合物的刺激,第二信号是 CD28 与其配体 B7 结合形成的共刺激信号。当 T 细胞受到第一和第二信号同时刺激时,T 细胞克隆活化并增殖,产生免疫应答。当仅有第一信号时,T 细胞无应答,反而对抗原刺激形成无能状态。仅有第二信号刺激时,T 细胞不产生任何免疫反应[1,2]。

基于 T 细胞活化的双信号观点,缺乏共刺激信号可导致 T 细胞耐受或无能。研究结果显示,提供共刺激信号对免疫系统肿瘤和非免疫系统肿瘤的效果不同,因为免疫系统肿瘤本身可提供信号 1,仅缺乏信号 2,通过在细胞表面转染 B7-1 或 B7-2 便可恢复其共刺激信号,使免疫系统肿瘤被清除;而非免疫系统肿瘤缺乏信号 1,即使提供共刺激信号也不能激活 T 细胞,不能清除肿瘤细胞。B7-1 和 B7-2 分子可通过 T 细胞上的 CD28 引起共刺激信号转导,活化 CD8$^+$ T 细胞,清除肿瘤细胞。

基于以上原理,研究者们构建了第二代 CAR 结构。第二代 CAR 结构是在第一代 CAR 结构的基础上,加入一个共刺激因子。常用的共刺激因子有 CD28 和 CD137 等[3],下面将分别予以介绍。

(一) CD28 分子

CD28 是 T 细胞表面跨膜糖蛋白,属于免疫球蛋白超家族成员。它最初是由 Hansen 等[1] 于 1980 年在 PMA 刺激活化的 T 细胞上发现的。在人类,CD28 基因位于 2 号染色体上,小鼠则位于 1 号染色体上。CD28 分子由胞外免疫球蛋白 V 样区、跨膜区和胞内功能区组成。其中,胞内功能区在信号转导中发挥了关键作用。CD28 的胞内功能区大约由 40 个氨基酸组成,包含 4 个 Tyr 残基,在不同物种间高度保守。

CD28 在控制免疫应答中起着非常重要的作用。在具备第一信号的情况下,T 细胞表面的 CD28 分子与 APC 表面的 B7 分子结合形成第二信号后,T 细胞即可增殖活化。由

CD28 介导的第二信号体系可作用于 Th1、Th2 细胞，诱导 CD4$^+$ 和 CD8$^+$ 细胞毒 T 淋巴细胞（CTL）亚群的活化及克隆增殖。如果用 CD28 抗体（McAbs9.3）或 B7 抗体阻断 CD28 与 B7 的结合，可抑制同种抗原诱导的 T 细胞增殖和细胞毒作用，形成克隆无反应状态。

美国 NIH 教授 Rosenberg 实验室将 CD28 序列作为胞内共刺激分子。他们已将其使用的靶向 CD19 的重组 CAR-T 序列在 GenBank 注册（登录号：HM852952）[4]。各元件组成如图 1-14 所示。

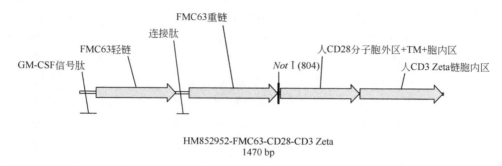

图 1-14　Rosenberg 实验室使用的靶向 CD19 的 CAR 结构示意图（Vector NTI 绘制）

（二）　CD137 分子

CD137 又称 4-1BB，是肿瘤坏死因子受体超家族成员，是一种可诱导的 T 细胞膜表面受体，主要表达于活化的 T 细胞、NK 细胞和 NKT 细胞表面。其配体 CD137L 主要表达于活化的抗原递呈细胞表面[5, 6]。研究表明，CD137-CD137L 是继 CD28-B7 之外的另一对重要的协同刺激分子，CD137-CD137L 通路可依赖或不依赖 CD28-B7 途径提供协同刺激信号，使 CD4$^+$ T 细胞和 CD8$^+$ T 细胞活化、增殖及分化。在适应性免疫应答中，尤其是初次应答晚期以及 CD8$^+$ T 细胞再次应答中发挥着举足轻重的作用[7]。

人 CD137 基因位于 19 号染色体，由 255 个氨基酸组成，约为 27000，是 Ⅱ 型跨膜糖蛋白，含 C 末端胞外区以及 22 个氨基酸的疏水区，无信号肽及潜在的 N-糖基化位点，有潜在的多聚腺苷酸作用位点，在跨膜区附近有一富含丝氨酸/脯氨酸的功能区，有跨膜型和分泌型两种形式。人与鼠的 CD137 在蛋白质水平有 36% 的同源性。

（三）　OX40 分子

OX40 即 CD134，是肿瘤坏死因子超家族成员之一，为 Ⅰ 型跨膜糖蛋白。人 OX40 基因位于 1 号染色体，长约 1.4kb，编码 277 个氨基酸。OX40 和其配体 OX40L 通过 3 个阶段参与免疫应答：①在淋巴结，OX40/OX40L 相互作用而活化的 CD4$^+$ T 细胞移行到 B 滤泡区，促进生发中心形成和抗体分泌；②OX40/OX40L 信号促使 CD4$^+$ T 细胞等炎症细胞进入血液，再迁移到炎性反应部位；③组织来源的 OX40L＋APC 在局部组织参与 CD4$^+$ T 细胞介导的炎性反应[8]。

目前靶向肿瘤坏死因子受体 OX40、4-1BB 和 CD40 的拮抗剂已经在肿瘤免疫治疗中有一些初步的研究，但是通过 OX40 抗体提高 T 细胞功能的机制在动物模型中仍然存在一些争议[9]。OX40 的拮抗剂联合检测点抑制剂可以增强 T 细胞介导的抗肿瘤免疫，并且促进联合免疫治疗的临床转化[10]。

（四）不同胞内共刺激分子的比较分析

4-1BB 和 CD28 作为共刺激分子均可以提高 CAR 的功能，但二者之间依然存在着一定的差异。有研究表明，4-1BB 比 CD28 更适合作为第二代 CAR-T 细胞的共刺激元件，因为 4-1BB 可使 CAR-T 细胞产生更为持久的抗肿瘤效应[11]，但在体外的研究则表明二者的效果是类似的。此外，由两个分子参与构建的 CAR-T 细胞在受到刺激后所释放的细胞因子也是有所差异的，CD28 CAR-T 细胞可以产生更多的 IL-2、IL-4 和 IL-10。Carl H. June 等[12]在其 2009 年的一项研究中分别构建了 CD19-28-ζ 和 CD19-BB-ζ CAR，通过原代人类前 B 细胞 ALL 免疫缺陷鼠模型对两种不同的 CAR-T 细胞进行了分析。结果表明，CD19-BB-ζ CAR-T 细胞的抗白血病活性较 CD19-28-ζ CAR-T 细胞高，可以明显延长（>6 个月）小鼠的生存期。2010 年，明尼苏达州大学 Tammana 等[13] 构建了 UCB-19BBζ（umbilical cord blood，UCB）和 UCB-28BB-ζ CAR-T 细胞，通过研究发现 UCB-19BBζ 和 UCB-28BB-ζ 显示出了比 UCB-19ζ 和 UCB-1928-ζ 对白血病和淋巴瘤细胞系更高的杀伤活性，在荷瘤鼠中得到了类似的结果。此外，UCB-1928BB-ζ CAR-T 细胞显示了比 UCB-19BBζ CAR-T 细胞更高的抗瘤活性，接受 UCB-1928BB-ζ CAR-T 细胞治疗的小鼠生存期更长，提示 4-1BB 和 CD28 在 CAR-T 细胞抗肿瘤过程中可能具有协同效应。

Carl H. June 研究组[14] 在 2014 年的一项研究中指出，与 CD28 和 4-1BB 相比，ICOS 作为共刺激分子可以增加 CAR-T 细胞 IL-17A、IL-17F 和 IL-22 等细胞因子的分泌。同时，ICOS CAR 可以使 T 细胞维持 Th17 细胞的特性，表达更高水平的 RORC、CD161、IL1R-1 和 NCS1。此外，与 CD28 和 4-1BB 相比，ICOS 可以提高 CAR-T 细胞在小鼠体内的持续性。

2017 年 8 月 30 日，美国 FDA 批准世界上第一个 CAR-T 细胞药物：诺华公司的 CTL-019（商品名 Kymriah）[15]，用于治疗患有难治性或复发性的儿童和青年 ALL 患者，CAR 结构含有共刺激分子 4-1BB。2017 年 10 月 18 日，世界上第二个 CAR-T 细胞治疗药物 Yescarta（axicabtagene ciloleucel，KTE-C19）被美国 FDA 批准上市[16]，用于治疗成人弥漫大 B 细胞淋巴瘤等，其 CAR 结构含有共刺激成分 CD28。表 1-5 汇总和分析了部分文献报道 CAR-T 细胞试验中所使用的 CAR 结构，以 CD28 和 4-1BB 共刺激分子为最常见。目前的证据尚不支持哪种共刺激分子疗效更佳。

表 1-5　部分 CAR-T 细胞临床试验中的 CAR 结构分析

注册号	疾病类型	靶点	CAR 结构	转基因	T 细胞来源	患者数	研究中心
NCT01626495[17]	ALL	CD19	4-1BB/CD3ζ	LV	自体	2	Upenn
NCT01626495[18]	ALL	CD19	4-1BB-CD3ζ	RV	自体	30	Upenn
NCT01044069[19]	ALL	CD19	CD28-CD3ζ	RV	自体	2	MSKCC
NCT01044069[20]	ALL	CD19	CD28-CD3ζ	RV	自体	5	MSKCC
NCT01044069[21]	ALL	CD19	CD28/CD3ζ	RV	自体	16	MSKCC
NCT01593696[22]	ALL	CD19	CD28-CD3ζ	RV	自体	21（登记）	NCI
NCT00840853[23]	ALL	CD19	CD28-CD3ζ	RV	异体	4	BCM

注册号	疾病类型	靶点	CAR 结构	转基因	T 细胞来源	患者数	研究中心
NCT01044069[15]	ALL	CD19	CD28-CD3ζ	RV	自体	53	MSKCC
NCT02435849[16]	ALL	CD19	4-1BB/CD3ζ	LV	自体	75	Upenn

注：ALL—急性淋巴细胞白血病（acute lymphoblastic leukemia）；RV—反转录病毒载体（retroviral vector）；LV—慢病毒载体（lentiviral vector）；Upenn—美国宾夕法尼亚大学（University of Pennsylvania）；MSKCC—纪念斯隆-凯特林癌症中心（Memorial Sloan-Kettering Cancer Center）；NCI—美国国立癌症研究所（National Cancer Institute）；BCM—贝勒医学院（Baylor College of Medicine）。

二、第二代 CAR-T 技术的临床应用

第二代 CAR-T 细胞活化后表现出比第一代 CAR-T 细胞更高的抗肿瘤效应。第一信号为特异性信号，由抗原识别区特异性识别肿瘤细胞表面抗原。第二信号为协同刺激信号，通过 CD28/B7 等重要的共刺激分子，促进 IL-2 合成，促进 T 细胞活化。对于未与抗原接触过的 T 细胞，只有信号 1 时，T 细胞无法产生免疫应答。T 细胞与抗原接触，如果没有协同刺激信号，细胞也不能发挥正常功能。相应的，仅含有 CD3ζ 序列的嵌合抗原受体，如果没有协同刺激信号 2，也无法充分激活 CAR-T 细胞。CD28 分子在调节淋巴细胞增殖和存活方面有着重要作用，对效应细胞和记忆细胞的建立也起着关键作用。通过招募 PI3K、Grb2 和 Lck 等分子，调节关键转录因子如 NFκB 的活性并且增加 IL-2 和 Bcl-X$_L$ 的分泌。CD134 能使初始 T 细胞获得持久的体外增殖能力和较强的 IL-2 分泌能力。CD137 则为维持 T 细胞应答提供信号，在 T 细胞生存和 CD8$^+$ T 细胞免疫记忆的形成过程中起关键作用[24, 25]。

Kalos 等[26] 用第二代 CAR-T 细胞（scFvCD19-CD137-CD3ζ）治疗 3 例慢性淋巴细胞白血病。接受治疗的 3 例患者回输 CAR-T 细胞总数为 $1.4 \times 10^7 \sim 1.1 \times 10^9$ 个。经检测，CAR-T 细胞在血液和骨髓中存活的时间超过 6 个月，分泌的细胞因子如干扰素-γ、CXCL9 等较治疗前显著增高。有 1 例患者出现了疑似效应细胞脱靶有关的肿瘤溶解综合征，经对症处理，不良反应获得好转。接受治疗的 3 例患者，2 例达到完全缓解，1 例部分缓解，疗效得到肯定。Kandalaft 等[27] 比较了第一代和第二代 CAR-T 细胞治疗卵巢癌的疗效，结果显示，第二代 CAR-T 细胞在杀瘤活性和体内存活时间方面均优于第一代 CAR-T 细胞。2013 年，Brentjens 等[20] 用 anti-CD19-CD28-CD3ζ CAR-T 细胞治疗 5 例急性 B 细胞白血病患者。5 例患者的肿瘤迅速减小，1 例患者治疗 8 天后就得到了完全缓解，3 例患者缓解期可达 5～24 个月。虽然患者对该疗法能够耐受，但是也出现了细胞因子相关的毒性反应，并且与肿瘤负荷成正相关。

2018 年，MSKCC 研究中心的 Jae H. Park 等[15] 将临床注册试验（NCT01044069）的最新结果发表在《新英格兰医学》杂志上，该研究中共有 53 名复发的 B-ALL 成人患者接受了 19-28z CAR-T 细胞治疗。在输注后，53 位患者中有 14 位（26%，95%CI，15～40）发生了严重的 CRS 综合征，有 1 位患者死亡。83% 的患者达到了 CR，中位随访期为 29 个月（1～65），中位无病生存期为 6.1 个月，中位总生存期为 12.9 个月（95%CI，8.7～23.4）。在治疗前疾病负荷较低（<5% 骨髓原始细胞）的患者，治疗后的缓解期和生存期会明显延长，其中位无病生存期和总生存期分别为 10.6 个月（95%CI，5.9～未达到）和 20.1 个月（95%CI，8.7～未达到）。相反，治疗前疾病负荷较高的患者（≥5% 骨髓原始细胞或者有髓外疾病），其发生 CRS 和出现神经毒性的概率较高，并且与疾病负荷较低的患者相比生存期更短[15]。

2018 年，Maude 等[16] 在《新英格兰医学》杂志上发表了一项由 Novartis 资助的临床

试验（临床注册号 NCT02435849），该研究由 25 个研究中心参与，为单队列 II 期临床试验，旨在探索 tisagenlecleucel（Kymriah）对儿童和青年 CD19$^+$ 复发性、难治性 B 细胞 ALL 的治疗效果。结果显示，入组的 75 位患者在 3 个月内的总体缓解率为 81%。经流式细胞术检测，所有对治疗产生应答的患者均未观察到微小残留病灶。治疗 6 个月时，患者的无病生存率和总生存率分别为 73%（95%CI，60～82）和 90%（95%CI，81～95）；12 个月时，这两个指标分别为 50%（95%CI，35～64）和 76%（95%CI，63～86）。tisagenlecleucel 可在血液中持续存在长达 20 个月之久。安全性方面，73% 的患者出现了可能与治疗相关的 3～4 级不良反应；77% 的患者发生了 CRS，其中 48% 接受了 tocilizumab 治疗。此外，40% 的患者观察到了神经毒性，在给予支持治疗后有所缓解。没有患者发生脑水肿。

（曹俊霞　董　杰　徐蓓蕾）

参 考 文 献

[1]　Ozato K，Hansen T H，Sachs D H. Monoclonal antibodies to mouse MHC antigens. II. Antibodies to the H-2Ld antigen, the products of a third polymorphic locus of the mouse major histocompatibility complex. J Immunol，1980，125（6）：2473-2477.

[2]　Bernard A，Lamy L，Alberti I. The two-signal model of T-cell activation after 30 years. Transplantation，2002，73（1 Suppl）：S31-S35.

[3]　Baxter A G，Hodgkin P D. Activation rules：the two-signal theories of immune activation. Nat Rev Immunol，2002，2（6）：439-446.

[4]　Kochenderfer J N，Feldman S A，Zhao Y，et al. Construction and preclinical evaluation of an anti-CD19 chimeric antigen receptor. J Immunother，2009，32（7）：689-702.

[5]　Goodwin R G，Din W S，Davis-Smith T，et al. Molecular cloning of a ligand for the inducible T cell gene 4-1BB：a member of an emerging family of cytokines with homology to tumor necrosis factor. Eur J Immunol，1993，23（10）：2631-2641.

[6]　Alderson M R，Smith C A，Tough T W，et al. Molecular and biological characterization of human 4-1BB and its ligand. Eur J Immunol，1994，24（9）：2219-2227.

[7]　Kwon B，Lee H W，Kwon B S. New insights into the role of 4-1BB in immune responses：beyond CD8$^+$ T cells. Trends Immunol，2002，23（8）：378-380.

[8]　Finney H M，Akbar A N，Lawson A D. Activation of resting human primary T cells with chimeric receptors：costimulation from CD28, inducible costimulator, CD134, and CD137 in series with signals from the TCR zeta chain. J Immunol，2004，172（1）：104-113.

[9]　Moran A E，Kovacsovics-Bankowski M，Weinberg A D. The TNFRs OX40, 4-1BB, and CD40 as targets for cancer immunotherapy. Curr Opin Immunol，2013，25（2）：230-237.

[10]　Linch S N，McNamara M J，Redmond W L. OX40 Agonists and Combination Immunotherapy：Putting the Pedal to the Metal. Front Oncol，2015，5：34.

[11]　van der Stegen S J，Hamieh M，Sadelain M. The pharmacology of second-generation chimeric antigen receptors. Nat Rev Drug Discov，2015，14（7）：499-509.

[12]　Milone M C，Fish J D，Carpenito C，et al. Chimeric receptors containing CD137 signal transduction domains mediate enhanced survival of T cells and increased antileukemic efficacy *in vivo*. Mol Ther，2009，17（8）：1453-1464.

[13]　Tammana S，Huang X，Wong M，et al. 4-1BB and CD28 signaling plays a synergistic role in redirec-

ting umbilical cord blood T cells against B-cell malignancies. Hum Gene Ther, 2010, 21 (1): 75-86.

[14] Guedan S, Chen X, Madar A, et al. ICOS-based chimeric antigen receptors program bipolar TH17/TH1 cells. Blood, 2014, 124 (7): 1070-1080.

[15] Park J H, Rivière I, Gonen M, et al. Long-Term Follow-up of CD19 CAR-Therapy in Acute Lymphoblastic Leukemia. N Engl J Med, 2018, 378 (5): 449-459.

[16] Maude S L, Laetsch T W, Buechner J, et al. Tisagenlecleucel in Children and Young Adults with B-Cell Lymphoblastic Leukemia. N Engl J Med, 2018, 378 (5): 439-448.

[17] Grupp S A, Kalos M, Barrett D, et al. Chimeric antigen receptor-modified T cells for acute lymphoid leukemia. N Engl J Med, 2013, 368 (16): 1509-1518.

[18] Maude S L, Frey N, Shaw P A, et al. Chimeric antigen receptor T cells for sustained remissions in leukemia. N Engl J Med, 2014, 371 (16): 1507-1517.

[19] Brentjens R J, Rivière I, Park J H, et al. Safety and persistence of adoptively transferred autologous CD19-targeted T cells in patients with relapsed or chemotherapy refractory B-cell leukemias. Blood, 2011, 118 (18): 4817-4828.

[20] Brentjens R J, Davila M L, Riviere I, et al. CD19-targeted T cells rapidly induce molecular remissions in adults with chemotherapy-refractory acute lymphoblastic leukemia. Sci Transl Med, 2013, 5 (177): 177ra38.

[21] Davila M L, Riviere I, Wang X, et al. Efficacy and toxicity management of 19-28z CAR-T cell therapy in B cell acute lymphoblastic leukemia. Sci Transl Med, 2014, 6 (224): 224ra25.

[22] Lee D W, Kochenderfer J N, Stetler-Stevenson M, et al. T cells expressing CD19 chimeric antigen receptors for acute lymphoblastic leukaemia in children and young adults: a phase 1 dose-escalation trial. Lancet, 2015, 385 (9967): 517-528.

[23] Cruz C R, Micklethwaite K P, Savoldo B, et al. Infusion of donor-derived CD19-redirected virus-specific T cells for B-cell malignancies relapsed after allogeneic stem cell transplant: a phase 1 study. Blood, 2013, 122 (17): 2965-2973.

[24] Acuto O, Michel F. CD28-mediated co-stimulation: a quantitative support for TCR signalling. Nat Rev Immunol, 2003, 3 (12): 939-951.

[25] Croft M. The role of TNF superfamily members in T-cell function and diseases. Nat Rev Immunol, 2009, 9 (4): 271-285.

[26] Kalos M, Levine B L, Porter D L, et al. T cells with chimeric antigen receptors have potent antitumor effects and can establish memory in patients with advanced leukemia. Sci Transl Med, 2011, 3 (95): 95ra73.

[27] Kandalaft L E, Powell D J, Jr, Coukos G. A phase I clinical trial of adoptive transfer of folate receptor-alpha redirected autologous T cells for recurrent ovarian cancer. J Transl Med, 2012, 10: 157.

第五节　第三代和第四代 CAR-T 技术

一、第三代 CAR-T 技术

（一）第三代 CAR-T 技术的发展

为了进一步优化 CAR 的设计、增强抗肿瘤活性，许多研究组开始着眼于发展第三代

CAR，即在第二代 CAR 的基础上，进一步优化共刺激信号分子，旨在进一步提高 T 细胞的抗肿瘤活性、增殖能力与存活时间，促进细胞因子的释放。连接 2 个或 2 个以上共刺激分子的 CAR，被称为第三代 CAR，目前使用较多的两个胞内共刺激因子分别是 CD28 和 4-1BB（CD137）。

有研究表明[1~3]，第三代 CAR-T 细胞在抗肿瘤活性、存活周期及细胞因子释放能力等方面，较第二代 CAR 均有显著提高。Tammana 等[1] 于 2009 年进行的小鼠体内试验显示，相较于第二代 CAR-T 细胞，第三代 CAR-T 细胞表现出更有效的抗肿瘤活性。Carpenito 等[3] 进行的小鼠体内研究则发现，含 CD28/4-1BB 的第三代 CAR-T 细胞，和第二代 CAR-T 细胞相比较，疗效更好、持续时间相对较长。总体而言，目前数篇临床前研究提示，第三代 CAR-T 细胞的疗效优于第二代 CAR-T 细胞，但是缺乏临床试验的证据支持[2]。

1. 共刺激分子 CD28/OX40 联合

肿瘤微环境中肿瘤或基质细胞释放的细胞因子 IL-10，能抑制 CAR-T 细胞的抗肿瘤活性[4]。共刺激分子 CD28 能通过与抗原递呈细胞（APC）表面的 CD80、CD86 分子相互作用，刺激 IL-10 的分泌，进而抑制 T 细胞增殖。Treg 细胞也能诱导 IL-10 的分泌。含共刺激分子 OX40 的 CD4$^+$ T 细胞能分泌较高水平的 IL-2、较低水平的 IL-10。因此，联合使用共刺激分子 CD28 和 OX40，理论上可抑制 T 细胞分泌 IL-10，促进 CAR-T 细胞增殖和分泌促炎症细胞因子，同时可使特定的 T 细胞亚群（CD62L- T 细胞）免于发生凋亡[4]，进而增强 CAR-T 细胞的疗效。

2008 年伦敦国王学院 Wilkie 等[5] 构建了靶向 MUC1 的第三代 CAR-T 细胞，含有共刺激分子 CD28 和 OX40、CD3ζ。结果显示，该 CAR-T 细胞可以调节抗炎细胞因子 IFN-γ 和 IL-17 的分泌，小鼠体内试验证实能明显延缓荷瘤鼠肿瘤细胞的生长。Hombach 等[4] 构建同时含共刺激分子 CD28 和 OX40 的 CAR-T 细胞，体外试验发现 OX40 能抑制 IL-10 的表达，也能抑制因 T 细胞活化释放 IL-2 所诱导的 IL-10 的表达，进而增强 CAR-T 细胞的增殖、存活和抗肿瘤活性。

2. 共刺激分子 CD28/4-1BB 联合

有部分临床前研究显示，同时含两种共刺激分子 CD28/4-1BB 的第三代 CAR-T 细胞，在抗肿瘤活性、存活时间、细胞因子释放、体内动物学实验等方面优于第二代 CAR-T 细胞。Tammana 等[1] 制备脐带血（UBC）来源的 CAR-T 细胞。采用慢病毒载体，构建靶向 CD19，含一个共刺激分子 CD28 或 4-1BB，或者同时含 CD28、4-1BB 两个共刺激分子的 CAR-T 细胞。体外试验证实，同时含有 CD28、4-1BB 两个共刺激分子的 CAR-T 细胞，并未在 IL-2 和 IFN-γ 的分泌方面显示出明显优势，但是荷瘤鼠的体内试验中显示出更强的抗肿瘤活性，能使荷瘤鼠的生存期延长，优于含单一 4-1BB 的 CAR-T 细胞[1]。

美国宾夕法尼亚大学（University of Pennsylvania）医学院 Carl H.June 课题组的 Carpenito 等[3] 在 2009 年《PNAS》上发表文章，证明含两个共刺激因子 CD28、4-1BB 的第三代 CAR-T 细胞，在动物的体内试验中显示出更好的治疗效果。研究者采用腺病毒载体，构建靶向间皮素抗原（mesothelin），含一个共刺激分子 CD28 或者 4-1BB，或者同时含 CD28、4-1BB 两个共刺激分子的 CAR-T 细胞。体外试验提示，同时含 CD28、4-1BB 两个共刺激分子的 CAR-T 细胞，外周血 T 细胞数量最多。在小鼠体内试验中，通过经腹腔、经肿瘤内注射、经静脉三种方式注射 CAR-T 细胞，发现经静脉和经肿瘤内注射 CAR-T 细胞的治疗效果最佳。同时含 CD28/4-1BB 的 CAR-T 细胞的疗效，优于含一种共刺激分子 CD28

或者 4-1BB 的 CAR-T 细胞的疗效。

美国纪念斯隆-凯特琳癌症中心（Memorial Sloan-Kettering Cancer Center）Michel Sadelain 研究组 Zhong 等[2] 在 2010 年发表文章，也证明同时含 CD28、4-1BB 两种共刺激分子的 CAR-T 细胞，疗效要优于含一种共刺激分子 CD28 或者 4-1BB 的 CAR-T 细胞。研究者构建了靶向前列腺癌特异性膜抗原 PSMA，含一个共刺激分子 CD28 或者 4-1BB，或者同时含 CD28、4-1BB 两个共刺激分子的 CAR-T 细胞。体外试验证明，同时含 CD28 和 4-1BB 的 CAR-T 细胞，能产生更高水平的 IFN-γ、GM-CSF 和 TNF-α 等细胞因子，能上调 PI3K/AKT 信号通路中 Bcl-X$_L$、P-AKT 激酶的表达。体内试验也表现出更好的疗效，可使荷瘤鼠的生存期延长。体内外试验均证明，同时含两个共刺激分子 CD28/4-1BB 的 CAR-T 细胞，疗效优于含单一共刺激分子，可能通过 PI3K/AKT 通路发挥抗肿瘤活性。

（二）第三代 CAR-T 技术的临床应用

Till 等[6] 以反转录病毒为载体，构建含共刺激分子 CD28/4-1BB 的第三代 CAR-T 细胞（scFv CD20-CD28-CD137-CD3ζ），用以治疗 3 例非霍奇金淋巴瘤。回输后 CAR-T 细胞在体内的存活时间超过 12 个月。3 例患者中有 2 例完全缓解，1 例获得部分缓解。1 例用利妥昔单抗治疗的难治性滤泡性淋巴瘤患者，在 CAR-T 细胞治疗 3.5 个月后，颈部淋巴结在 1～2 周内迅速减小 3cm。

美国国家癌症研究所 Morgan 等[7] 用靶向 HER2 抗原的第三代 CAR-T 细胞治疗一例晚期结肠癌患者。患者的癌细胞已经转移到肝脏和肺，经 CAR-T 细胞输注 4h 后，患者血液中就检测到高水平的 IFN-γ、GM-CSF、TNF-α 和 IL-6 等细胞因子的分泌。因为细胞静脉输注后首先要经过肺循环，大量的 HER2 CAR-T 细胞进入体内后，识别并攻击低表达 HER2 的肺脏组织，释放过量细胞因子，引起细胞因子风暴。该患者于治疗后 5 天死亡。

2016 年，Tessa Gargett 研究组[8] 对一项 I 期临床试验的部分结果（4 人）进行了报道。该试验（CARPETS）尝试用 GD2 特异性的第三代 CAR-T 细胞治疗转移性黑色素瘤。4 位患者中有 2 人接受了 $1×10^7$ 个/m^2 的 CAR-T 细胞＋达布非尼（dabrafenib）治疗；1 人接受了环磷酰胺和氟达拉滨＋$2×10^7$ 个/m^2 的 CAR-T 细胞治疗；还有 1 人的治疗方式为 $1×10^7$ 个/m^2 的 CAR-T 细胞＋达布非尼＋曲美替尼（trametinib）。结果显示，CAR-T 细胞输注前未进行淋巴细胞清除的 3 位患者，其 CAR-T 细胞的存活和增殖均十分有限，环磷酰胺和氟达拉滨的预处理可以促进 CAR-T 细胞在患者体内的增殖，但并不能使其在患者体内长期存在。由于该文章只报道了 4 例转移性黑色素瘤的 CAR-T 治疗结果，且其中只有 1 例在 CAR-T 细胞输注前接受了环磷酰胺和氟达拉滨预处理，所以以上结果还不能予以定论。

2017 年，Andras Heczey 研究组[9] 也用 GD2 特异性的第三代 CAR-T 细胞进行了一项 I 期临床试验，该试验主要针对复发/难治性成神经细胞瘤。根据治疗方法的差异试验分为三组：第一组只接受 GD-2 CAR-T 细胞治疗，第二组为 GD-2 CAR-T 细胞＋环磷酰胺和氟达拉滨（Cy/Flu），第三组为 GD-2 CAR-T 细胞＋Cy/Flu＋PD-1 抑制剂。共有 11 位患者参与试验，三组分别有 4 人、4 人和 3 人。总体而言，CAR-T 疗法安全可行，未见剂量相关的毒副反应。Cy/Flu 可使循环血中的 IL-15 水平升高，并可促进 CAR-T 细胞增殖。但 PD-1 抑制剂的加入并未进一步促进 CAR-T 细胞的持久存在和增殖。细胞输注 6 周后，第一组的 4 人中各有 2 人达到了 PD 和 SD；第二组 3 人 PD，1 人 SD；第三组则是 1 人 PD，2 人

SD。作者认为，CD45/CD33/CD11b/CD163$^+$髓系细胞的大量扩增可能与以上治疗反应有关。

此外，陈虎研究组[10]也在着手用第三代CAR-T细胞治疗成人CD19$^+$复发/难治性ALL，具体的试验方案已于2016年发表，目前尚无相关的试验结果报道。总之，目前第三代CAR-T细胞治疗临床应用相对较少，其安全性和有效性仍需要进一步验证。

二、第四代CAR-T技术

T细胞激活需要三个信号：TCR、共刺激分子和细胞因子。全身给予细胞因子联合过继免疫细胞治疗，能增强细胞治疗的疗效。但是全身应用细胞因子会导致一些严重并发症的发生。为了增强CAR-T治疗的效果，同时又避免全身使用细胞因子所带来的毒副作用，人们在普通CAR-T细胞CD3ζ元件后连接细胞因子IL-7、IL-12、IL-18等基因。这些细胞因子能够在局部刺激CAR-T细胞的增殖，延长T细胞的生存时间，招募机体免疫细胞，改善局部免疫抑制的微环境等，通过多种机制增强CAR-T细胞的抗肿瘤免疫反应。这种可以自分泌细胞因子并且刺激自身增殖的CAR-T细胞也称为武装的CAR-T细胞（armed CAR-T cells)[11]，即第四代CAR-T细胞。

德国科隆大学科隆分子医学中心的Chmielewski等[12]也将第四代CAR-T细胞称作"TRUCKs"，意思是能够像卡车一样，装载和运载细胞因子到肿瘤局部。这些分泌IL-12的CAR-T细胞，能在肿瘤持续表达IL-12，使CAR-T细胞激活，通过增强CAR-T细胞增殖、减少凋亡，改善肿瘤免疫抑制微环境，招募宿主的免疫细胞到肿瘤局部等机制，进而增强CAR-T细胞的抗肿瘤作用。因细胞因子存储在CAR-T细胞内，只要CAR-T细胞激活即可释放高水平持续的细胞因子，因此，可根据不同的组织类型调整和诱导细胞因子的释放，从而缓解这些细胞因子全身使用所带来的毒副作用。

目前多个临床前试验证实，第四代CAR-T细胞较普通CAR-T细胞的抗肿瘤能力增强，但是临床试验还相对较少。

（一）第四代CAR技术的发展

1. 分泌IL-7 CAR-T细胞

Adachi等[13]在常规CAR-T结构CD3ζ元件后，通过两个可被蛋白酶剪切的2A多肽，同时连接了IL-7和CCL19两个分子，构建能同时分泌IL-7、CCL19蛋白、靶向CD20的第四代CAR（命名为7×19 CAR-T细胞）。IL-7是免疫调节因子，能增强T细胞增殖和维持T细胞生存。CCL19是趋化因子，能吸引T细胞、DC等免疫细胞到肿瘤局部。小鼠体内试验证明，7×19 CAR-T细胞较普通CAR-T细胞清除小鼠体内肿瘤的能力增强，能明显延长小鼠生存期。病理学检查证明肿瘤组织内有大量T细胞、DC的浸润。

2. 分泌IL-12 CAR-T细胞

IL-12来源于B细胞和巨噬细胞，主要作用于T细胞和NK细胞，曾被称为毒性淋巴细胞成熟因子（CLMF）和NK细胞刺激因子（NKSF）。IL-12可刺激活化型T细胞增殖，促进Th0细胞向Th1细胞分化，诱导CTL和NK细胞毒活性并促进其分泌IFN-γ、TNF-α、GM-CSF等细胞因子；也能促进NK细胞和IL-2、TNF受体及CD56等分子的表达，增强对肿瘤细胞的ADCC效应。IL-12属于Th类细胞因子，它虽然可以提高免疫细胞对肿瘤细胞的杀伤活性，但是全身应用 IL-12 会产生一些难以耐受的不良反应和自身免疫性疾病。若将 IL-12 构建到 CAR-T 细胞中，使 CAR-T 细胞在被激活时可同时在肿瘤局部自分泌 IL-12，在一定程度上可以改善肿瘤免疫抑制的微环境，而且还可以使 CAR-T 细胞周围失活的肿瘤浸润淋巴细胞（tumor infiltrating lymphocyte，TIL）受到 IL-12 的刺激被重新激活，从而增强免疫杀伤细胞对肿瘤的杀伤作用 [图 1-17（a）]。

美国纪念斯隆-凯特琳癌症中心（Memorial Sloan Kettering Cancer Center）Brentjens R.J. 教授领导的研究小组，Koneru 等[14] 设计了能分泌 IL-12 的第四代 CAR（EGFRt/4H11-28z/IL-12）（图 1-15）。使用反转录病毒载体，通过多顺反子构建同一个启动子驱动多个基因的表达。靶点 MUC16^{ecto} 是卵巢癌相关抗原 MUC-16（又称 CA125）的胞外区，通过 P2A 序列与截短的 EGFR 基因（EGFRt）连接。EGFRt 是西妥昔单抗（cetuximab）作用的靶点。胞内区 T 细胞活化信号 CD3ζ 通过内部核糖体进入位点 IRES 序列，与 IL-12 连接，形成能分泌 IL-12 的第四代 CAR-T（图 1-15）。体外试验表明，第四代 CAR-T 细胞加入 IL-12 元件后，CAR-T 细胞的增殖能力和 IFN-γ 的分泌水平都明显提高[14]。小鼠动物学实验证明，第四代 CAR-T 细胞较没有分泌 IL-12 的 CAR-T 细胞抗肿瘤活性明显增强，荷瘤鼠的生存期明显延长，体内 IFN-γ 水平提高。

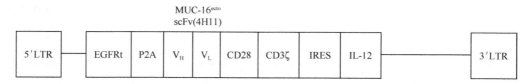

图 1-15　反转录病毒载体 EGFRt/4H11-28z/IL-12 结构示意图[14]

5′LTR—反转录病毒载体 5′端末端重复序列；EGFRt—截短的 EGFR 基因；scFv（4H11）—MUC16 特异性 scFv 区，含重链（V$_H$）和轻链（V$_L$）可变区（来自 mAb 4H11）；CD28—人 CD28 跨膜结构域和胞内区；IL-12—人 IL-12 cDNA；P2A—自剪切序列特异性肽；IRES—内部核糖体进入位点序列（internal ribosome entry site）；P2A 和 V$_H$ 之间由 CD8 引导肽序列连接；V$_H$ 和 V$_L$ 间由 3 个重复的 Gly4Ser 接头连接

急性淋巴细胞白血病复发，是脐带血（umbilical cord blood，UCB）造血干细胞移植（UCB transplantation，UCBT）后的主要死因。脐带血造血干细胞移植后白血病复发，可以用供体来源的脐带血 T 细胞制备成 CAR-T 细胞予以治疗。但是供体来源的脐带血非常宝贵，数量也很少，体外制备 CAR-T 细胞的 T 细胞来源受限。2015 年，美国纪念斯隆-凯特琳癌症中心 Brentjens R.J. 教授研究组 Pegram 等[15] 在体外使用 IL-2 和 IL-15 培养脐带血 T 细胞，能使 T 细胞扩增 150 倍以上。靶向 CD19 抗原的 CAR 的 CD3ζ 后连接 IL-12，制备能分泌 IL-12 的第四代 CAR-T 细胞。使用 SCID-Beige 小鼠模型中研究 1928z/IL-12 UCB T 细胞的抗肿瘤疗效，结果表明，1928z/IL-12 UCB T 可以明显提高荷瘤鼠的生存期。

CAR-T 细胞治疗白血病之前，需要使用化疗药预处理，使骨髓淋巴细胞耗竭，但是使用化疗药物预处理，会引起一些毒性反应。一些轻型的白血病患者是否也需要骨髓预处理，有待实验研究证实。2017 年 12 月，Kueberuwa 等[16] 构建靶向鼠 CD19 抗体的 CAR-T 细胞，研究没有经过前处理的 CAR-T 治疗小鼠白血病模型的效果。结果提示，表达 IL-12 的第四代 CAR-T 细胞可以清除 B 细胞淋巴瘤，使小鼠长期生存率提高约 25%。能分泌 IL-12 的 CAR-T 细胞不仅能直接杀灭肿瘤细胞，也能通过提高招募宿主免疫细胞加强抗肿瘤免疫。

2017 年，美国纪念斯隆-凯特琳癌症中心 Brentjens R. J. 教授研究组 Yeku 等[17]，研究能分泌 IL-12 因子的第四代 CAR-T 细胞增强抗肿瘤作用的机制。采用反转录病毒载体，构建靶向卵巢癌 MUC16 或 CD19 抗原、共刺激分子 CD28、分泌 IL-12 的第四代 CAR-T 细胞 4H1128ζ-IL12（含 MUC16 单抗 4H11＋CD28＋CD3ζ＋IL-12）、1928ζ-IL12（含 CD19 单抗＋CD28＋CD3ζ＋IL-12）的 CAR-T 细胞，不分泌 IL-12 的普通 CAR-T 细胞作为对照。小鼠体内试验证明，能分泌 IL-12 的 CAR-T 细胞，能体内增强 CAR-T 细胞的增殖，减少 CAR-T 细胞的凋亡，增强 CAR-T 细胞在腹水中的细胞毒性作用，改善肿瘤免疫抑制的微环境。研究提示，含 IL-12 的第四代 CAR-T 细胞，能通过多种机制缓解肿瘤免疫抑制的微环境，具有重要的临床应用前景。

3. 分泌 IL-15 CAR-T 细胞

Hoyos 等[18] 2010 年发表了携带自杀基因和分泌 IL-15 的 CAR-T 细胞治疗白血病、淋巴瘤的临床前试验研究。构建重组反转录病毒载体（图 1-16），其中自杀基因 *caspase 9* 通过蛋白酶剪切的 2A 多肽与 scFv 连接，胞内区 T 细胞活化信号 CD3ζ 也是通过 2A 多肽与人 IL-15 基因连接，形成能自杀和分泌 IL-15 的第四代 CAR-T 细胞。当加入小分子化合物 AP20187 时，*caspase 9* 基因被诱导发生二聚化，凋亡信号通路开启，诱导 CAR-T 细胞凋亡。IL-15 能促进 CAR-T 细胞增殖和存活。小鼠实验证明分泌 IL-15 的 CAR-T 细胞抗肿瘤活性增强。

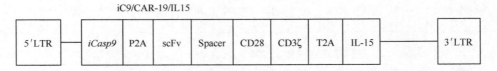

图 1-16　反转录病毒载体 iC9/CAR-19/IL-15 结构示意图[18]

5′LTR—反转录病毒载体 5′端长末端重复序列；*iCasp9*（*iC9*）—自杀基因 *caspase 9*；

scFv—CD19 抗体特异性 scFv；CD28—人 CD28 跨膜结构域和胞内区；

IL-15—人 IL-12 cDNA；2A—自剪切序列特异性肽

4. 分泌 IL-18 CAR-T 细胞

Avanzi 等[19] 在普通 CAR-T 结构 CD3ζ 元件后，通过可被蛋白酶剪切的 2A 多肽连接一个 IL-18 分子，构建能分泌 IL-18 蛋白、靶向 CD19 或者 MUC16^ecto 的第四代 CAR。IL-18 属于 IL-1 家族，由巨噬细胞分泌，是免疫调节因子，能直接刺激免疫系统分泌 IFN-γ 因子和增强抗肿瘤免疫。鼠动物学实验证明，分泌 IL-18 的 CAR-T 细胞，在体内扩增能力增强、存活时间延长，能改善 EL4 肿瘤免疫微环境，增强内源性抗肿瘤免疫应答，能治疗鼠白血病和实体瘤，使荷瘤鼠的生存期明显延长。

（二）第四代 CAR-T 临床试验情况

目前使用第四代 CAR-T 细胞在动物学实验方面已取得明显的疗效，优于第二代 CAR-T 细胞，但是已报道的使用第四代 CAR-T 细胞开展的临床试验还相对较少。美国纪念斯隆-凯特琳癌症中心 Brentjens R. J. 教授研究组的 Koneru 等[11]，2015 年使用靶向卵巢癌 MUC16（mAb 4H11）、能分泌 IL-12 的第四代 CAR（EGFRt/4H11-28z/IL-12）[14]，开展治疗卵巢癌的临床 I 期试验（注册号 NCT02498912）。试验共分六组，每组 3～6 例患者，分别给予

$1\times10^5\sim1\times10^7$ 个/kg 不等的 CAR-T 细胞，使用经腹腔和静脉两种方式给予 CAR-T 细胞。目前试验在进行中，预计 2019 年 8 月试验结束，目前还未见相关试验结果的报道。

截止到 2018 年 5 月，在 Clinical Trial 网站输入检索词"CAR-T fourth generation"，共检索到 11 项临床试验，其中有 8 项是针对血液系统肿瘤和淋巴瘤的。除了 2 项来自北京大学、以 CD19 和 CD30 为靶点治疗淋巴瘤的临床试验处于"unknown（不详）"的状态之外，其余 9 项均正在招募中（表 1-6）。

表 1-6　第四代 CAR-T 细胞的临床试验注册情况

NCT 编号	单位	靶点	疾病类型	状态
NCT03125577	深圳市免疫基因治疗研究院	CD19,20,22,38,70,123	B 细胞恶性肿瘤	招募中
NCT03050190	深圳市免疫基因治疗研究院	CD19	B 细胞恶性肿瘤	招募中
NCT02968472	云南省第一人民医院	CD19	复发性、难治性 B 细胞白血病	招募中
NCT03271632	深圳市免疫基因治疗研究院	多种抗原	多发性骨髓瘤	招募中
NCT03222674	深圳市免疫基因治疗研究院	多种抗原	急性髓系白血病	招募中
NCT02247609	北京大学	CD19	B 细胞淋巴瘤	不详
NCT02274584	北京大学	CD30	淋巴瘤	不详
NCT02765243	珠江医院	GD-2	神经母细胞瘤	招募中
NCT03356782	深圳市免疫基因治疗研究院	CD133，GD2，Muc1，CD117	肉瘤	招募中
NCT03098355	珠江医院	CD19,22	B 细胞恶性肿瘤	招募中
NCT02992210	深圳市免疫基因治疗研究院	GD-2	实体肿瘤	招募中

三、增强 CAR-T 细胞治疗疗效的其他策略

为了增强 CAR-T 细胞治疗的疗效，减轻脱靶效应、细胞因子风暴等并发症的发生，缓解肿瘤免疫抑制的微环境，使 CAR-T 细胞治疗更加精准、可控、节省成本等，科研人员在 CAR 载体的结构设计上不断进行改进和创新。目前 FDA 已经批准上市的两个 CAR-T 细胞药物：诺华公司的 CTL-019（Kymriah）、Kite 公司的 Yescarta（axicabtagene ciloleucel，KTE-C19），都是第二代 CAR-T 细胞，但是使用第三代、第四代 CAR-T 细胞已是发展趋势。如何优化 CAR 的设计以解决脱靶效应，详见本书第四章第五节的描述。以下描述如何优化 CAR 的设计，以解决肿瘤免疫抑制的微环境，增强 CAR-T 细胞的活性，使 CAR-T 细胞治疗可控等，总结分析近期的国内外新进展。

（一）改善 CAR-T 细胞治疗时肿瘤免疫抑制的微环境

1. 能分泌免疫检验点抑制剂抗体的 CAR-T 细胞

Suarez 等[20] 在一项动物实验中，在靶向羧基脱水酶Ⅸ（carboxy anhydrase-Ⅸ，CAⅨ）靶点的胞内区 CD3ζ 后连接 IRES（internal ribosome entry site）序列，再连接抗 PD-L1 单抗的 scFv 序列，使 CAR-T 细胞在与肿瘤细胞接触过程中不仅能杀灭肿瘤细胞，并且局部分泌的抗 PD-L1 单抗能与肿瘤细胞表面的 PD-L1 结合，进而封闭肿瘤细胞表面 PD-L1 的表达，解除因 T 细胞 PD-1 分子与肿瘤细胞表面 PD-L1 分子结合所导致的 CAR-T 细胞免疫抑制状态，进而提高 CAR-T 细胞对肿瘤细胞的杀伤活性［图 1-17(b)］。这种设计使 CAR-

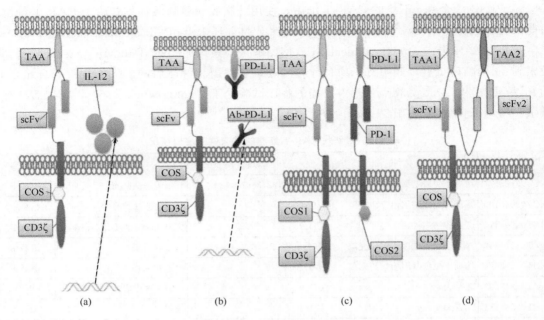

图 1-17　优化 CAR 结构设计策略

TAA—肿瘤相关抗原；scFv—肿瘤特异性抗体 scFv 段；COS—共刺激分子；PD-L1—肿瘤细胞表面 PD-1 配体；
Ab-PD-L1—抗 PD-L1 单克隆抗体；CD3ζ—T 细胞受体胞内 ζ 链

T 细胞在局部能分泌抗 PD-L1 单抗，与肿瘤细胞 PD-L1 结合后，解除了局部的免疫抑制状态，下调了 CAR-T 细胞免疫抑制分子 PD-1、TIM3、LAG3 的表达，上调了 NK 细胞对肿瘤细胞的抗体依赖性的细胞介导的细胞毒作用（antibody-dependent cell-mediated cytotoxicity，ADCC），进一步增强了 CAR-T 细胞杀伤肾癌细胞的效率。

美国加州大学旧金山分校的研究人员[21] 构建出能够在体内执行一系列可控反应的免疫细胞，可以将药物或者其他治疗载体运送到肿瘤或其他异常组织中。这些被称为 SynNotch T 细胞的免疫细胞，可以高效地靶向肿瘤细胞，释放一种特定的抗体药物，将这套系统用到 CAR-T 细胞中，使得 CAR-T 细胞也可以分泌 PD-L1 单抗，从而改善肿瘤免疫抑制的微环境。

2. 使用基因编辑技术去除 CAR-T 细胞 PD-1 的表达

因为 T 细胞表面有负向调控信号 PD-1，与肿瘤细胞表面的 PD-L1 结合后能抑制 T 细胞的活性。Rupp 等[22] 使用基因编辑技术 Cas9 RNPs（Cas9 ribonucleoproteins），使 T 细胞的 PD-1 失活，再制备 PD-1 缺失靶向 CD19 的 CAR-T 细胞。动物学实验证明，较 PD-1 正常的 CAR-T 细胞，PD-1 缺失的 CD19 CAR-T 细胞在体内能更加高效地清除肿瘤细胞，尤其是在肿瘤高负荷状态，基因编辑的 CAR-T 细胞杀伤肿瘤细胞的作用更强。

3. 通过免疫检验点 PD-1 信号放大 T 细胞激活信号的设计

T 细胞表面表达的负向调控 PD-1 分子，能与肿瘤细胞表面表达的 PD-L1 结合，抑制 T 细胞的活化。Liu 等[23] 在靶向前列腺癌抗原 PSAC 的 CAR-T 基础上，再对 CAR-T 细胞转染另外一段含 PD-1 胞外区和穿膜区、CD28 胞内区的载体，使 CAR-T 细胞表面同时表达抗 PSAC、PD-1 分子 ［图 1-17（c）］。因前列腺癌细胞高表达 PD-L1 分子，当表达 PD-L1 的肿瘤细胞与 CAR-T 细胞表面转染的 PD-1 分子相互作用，会通过 PD-1 胞内连接的 CD28 分子，使 CAR-T 细胞进一步活化，将会克服 T 细胞表面野生型 PD-1 和 PD-L1 接触后导致的免疫抑制作用，使免疫抑制信号变成活化信号，因此，能增强转染双基因的 CAR-T 细胞对肿瘤的杀伤作用，同时也能促进 CAR-T 细胞 IL-2、IFN-γ、IL-12 等 Th1 类细胞因子的释放，进一步改善了肿瘤局部免疫抑制的微环境。动物实验证明，该转染双基因的 CAR-T 细胞，在体内有很好的杀瘤细胞活性。

（二）表达趋化因子的 CAR-T 细胞能有效进入实体瘤组织

肿瘤细胞及肿瘤周围组织能分泌某些趋化因子。表达趋化因子受体的 T 细胞，较易进入分泌趋化因子的肿瘤组织周围。Craddock 等[24] 首先制备靶向 GD2 的 CAR-T 细胞，再通过反转录病毒介导，转染趋化因子 CCR2b 受体基因进入 CAR-T 细胞。神经母细胞瘤细胞不仅表达肿瘤抗原 GD2，而且还表达针对 CCR2b 的配体 CCL2，因此，含抗 GD2、CCR2b 的 CAR-T 细胞，明显提高了 CAR-T 细胞对于肿瘤组织迁移能力的影响，使得 CAR-T 细胞和肿瘤更充分地进行接触，提高了 CAR-T 细胞杀伤肿瘤细胞和进入肿瘤组织的能力。

Adachi 等[13] 在 CAR-T 结构 CD3ζ 元件后通过 2A 多肽连接 IL-7 和趋化因子 CCL19 两个分子，构建能同时分泌 IL-7、CCL19 蛋白、靶向 CD20 的第四代 CAR。CCL19 能吸引 T 细胞、DC 等免疫细胞到肿瘤局部。小鼠体内试验证明该 CAR-T 细胞较普通 CAR-T 细胞的抗肿瘤能力增强，病理学检查证明肿瘤组织内有大量 T 细胞、DC 的浸润。

（三）针对肿瘤异质性及抗原表达改变的策略

1. 双靶点串联的 CAR-T 细胞

CAR 双靶点设计根据作用目的分为两种策略。一个目的是解决脱靶效应问题，具体见本书第四章第五节脱靶效应部分。需要分别构建两个载体，分别含不同的靶点和连接 CAR 胞内区不同的结构域，只有两个靶点同时与抗原结合时，CAR-T 细胞才能得到充分活化。另外一个目的是当肿瘤抗体发生改变时，只要有一个肿瘤抗原被识别，CAR-T 细胞仍可被活化 [图 1-17 (d)]。虽然靶向 CD19 抗原的 CAR-T 细胞在治疗复发性、难治性 B 细胞恶性肿瘤方面已取得良好的疗效，但是仍有约 11% 的患者在接受 CAR-T 细胞治疗后，产生 CD19⁻ 的肿瘤复发，因此，设计靶向多种肿瘤抗原的 CAR-T 细胞，全面彻底清除掉 B 细胞肿瘤就显得极为重要。Zah 等[25] 设计了同时靶向 CD19 和 CD20（B 细胞同时也高表达 CD20）的双靶点 CAR-T 细胞（图 1-18）。抗 CD19 和抗 CD20 的 scFv 通过 G4S（Gly4-Ser）接头连接，能串联表达在 T 细胞表面。胞内区含 CD28 和 4-1BB 两个共刺激分子的第三代 CAR-T 细胞。研究结果表明，该双靶点串联的 CAR-T 细胞既可以提高 CAR-T 细胞对于 B 细胞恶性肿瘤的杀伤能力，又减少了 CD19⁻ 的 B 细胞肿瘤的复发率。

2. 设计靶向不同肿瘤抗原的通用型 CAR-T 细胞

目前 FDA 批准的两个 CAR-T 药物，以及目前开展临床试验的 CAR-T 细胞，绝大部分都是使用自体 T 细胞，都是个体化细胞药物（见本书第二章第一节表 2-1，第三章第一节表 3-1、表 3-2）。传统 CAR-T 疗法是为特定肿瘤患者、清除某种癌细胞而设计的，但是肿瘤是异质性的，肿瘤抗原会发生改变。当肿瘤抗原发生改变时，就需要重新设计和制备 CAR-T 细胞，这样既需要制备时间又增加成本。为了解决当前 CAR-T 疗法存在的几个设计缺陷——肿瘤抗原靶点的改变、治疗反应强度不可控、缺乏适应能力等问题，美国波士顿大学生

连接子			间隔区			转膜区		信号		标记
CD19 scFv	Gly₄Ser	CD20 scFv	Hinge	CH2	CH3	CD28tm	4-1BB	CD3ζ	T2A	EGFRt

图 1-18　靶向 CD19、CD20 双特异性 CAR 结构示意图

CD19 scFv 通过 Gly₄Ser 肽与 CD20 scFv 连接；Hinge、CH2、CH3 来源于人 IgG4；CD28tm—CD28

分子跨膜结构域；EGFRt—通过 T2A 多肽与 CD3ζ 连接

物医学工程 Cho 等[26] 设计了一种新的 CAR-T 细胞疗法 "split, universal and programmable (SUPRA) CAR-T"。SUPRA CAR-T 与传统的 CAR-T 疗法不同，CAR 的设计分为两部分：一部分是在 T 细胞表面表达 "通用受体"（zipCAR receptor）；另一部分则是单独的 "肿瘤受体"（zipFv）（图 1-19）。zipCAR 的构建过程与传统 CAR-T 一样，只需构建一次。zipFv 根据不同的肿瘤抗原，体外构建靶向不同肿瘤抗原的 zipFv。但无论 "肿瘤受体" 结合的是哪一种抗原，"肿瘤受体" 都能与 "通用受体" 结合和激活 T 细胞，让 T 细胞对癌细胞进行攻击杀伤。通用受体 zipCAR 的构建与普通 CAR 的构建一样，只是 scFv 结构域更换为亮氨酸结构域（leucine zippers）。zipCAR 含有亮氨酸结构域（BZip）、α 铰链区、跨膜结构域、共刺激分子 CD28 和 4-1BB（第三代 CAR）、T 细胞刺激分子 δ。肿瘤受体是构建一个载体，转染到人 293 细胞表达的融合蛋白。肿瘤受体含有靶向肿瘤特异性抗原的 scFv、35 个氨基酸的甘氨酸/丝氨酸多肽、C-Myc 和 6xHis tag 标签。在 SUPRA CAR-T 疗法中，只需重复体外构建含不同肿瘤特异性抗体的融合蛋白即可，不需重新设计 T 细胞，而基因修饰 T 细胞的设计又是 CAR-T 治疗中最昂贵的部分，因此，该疗法会大大降低 CAR-T 疗法的成本。SUPRA CAR-T 的这些特性可以有效防止癌症复发，还能精确地调节 T 细胞反应的活性，从而有助于减轻传统 CAR-T 疗法的毒副作用。失活水平可以通过选择 zipCAR 的亮氨酸结构域，与靶向肿瘤特异性抗原 zipFv 的甘氨酸/丝氨酸多肽（AZip）结合的强度来调节（图 1-19）。

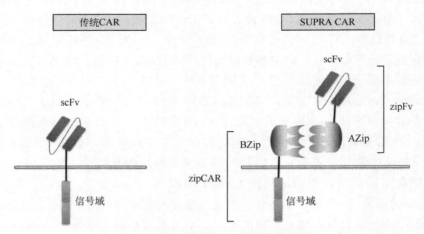

图 1-19　SUPRA CAR-T 结构示意图

传统 CAR（conventional CAR）与 SUPRA CAR 胞内区相似，但是在胞外区不同。SUPRA CAR 胞外区由两部分组成：一部分是在 T 细胞表面表达 "通用受体"（zipCAR）；另一部分则是单独的 "肿瘤受体"（zipFv）。zipCAR 的亮氨酸结构域（BZip）能够与靶向肿瘤特异性抗原 zipFv 的甘氨酸/丝氨酸多肽（AZip）结合，进而发挥 CAR-T 杀伤肿瘤细胞作用

当今 CAR-T 细胞治疗领域发展迅速，CAR-T 细胞结构已从第一代发展到第四代，CAR-T 结构也在不断被优化设计[27]，一些影响 T 细胞活化的蛋白磷酸化水平也在不断发生变化，使 CAR-T 细胞的活性进一步增强。目前对于如何最优设计 CAR 结构、哪种 CAR 的设计最理想、这些基因工程修饰如何影响机体的抗肿瘤免疫反应等，还有很多问题有待解决[28]。怎样优化 CAR 设计，进一步提高 CAR-T 细胞的活化和抗肿瘤免疫反应，使 CAR-T 细胞治疗可控和减少细胞因子风暴、神经毒性反应等并发症的发生，降低 CAR-T 治疗的成本等，是近期 CAR-T 结构优化设计中需要关注的问题。

（曹俊霞　董　杰　王征旭　里艳茹　刘羿杉）

参 考 文 献

[1] Tammana S, Huang X, Wong M, et al. 4-1BB and CD28 signaling plays a synergistic role in redirecting umbilical cord blood T cells against B-cell malignancies. Hum Gene Ther，2010，21（1）：75-86.

[2] Zhong X S, Matsushita M, Plotkin J, et al. Chimeric antigen receptors combining 4-1BB and CD28 signaling domains augment PI3kinase/AKT/Bcl-XL activation and CD8$^+$ T cell-mediated tumor eradication. Mol Ther，2010，18（2）：413-420.

[3] Carpenito C, Milone M C, Hassan R, et al. Control of large, established tumor xenografts with genetically retargeted human T cells containing CD28 and CD137 domains. Proc Natl Acad Sci U S A，2009，106（9）：3360-3365.

[4] Hombach A A, Heiders J, Foppe M, et al. OX40 costimulation by a chimeric antigen receptor abrogates CD28 and IL-2 induced IL-10 secretion by redirected CD4（＋）T cells. Oncoimmunology，2012，1（4）：458-466.

[5] Wilkie S, Picco G, Foster J, et al. Retargeting of human T cells to tumor-associated MUC1：the evolution of a chimeric antigen receptor. J Immunol，2008，180（7）：4901-4909.

[6] Till B G, Jensen M C, Wang J, et al. CD20-specific adoptive immunotherapy for lymphoma using a chimeric antigen receptor with both CD28 and 4-1BB domains：pilot clinical trial results. Blood，2012，119（17）：3940-3950.

[7] Morgan R A, Yang J C, Kitano M, et al. Case report of a serious adverse event following the administration of T cells transduced with a chimeric antigen receptor recognizing ERBB2. Mol Ther，2010，18（4）：843-851.

[8] Gargett T, Yu W B, Dotti G, et al. GD2-specifc CAR-T Cells Undergo Potent Activation and Deletion Following Antigen Encounter but can be Protected From Activation-induced Cell Death by PD-1 Blockade. Mol Ther，2016，24（6）：1135-1149.

[9] Heczey A, Louis C U, Savoldo B, et al. CAR-T Cells Administered in Combination with Lymphodepletion and PD-1 Inhibition to Patients with Neuroblastoma. Mol Ther，2017，25（9）：2214-2224.

[10] Tang X Y, Sun Y, Zhang A, et al. Third-generation CD28/4-1BB chimeric antigen receptor T cells for chemotherapyrelapsed or refractory acute lymphoblastic leukaemia：a non-randomised, open-label-phase I trial protocol. BMJ Open，2016，6（12）：e013904.

[11] Koneru M, O'Cearbhaill R, Pendharkar S, et al. A phase I clinical trial of adoptive T cell therapy using IL-12 secreting MUC-16ecto directed chimeric antigen receptors for recurrent ovarian cancer. J Transl Med，2015，13：102.

[12] Chmielewski M, Abken H. TRUCKs：the fourth generation of CARs. Expert Opin Biol Ther，2015，

15 (8): 1145-1154.

[13] Adachi K, Kano Y, Nagai T, et al. IL-7 and CCL19 expression in CAR-T cells improves immune cell infiltration and CAR-T cell survival in the tumor. Nat Biotechnol, 2018, 36 (4): 346-351.

[14] Koneru M, Purdon T J, Spriggs D, et al. IL-12 secreting tumor-targeted chimeric antigen receptor T cells eradicate ovarian tumors *in vivo*. Oncoimmunology, 2015, 4 (3): e994446.

[15] Pegram H J, Purdon T J, van Leeuwen D G, et al. IL-12-secreting CD19-targeted cord blood-derived T cells for the immunotherapy of B-cell acute lymphoblastic leukemia. Leukemia, 2015, 29 (2): 415-422.

[16] Kueberuwa G, Kalaitsidou M, Cheadle E, et al. CD19 CAR-T Cells Expressing IL-12 Eradicate Lymphoma in Fully Lymphoreplete Mice through Induction of Host Immunity. Mol Ther Oncolytics, 2017, 8: 41-51.

[17] Yeku O O, Purdon T J, Koneru M, et al. Armored CAR-T cells enhance antitumor efficacy and overcome the tumor microenvironment. Sci Rep, 2017, 7 (1): 10541.

[18] Hoyos V, Savoldo B, Quintarelli C, et al. Engineering CD19-specific T lymphocytes with interleukin-15 and a suicide gene to enhance their anti-lymphoma/leukemia effects and safety. Leukemia, 2010, 24 (6): 1160-1170.

[19] Avanzi M P, Yeku O, Li X, et al. Engineered Tumor-Targeted T Cells Mediate Enhanced Anti-Tumor Efficacy Both Directly and through Activation of the Endogenous Immune System. Cell Rep, 2018, 23 (7): 2130-2141.

[20] Suarez E R, Chang de K, Sun J, et al. Chimeric antigen receptor T cells secreting anti-PD-L1 antibodies more effectively regress renal cell carcinoma in a humanized mouse model. Oncotarget, 2016, 7 (23): 34341-34355.

[21] Morsut L, Roybal K T, Xiong X, et al. Engineering Customized Cell Sensing and Response Behaviors Using Synthetic Notch Receptors. Cell, 2016, 164 (4): 780-791.

[22] Rupp L J, Schumann K, Roybal K T, et al. CRISPR/Cas9-mediated PD-1 disruption enhances antitumor efficacy of human chimeric antigen receptor T cells. Sci Rep, 2017, 7 (1): 737.

[23] Liu X, Ranganathan R, Jiang S, et al. A Chimeric Switch-Receptor Targeting PD1 Augments the Efficacy of Second-Generation CAR-T Cells in Advanced Solid Tumors. Cancer Res, 2016, 76 (6): 1578-1590.

[24] Craddock J A, Lu A, Bear A, et al. Enhanced tumor trafficking of GD2 chimeric antigen receptor T cells by expression of the chemokine receptor CCR2b. J Immunother, 2010, 33 (8): 780-788.

[25] Zah E, Lin M Y, Silva-Benedict A, et al. T Cells Expressing CD19/CD20 Bispecific Chimeric Antigen Receptors Prevent Antigen Escape by Malignant B Cells. Cancer Immunol Res, 2016, 4 (6): 498-508.

[26] Cho J H, Collins J J, Wong W W. Universal Chimeric Antigen Receptors for Multiplexed and Logical Control of T Cell Responses. Cell, 2018, pii: S0092-8674 (18) 30362-3.

[27] CAR-T-cell design: a long road ahead. Lancet Haematol, 2018, 5 (3): e95.

[28] Jaspers J E, Brentjens R J. Development of CAR-T cells designed to improve antitumor efficacy and safety. Pharmacol Ther, 2017, 178: 83-91.

第二章
CAR-T细胞治疗血液系统肿瘤进展

第一节 概 述

一、血液系统肿瘤与 CAR-T 细胞治疗简介

血液系统肿瘤包括白血病、淋巴瘤和多发性骨髓瘤等，其发病机制与环境、遗传、化学药物及射线损伤等相关。随着现代生物医学技术的发展，对血液系统肿瘤发病机制有了更深入的认识，在诊断过程中也逐渐开始精细化-分层诊断；治疗上在传统放化疗、造血干细胞移植等基础上，趋向于个体治疗与传统治疗相结合，以达到对血液系统肿瘤疗效的提高。嵌合抗原受体修饰 T 细胞（CAR-T 细胞）的过继性免疫细胞治疗方法，作为一种靶向特定肿瘤类型的细胞治疗方法，已在血液系统肿瘤治疗中取得令人鼓舞的疗效，受到广泛关注[1]。CAR 改造的 T 细胞靶向肿瘤抗原的相关研究已有 20 余年的历史，但在初期受限于基因改造后的 T 细胞在体内扩增能力低、持久性差等限制，其临床应用进展缓慢。CAR 的基础组成元件包括一个肿瘤相关抗原（tumor-associated antigen，TAA）或肿瘤特异性抗原（tumor-specific antigen，TSA）的 scFv（来源于单克隆抗体单链可变区的重链和轻链）、一个跨膜区和一个胞内信号区等（见第一章第三节），通过基因转导的方法将重组目的基因导入患者自体（或者异体）T 细胞[2]。CAR-T 细胞特异性地识别体内肿瘤细胞表面的 TSA/TAA，提高效应 T 细胞的靶向性、杀伤活性和持久性，并可打破宿主免疫耐受状态。CAR-T 细胞以抗原依赖、非 MHC 限制的方式结合肿瘤抗原，启动并活化特异性杀伤肿瘤反应。2011 年，Kochenderfer 等[3] 在《新英格兰医学》杂志发表了使用患者自体 CAR-T 治疗两例难治性、复发性慢性淋巴细胞白血病（chronic lymphoblastic leukemia，CLL）患者的相关报道，引起人们对 CAR-T 治疗恶性血液系统肿瘤的广泛关注。目前在血液系统肿瘤中，对靶抗原的选择主要包括 CD19、CD20、Kappa 轻链、CD22、CD23、CD30、CD70 等，其中以靶向 CD19 抗原为基础构建的 CAR-T 细胞产品 Kymriah（tisagenlecleucel，CTL019），已于 2017 年 8 月 30 日被美国 FDA 批准上市，用于治疗

儿童和成人 B 细胞来源的难治性、复发性急性白血病（refractory/relapsed acute lymphoblastic leukemia，r/r ALL），这也是世界上第一种 CAR-T 细胞治疗药物。2017 年 10 月 18 日，世界上第二种 CAR-T 细胞治疗药物 Yescarta（axicabtagene ciloleucel，KTE-C19）也被美国 FDA 批准上市，用于治疗成人弥漫大 B 细胞淋巴瘤等。

二、 CAR-T 治疗血液肿瘤靶抗原的选择

1. CD19 靶点

CD19 分子目前是治疗 B 淋巴细胞来源血液系统肿瘤的主要靶点，也是 CAR-T 细胞治疗研究的热点[4,5]。大部分 B 细胞来源的恶性肿瘤细胞表面都表达 CD19 分子，而正常细胞表面表达 CD19 分子的只限于 B 细胞和滤泡性树突状细胞，造血干/祖细胞不表达 CD19。目前多个国家都在开展靶向 CD19 的 CAR-T 细胞治疗血液系统肿瘤的临床试验[6]，包括美国、英国、瑞典、中国、日本等，在治疗 r/r ALL 上已获得了巨大的成功[6]。截止到 2018 年 3 月 20 日，使用检索词 CAR-T 和 CD19，检索到全球在 Clinical Trials（https：//clini-caltrials. gov）网站注册的靶向 CD19 CAR-T 临床试验共计 155 项，其中中国有 82 项，美国 53 项，欧洲 14 项，以色列、日本和加拿大各 2 项。美国是最早开展靶向 CD19 CAR-T 细胞治疗临床试验的国家，但是中国后来居上，目前已超越美国成为全球开展靶向 CD19 CAR-T 细胞治疗临床试验研究最多的国家。

2. CD20 靶点

除了 CD19 可作为靶点来设计靶向 B 细胞的 CAR-T 细胞治疗产品外，其他的有效特异靶点也被不断探索。CAR 结构中的 scFv 是针对靶细胞表面特定抗原而设计的，因此，理想的目标靶抗原应该是只在肿瘤细胞表面表达、在正常组织不表达。B 细胞发育过程中白细胞分化抗原的表达如图 2-1 所示。CD19 普遍表达在 B 细胞表面上，贯穿在整个 B 细胞发育的各个阶段，调节 B 细胞受体信号转导，参与 B 细胞发育和分化，直至浆细胞期开始下调。

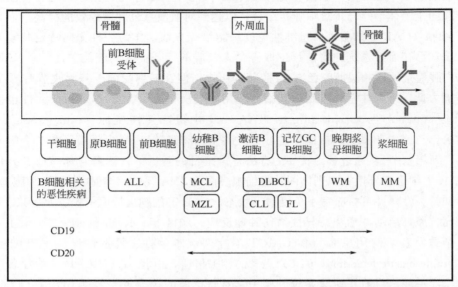

图 2-1　CD19 和 CD20 在 B 细胞发育过程中的表达，以及在 B 细胞来源恶性肿瘤中的表达
ALL—急性淋巴细胞白血病；MCL—套细胞淋巴瘤；DLBCL—弥漫性大 B 细胞淋巴瘤；WM—华氏巨球蛋白血症；
MM—多发性骨髓瘤；MZL—边缘区 B 细胞淋巴瘤；CLL—慢性淋巴细胞白血病；FL—滤泡性淋巴瘤

CD20 是另一个表达于除浆细胞（分泌免疫球蛋白的 B 细胞）外各发育阶段的 B 细胞表面的分子，但不在造血干细胞、原始 B 细胞、正常浆细胞或者其他正常组织中表达。CD20 能通过调节跨膜钙离子流动，直接调控 B 细胞的增殖和分化等功能。该抗原表达于大部分 B 细胞（图 2-1）和刺激后的浆细胞等表面，因此，CD20 是治疗 B 淋巴细胞来源的恶性肿瘤的另外一个主要靶点[7]。

在 B 细胞的发育过程中以及不同来源的血液系统肿瘤中，CD19 和 CD20 的表达有所不同。CD19 在 ALL、套细胞淋巴瘤（MCL）、弥漫性大 B 细胞淋巴瘤（DLBCL）、华氏巨球蛋白血症（WM）、边缘区 B 细胞淋巴瘤（MZL）、CLL 和滤泡性淋巴瘤（FL）中表达；而 CD20 在 WM、MZL、CLL 和 FL 中表达，在 ALL 中不表达。目前已经注册的使用 CD20 为靶点治疗血液系统肿瘤的临床试验见本章第五节表 2-8，主要用于治疗淋巴瘤等。

3. CAR-T 细胞治疗急性白血病的其他靶点的研究

目前在血液系统肿瘤中作为 CAR-T 细胞治疗的其他靶点还有 CD22[18]、CD30[8]、非激活的酪氨酸蛋白激酶转膜受体 ROR1[9,10]、免疫球蛋白 K 链（IgK）[11]、针对浆细胞肿瘤的 B-细胞成熟抗原（BCMA）[12]、SLAM 家族成员 7（SLAMF7，也称为 CS1）[13]、CD38[14] 和 CD138[15]，以及针对髓系恶性肿瘤的 CD33[16] 和 LeY 抗原[17]（见表 2-1）。

表 2-1　CAR-T 细胞治疗血液系统肿瘤其他靶点的选择

靶点	CAR 结构	肿瘤类型	研究机构	注册号
CD22	CD3ζ 和 CD28	FL，NHL，DLBCL，B-ALL	NCI	NCT02315612
ROR1	CD3ζ 和 4-1BB	CLL，SLL	MD 安德森[9,10]	NCT02194374
IgK	CD3ζ 和 CD28	CLL，B 细胞肿瘤	贝勒[11]	NCT00881920
CD30	CD3ζ 和 CD28	HL，NHL	贝勒[8]	NCT01316146
CD123	CD3ζ 和 CD28	AML	希望之城	NCT02159495
CD33	CD3ζ 和 4-1BB	AML	PLA 总医院[16]	NCT01864902
LeY	CD3ζ 和 CD28	AML	彼得麦卡勒姆[17]	NCT01716364
BCMA	CD3ζ 和 4-1BB	MM	NCI[12]	NCT02215967
CD138	CD3ζ 和 4-1BB	MM	PLA 总医院[15]	NCT01886976

注：不包括 CD19 和 CD20 靶点。AML—急性髓系白血病；B-ALL—B 细胞急性淋巴细胞白血病；BCMA—B 细胞成熟抗原；CLL—慢性淋巴细胞白血病；DLBCL—弥漫性大 B 细胞淋巴瘤；FL—滤泡性淋巴瘤；HL—霍奇金淋巴瘤；MM—多发性骨髓瘤；NHL—非霍奇金淋巴瘤；ROR1—非激活的酪氨酸蛋白激酶转膜受体；SLL—小淋巴细胞淋巴瘤。

（来源：Clinical Trials 网站）

CD22 的表达与 CD19 相似，在 B 细胞恶性肿瘤的治疗中也有研究报道。NCI 已开展了靶向 CD22 的 CAR-T 细胞治疗 FL、NHL、ALL 等疾病的研究工作。在这项临床 I 期试验中，研究者利用靶向 CD22 CAR-T（含 4-1BB/CD3ζ 结构）治疗 CD22 阳性的经氟达拉滨和环磷酰胺预处理的白血病或者淋巴瘤患者（注册号 NCT02315612），目前未有结果报道。2017 年 11 月，来自斯坦福大学医学院和美国国立卫生研究院（NIH）癌症研究中心的 Fry 等[18] 应用靶向 CD22 CAR-T 细胞治疗 21 例复发或对靶向 CD19 的 CAR-T 疗法没有反应的 B-ALL 患者，其中有 17 例曾接受过靶向 CD19 的 CAR-T 治疗。研究结果显示，6 例接受最低剂量 CD22-CAR-T 细胞的患者中有 1 例达到了 CR，在 15 例接受较高细胞剂量的患者中有 11 例获得 CR，缓解率达到 73%。中位缓解时间为 6 个月，其中有 3 例分别在接受治疗后的第 6 个月、第 9 个月和第 21 个月持续保持 CR。患者对治疗的耐受性良好，无明显不良反应。

（曹俊霞　游　嘉　刘金龙　高伟健）

参 考 文 献

[1] Ramos C A，Dotti G. Chimeric antigen receptor（CAR）-engineered lymphocytes for cancer therapy. Expert Opin Biol Ther，2011，11（7）：855-873.

[2] Kochenderfer J N，Wilson W H，et al. Eradication of B-lineage cells and regression of lymphoma in a patient treated with autologous T cells genetically engineered to recognize CD19. Blood，2010，116（20）：4099-4102.

[3] Kochenderfer J N，Rosenberg S A. Chimeric antigen receptor-modified T cells in CLL. N Engl J Med，2011，365（20）：1937-1938.

[4] Whiteside T L，Demaria S，et al. Emerging Opportunities and Challenges in Cancer Immunotherapy. Clin Cancer Res，2016，22（8）：1845-1855.

[5] Blanc V，Bousseau A，Caron A，et al. an anti-CD19-Maytansinoid Immunoconjugate for the treatment of B-cell malignancies. Clin Cancer Res，2011，17（20）：6448-6458.

[6] Holzinger A，Barden M，et al. The growing world of CAR-T cell trials：a systematic review. Cancer Immunol Immunother，2016，65（12）：1433-1450.

[7] Jensen M C，Popplewell L，et al. Antitransgene rejection responses contribute to attenuated persistence of adoptively transferred CD20/CD19-specific chimeric antigen receptor redirected T cells in humans. Biol Blood Marrow Transplant，2010，16（9）：1245-1256.

[8] Ramos C A，Ballard B，et al. Clinical and immunological responses after CD30-specific chimeric antigen receptor-redirected lymphocytes. J Clin Invest，2017，127（9）：3462-3471.

[9] Berger C，Sommermeyer D，et al. Safety of targeting ROR1 in primates with chimeric antigen receptor-modified T cells. Cancer Immunol Res，2015，3（2）：206-216.

[10] Hudecek M，Schmitt T M，et al. The B-cell tumor-associated antigen ROR1 can be targeted with T cells modified to express a ROR1-specific chimeric antigen receptor. Blood，2010，116（22）：4532-4541.

[11] Ramos C A，Savoldo B，et al. Clinical Responses in Patients Infused with T Lymphocytes Redirected to Target Kappa-Light Immunoglobulin Chain. Biology of blood and marrow transplantation，2014，20（2）：S26.（http：//dx. doi. org/10.1016/j. bbmt. 2013. 12. 009）.

[12] Carpenter R O，Evbuomwan M O，et al. B-cell maturation antigen is a promising target for adoptive T-cell therapy of multiple myeloma. Clin Cancer Res，2013，19（8）：2048-2060.

[13] Chu J，Deng Y，Benson D M，et al. CS1-specific chimeric antigen receptor（CAR）-engineered natural killer cells enhance in vitro and in vivo antitumor activity against human multiple myeloma. Leukemia，2014，28（4）：917-927.

[14] Drent E，Groen R W，et al. Pre-clinical evaluation of CD38 chimeric antigen receptor engineered T cells for the treatment of multiple myeloma. Haematologica，2016，101（5）：616-625.

[15] Guo B，Chen M X，et al. CD138-directed adoptive immunotherapy of chimeric antigen receptor（CAR）-modified T cells for multiple myeloma. Journal of Cellular Immunotherapy，2016，2（1）：28-35.

[16] Wang Q S, Wang Y, Lv H Y, et al. Treatment of CD33-directed chimeric antigen receptor-modified T cells in one patient with relapsed and refractory acute myeloid leukemia. Mol Ther, 2015, 23 (1): 184-191.

[17] Ritchie D S, Neeson P J, et al. Persistence and efficacy of second generation CAR-T cell against the LeY antigen in acute myeloid leukemia. Mol Ther, 2013, 21 (11): 2122-2129.

[18] Fry T J, Shah N N, Orentas R J, et al. CD22-targeted CAR-T cells induce remission in B-ALL that is naive or resistant to CD19-targeted CAR immunotherapy. Nat Med, 2018, 24 (1): 20-28.

第二节　CAR-T 细胞治疗急性白血病

急性白血病（acute leukemia，AL）起病急、进展快，一般自然病程仅数月或数周。AL 的临床表现主要为白血病细胞骨髓浸润和正常造血功能受抑制，导致贫血、出血和感染，以及白血病骨髓浸润所引起的组织器官和功能异常。根据肿瘤细胞的起源，AL 分为急性淋巴细胞白血病（ALL）和急性髓系细胞白血病（AML）。

一、急性淋巴细胞白血病

急性淋巴细胞白血病（ALL）是一种因 T 淋巴细胞或者 B 淋巴细胞在某一分化阶段，在骨髓内异常克隆性扩增的恶性肿瘤性疾病。异常增生的原始细胞在骨髓中聚集，抑制正常细胞的造血功能，同时浸润骨髓外的组织，如脑膜、淋巴结、肝等。ALL 是一种异质性疾病，各种亚型的细胞形态学特征、免疫学表型、异常基因表达，以及临床对化疗的反应和预后有较大的差异[1]。对 1985～2005 年中国医学科学院血液学研究所门诊就诊的急性白血病（AL）患者资料的回顾性分析研究显示，总体来说，男性较女性发病率高，儿童发病率高于成年，与年龄成反比关系[2]。

ALL 目前的治疗手段以化疗为主。随着医疗技术的不断进步，基因组学、蛋白质组学和生物信息学等技术的应用，ALL 的诊断和预后监控更加精确。随着对细胞分子生物学、免疫学及遗传学研究的不断深入，通过加大化疗药物剂量、研发新型化疗药物、合理组合有效化疗药物、广泛应用造血干细胞移植技术等综合治疗方案的不断改进，以及对脑膜和睾丸等"庇护所"的预防性治疗，对急性白血病的治疗效果已明显改善。目前儿童 ALL 的完全缓解率（CR）可达 90%～95%，但长期无病生存率只有 27%～50%[3～5]，成人的完全缓解率为 70%～90%，无病生存率为 30%～40%（急性白血病成人患者的许多生物学特征与儿童患者不同，可能是造成目前成人疗效较差的原因）[2]。早期出现骨髓复发及 T 细胞急性淋巴细胞白血病（T-cell acute lymphoblastic leukemia，T-ALL）复发者的预后并不理想，5 年生存率只有 20%[5]。巩固治疗后复发的 ALL 缓解率更低[3]。当今，治疗技术的发展虽然显著提高了急性白血病的缓解率，但是缓解后复发率仍然较高，并且白血病复发后对多种化疗药物都产生耐药性，临床死亡率较高。因此，目前难治性、复发性 ALL 仍是临床急需解决的难点和棘手问题之一。

CAR-T 细胞治疗被认为是最有潜力"治愈癌症"、最切合实际的肿瘤治疗手段之一。美国肿瘤学家格鲁普曾说：CAR-T 技术也许可以真正治愈癌症，将会成为癌症治疗中的里程碑。目前多项临床试验研究结果显示：CAR-T 对难治性、复发性 ALL 有着惊人的治疗效果。靶向 CD19 抗原的 CAR-T 细胞产品 Kymriah（tisagenlecleucel，CTL019），已于 2017 年 8 月 30 日被美国 FDA 批准上市，用于治疗儿童和成人 B 细胞来源的难治性、复发性急性白血病。

二、 CAR-T 细胞治疗 ALL 临床试验分析

截止到 2018 年 3 月 9 日，输入检索词——疾病：acute lymphoblastic leukemia；干预 (intervention)：CAR-T——从 Clinical Trials 网站上共检索到 73 项临床试验，其中正在招募（recruiting）、已完成（completed studies）、停止招募（active，not recruiting）的临床试验共计 63 项（表 2-2）。CAR 的结构有 4-1BB-CD3ξ、CD28-CD3ξ、CD28-4-1BB-CD3ξ、iC9-CAR19、KTE-C19 和 CD19-CD28-zeta-2A-iCasp9-IL15 等，其中以第二代 CAR 4-1BB-CD3ξ 和 CD28-CD3ξ 为主。转基因的方式主要是慢病毒（LV）和反转录病毒（RV）转染，此外，还有 EB 病毒转染（NCT01430390）。T 细胞的来源主要是自体。输入的细胞剂量范围是 $1\times10^6\sim5\times10^7$ 个/kg 和 $1\times10^7\sim5\times10^8$ 个/m^2。预处理的方式主要是使用化疗药物（包括氟达拉滨和环磷酰胺等）进行淋巴清扫。单项临床试验预计招募患者数目已经超过 100 人。

三、 CAR-T 细胞治疗 ALL 文献报道分析

美国是最早开展 CAR-T 细胞治疗临床试验的国家，并且取得了突破性的研究成果。2017 年 8 月，诺华公司和宾夕法尼亚大学联手研发的 CTL019（商品名 Kymriah），用于治疗青少年难治性、复发性 ALL（r/r ALL）的 CAR-T 细胞药物，已通过了美国 FDA 的批准。美国进行 CAR-T 研究的几大主要机构包括宾夕法尼亚大学医院（University of Pennsylvania，Penn）、费城儿童医院（Children's Hospital of Philadelphia，CHOP）、美国国家癌症研究所（The National Cancer Institute，NCI）、MD 安德森癌症研究中心（MD Anderson Cancer Center，MDACC）、纪念斯隆-凯特琳癌症中心（Memorial Sloan Kettering Cancer Center，MSKCC）、西雅图儿童医院（The Seattle Children's Hospital，SCH）以及贝勒医学院（Baylor College of Medicine，BCM）等。我国虽然在这个领域起步比较晚，但后来者居上，目前申报的临床试验项目数量已超过美国，居全球第一位。下面对已有文献报道的临床试验结果进行总结概括。

（一）纪念斯隆-凯特琳癌症中心 (MSKCC)（注册号 NCT01044069）

2011 年，由 MSKCC 的 Brentjens 等[8] 在《血液》杂志上首次报道了 CAR-T 细胞治疗成功缓解 ALL 的案例。入组的两名成年复发性 ALL 患者，一名在输入 19-28z CAR-T 细胞后达到了二次缓解。这是首次报道的 CAR-T 细胞治疗对成人 ALL 患者有效的研究案例。随后该中心又进行了 CAR-T 治疗 5 例成年复发性 ALL 患者的报道[9]。这 5 例患者分别为 2 例化疗无效，2 例化疗有效但体内含有微小残留病灶，1 例不含白血病微小残留病灶。研究者从患者血液中分离获取自体 T 细胞，然后对 T 细胞进行基因修饰获得可识别并有效杀伤

表 2-2　CAR-T 治疗 ALL 临床试验汇总

注册号	疾病类型	靶点	CAR结构	转基因	T细胞来源	输入剂量	预处理	患者数	应答	试验状态	研究中心
NCT01626495[6]	ALL	CD19	4-1BB/CD3ξ	LV	自体	(0.14~1.2)×10^7 CAR-T细胞/kg	1:无 1:ETO-Cy	2	2×CR	进行中,停止招募	宾夕法尼亚大学
NCT01626495[7]	ALL	CD19	4-1BB-CD3ξ	RV	自体	(0.76~20.6)×10^6 CAR-T细胞/kg	3:无 27:Cy	30	27×CR 3×NR	进行中,停止招募	宾夕法尼亚大学
NCT01044069[8]	ALL	CD19	CD28-CD3ξ	RV	自体	0.3×10^7,1×10^7,3×10^7 CAR-T细胞/kg	Cy	2	1×CR	进行中,停止招募	纪念斯隆-凯特琳癌症中心
NCT01044069[9]	ALL	CD19	CD28/CD3ξ	RV	自体	(1.5~3)×10^6 CAR-T细胞/kg	Cy	5	5×CR	进行中,停止招募	纪念斯隆-凯特琳癌症中心
NCT01044069[10]	ALL	CD19	CD28/CD3ξ	RV	自体	3×10^6 CAR-T细胞/kg, 1/3剂量第1天, 2/3剂量第2天	医生选择数助性化疗和Cy	16	14×CR, 2×NR	进行中,停止招募	纪念斯隆-凯特琳癌症中心
NCT01044069[14]	ALL	CD19	CD28/CD3ξ	RV	自体		Cy	53	44×CR, 1×Died	进行中,停止招募	纪念斯隆-凯特琳癌症中心
NCT01593696[11]	ALL	CD19	CD28/CD3ξ	RV	自体	(1~3)×10^6 CAR-T细胞/kg	Cy FLU	21	14×CR, 3×SD, 3×PD	完成	美国国家癌症研究所
NCT00840853[12]	ALL	CD19	CD28-CD3ξ	RV CMV EBV	异体	1.5×10^7,4.5×10^7, 12×10^7 T细胞/m^2	无	4	1×CR, 1×NR	进行中,停止招募	贝勒医学院
NCT02435849[18]	ALL	CD19	4-1BB-CD3ξ	LV	自体	2×10^6 CAR T细胞/kg	Cy FLU	111	60×CR	进行中,停止招募	诺华制药
NCT01551043	ALL	CD19	4-1BB-CD3ξ	LV	异体	分剂量注射	在给药前大约4周进行骨髓/淋巴结活检	2		招募中	艾布拉姆森癌症中心
NCT02186860	ALL	CD19	CD28-CD137-CD3ξ	LV	自体	分剂量注射	NA	计划5		招募中	军事医学科学院附属医院
NCT02146924	ALL	CD19	CD28-CD3ξ	LV	自体		在第3~10天主治医生自行决定的淋巴清扫方案	48		招募中	希望之城医学中心
NCT01860937	ALL	CD19	CD28-CD3ξ	NA	自体	(1~3)×10^6 CAR-T细胞/kg, 分剂量注射	调节化疗	24		招募中	纪念斯隆-凯特琳癌症中心

注册号	疾病类型	靶点	CAR结构	转基因	T细胞来源	输入剂量	预处理	患者数	应答	试验状态	研究中心
NCT02030847	ALL	CD19	4-1BB-CD3ξ	LV	自体	$(1\sim5)\times10^8$ CAR-T细胞/kg	NA	24		招募中	美国宾夕法尼亚大学艾布拉姆森癌症中心
NCT01865617	ALL,CLL,NHL	CD19	4-1BB-CD3ξ	LV	自体	NA	无	169		招募中	福瑞德哈金森肿瘤研究中心
NCT02050347	ALL,CLL,NHL	CD19	CD28-CD3ξ	RV	异体	0.1×10^6、0.5×10^6、1×10^6 CAR-T细胞/kg；0.5×10^6、5×10^6 CAR-T细胞/kg	Cy FLU	40		招募中	贝勒医学院
NCT01853631	ALL,CLL,NHL,B细胞	CD19	CD28-CD3ξ、CD28-4-1BB-CD3ξ	RV	自体	1×10^6、5×10^6、20×10^6 CAR-T细胞/m^2	Cy	64		招募中	贝勒医学院
NCT02349698	ALL,CLL,NHL	CD19	NA	NA	自体		NA	计划45		招募中	西南医院
NCT02028455	ALL	CD19	4-1BB-CD3ξ	LV	异体	分剂量注射	淋巴清扫	计划80		招募中	西雅图儿童医院
NCT02965092	ALL	CD137	4-1BB-CD3ξ	LV	自体		None	计划20		招募中	华中科技大学附属同济医院
NCT02935257	ALL	CD19	4-1BB-CD3ξ	LV	自体	总剂量范围（$5\times10^6\sim1.1\times10^9$ CAR-T)	Cy化疗预处理：－6天60mg/kg，－3天 FLU 30mg/m^2 2天 Cy 用于淋巴清扫和减轻疾病负担	计划20		招募中	伦敦大学学院医院
NCT01683279	ALL	CD19	NA	LV	自体	NA		计划18		招募中	西雅图儿童医院
NCT02443831	ALL	CD19	NA	LV	自体	一次剂量 1×10^6 CAR-T细胞/kg	Cy FLU	计划18		招募中	UCL儿童健康研究所
NCT02772198	ALL,NHL,B细胞	CD19	CD28-CD3ξ	RV	自体	1×10^6 CAR-T细胞/kg	Cy FLU	计划40		招募中	希巴医疗中心
NCT02968472	ALL	CD19	NA	NA	NA		NA	计划30		招募中	云南第一人民医院
NCT02975687	ALL	CD19	4-1BB-CD3ξ	LV	自体	分剂量（总剂量$5\times10^6\sim5\times10^7$ CAR-T细胞/kg）给药方法：0天10%、第1天30%、第2天60%	NA	20		招募中	血液学和血液疾病研究所

注册号	疾病类型	靶点	CAR结构	转基因	T细胞来源	输入剂量	预处理	患者数	应答	试验状态	研究中心
NCT03018093	ALL	CD19	NA	NA	自体	低剂量组 0.5×10^6 CAR-T 细胞/kg，中剂量组 1.5×10^6 CAR-T 细胞/kg，高剂量组 3.0×10^6 CAR-T 细胞/kg	NA	20		招募中	解放军总医院
NCT03016377	ALL	CD19	iC9-CAR19	NA	自体	1×10^6 iC9-CAR19 T细胞/kg	淋巴清扫	计划 40		招募中	莱恩伯格综合癌症中心
NCT02614066&NCT02625480	ALL	CD19	KTE-C19	NA	自体	目标剂量 2×10^6 anti-CD19 CAR-T 细胞/kg	Cy FLU	75		招募中	凯特公司
NCT02772198	ALL, NHL, B细胞	CD19	CD28-CD3ξ	RV	自体	第 0 天 1×10^6 细胞/kg	Cy FLU	40		招募中	希巴医疗中心
NCT02456350	ALL, CLL, 淋巴瘤	CD19	CD28-CD3ξ	LV	自体	NA	淋巴清扫	36		招募中	深圳市第二人民医院
NCT03056339	ALL, CLL, NHL	CD19	CD19-CD28-zeta-2A-iCasp9-IL15-脐血 NK	NA	异体	NA	第 -5、-4 和 -3 天，Cy FLU	36		招募中	安德森癌症中心
NCT02935543	ALL	CD19	4-1BB-CD3ξ	LV	自体	第 1 天，10%，(1~5)×10^7 细胞；第 2 天，30%，3×10^7~1.5×10^8 细胞；第 3 天，60%，6×10^7~3×10^8 细胞	NA	24		招募中	宾夕法尼亚大学
NCT02655147	ALL, CLL, 淋巴瘤	CD19	NA	NA	异体	NA	化疗淋巴清扫	48		招募中	北京市多赢生物技术有限公司
NCT02685670	B细胞白血病淋巴瘤	CD19	CD28-CD3ξ&4-1BB-CD3ξ	NA	NA	NA	NA	20		招募中	河南中医药大学第二附属医院
NCT01864889	B细胞恶性肿瘤	CD19	4-1BB-CD3ξ	RV	自体和异体	NA	NA	12		招募中	解放军总医院
NCT02819583	ALL, CLL, 淋巴瘤	CD19	NA	NA	NA	NA	NA	10		招募中	博生吉医药科技（苏州）有限公司
NCT02028455	ALL	CD19	4-1BB-CD3ξ	LV	异体	NA	淋巴清扫	80		招募中	西雅图儿童医院

续表

注册号	疾病类型	靶点	CAR结构	转基因	T细胞来源	输入剂量	预处理	患者数	应答	试验状态	研究中心
NCT01430390	ALL,淋巴瘤	CD19	NA	EBV	异体	NA	NA	12	NA	招募中	纪念斯隆-凯特林癌症中心
NCT01029366	B细胞白血病/淋巴瘤	CD19	4-1BB-CD3ζ	LV	自体	$1.5\times10^7\sim5\times10^9$ 细胞	NA	110	NA	招募中	美国宾夕法尼亚大学艾布拉姆森癌症中心
NCT02924753	ALL	CD19	NA	LV	自体	CART-19细胞分次给药,第1天10%,第2天30%,第2天60%	Cy连续两天:$0.8\sim1.0$g/(m²·天)静滴($-5\sim-4$天);FLU连续三天:25mg/(m²·天)静滴($-5\sim-3$天)	20	NA	招募中	河南省肿瘤医院
NCT03027739	ALL	CD19	NA	NA	NA	NA	NA	20	NA	招募中	福建医科大学联合医院
NCT02810223	ALL	CD19	NA	NA	自体	$(2\sim5)\times10^6\sim2.5\times10^8$ CAR-T细胞/kg	NA	20	NA	招募中	河南科技大学第一附属医院
NCT03064269	ALL	CD19	NA	NA	NA		NA	10	NA	招募中	苏州大学第一附属医院
NCT03263208	ALL	CD19	EGFRt	LV	自体	NA	Cy连续两天:$0.6\sim0.8$g/(m²·天)静滴($-5\sim-4$天);FLU连续三天:$25\sim30$mg/(m²·天)静滴($-5\sim-3$天)	20	NA	招募中	河南洛阳科技大学第一附属医院
NCT03289455	ALL	CD19 CD22	NA	NA	自体	$(1\sim2.0)\times10^6$ CAR-T细胞/kg,第0天10%,第1天30%,第2天60%	白细胞去除 Cy FLU	50	NA	招募中	大奥蒙德街儿童保健医院
NCT02906371	ALL	CD19	anti-CD19ζ scFv TCRζ:4-1BB	LV	自体	第0天10%,第2天60%,总剂量$1.5\times10^7\sim5\times10^9$	托珠单抗	39	NA	招募中	美国宾夕法尼亚州费城儿童医院
NCT03366350	CD19+B细胞恶性肿瘤	CD19	NA	LV	NA	NA	NA	30	NA	招募中	协和医学院,同济医学院,华中科技大学

注册号	疾病类型	靶点	CAR结构	转基因	T细胞来源	输入剂量	预处理	患者数	应答	试验状态	研究中心
NCT03366324	MRD＋B-细胞恶性肿瘤	CD19	NA	LV	NA	NA	NA	20	NA	招募中	协和医学院,同济医学院,华中科技大学
NCT03281551	ALL/B细胞恶性肿瘤	CD19	4-1BB-CD3ξ	LV	自体	NA	NA	50	NA	招募中	中国人民解放军海军总医院血液学部
NCT03241940	ALL	CD19 CD22	NA	NA	自体	NA	在第-4～-2天FLU静滴超过30min,在第-2天Cy静滴超过60min	47	NA	招募中	斯坦福大学露西尔帕卡德儿童医院
NCT03103971	NHL/ALL	CD19	4-1BB-CD3zeta-EGFRt	NA	自体	NA	白细胞清除:Cy1天FLU3天或Cy和FLU3天	66	NA	招募中	Fred Hutch/华盛顿大学癌症联合机构
NCT03233854	DLBCL/ALL	CD19 CD22	NA	NA	自体	NA	Cy(静滴)超过60min,FLU静滴超过30min在第-5～-3天	57	NA	招募中	美国加州帕洛阿尔托,斯坦福大学医学院
NCT03155191	ALL	CD19	NA	RV	自体	队列-1:3×10^5细胞/kg 队列1:1×10^6细胞/kg 队列2:3×10^6细胞/kg	Cy[$1000\mathrm{mg}/(\mathrm{m}^2\cdot$天)$\times2$天]在第$-3$天和第$-2$天	21	NA	招募中	日本北海道大学医院;日本三重大学医院
NCT02799550	ALL	CD19	NA	NA	异体	NA	长春西汀,米诺酮,环磷酰胺,塔门冬酶和地塞米松,没有抗宿主病(GVHD)预防	10	NA	招募中	军事医学科学院附属医院;中国人民解放军总医院
NCT03081910	ALL	CD5	CD28zeta	RV	自体	给予3种剂量: ①$1\times10^7$细胞/m^2 ②$5\times10^7$细胞/m^2 ③$1\times10^8$细胞/m^2	FLU 3天剂量($30\mathrm{mg/m}^2$) Cy 3天剂量[$500\mathrm{mg}/(\mathrm{m}^2\cdot$天)]	21	NA	招募中	休斯敦卫理公会医院,美国得克萨斯儿童医院
NCT03391739	ALL	CD19	NA	NA	NA	NA	NA	20	NA	招募中	福建医科大学联合医院
NCT03373071	ALL/NHL	CD19	NA	NA	自体	$(0.5$～$3.0)\times10^6$细胞/kg	Cy FLU	32	NA	招募中	奥斯佩莱儿科医院

注册号	疾病类型	靶点	CAR结构	转基因	T细胞来源	输入剂量	预处理	患者数	应答	试验状态	研究中心
NCT02650414	ALL	CD22		TCRζ/4-1BB	LV	自体	患者体重<50kg,给予(0.2~1)×10⁷ CART22细胞/kg分3天注射:第1天,10%,(0.2~1)×10⁶ CART22细胞/kg 第2天,30%,(0.6~3)×10⁶ CART22细胞/kg 第3天,60%,(1.2~6)×10⁶ CART22细胞/kg 患者体重≥50kg CART22细胞(1~5)×10⁸ CART22细胞分3次给予:第1天,10%,(1~5)×10⁷细胞/kg 第2天,30%,(0.3~1.5)×10⁸细胞/kg 第3天,60%,(0.6~3)×10⁸细胞/kg	淋巴清扫	15	NA	招募中	美国宾夕法尼亚州费城儿童医院
NCT03191773	ALL/CLL/淋巴瘤	CD19	CD28 或 4-1BB 和 CD3-zeta	NA	自体	NA	FLU 第−4天~第−2天 30mg/m² 静滴超过30min;Cy在第−4天~第−2天,300~500mg/m² 静滴超过60min(FLU后)	100	NA	招募中	广东省东莞市人民医院血液学部
NCT03423706	ALL	CD19	NA	NA	NA	NA	高剂量 Cy	50	Cy	NA		哈尔滨医科大学第一附属医院
NCT03185494	B细胞恶性肿瘤	CD19 CD22	CD137 和 CD3 zeta	RV	自体或异体	NA	NA	30	NA	招募中	中国人民解放军总医院生物治疗部和儿科
NCT03389035	ALL	CD19	NA	NA	异体	NA	NA	18	NA	招募中	PG23医院
NCT03097770	B细胞恶性肿瘤	CD19 CD20	CD137 和 CD3 zeta	RV	自体或异体	NA	NA	20	NA	招募中	中国人民解放军总医院生物治疗部和儿科

注册号	疾病类型	靶点	CAR结构	转基因	T细胞来源	输入剂量	预处理	患者数	应答	试验状态	研究中心
NCT00586391	NHL/ALL/CLL	CD19	CD28zeta	RV	自体	剂量一：2×10^7细胞/m^2 剂量二：1×10^8细胞/m^2 剂量三：2×10^8细胞/m^2	NA	14	NA	进行中，停止招募	休斯敦卫理公会医院，美国得克萨斯儿童医院
NCT02374333	ALL/DLCL	CD19	TCRζ和4-1BB	LV	自体	NA	NA	50	NA	招募中	美国英夕法尼亚州费城儿童医院
NCT02851589	白血病和淋巴瘤	CD19	NA	NA	NA	NA	NA	10	NA	招募中	博生吉医药科技（苏州）有限公司
NCT02159495	AML/BPDCN	CD123	CD28-CD3zeta-EGFRt	LV	自体或异体	NA	Cy FLU	60	NA	招募中	美国加州杜阿尔特市希望医疗中心
NCT03291444	ALL/AML/MDS	CD19,CD20,CD22,CD10,CD33,CD38,CD56,CD117,CD123,CD34,Muc1	NA	NA	NA	NA	NA	30	NA	招募中	珠江医院，南方医科大学
NCT03076437	ALL/CLL/淋巴瘤	CD19	CD28或4-1BB和CD3 zeta	LV/RV	自体	NA	FLU 第$-4\sim$第-2天30mg/m^2静滴超过30min;Cy在第$-4\sim$第-2天，300$\sim$500mg/m^2静滴超过60min（FLU后）	36	NA	招募中	广东省东莞市人民医院血液学部
NCT02625480	ALL	CD19	NA	NA	自体	2×10^6细胞/kg	FLU Cy	75	NA	招募中	凯特制药
NCT01815749	NHL	CD19	CD28-CD3 zeta-EGFRt	LV	自体	NA	减少癌负荷非格司亭和或普乐沙福	30	NA	进行中，停止招募	美国加州杜阿尔特市希望医疗中心

ALL 肿瘤细胞的 CAR-T 细胞。患者均在标准化疗后，回输自体 CAR-T 细胞，检测体内 CAR-T 细胞的数量和功能。结果显示，CAR-T 细胞在体内可迅速产生抗肿瘤作用，微小残留病灶很快转阴，并最终达到了 CR。5 例患者在回输 CAR-T 细胞后 8～59 天内微小残留病灶持续阴性。其中有 4 例接受了异体造血干细胞移植（allogeneic hematopoietic stem cell transplantation，allo-HSCT），第 5 名患者因不符合移植标准，再次进行 CAR-T 细胞输注治疗，在细胞治疗后 90 天复发。CAR-T 在开始回输的 2 周内在体内增殖，在回输 3～8 周内均可在血液和骨髓内检测到 CAR-T 的存在。随后，该研究小组又报道了该试验中另外 11 例 r/r ALL 成年患者的治疗结果[10]。16 例患者（5 例既往曾经报道过，前文已描述。另外 11 例为新入组患者），在进行 CAR-T 治疗前均给予化疗处理，CAR-T 细胞治疗后，其中 88% 的患者达到了完全缓解（75% 患者在体内已无微小残留病灶）。在 CAR-T 细胞回输后 1～2 周的时间内，体内的 CAR-T 细胞数量达到峰值，在 2～3 个月后体内几乎检测不到 CAR-T 细胞的存活。

2015 年，在美国血液学会（American Society of Hematology，ASH）年会上，更新了该试验共 46 例（最终 44 例）、平均年龄 45 岁（22～74 岁）、成年 ALL 患者的 I 期临床试验结果[11]。其中 14 例（32%）是费城染色体阳性（Ph$^+$）ALL，17 例（39%）接受过异体造血干细胞移植，24 例接受过 3 次以上的传统化疗。在 CAR-T 治疗前，43 例患者中有 22 例（51%）具有形态学病变，21 例有微小残留病灶。19-28z CAR-T 细胞治疗后，36 例患者（84%）达到了 CR。对其中 35 例患者进行微小残留病灶检测，29 例（83%）达到了微小残留病灶阴性的 CR。

2018 年，该临床试验的最新结果发表在《新英格兰医学》杂志[12]，报道显示共有 53 名复发 B-ALL 的成人患者接受了 19-28z CAR-T 治疗，完全缓解率达 83%，其中有 14 例患者出现了细胞因子风暴的副反应［26%；95% confidence interval（CI），15/40］，1 例患者死亡，平均随访 29 个月（1～65 月），中位无疾病生存期为 6.1 个月（95% CI，5.0/11.5），中位生存期为 12.9 个月。疾病负荷低（骨髓原始细胞<5%）的患者较负荷高（骨髓原始细胞≥5%）的患者疗效更好，并发症症状更轻。

（二）美国国家癌症研究所（NCI）（注册号 NCT01593696）

NCI 的 I 期临床试验入组 21 例难治性、复发性 B 细胞来源 ALL 患者，旨在验证靶向 CD19 的 CAR-T 细胞治疗在儿童、青少年及成人的难治性、复发性 B 细胞来源白血病的安全性、毒性以及治疗的有效性[13]。通过一系列的 CAR-T 细胞最大毒性耐受（MTD）梯度试验，Lee 和他的同事们评估了反转录病毒改造的 CD19 CAR-T 的可行性及生物相关性。所有患者在进行 CAR-T 细胞回输前，都经过氟达拉滨化疗以减少调节性 T（Treg）细胞的数量。入组的 21 例患者中有 19 例（90%）接受了 CAR-T 细胞治疗，输入 CAR-T 细胞数量为 $1×10^6$ 个/kg。外周血中 CAR-T 细胞数量在回输后第 14 天达到峰值，在体内可持续 2 个月左右。在细胞治疗 2 个月后，CAR-T 细胞数量逐渐减少，正常 B 细胞数量逐渐增加。接受了 CAR-T 细胞治疗的所有患者中均出现了 B 细胞发育不全。在出现 CRS 的患者中，14% 症状表现为高热和严重低血压。有 6 例患者并发短暂、轻微的神经毒性反应，包括幻视、语言功能障碍等。所有出现的这些不良反应都可控，无患者因为治疗引起的并发症而死亡。同时，观察到血清中 IL-6、INF-γ 和 C 反应蛋白的浓度与 CRS 的严重度密切相关。试验结果显示，在 CAR-T 回输 28 天后白血病患者的完全缓解率（CR）可达 67%；其中 60% 达到 CR 的患者，经流式细胞学检测体内已无微小残留病灶（MRD<0.01%）。对这部分患者进行了同种异体造血干细胞移植（HSCT），在 1 年内患者仍保持微小残留病灶阴性。有 2 例患者未进行 HSCT，在 CAR-T 细胞治疗 3～5 个月后出现了 CD19 阴性的白血病细胞复

发。有 2 例在中枢神经系统中存在白血病细胞的患者，在 CAR-T 细胞治疗后予以缓解。结果提示，靶向 CD19 的 CAR-T 细胞治疗儿童、青少年难治性、复发性 ALL 是安全、有效的，CAR-T 细胞输入的最大耐受剂量建议为 1×10^6 个/kg。

2015 年，在 ASH 年会上，Lee 等[14] 更新了该试验的结果，总入组人数为 39 例（含已报道的 21 例）。根据骨髓中可检测到的原始 B 细胞数量分为不同的疾病负荷组，并给予不同的预处理。轻度负荷组（骨髓原始细胞＜25%）使用低剂量环磷酰胺和氟达拉滨预处理，重度负荷组（骨髓原始细胞≥25%）使用高剂量化疗药物预处理。第 2 组的 18 例患者使用的 CAR-T 细胞数量为最大耐受剂量 1×10^6 个/kg。CAR-T 细胞治疗后，53%（20/38）的患者达到了微小残留病灶阴性的 CR，该部分患者中有 45.5% 的患者在治疗后保持无疾病复发达 18 个月。

（三）费城儿童医院和宾夕法尼亚大学医院（CHOP/Penn）（注册号 NCT01626495 和 NCT01029366）

Grupp 等[15] 2013 年在《新英格兰医学》杂志上报道了 2 例经靶向 CD19 的 CAR-T（CTL019）细胞治疗难治性、复发性儿童急性白血病患者的临床试验。回输 CTL019 细胞的数量为 $1.4 \times 10^6 \sim 1.2 \times 10^7$ 个/kg。CTL019 细胞治疗 2 周后检测发现，患者外周血中淋巴细胞和中性粒细胞数量增多，大多数的 T 淋巴细胞为表达 CD19 的 CAR-T 细胞，CAR-T 的细胞数量可在体内扩增到输入时的 1000 倍以上，在骨髓中也可检测到 CAR-T 细胞的存在，这与 CTL019 治疗 CLL 患者时的结果相一致[16]。CAR-T 细胞在 ALL 患者体内增殖活跃，可影响 B 细胞的发育，具有明显的抗肿瘤作用。2 例患者中，一名 7 岁的患者艾米丽，细胞治疗前经常规化疗后白血病复发；在接受 CTL019 治疗后，病情得到了显著缓解，在 CAR-T 细胞治疗后 11 个月时，仍无白血病复发迹象。据新闻报道，艾米丽在治疗 5 年后仍保持无白血病复发的健康状态。而另一名患儿虽然在接受 CTL019 治疗后也达到 CR，但 2 个月后白血病再度复发，此时体内的白血病细胞已转为 CD19 表达阴性。目前认为，对于大剂量化疗或 HSCT 后复发的白血病患者，CAR-T 细胞治疗应该是最有效的治疗手段。

在此之后，CHOP/Penn 又开展了一项关于 CTL019 细胞治疗 30 例儿童及成人 r/rALL 的临床试验，其中 18 例是在 HSCT 后又复发的患者[17]。30 例患者中有 27 例经 CTL019 细胞治疗后达到 CR（90%）；有 22 例患者在 CTL019 回输 1 个月后，体内无微小残留病灶；2 例存在中枢神经系统白血病的患者在接受 CAR-T 治疗后，在中枢神经系统中的白血病细胞彻底消失；有 4 例患者又接受了包括 HSCT 在内的其他抗白血病治疗。在 CAR-T 细胞治疗 6 个月后进行再次评估，白血病无复发生存率（PFS）达到 67%，总生存率（OS）达到 78%。有 7 例患者在 CTL019 治疗后维持完全缓解状态 6 个月后，在治疗后 6.5~8 个月间白血病复发（有 3 例为 CD19 表达阴性白血病）。Maude 和 Frey 及其同事们发现，延长 CAR-T 细胞在患者体内的存活时间，与临床的有效性成正相关。患者接受 CAR-T 细胞治疗 2 个月后，在体内无 CAR-T 细胞存在的数个月内，白血病的复发率较高。因此，研究者们主张在白血病达到 CR 后，体内 CAR-T 细胞的持续存在有利于白血病的持续缓解，特别是那些无法进行 HSCT 治疗的患者。在他们的试验中，所有患者在临床和实验室检查上都出现了特征性 CRS（包括高热、低血压、高铁蛋白血症、细胞因子水平升高、C 反应蛋白水平升高等），这 30 例患者中有 22 例为轻、中度 CRS。血清中的 IL-6 水平升高是 CRS 的一个可能的生物学标志物，另外，CRS 与白血病的疾病负荷有关。所有患者中还出现了 B 细胞发育不全，因此，大部分患者需要持续静脉注射免疫球蛋白。

2017 年 8 月 30 日，美国 FDA 批准世界上第一个 CAR-T 细胞药物（诺华的 CAR-T 药物 CTL019）上市（商品名 Kymriah），被批准用于治疗难治性或复发性的儿童和年轻 ALL 患者。Kymriah 对难治性或复发性 B 细胞 ALL 的治疗 3 个月内的总体缓解率为 83%，但有潜在的严重不良反应，可能会产生例如 CRS、CRES 等并发症，具体见本书第四章第二、三节描述。同时，FDA 还扩大了 Actemra（托西珠单抗）的适应证，以治疗 2 岁以上患者因 CAR-T 细胞诱导的严重及危及生命的 CRS 副反应。在用 CAR-T 细胞治疗的患者中，69% 的患者在一个或两个剂量的 Actemra 治疗后 2 周内，CRS 症状完全缓解[18]。

（四） MD 安德森癌症研究中心（注册号 NCT00968760 和 NCT01497184）

MD 安德森癌症研究中心使用第二代 CAR-T 细胞（通过睡美人转座子将 CD3ζ/CD28 信号域转入 T 细胞）进行 I 期临床试验[19~21]。在美国 2014 年的 ASH 会议上 Kebriaei 等对该试验进行了报道，使用靶向 CD19 CAR-T 细胞，通过体表面积计算细胞用量，以 $1 \times 10^6 \sim 5 \times 10^7$ 个/m^2 的剂量进行细胞回输，有 3 例患者在接受异体 HSCT 后进行 CAR-T 细胞输注的辅助治疗，中位缓解生存期为 5 个月[20]。该研究提示 CAR-T 细胞治疗可能是辅助 HSCT 之后的一个有效的、能根除体内微小残留病灶的治疗方法。

（五）贝勒医学院（BCM）（注册号 NCT00840853）

BCM 根据以往已有使用巨细胞病毒治愈了患者的成功案例，通过使用普斯特-巴尔病毒和腺病毒转染改造设计了 trivirus-specific T 细胞（VSTs）[22,23]，期望异体靶向 CD19 的 VSTs（CD19.CAR-VSTs）能够在复发性 B 细胞恶性肿瘤患者的体内得到内源性的免疫激活和细胞扩增。2013 年在《血液》杂志中报道了 CD19.CAR-VSTs 治疗成人难治性、复发性 B 细胞恶性肿瘤的 I 期临床试验结果[24]，8 例患者（其中 4 例为 B-ALL 患者，下文主要分析 ALL 患者的治疗情况）在接受了 HSCT 3~13 个月后处于缓解期间接受了异体 CD19.CAR-VSTs 细胞治疗（HSCT 供者来源 T 细胞改造）[24]。CD19.CAR-VSTs 细胞回输后在体内维持存在 8~9 周，其中 2 例患者分别在接受治疗 2 个月和 8 个月后达到了完全缓解。1 例患者在进行 CAR-T 治疗前是活跃复发的 BCR-ABL1 基因重排的 ALL 患者，在回输 CAR-T 细胞 2 周后达到了 CR，但是在达沙替尼的剂量增加后，该患者的肿瘤细胞复发，推断达沙替尼可能对 CD19.CAR-VSTs 的治疗有毒副作用。还有 1 例患者对 CD19.CAR-VSTs 不敏感，第 1 次回输后出现短暂应答，第 2 次输注后无应答。3 名对 CD19.CAR-VSTs 治疗有应答的患者中，仅有 1 名患者体内还存在正常的 B 细胞，其他患者均出现了 B 细胞发育不全。目前该试验仍然在进行中。

（六）西雅图儿童医院（SCH）（注册号 NCT02028455、 NCT01475058）

为了验证靶向 CD19 的 CD4+、CD8+ 的 CAR-T 细胞的疗效，并且评价 HSCT 后复发的儿童及青年 ALL 患者体内输入 CAR-T 的安全性和毒性，2014 年在 ASH 年会上 SCH 的 Turtle 及同事报道了他们的 I 期临床试验结果[25]。13 例患者在输注 CAR-T 细胞前进行了化疗预处理，然后给予 CAR-T 细胞数量为 $5 \times 10^5 \sim 5 \times 10^6$ 个/kg。13 例患者接受了通过慢病毒改造的第三代 CAR-T 细胞（CD19-CAR-CD28-41BB-CD3ζ-EGFRt）的治疗后，其中有 11 例达到了 CR，并且体内无微小残留病灶的存在，完全缓解率达到了 85%。1 例患者有一定的疗效但未能达到 CR。所有的 CR 患者体内的 CAR-T 细胞在输入细胞后的 1~2 周时间内，细胞数量得到了大量的扩增，且 CAR-T 细胞在体内的存活时间超过了 40 天。几乎所有患者均出现了 B 细胞发育不全，1 例患者最后白血病复发。有 12 例患者细胞治疗后出现了 CRS，4 例患者发生了可逆性的神经毒性。I 期试验仍在进行中。

（七）国内 CAR-T 治疗情况简介

2017 年，河北燕达陆道培医院童春容研究团队对靶向 CD19 CAR-T 细胞治疗 64 例复发性 ALL 患者的结果进行了报道[26]，其中 55 例为原发耐药、难治性、复发性 ALL，9 例为微小病灶残留阳性的 ALL。结果显示，CAR-T 治疗后 49 例达到 CR，4 例 NR，2 例在治疗初期死于相关并发症（1 例为脑出血，1 例为白细胞持续严重低下后的感染）。达到 CR 的患者中，有 11 例 CAR-T 细胞治疗后未再进行异基因造血干细胞移植（allo-HSCT）的患者均白血病复发，复发的中位时间为 79 天（40～290 天）。27 例 CR 后接受干细胞移植的患者，除 1 例死于结核、2 例死于白血病复发外，均持续保持 CR。中位随访时间为 220 天（100～476 天）。该团队采用的 CAR-T 细胞注射剂量为 1.6×10^5 个/kg，低于美国研究团队报道的 $1 \times 10^6 \sim 1 \times 10^8$ 个/kg，并取得了良好的临床应答且毒副作用可控。

北大人民医院 2016 年发表了一篇关于使用供者来源的异体 CAR-T 细胞治疗 10 例化疗联合 DLI 治疗无效的、allo-HSCT 移植后复发的 ALL 患者的报道[27]。患者共接受 25 次 CAR-T 细胞治疗，输注靶向 CD19 的 CAR-T 细胞 22 次，靶向 CD123 的 CAR-T 细胞 2 次，靶向 CD22 的 CAR-T 细胞 1 次。首次输注时间为 allo-HSCT 后 6～66 个月，回输 CAR-T 细胞剂量为（4.4～55）$\times 10^5$ 个/kg。10 例患者在首次 CAR-T 细胞治疗后均有应答，其中 5 例完全缓解，3 例部分缓解，总有效率为 80%（8/10）。CAR-T 细胞输注后第 14～37 天可观察到临床治疗效果，疗效维持时间可达 1.3～6.3 个月。22 例次 CAR-T 细胞治疗中的可评估不良反应包括：细胞输注后第 0～8 天出现发热 13 例次，其中 12 例次发热，考虑是由细胞因子释放综合征（CRS）所致；1 例次出现少许皮疹，诊断为Ⅰ度移植物抗宿主病（GVHD）。随访 17 个月，10 例患者中有 3 例死于复发者，1 例复发后失访，3 例复发后生存，2 例 MRD 呈阳性生存，1 例持续 CR，总体存活率为 49.4%。

2016 年，第三军医大学新桥医院全军血液病中心在《中国输血》杂志中报道了采用 CAR-T 细胞治疗 3 例 r/r B 细胞来源 ALL 患者（均为多次诱导化疗不能达到 CR，或复发后再次诱导治疗无效）的临床疗效[28]。回输前给予氟达拉滨＋环磷酰胺方案预处理，回输 CAR-T 细胞数量为（0.97～1.0）$\times 10^6$ 个/kg。结果 2 例患者在 CAR-T 细胞输注后 1 个月内达到完全缓解，1 例患者无效。达到缓解的 2 例患者在 CAR-T 细胞治疗后的第 3 个月和第 6 个月复发。复发后的 1 例患者出现 CD19 阴性克隆复发。在整个治疗过程中，未发生严重的不良反应。研究者指出，CAR-T 细胞治疗是难治性、复发性 CD19 抗原阳性急性淋巴细胞白血病的有效治疗方法，能够降低耐药患者体内肿瘤负荷，甚至达到完全缓解，但短期内复发率较高，且复发的白血病细胞可能出现 CD19 抗原缺失。因此，CAR-T 细胞在临床上的应用方法还需进一步的临床试验研究，可作为异基因造血干细胞移植前的桥接治疗手段。

2017 年，《重庆医学》上发表了一例 CAR-T 细胞治疗老年难治性 ALL 的结果[29]，患者为 60 岁的女性，在初诊后经多次联合化疗未达完全缓解，接受靶向 CD19 CAR-T 细胞治疗，输注细胞剂量为 1×10^6 个/kg。在 CAR-T 细胞输注前给予氟达拉滨 40mg（第 1～3天）＋环磷酰胺 300mg（第 1～2 天）、400mg（第 3 天）方案的预处理。CAR-T 细胞输注 30 天后，骨髓细胞学检查为完全缓解，微小残留病灶阴性。第 60 天骨髓检查发现白血病复发；流式免疫分型提示白血病细胞已不表达 CD19 分子。在输注 CAR-T 细胞后第 6 天，患者出现肌肉酸痛、发热、血压下降，CRP 和 IL-6 明显升高，诊断为 1 级 CRS，未使用托珠单抗和激素，对症处理后好转。

2017 年，上海斯丹赛生物技术有限公司在第 53 届美国临床肿瘤学会年会（ASCO 2017）上发表了中国首个系统化 CAR-T 细胞治疗成人 r/r ALL 多中心临床试验成果[30]，在中国 7 家三甲医院开展的临床试验中，入组的 30 例成人患者中有 26 例达到完全缓解，25 例微小残留病灶阴性，完全缓解率和微小残留病灶阴性率分别为 87% 和 83%。

目前国内外多个临床试验结果提示，CAR-T 细胞治疗对 r/r ALL 患者是非常有效的治疗方法，可用于异体干细胞移植的过渡性治疗，或作为移植后疾病复发的挽救性治疗方案。虽然 CAR-T 细胞治疗目前的临床试验样本量不大，而且也存在着一些问题，但其疗效是惊人的。目前 CAR-T 细胞治疗 ALL 仍需不断进行完善和优化，包括对 CAR 修饰的设计（如信号结构域、提高 CAR 的选择性等）等（见本章第三节）。

四、 CAR-T 细胞治疗急性髓系白血病

急性髓系白血病（AML）是髓系造血干/祖细胞恶性疾病。以骨髓与外周血中原始和幼稚髓系细胞异常增生为主要特征，临床表现为贫血、出血、感染和发热、脏器浸润、代谢异常等，多数病例病情急重，预后凶险，如不及时治疗常可危及生命。婴幼儿比成人易发生 AML。本病占小儿白血病的 30%。在分子生物学改变及化疗反应方面儿童 AML 与成人（<50 岁）AML 相似。80%～90% 的儿童 AML 伴有染色体异常，其中约半数 AML 病例只以单独核型异常出现，其余伴有附加异常[1]。

虽然 CAR-T 应用于 ALL 的治疗已经取得了喜人的成绩，为癌症的治疗带来了曙光和新希望，但目前已知的报道中还未见治疗 AML 有效的案例。2013 年，澳大利亚研究团队报道了应用以 LeY 为靶点修饰的自体 CAR-T 细胞治疗 5 例复发性 AML 的研究结果，虽然未见明显疗效，但 LeY-CAR-T 细胞在体内成功得到了扩增并可观察到其在体内的循环路径，为今后的 CAR-T 细胞治疗 AML 打下了良好的基础。法国生物公司 Cellectis 开发的 CD123-CAR-T 疗法目前处于临床前研究阶段。此外，生物医学科技公司 Cardio3 BioSciences 开发了靶向 MICA、MICB 及 UL8P6 的 CAR-T 细胞，2015 年开始进行 I 期临床试验，目前未见结果报道。

现有针对髓系恶性肿瘤的 CAR-T 细胞治疗靶点包括 IL-3 受体（IL-3R）亚基-α（又称 CD123）、CD33 和 LeY 抗原。靶向 CD123 和 CD33 的单克隆抗体的临床试验结果显示，在治疗 AML 中具有较好的安全性[31,32]。下面主要介绍 CAR-T 细胞治疗 AML 的靶点。

（一） CD123 靶点

CD123 是 IL-3R 的一部分，表达于骨髓干/祖细胞、单核细胞、粒细胞、嗜碱性粒细胞和巨核细胞，在浆样树突状细胞和嗜碱性粒细胞中强表达。多数 AML 常伴有 CD123 的高表达。CD123 CAR-T 治疗的相关毒性已在一些临床前研究中显示是安全的，但是其治疗效果却不尽如人意[33～35]，希望之城国家医学中心已经开展了使用 CD123 特异性靶向的 CAR-T 细胞联合化疗相关的临床研究（NCT02159495），目前仍无结果报道。

（二） CD33 靶点

CD33 表达于髓系前体细胞、粒细胞和单核细胞，在 AML 各亚型均有表达，同时在一些 T 细胞和造血干细胞上也表达 CD33。因此，靶向治疗可能会导致持续较久的血细胞减少和延迟的造血干细胞恢复[36]。此外，在肝脏的肝星形细胞上也表达 CD33，因此，针对 CD33 的 CAR-T 治疗可能在临床研究中引起肝毒性[37]。解放军 301 总医院正在进行靶向 CD33 的 CAR-T 细胞对 AML 患者的临床试验（NCT01864902）。2015 年对一例患者的治疗情况进行了报道[38]，41 岁男性 AML 患者接受了 1.12×10^9 自体 CAR-T-33 细胞输注治疗，CAR-T-33 细胞有效地攻击了患者体内的肿瘤细胞，在细胞输注 2 周后骨髓中的肿瘤细胞从开始的 >50% 迅速降至 <6%。但是很遗憾，在输注后第 3 周开始又出现了大量的癌细胞，

第 9 周时几乎达到了 70％，第 13 周患者终因疾病进展而死亡。CAR-T 细胞的输注引起了发热、持续性的全血细胞减少、血清细胞因子水平升高（包括 IL-6、IL-8、TNF-α 和 IFN-γ）等。

（三） LeY 靶点

LeY 是一种岩藻糖基化糖类抗原，表达在一部分 AML 细胞上，但是在胃肠道和胰腺细胞上也有表达[39,40]。由澳大利亚维多利亚的彼得麦卡勒姆癌症中心开展的靶向 LeY 的 CAR-T 细胞临床试验（注册号 NCT01716364），共纳入 4 例 AML 患者。研究结果显示，CAR-T 细胞可以被激活并且产生一定的抗肿瘤活性，但是所有的患者最终都复发。因此，研究者认为，靶向 LeY 抗原治疗 AML 是安全的，但是有效性并不显著，可能是因为 LeY 仅表达在一部分 AML 白血病细胞上[41,42]。

（游　嘉　曹俊霞）

参 考 文 献

[1] 秘营昌，王建祥. 我国急性白血病的诊断治疗现状. 国际输血及血液学杂志，2006，29（4）：290-291.

[2] 周学慧，薛华，等. 中国医学科学院血液学研究所 1985～2005 年门诊急性白血病患者资料分析. 临床血液学杂志，2006，19（2）：76-79.

[3] Ko R H，Ji L，Barnette P，et al. Outcome of patients treated for relapsed or refractory acute lymphoblastic leukemia：a Therapeutic Advances in Childhood Leukemia Consortium study. J Clin Oncol，2010，28（4）：648-654.

[4] Tallen G，Ratei R，Mann G，et al. Long-term outcome in children with relapsed acute lymphoblastic leukemia after time-point and site-of-relapse stratification and intensified short-course multidrug chemotherapy：results of trial ALL-REZ BFM 90. J Clin Oncol，2010，28（14）：2339-2347.

[5] Raetz E A，Borowitz M J，et al. Reinduction platform for children with first marrow relapse of acute lymphoblastic Leukemia：A Children's Oncology Group Study ［corrected］. J Clin Oncol，2008，26（24）：3971-3978.

[6] Grupp S A，Kalos M，et al. Chimeric antigen receptor-modified T cells for acute lymphoid leukemia. N Engl J Med，2013，368（16）：1509-1518.

[7] Maude S L，Frey N，et al. Chimeric antigen receptor T cells for sustained remissions in leukemia. N Engl J Med，2014，371（16）：1507-1517.

[8] Brentjens R J，Rivière I，et al. Safety and persistence of adoptively transferred autologous CD19-targeted T cells in patients with relapsed or chemotherapy refractory B-cell leukemias. Blood，2011，118（18）：4817-4828.

[9] Brentjens R J，Davila M L，et al. CD19-targeted T cells rapidly induce molecular remissions in adults with chemotherapy-refractory acute lymphoblastic leukemia. Sci Transl Med，2013，5（177）：177ra38.

[10] Davila M L，Riviere I，et al. Efficacy and toxicity management of 19-28z CAR-T cell therapy in B cell acute lymphoblastic leukemia. Sci Transl Med，2014，6（224）：224ra25.

[11] Brentjens R J，Park J. CAR-T Cells in Acute Lymphoblastic Leukemia. Hematologist，2015，12（1）.

[12] Park J H，Rivière I，et al. Long-Term Follow-up of CD19 CAR-Therapy in Acute Lymphoblastic Leukemia. N Engl J Med，2018，378（5）：449-459.

[13] Lee D W，Kochenderfer J N，et al. T cells expressing CD19 chimeric antigen receptors for acute lymphoblastic leukaemia in children and young adults：a phase 1 dose-escalation trial. Lancet，2015，385（9967）：517-528.

[14] Lee D W, Stetler-Stevenson M, et al. Safety and response of incorporating CD19 chimeric antigen receptor T cell therapy in typical salvage regimens for children and young adults with acute lymphoblastic leukemia. Blood, 2015, 126: 684.

[15] Grupp S A, Kalos M, et al. Chimeric antigen receptor-modified T cells for acute lymphoid leukemia. N Engl J Med, 2013, 368 (16): 1509-1518.

[16] Kochenderfer J N, Rosenberg S A. Chimeric antigen receptor-modified T cells in CLL. N Engl J Med, 2011, 365 (20): 1937-1938.

[17] Maude S L, Frey N, et al. Chimeric antigen receptor T cells for sustained remissions in leukemia. N Engl J Med, 2014, 371 (16): 1507-1517.

[18] Maude S L, Laetsch T W, et al. Tisagenlecleucel in Children and Young Adults with B-Cell Lymphoblastic Leukemia. N Engl J Med, 2018, 378 (5): 439-448.

[19] Kebriaei P, Huls H, et al. First clinical trials employing sleeping beauty gene transfer system and artificial antigen presenting cells to generate and infuse T cells expressing CD19-specific chimeric antigen receptor. Blood, 2013, 123: abstract ♯166.

[20] Kebriaei P, Huls H, et al. Adoptive therapy using sleeping beauty gene transfer system and artificial antigen presenting cells to manufacture T cells expressing CD19-specific chimeric antigen receptor. Blood, 2014, 24: abstract ♯311.

[21] Singh H, Figliola M, et al. Manufacture of clinical-grade CD19-specific T cells stably expressing chimeric antigen receptor using sleeping beauty system and artificial antigen presenting cells. PloS One, 2013, 8: e64138.

[22] Leen A, Myers G, et al. Monoculture-derived T lymphocytes specific for multiple viruses expand and produce clinicall y relevant effects in immunocompromised individuals. Nat Med, 2006, 12: 1160-1166.

[23] Micklethwaite K, Savoldo B, et al. Derivation of human T lymphocytes from cord blood and peripheral blood with antiviral and antileukemic specificity from a single culture as protection against infection and relapse after stem cell transplantation. Blood, 2010, 115: 2695-2703.

[24] Cruz C R, Micklethwaite K P, Savoldo B, et al. Infusion of donor-derived CD19-redirected virus-specific T cells for B-cell malignancies relapsed after allogeneic stem cell transplant: a phase 1 study. Blood, 2013, 122 (17): 2965-2973.

[25] Turtle C, Sommermeyer D, et al. Therapy of B cell malignancies with CD19-specific chimeric antigen receptor-modified T cells of defined subset composition. Blood, 2014, 124: abstract ♯2384.

[26] 童春容. 第二代 CD19-CAR-T 细胞治疗难治复发急性 B 淋巴细胞白血病的经验及问题. 中国肿瘤生物治疗杂志, 2017, 24 (1): 18-21.

[27] 陈育红, 许兰平, 等. CAR-T 细胞治疗 allo-HSCT 后急性 B 淋巴细胞白血病复发的安全性与疗效. 中华器官移植杂志, 2016, 37 (7): 421-426.

[28] 罗晓庆, 曾韫璟, 等. CAR-T 细胞治疗复发/难治性急性淋巴细胞白血病的临床观察—附 3 例报告. 中国输血杂志, 2016, 29 (10): 1096-1098.

[29] 曾韫璟, 高力, 等. 重庆市首例 CAR-T 细胞治疗难治性急性 B 淋巴细胞白血病并文献复习. 重庆医学, 2017, 46 (6): 834-836.

[30] Xiao L, Huang H, Huang X, et al. Efficacy of anti-CD19 chimeric antigen receptor modified T (CAR-T) cell therapy in Chinese patients with relapsed/refractory acute lymphocytic leukemia in a multicenter trial. J Clin Oncol, 2017, 35 (15 _ suppl): 7028.

[31] Feldman E, Kalaycio M, et al. Treatment of relapsed or refractory acute myeloid leukemia with humanized anti-CD33 monoclonal antibody HuM195. Leukemia, 2003, 17 (2): 314-318.

[32] Roberts A W, He S, et al. A phase 1 study of anti-CD123 monoclonal antibody (mAb) CSL360 targeting leukemia stem cells (LSC) in AML. J Clin Oncol, 2010, 28: e13012.

[33] Mardiros A, Dos Santos C, et al. T cells expressing CD123-specific chimeric antigen receptors exhibit specific cytolytic effector functions and antitumor effects against human acute myeloid leukemia. Blood,

2013，122（18）：3138-3148.

[34] Shi J，Ikeda K，et al. Identification of CD123$^+$ myeloid dendritic cells as an early-stage immature subset with strong tumoristatic potential. Cancer Lett，2008，270（1）：19-29.

[35] Tettamanti S，Marin V，et al. Targeting of acute myeloid leukaemia by cytokine-induced killer cells redirected with a novel CD123-specific chimeric antigen receptor. Br J Haematol，2013，161（3）：389-401.

[36] Sievers E L，Larson R A，et al. Efficacy and safety of gemtuzumab ozogamicin in patients with CD33-positive acute myeloid leukemia in first relapse. J Clin Oncol，2001，19（13）：3244-3254.

[37] Hoyer J D，Grogg K L，et al. CD33 detection by immunohistochemistry in paraffin-embedded tissues：a new antibody shows excellent specificity and sensitivity for cells of myelomonocytic lineage. Am J Clin Pathol，2008，129（2）：316-323.

[38] Wang Q S，Wang Y，et al. Treatment of CD33-directed chimeric antigen receptor-modified T cells in one patient with relapsed and refractory acute myeloid leukemia. Mol Ther，2015，23（1）：184-191.

[39] Kobayashi K，Sakamoto J，et al. Lewis blood group-related antigen expression in normal gastric epithelium，intestinal metaplasia，gastric adenoma，and gastric carcinoma. Am J Gastroenterol，1993，88（6）：919-924.

[40] Schuessler M H，Pintado S，et al. Blood group and blood-group-related antigens in normal pancreas and pancreas cancer：enhanced expression of precursor type 1，Tn and sialyl-Tn in pancreas cancer. Int J Cancer，1991，47（2）：180-187.

[41] Peinert S，Prince H M，et al. Gene-modified T cells as immunotherapy for multiple myeloma and acute myeloid leukemia expressing the Lewis Y antigen. Gene Ther，2010，17（5）：678-686.

[42] Ritchie D S，Neeson P J，et al. Persistence and efficacy of second generation CAR-T cell against the LeY antigen in acute myeloid leukemia. Mol Ther，2013，21（11）：2122-2129.

第三节　CAR-T 细胞在 ALL 治疗中存在的问题与展望

一、CAR-T 细胞在 ALL 治疗中存在的问题

1. 抗原逃逸

在肿瘤发生、发展过程中，免疫系统通过多种途径对肿瘤细胞进行杀伤、清除，但多数恶性肿瘤细胞仍然能够快速增殖并发生转移。在临床上发现肿瘤患者多处于免疫功能低下状态，这是肿瘤细胞表面的组织相容性复合物（main histocompatibility complex，MHC）表达水平下调、抗原加工受阻、肽段的免疫原性降低等原因导致的肿瘤免疫逃逸。CAR-T 细胞治疗中也存在这样的问题，由于 CAR-T 细胞的选择性压力，有时候会产生抗原性逃逸（antigen-loss or escape）现象。这种现象最初在儿童 ALL 中被观察到，现在几乎所有的临床研究中心都观察到了 CD19 阴性的 ALL 抗原逃逸问题。在宾夕法尼亚大学的 59 例儿童患者使用第二代 CAR-T 细胞治疗中[1]，发现 20 例细胞治疗后复发的患者中，有 13 例是 CD19 表达阴性的白血病患者。西雅图研究组[1] 报道的 29 例成人患者中，CAR-T 细胞治疗后有 9 例白血病复发，其中 3 例患者（33%）存在 CD19 表达阴性白血病细胞。纪念斯隆-凯特琳癌症中心[1] 使用靶向 CD19 的 CAR-T 细胞治疗成人 ALL 时，发现 14% 复发的白血病患者是 CD19 表达阴性。使用不同的靶向 CD19 的 CAR-T 细胞治疗产品，都会出现 CD19 表达阴性的白血病复发患者，原因并不是不同的共刺激分子、细胞扩增或者临床操作等所致，而是与肿瘤的抗原逃逸有关。长期的 CAR-T 细胞在体内持续存在，以及后续的造血干

细胞移植等因素，也会增加肿瘤抗原丢失的危险性[1]。虽然到目前为止还没有明确的原因，但是有些实验证明前期使用 blinatumomab（博纳吐单抗）也可能是肿瘤抗原逃逸的一个危险因素[1]。同时靶向两个抗原靶点可部分克服这种肿瘤抗原逃逸的现象，比如同时使用靶向 CD19 和 CD22 抗原的 CAR-T 细胞[2]，但是这些仅限于基础研究，还未见临床报道。关于同时靶向 CD19 和 CD22 抗原的双靶点 CAR-T 研究，见本书第一章第五节。

2. CAR-T 细胞治疗可诱发严重并发症

CAR-T 细胞治疗可引起多种不良反应，有些甚至是致死性并发症。常见的严重毒副作用有细胞因子风暴（CRS）、CAR-T 细胞相关性脑病（CRES）、噬血细胞淋巴组织细胞增生症（HLH/MAS）、脱靶效应、基因整合突变等。其他并发症包括急性肾损伤、心脏骤停、发热、低血压、B 细胞发育不全等，见本书第四章描述。

3. CAR-T 结构设计

目前在 CAR-T 胞内共刺激分子的选择中，使用比较多的两种共刺激分子是 CD28 和 4-1BB 元件（见本书第一章第四节、第五节）。含不同共刺激分子的 CAR-T 细胞在 ALL 的临床治疗试验中，均取得了比较明显的疗效（表 2-3）。但目前尚不能明确哪种共刺激分子更适合于 CAR-T 细胞治疗。对于 CAR 结构的优化也在不断探索中，为了增强 CAR-T 生物学活性、减少并发症、使 CAR-T 治疗可控，在 CAR 结构设计上已进行不断改进，见本书第一章第四节、第五节。

表 2-3 不同 CAR-T 设计的临床疗效分析

发表文章	CAR 设计	入组例数/例	完全缓解率
Brentjens, et al[3]	CD28/CD3ζ 第二代	5（成人）	100%
Grupp, et al[4]	4-1BB-ζ(CTL019)	2（儿童）	100%
Davila, et al[5]	CD28z	16（>18 岁，成人）	88%
Lee, et al[6]	CD28z	21（1~30 岁）	70%
Maude, et al[7]	4-1BB-ζ(CTL019)	25（儿童）	90%
		5（成人）	100%
Noelle, et al[8]	4-1BB-ζ(CTL019)	12（成人）	89%
Park, et al[9]	CD28z	24（成人）	89%

4. T 细胞亚型构成的影响

早期的细胞治疗主要是输注高度分化的 $CD8^+$ T 细胞，这些 CTL 细胞具有很强的细胞毒性，但是输注后没有足够的自我复制能力。除个别情况外，输入患者体内的 T 细胞持久性较差。目前的观点认为，同时输注 $CD4^+$ T 细胞与 $CD8^+$ T 细胞，治疗效果会更佳，因为 $CD4^+$ T 细胞能提供生长因子和其他信号分子，以维持输注的 CTL 的功能和生物学活性[10]。由于受到端粒退化的影响，人 T 细胞的复制能力有限，而小鼠 T 细胞却没有这个问题，但人 $CD4^+$ T 细胞比小鼠 $CD4^+$ T 细胞具有更强的细胞毒性[9~11]。是否需要利用流式细胞术或其他方法分离 T 细胞亚群[10]，体外进行独立培养后再进行临床细胞治疗，尚存在不同观点。$CD4^+$ T 细胞和 $CD8^+$ T 细胞信号转导途径不同，因此，$CD4^+$ T 细胞和 $CD8^+$ T 细胞最佳细胞培养条件也不同。T 细胞在体外扩增培养后，输入 T 细胞前进行细胞分离，可去除对效应 T 细胞疗法有潜在危害的 Treg 细胞，同时也可从输注的 T 细胞中去除可能存在的肿瘤细胞，因此具有一定的意义。但是，T 细胞在 GMP 生产车间中经过扩增、基因转染、分选等系列方法的处理（见本书第一章第二节），使得 CAR-T 细胞的制备成本已经十分昂贵，再加上流式细胞术或磁珠分选等技术，将使 CAR-T 细胞的制备成本进一步增加。

5. 自体 T 细胞种类的影响

目前临床研究以输入自体 CAR-T 细胞为主，美国 FDA 于 2017 年批准的两种 CAR-T 药物，也是自体 CAR-T 细胞。但是患者因年龄不同，自体 T 细胞的状态和活性不同。比如年轻和年长患者，他们体内 T 细胞的成分、活性有所不同。给患者输注处于何分化阶段的 CAR-T 细胞治疗效果最佳？对小鼠和人类的研究结果表明，输入初始或中心记忆 T 细胞最好[12,13]。对于年龄较大的成年患者，自身只有少量的初始 T 细胞，如何获取这类 T 细胞本身已比较困难，而化疗或其他疾病过程常常会增加获取这类 T 细胞的难度。从靶向 CD19 的 CAR-T 细胞治疗白血病的临床试验中发现，部分患者的 T 细胞扩增能力非常有限，在体外无法成功扩增并用于 CAR-T 细胞治疗，其中扩增能力是预测成功的最重要的生物学标志。目前在 CAR-T 细胞制备过程中，体外机采分离 T 细胞时，主要采取两种分离方法：一种是在全血淋巴细胞中分离出中心记忆或初始 T 细胞；另外一种是使用大量 T 细胞在特定培养条件下维持初始或中心型记忆 T 细胞的扩增[10]。后一种方法是基于特异性共刺激信号分子的刺激，可以促进 T 细胞定向分化。如 CD28 的刺激，可使 $CD4^+$ T 细胞保持中心记忆状态；4-1BB 的刺激可以促进 $CD8^+$ 中心记忆 T 细胞的增殖。ICOS 共刺激分子的刺激，可以促进和稳定 Th17 细胞的生长和增殖[14,15]。

二、 CAR-T 细胞在血液系统肿瘤治疗中的发展趋势

（一）人源化 CD19 CAR-T 细胞治疗 ALL

1. scFv 基因 cDNA 序列的来源

目前全球大多数临床注册的 CD19 CAR-T 细胞治疗包括 CTL019，所使用的 CAR 结构中的 scFv 肿瘤识别序列都来源于鼠源抗体。如表 2-4 所示，目前文献报道的靶向 CD19 的 11 项 CAR-T 细胞治疗临床试验，scFv 结构域均是鼠源性的。来自单克隆 SJ25C1（3 项）、FMC63（8 项），其中靶向 CD19 分子的 FMC63 克隆序列使用较多，如已经获 FDA 批准的 Kymriah（tisagenlecleucel，CTL019）、Yescarta（axicabtagene ciloleucel，KTE-C19），都是使用 FMC63 克隆。其他抗体克隆序列在一些文章中也有报道，但是使用较少。使用不同的抗体克隆，因涉及抗体识别的亲和能力等因素，可能会影响临床疗效等问题。鼠源性序列修饰的 T 细胞输入人体后，会产生较强的免疫排斥反应[16]，回输后易被人体免疫系统所清除，继而影响临床疗效。即使鼠源 CD19 序列不会引起明显的并发症，也可能导致疗效不明显以及白血病易于复发等问题。在 ASH 年会上，费城儿童医院的研究者 Grupp 提到[17]，CD19 的抗原逃逸占到了白血病复发的 1/3。

表 2-4 临床试验中鼠源 CD19 抗体克隆的来源

临床试验	肿瘤类型	患者数量/例	所使用克隆
Jensen,et al(2010)[18]	淋巴瘤	4	FMC63
Kalos,et al(2011)[19]	CLL	3	FMC63
Kochenderfer,et al(2010)[20]	淋巴瘤	1	FMC63

临床试验	肿瘤类型	患者数量/例	所使用克隆
Kochenderfer，et al(2013)[21]	CLL＋淋巴瘤	10	FMC63
Kochenderfer，et al(2012)[22]	CLL＋淋巴瘤	8	FMC63
Brentjens，et al (2011)[23]	ALL＋CLL	10	SJ25C1
Savoldo，et al(2011)[24]	ALL	6	FMC63
Brentjens，et al (2013)[25]	ALL	5	SJ25C1
Grupp，et al(2013)[26]	ALL	2	FMC63
Davila，et al(2014)[27]	ALL	16	SJ25C1
Cruz，et al(2013)[28]	ALL＋CLL	8	FMC63

2. 人源化 scFv 基因

通过使用完全来源于人或者人源化的 scFv 的结构设计，可以避免鼠源性克隆所引起的免疫耐受、排斥等安全隐患问题。1975 年，杂交瘤技术的问世揭开了大规模制备单克隆抗体的序幕，随之出现了一系列改造单克隆抗体的研究，以致力于减低鼠源性抗体的免疫原性，减少人抗鼠抗体（human anti-mouse antibody，HAMA）反应，由此而产生了人源化抗体[29]。人源化抗体的形式也从最初的嵌合抗体、改型抗体等逐步发展为今天的人源化抗体，抗体人源化已经成为治疗性抗体的发展趋势。人源化抗体是从鼠源单抗到全人抗体的过渡形式，在鼠单抗的基础上，用人抗体恒定区置换鼠抗体的相应部分，形成人鼠嵌合抗体，这类抗体分子约 70% 为人源，在抗原特异性和亲和力方面都较好地保留了亲代抗体的特征，而免疫原性降低至 12% 左右，在体内的半衰期和效应功能也更加接近于人抗体[29]。嵌合抗体（chimeric antibody）属于第一代人源化抗体，是应用 DNA 重组技术将鼠源性的可变区（V 区）基因与人抗体的恒定区（C 区）基因相连接构成嵌合基因的表达产物[30]。在嵌合抗体基础上进一步减少鼠源成分，仅保留鼠抗体的互补决定区（complementarity determining region，CDR），其余全部替换成人抗体的相应部分，这种改型抗体的人源成分达 90%，即通常所指的人源化抗体。值得注意的是，CDR 移植常常导致亲和力下降，而且并非对每一种鼠抗都适用[29]。在嵌合抗体的基础上，20 世纪 90 年代产生了更为完全的第二代人源化抗体，即 CDR 移植抗体（CDR-grafted antibody），它将鼠单抗的 CDR 移植到人单抗的骨架上，即仅保留了 3 个 CDR 是鼠源性的，其他全部为人源结构[30]。之后，人们又将噬菌体展示技术和抗体组合文库技术结合，产生了噬菌体抗体库技术。此技术最大的优点是实现了基因型与表型的统一，外源基因融合到噬菌体外壳蛋白的基因中，从而使外源基因的产物表达在噬菌体表面。此外，抗体库技术制备的抗体还具有组织穿透力强、抗原结合活性高、筛选容量大、保存容易、易于大批量生产等特点[31]。除此之外，转基因小鼠技术是制备完全人源性抗体的又一途径。运用该技术制备的人抗体具有完备的功能，且有较高的亲和力[30]。

CD19 抗体识别序列经过人源化改造，理论上体内存活期更长，患者完全缓解期也可相应得到延长，同时增加了 CAR-T 细胞的短期和长期安全性。CTL119 是第一个人源化靶向 CD19 的 CAR-T 细胞产品，在患有复发性、难治性 ALL 的儿童和青少年患者中，通过使用 CTL119 治疗，缓解率可达 64%。对曾进行过鼠源 CD19 CAR-T 治疗后再次入组的患者，或首次接受 CAR-T 治疗的患者，有效率达到 100%。更进一步的研究表明，人源化 CAR-T

细胞的持续性和抗 CAR 的应答，是提高高复发患者持续缓解率的关键之一[32]。

3. 人源化靶向 CD19 CAR-T 临床前试验

海军总医院血液科的研究人员构建了人源化的 CD19 CAR，并且分析这种 CAR-T 细胞的特异性杀伤能力和增殖能力，以及分泌的细胞因子[33]。在淋巴瘤移植的小鼠模型中分析人源化 CD19 CAR-T 细胞的抗肿瘤能力和延长生存期的试验，研究结果提示人源化 CD19 CAR-T 细胞在荷瘤小鼠具有相似的抗白血病细胞的效率和提高生存率的能力，为人源化 CD19 CAR-T 细胞临床转化奠定基础。

美国南加州大学 2016 年在 ASH 年会上报道已建立了两个新的人源化 CD19 CAR-T，并在 NSG 荷瘤小鼠中进行试验研究[34]。从两个人源化 CD19 抗体克隆中得到 scFv 序列，构建新的人源化 CD19 CAR-T，并且将它们与目前广泛使用鼠源性 FMC63 克隆的 scFv 进行相似性比较。用 protein-L 染色、流式检测等分析 CAR 结构在 T 细胞表面的表达。人源化 CD19 CAR-T 细胞与肿瘤细胞共培养，能检测到 CD69 和 IL-2 的表达明显增加。两个人源化 CD19 CAR-T 细胞均可延长 NSG 荷瘤小鼠的生存期，为临床上使用人源化 CD19 CAR-T 细胞治疗白血病奠定基础，尤其适合因鼠源 scFv CAR-T 细胞治疗所引起免疫排斥的白血病患者。

4. 人源化靶向 CD19 CAR-T 临床试验

目前已经开展的人源化 CD19 CAR-T 细胞治疗的临床试验见表 2-5。

表 2-5　人源化 CD19 CAR-T 细胞治疗的临床试验汇总

序号	临床试验	研究机构	患者数量(例)/性别/年龄	应答
（1）	57th ASH[38]	费城儿童医院	6	50%应答
（2）	58th ASH[34]	费城儿童医院	30	87%应答
（3）	网络报道[39]	徐州医科大学附属医院	1(男性/20 岁)	100%应答
（4）	2016 年 ASCO[40]	宾夕法尼亚大学	8	50%应答
（5）	2017 年 ASCO[41]	宾夕法尼亚大学	8	89%应答

北京艺妙神州医疗科技有限公司何霆等采用人源化 CD19 CAR-T 细胞的临床试验取得了一定疗效[35]。在河北燕达道培医院、北京大学第三医院等开展的临床试验，共入组 34 例患者，治疗 27 例，已完成评价 19 例，其中 17 例达到完全缓解[36]。部分临床研究结果已在 2018 年 3 月第 44 届欧洲血液及骨髓移植学会年会（EBMT）上报道。8 例难治性、复发性、急性 B 淋巴细胞白血病患者，应用自体或供体来源的人源化 CD19 CAR-T 细胞治疗，7 例达到 MRD 的完全缓解（87.5%），其中 2 例患者持续 7 个月完全缓解，1 例患者进行二次移植，6 例患者无输注相关的 GVHD 发生，1 例合并 2 度急性 GVHD，1 例合并慢性皮肤 GVHD[37]。

2015 年第 57 届 ASH 年会上，费城儿童医院报告了曾使用过鼠源性 CTL019 细胞治疗的患者，再次使用诺华公司的人源化靶向 CD19 CAR-T 细胞 CTL119 治疗的情况[38]。起初 53 例患者输注 CTL019 之后有 50 例获得了 CR，14 例患者在 3 个月和 6 个月后又重复输注了鼠源的 CTL019，11 例患者产生可评价应答。有 5 例患者再次输注 CTL019 之后显示了持续的 B 细胞缺乏达 3～15 个月，其中 4 例在初次输注 12～21 个月复发，有 1 例出现 CD19 阴性白血病复发。为了克服鼠源免疫排斥等问题，研究人员给这 5 例患者输注了人源化的

CTL119。结果 5 例患者输注后有 3 例 B 细胞恢复正常，2 例出现 CD19 阳性白血病复发。

费城儿童医院 2016 年在第 58 届 ASH 年会上再次报道了使用人源化 CD19 CAR-T 细胞（CTL119），在 30 例（29 个月到 24 岁儿童和青年）患者中的治疗情况[34]。纳入患者的标准是之前接受或未接受过 CAR-T 细胞治疗的复发性、难治性 B-ALL 儿童及青少年，且需满足以下三个标准之一者：①CD19 表达阳性的白血病复发；②对之前鼠源性 CAR-T 细胞治疗没有应答；③鼠源 CAR-T 细胞治疗后早期即出现 B 细胞恢复，提示 CAR-T 细胞的持续性较差。在输注人源化 CTL119 前 1 周，使用环磷酰胺和氟达拉滨进行预处理。治疗的 30 例患者有 18 例曾接受了同种异体干细胞移植，11 例曾接受了鼠源的 CD19 CAR-T 细胞（CTL019）治疗，其中 B 细胞快速恢复的有 5 例，CD19 阳性复发的有 5 例，对之前 CAR-T 细胞治疗无应答者 1 例。其他 6 名和 3 名患者分别存在中枢神经系统或其他髓外病变。输注人源化 CTL119 细胞后 1 个月，30 例患者中有 26 例取得了 CR，应答率为 87%。11 例接受过鼠源 CAR-T 治疗的患者中，有 7 例在 CTL119 治疗 1 个月的时候取得 CR，4 例无应答，应答率为 64%。在 7 例 CR 患者中，有 5 例流式分析检测微小残留灶（minimal residual disease，MRD）显示为阴性。另外 2 例 CR 患者 MRD 阳性，并分别在 CTL119 细胞治疗后 1.6 个月和 3 个月，出现了 CD19 阳性白血病复发。在既往没有接受过鼠源性 CD19 CAR-T 细胞治疗的患者中，CR 率为 100%（19/19）。1 例具有髓外病变的患者在 CTL119 细胞治疗 2.8 个月后，白血病复发。26 例 CR 患者中 23 例在 1～14.1 个月的随访期（中位随访期为 4.2 月）内仍然处于持续缓解状态，等待进行同种异体造血干细胞移植。

2015 年徐州医科大学附属医院首例人源靶向 CD19 的 CAR-T 治疗急性淋巴细胞白血病（ALL）取得成功[39]。患者使用的 CAR-T 细胞的 scFv 序列是经过人源化改造的，具有体内免疫原性低、不易被自身免疫系统识别、体内存活时间长等特点。全球注册的 50 余项靶向 CD19 的 CAR-T 临床试验中，仅有 3 项人源化 CD19 CAR-T 的临床试验（NCT03275493、NCT02374333、NCT02782351），而中国报道的人源化 CD19 CAR-T 治疗白血病是首例获得成功的案例（NCT02782351）。同时，曹江教授表示，尽管全球临床试验注册中仅有诺华等少数公司进行了人源化的临床试验研究，但这代表了发展趋势，院方将在未来进行更多的临床试验验证人源化 CD19 CAR-T 相对于鼠源序列的优势。

2016 年，在 ASCO 会议[40]上，宾夕法尼亚大学报道了人源化 CTL119 的临床试验结果（注册号 NCT02374333）。8 例先前采用 CAR-T 细胞治疗（鼠源 CTL019 治疗 5 例，未细胞治疗 3 例）的儿童入组了人源 CTL119 的 I 期临床试验。结果显示 3 例患者出现 B 细胞再生、4 例出现 CD19 阳性白血病复发、1 例无应答。有 4 例患者发生 CRS，但不需要升压药物或者呼吸机等处理。有 2 例在先前接受鼠源 CTL019 回输的患者发生应答。结果表明，人源化 CTL119 可以使一半原先对鼠 CAR-T 细胞发生免疫耐受的患者得到完全缓解[40]。

2017 年，在 ASCO 会议[41]上，宾夕法尼亚大学报道了使用 CTL119 联合 ibrutinib（酪氨酸激酶抑制剂）联合治疗复发性、难治性、慢性淋巴细胞白血病患者（NCT02640209）。流式细胞术对微小残留病灶（MRD）进行分析，10 例接受 CTL119 治疗的 CLL 患者，其中 8 例可评价的患者在 3 个月时达到骨髓 CR（流式检测 MRD 阴性），3/5 例患者有中等程度的脾肿大。结果表明，人源化 CTL119 联合 ibrutinib，能使 89% 的 CLL 患者达到骨髓 MRD 阴性的完全缓解。

（二）基因编辑 CAR-T 治疗

使用异体来源的通用型 CAR-T 细胞治疗，首先必须保证通用型 CAR-T 的安全性，确保不攻击患者自身细胞，同时也需要避免宿主细胞的攻击。中国科学院动物研究所王皓毅研究组利用 CRISPR/Cas9 基因编辑技术，构建了多基因编辑的通用型 CAR-T 细胞。为了避免 GVHD、降低自身的免疫原性等，通过 CRISPR-Cas9 技术编辑了 TRAC（αβ T-cell receptor，TCR）、PD-1、B2M 三基因，或者 TRAC 和 PD-1 两基因[42]。关于基因编辑通用型 CAR-T 细胞技术，见本书第六章第一节内容。

（曹俊霞　游嘉　王征旭）

参 考 文 献

[1] Ruella M，Maus M V. Catch me if you can：Leukemia Escape after CD19-Directed T Cell Immunotherapies. Comput Struct Biotechnol J，2016，14：357-362.

[2] Haso W，Lee D W，Shah N N，et al. Anti-CD22-chimeric antigen receptors targeting B-cell precursor acute lymphoblastic leukemia. Blood，2013，121（7）：1165-1174.

[3] Brentjens R J，Davila M L，Riviere I，et al. CD19-targeted T cells rapidly induce molecular remissions in adults with chemotherapy-refractory acute lymphoblastic leukemia. Sci Transl Med，2013，5（177）：177ra38.

[4] Grupp S A，Kalos M，Barrett D，et al. Chimeric antigen receptor-modified T cells for acute lymphoid leukemia. N Engl J Med，2013，368（16）：1509-1518.

[5] Davila M L，Riviere I，Wang X，et al. Efficacy and toxicity management of 19-28z CAR-T cell therapy in B cell acute lymphoblastic leukemia. Sci Transl Med，2014，6（224）：224ra25.

[6] Lee D W，Kochenderfer J N，Stetler-Stevenson M，et al. T cells expressing CD19 chimeric antigen receptors for acute lymphoblastic leukaemia in children and young adults：a phase 1 dose-escalation trial. Lancet，2015，385（9967）：517-528.

[7] Maude S L，Frey N，Shaw P A，et al. Chimeric antigen receptor T cells for sustained remissions in leukemia. N Engl J Med，2014，371（16）：1507-1517.

[8] Noelle V Frey，Bruce L，Lacey S F，et al. Refractory Cytokine Release Syndrome in Recipients of Chimeric Antigen Receptor（CAR）T Cells. Blood，2014，124（21）：2296.

[9] Jae H Park，Isabelle Riviere，Wang X，et al. CD19-Targeted 19-28z CAR-Modified Autologous T Cells Induce High Rates of Refractory B-Cell ALL. Paper presented at：56th ASH Annual Meeting and Exposition，December 6-9，2014.

[10] Park JH，Riviere I，Wang X，et al. Chimeric Antigen Receptor- and TCR-Modified T Cells Enter Main Street and Wall Street. J Immunol，2015，195（3）：755-761.

[11] Straetemans T，Coccoris M，Berrevoets C，et al. T-cell receptor gene therapy in human melanoma-bearing immune-deficient mice：human but not mouse T cells recapitulate outcome of clinical studies. Hum Gene Ther，2012，23：187-201.

[12] Abe R，Vandenberghe P，Craighead N，et al. Distinct signal transduction in mouse CD4$^+$ and CD8$^+$ splenic T cells after CD28 receptor ligation. J Immunol，1995，154：985-997.

[13] Berger C，Jensen M C，Lansdorp P M，et al. Adoptive transfer of effector CD8$^+$ T cells derived from central memory cells establishes persistent T cell memory in primates. J Clin. Invest，2008，118：294-305.

[14] Kalos M，June C H. Adoptive T cell transfer for cancer immunotherapy in the era of synthetic biology. Immunity，2013，39：49-60.

[15] Gattinoni L，Lugli E，Ji Y，et al. A human memory T cell subset with stem cell-like properties. Nat

Med, 2011, 17: 1290-1297.

[16] Cruz C R, Micklethwaite K P, Savoldo B, et al. Infusion of donor-derived CD19-redirected virus-specific T cells for B-cell malignancies relapsed after allogeneic stem cell transplant: a phase 1 study. Blood, 2013, 122 (17): 2965-2973.

[17] Grupp S A, Maude S L, et al. Durable Remissions in Children with Relapsed/Refractory ALL Treated with T Cells Engineered with a CD19-Targeted Chimeric Antigen Receptor (CTL019). Blood, 2015, 126: 681.

[18] Jensen M C, Popplewell L, Cooper L J, et al. Antitransgene rejection responses contribute to attenuated persistence of adoptively transferred CD20/CD19-specific chimeric antigen receptor redirected T cells in humans. Biol Blood Marrow Transplant, 2010, 16 (9): 1245-1256.

[19] Kalos M, Levine B L, Porter D L, et al. T cells with chimeric antigen receptors have potent antitumor effects and can establishmemory in patients with advanced leukemia. Sci Transl Med. 2011, 3 (95): 95ra73.

[20] Kochenderfer J N, Wilson W H, J Rosenberg SA et al. Eradication of B-lineage cells and regression of lymphoma in a patient treated with autologous T cells genetically engineered to recognize CD19. Blood, 2010, 116 (20): 4099-4102.

[21] Kochenderfer J N, Dudley M E, et al. Donor-derived CD19-targeted T cells cause regression of malignancy persisting after allogeneic hematopoietic stem cell transplantation. Blood, 2013, 122 (25): 4129-4139.

[22] Kochenderfer J N, Dudley M E, Carpenter R O, et al. B-cell depletion and remissions of malignancy along with cytokine-associated toxicity in a clinical trial of anti-CD19 chimeric-antigen-receptor-transduced T cells. Blood, 2012, 119 (12): 2709-2720.

[23] Brentjens R J, Rivière I, Park J H, et al. Safety and persistence of adoptively transferred autologous CD19-targeted T cells in patients with relapsed or chemotherapy refractory B-cell leukemias. Blood, 2011, 118 (18): 4817-4828.

[24] Savoldo B, Ramos C A, Liu E, et al. CD28 costimulation improves expansion and persistence of chimeric antigen receptor-modified T cells in lymphoma patients. J Clin Invest, 2011, 121 (5): 1822-1826.

[25] Brentjens R J, Davila M L, Riviere I, et al. CD19-targeted T cells rapidly induce molecular remissions in adults with chemotherapy-refractory acute lymphoblastic leukemia. Sci Transl Med, 2013, 5 (177): 177ra38.

[26] Grupp S A, Kalos M, Barrett D, et al. Chimeric antigen receptor-modified T cells for acute lymphoid leukemia. N Engl J Med, 2013, 368 (16): 1509-1518.

[27] Davila M L, Riviere I, Wang X, et al. Efficacy and toxicity management of 19-28z CAR-T cell therapy in B cell acute lymphoblastic leukemia. Sci Transl Med, 2014, 6 (224): 224ra25.

[28] Cruz C R, Micklethwaite K P, Savoldo B, et al. Infusion of donor-derived CD19-redirected virus-specific T cells for B-cell malignancies relapsed after allogeneic stem cell transplant: a phase 1 study. Blood, 2013, 122 (17): 2965-2973.

[29] 顾颖, 张军, 夏宁邵. 单克隆抗体人源化研究进展. 国外医学: 预防、诊断、治疗用生物制品分册, 2002, 25 (3): 117-120.

[30] 吴炜霖, 仲人前. 人源化抗体的演进发展及应用现状. 现代免疫学, 2009 (4): 337-340.

[31] 林芸, 阎锡蕴. 人源化抗体研究历程及发展趋势. 生物工程学报, 2004, 20 (1): 1-5.

[32] Kretzschmar T, von Rüden T. Antibody discovery: phage display. Curr Opin Biotechnol, 2002, 13 (6): 598-602.

[33] Qian L, Li D, Ma L, et al. The novel anti-CD19 chimeric antigen receptors with humanized scFv (single-chain variable fragment) trigger leukemia cell killing. Cell Immunol, 2016, 304-305: 49-54.

[34] Shannon L Maude, David M, Barrett S, et al. Efficacy of Humanized CD19-Targeted Chimeric Antigen Receptor (CAR) -Modified T Cells in Children and Young Adults with Relapsed/Refractory Acute Lymphoblastic Leukemia. Oral and Poster Abstracts. Session: 614 (217). 58th ASH. https://ash.confex.com/ash/2016/webprogram/Paper92920.html.

[35] http://www.sohu.com/a/213122642 _ 100002916.

[36] http://news.tsinghua.edu.cn/publish/thunews/9945/2016/20160727190532668596861/20160727190532668596861 _ .htm.

[37] Zhang X, Lu X An, Xiong M, et al. Safety and efficacy of autologous or donor derived CD19 CAR-T treatment in relapsed B acute lymphocytic leukemia after allo-HSCT. 44th EBMT.

[38] Maude S L, Barrett D M, Ambrose D E, et al. Efficacy and Safety of Humanized Chimeric Antigen Receptor (CAR) -Modified T Cells Targeting CD19 in Children with Relapsed/Refractory ALL. Blood, 2015, 126: 683.

[39] http://www.haodf.com/zhuanjiaguandian/caojiangdr _ 4649478510.htm.

[40] Maude S L, Barrett D M, Rheingold S R, et al. Efficacy of humanized CD19-targeted chimeric antigen receptor (CAR) -modified T cells in children with relapsed ALL. ASCO Meeting Abstracts, 2016, 34 (15 _ suppl): 3007.

[41] Saar G. Ibrutinib Plus Cellular Therapy CTL119 May Lead to Complete Remissions in CLL. ASCO Meeting Abstracts. 2017: 7509.

[42] Zhang Y, Zhang X, Cheng C, et al. CRISPR-Cas9 mediated LAG-3 disruption in CAR-T cells. Front Med, 2017, 11 (4): 554-562.

第四节　CAR-T 细胞治疗慢性淋巴细胞白血病

慢性白血病（chronic leukemia，CL）的细胞分化多停滞在较晚期阶段，为较成熟的幼稚细胞和成熟细胞，而且病情发展较为缓慢，自然病程为数年乃至数十年。慢性白血病又可以根据病变细胞的类型分为慢性淋巴细胞性白血病（CLL）和慢性髓性白血病（CML）两类。

一、慢性淋巴细胞白血病

CLL 是一种原发于造血组织、高度异质性的血液系统恶性肿瘤，也是西方国家最常发生的白血病类型。CLL 患者发病的年龄一般较晚，在西方国家中位年龄超过 70 岁，其肿瘤细胞多为单克隆的 B 淋巴细胞，形态上类似正常成熟的小淋巴细胞，通常蓄积于血液、骨髓及淋巴组织中。CLL 临床主要表现为肝脾和淋巴结肿大、骨髓淋巴细胞极度增生，CD5 及 CD19 阳性的成熟小淋巴细胞在外周血、骨髓、脾脏和淋巴结中异常聚集等。CLL 患者的主要死亡原因是骨髓衰竭和感染。CLL 虽发展缓慢，但难以治愈，部分患者可向幼淋巴细胞白血病、弥漫大 B 细胞淋巴瘤、霍奇金淋巴瘤、急淋等其他恶性淋巴增殖性疾病转化。CLL 的中位生存期一般为 35～63 个月，有的患者生存时间长达 10 年以上。尽管目前有很多治疗 CLL 的方法，但 CLL 多无法被治愈。

（一）慢性淋巴细胞白血病的治疗现状

在中国目前用于 CLL 治疗的药物包括[1,2]：烷化剂类药物，如苯丁酸氮芥（chlorambucil）、苯达莫司汀（bendamustine）、环磷酰胺（cyclophosvnamide，CTX）等，能损伤 CLL 细胞DNA；嘌呤类似物氟达拉滨（fludarabine）可以抑制 DNA 聚合酶的功能，喷司他丁（pentostatin）和克拉屈滨（cladribine）可以抑制腺苷脱氨酶，影响 DNA 的处理；单克隆抗体利妥昔单抗（rituximab）(抗 CD20)、阿伦单抗（alemtuzumab）(抗 CD52)、奥法木单抗（ofatumumab）(抗 CD20)、obinutuzumab（抗 CD20）、来那度胺（lenalidomide/Revlimid）(多靶标免疫调节剂)；B 细胞受体通路和酪氨酸激酶抑制剂如依鲁替尼（Imbruvica）(抑制恶性 B 细胞的增殖和存活)、idelalisb（磷脂酰肌醇-3 激酶的抑制剂)。目前化疗加用抗 CD20 单克隆抗体的联合免疫化疗，已经逐步改善了 CLL 患者的生存及预后，但多适用于 CLL 刚刚出现症状或疾病进展时。氟达拉滨为目前 CLL 治疗方案中的一项主要组成部分[1,2]。尽管目前联合免疫化疗的策略已显著提高了部分 CLL 患者的临床疗效和生存率，但仍有相当部分 CLL 患者呈现疾病难治和复发的问题。由于 CLL 患者主要为老年患者，仅少数适合造血干细胞移植，且异体造血干细胞移植仅可能改善患者的无进展生存期，并不能延长患者的总生存期，一般不推荐常规采用[3]。因此，进一步探索和优化 CLL 的治疗方法势在必行，尤其是使用嵌合抗原受体（chimeric antigen receptor，CAR）修饰的 T 细胞，近年来已在急性淋巴细胞白血病、淋巴瘤、CLL 等临床试验中取得了令人瞩目的疗效。

（二）慢性淋巴细胞白血病的 CAR-T 细胞治疗

目前在 CLL 的治疗中主要使用第二代 CAR-T 细胞技术[4~8]。已发表的 CD19 CAR-T 细胞治疗慢性淋巴细胞白血病总结如表 2-6 所示。

1. 宾夕法尼亚大学 Abramson 癌症中心（注册号 NCT01029366）

由 June 领导的研究组的 Porter 等和 Kalos 等[9,10]，于 2011 年首次应用 CAR-T 细胞成功治疗 3 例 CLL 患者。Porter 等[9] 使用靶向 CD19 CAR-T 细胞治疗 3 例 CLL，其中 1 例被确诊为CLL I期的患者已经有 14 年病史，在 2009 年病情加重后使用利妥昔单抗联合苯达莫司汀治疗后仅能控制病情。于 2010 年在使用 11 周阿伦单抗治疗后，在病情稳定后给予 CD19 CAR-T 细胞治疗。使用 1.5×10^5 个/kg 的 CAR-T 细胞治疗 10 个月后，患者病情有所缓解，初次使用 6个月后还能在患者的血及骨髓中检测到较多的 CAR-T 细胞存活。另外 2 例 CLL 患者在 2 年的随访中仍处于完全缓解。研究发现[10]，输注的 CAR-T 细胞可以在患者外周血和骨髓中大量存在，在体内扩增了 1000 倍以上，有效清除 CLL 细胞的功能可维持 6 个月以上。部分 CAR-T细胞甚至可以以记忆细胞的形式存在，当它们再次接触 CLL 细胞时可以产生快速应答反应。CAR-T 细胞在患者体内增殖和存活的机制目前还不清楚，可能是由于它们在内环境中由正常的 B 细胞和表达 CD19 的白血病细胞或其释放的细胞因子激活所致。CAR-T 细胞输入体内后，细胞因子 IFN-γ、CXCL9、IL-6 以及可溶性 IL-2 受体等有明显的增加，在输入后的第 23 天细胞因子水平达到高峰。在骨髓中细胞因子的升高与白血病细胞的减少相一致，但在外周血和骨髓中 TNF 的水平变化不大。应用 RT-PCR 方法检测患者体内 CAR-T 细胞数量时发现，在输入细胞后第 21 天，CAR-T 细胞的数量增加了 1000 倍，占外周血淋巴细胞的 20% 以上。CAR-T细胞的数量与溶瘤反应综合征出现的时间，以及细胞因子水平升高相一致。

表 2-6 已发表的 CD19 CAR-T 细胞治疗 CLL 文献汇总

年/作者	患者数(N)	结构	预处理	IL-2(体内)	T细胞来源	转基因	CD19 CAR-T细胞剂量	结果	最长持续时间
2011，Kalos, et al[10]	3	4-1BB-CD3ζ	—	—	自体	LV	$1.46×10^5/~1.6×10^7$ 个/kg 分三天注射	2 CR 1 PR	CR (11个月)
2011，Brentjens, et al[13]	8	CD28-CD3ζ	3 CLL: 无预处理 5 CLL: Cy	—	自体	RV	3 CLL: $(1.2~3.0)×10^7$ 个/kg 4 CLL: $(0.4~1.0)×10^7$ 个/kg	4 NR 1 PR 2 SD	PR (3个月)
2012，Konchenderfer, et al[14]	4	CD28-CD3ζ	Cy 和 FLU	$7.2×10^5$ IU/kg 静滴 0~5天，每日 8h	自体	RV	$(0.3~2.8)×10^7$ 个/kg	1 CR 1 SD 2 PR	CR (15个月)
2013，Cruz,et al[17]	4	CD28-CD3ζ	—	—	供者来源	RV	剂量递增: $(1.5~12)×10^7$ 个/m^2	1 PR 1 SD 2 NR	—
2013，Kochenderfer, et al[15]	4	CD28-CD3ζ	—	—	供者来源	RV	$0.4×10^6~2.4×10^6$ 个/kg	1 SD 2 NR 1 CR	CR (9个月)
2015，Kochenderfer, et al[16]	4	CD28-CD3ζ	Cy FLU	—	自体	RV	$(1~4)×10^6$ 个/kg	3 CR 1 PR	CR (23个月)
2015，Porter,et al[11]	14	CD28-CD3ζ	10例患者骨髓活检	—	自体	RV	平均$1.6×10^8$ 个 CTL019细胞	4 CR 4 PR	—

2015 年，Porter 等[11] 发表了 CAR-T 细胞治疗 CLL 的临床研究结果，有 23 例复发性、难治性 CLL 患者参加了该项研究，其中 14 例接受（0.14～11）×10^8（中位数 1.6×10^8）CTL019 细胞的治疗，总体有效率为 57%，其中 4 例患者完全缓解（CR），4 例部分缓解（PR）。部分 CR 患者血液中残留的 CAR-T 细胞，在治疗 4 年后仍可被检出。所有患者在体内 T 细胞增殖的同时，都伴有 B 细胞再生障碍性贫血和细胞因子释放综合征（CRS）的发生，经托珠单抗治疗后缓解。CAR-T 细胞治疗的患者可出现 CRS 等毒副作用，具体见本书第四章第二节描述。该研究还提示含共刺激分子 4-1BB 的 CAR-T 细胞，较含 CD28 的CAR-T 细胞，能产生相对较低的毒副作用。

2. 纪念斯隆-凯特琳癌症中心（MSKCC）（注册号 NCT00466531）

在 Brentjens 等[12,13] 的研究中，对 8 例 CLL 患者（中位年龄 68 岁）给予（0.4～3.0）×10^7 个/kg 的第二代 CAR-T 细胞。结果显示，CAR-T 治疗对大部分患者较为安全，能使肿瘤负荷减轻、病情有所缓解。其中 1 例患者治疗后病情部分缓解，2 例患者治疗后病情稳定，另外 4 例患者病情无可评估的进展。治疗过程中患者普遍存在发热、寒战等症状。研究提示，第二代 CAR-T 细胞治疗可能更适用于已经进行过前置化疗，且肿瘤负荷较低或有较小残留病灶的患者。

3. 美国国家癌症研究所（NCI）（注册号 NCT00924326、NCT01087294、NCT00924326）

来自 Rosenberg 实验室的 Kochenderfer 等[14~16] 分别在 2012 年、2013 年和 2015 年发表了一系列第二代 CAR-T 细胞治疗 CLL 的相关临床研究试验结果。在 2012 年的研究中（注册号 NCT00924326），Kochenderfer 等[14] 在使用第二代 CAR-T 细胞对 4 例 CLL 患者进行治疗的同时，于治疗前 6 天每天给患者使用 7.2×10^5 IU/kg 的 IL-2。治疗结果显示，1例患者病情完全缓解（＞15 个月），1 例病情稳定，另有 2 例病情部分缓解。所有患者在治疗中均显示非 IL-2 引发的干扰素和肿瘤坏死因子的高表达，伴随有发热、乏力和肌肉酸痛，这可能是第二代 CAR-T 细胞免疫治疗的毒副作用。尽管 Kalos 等[10] 曾认为使用共刺激分子 4-1BB（而不是 CD28）的 CAR-T 细胞，有可能减少相关毒副作用，但该研究认为减轻细胞因子毒性的关键在于，通过输注例如利妥昔单抗（抗 CD20）或多次小剂量输入 CAR-T细胞，而非一次性大剂量输注 CAR-T 细胞的方式，能减少由于 CAR-T 细胞激活的 CD19 阳性细胞的数量，从而减轻并发症的发生、发展。

在 2013 年的研究中（注册号 NCT01087294），Kochenderfer 等[15] 使用异体第二代CAR-T 细胞对 4 例仅接受过异基因造血干细胞移植（allo-HSCT）而从未接受过化疗的CLL 患者进行免疫细胞治疗。分别使用与患者 HLA 配型相合的供者（MSD）或无相关供者（URD）的外周血 T 细胞，进行体外培养改造后回输给对应的患者，结果显示 1 例患者病情完全缓解，1 例病情稳定，另外 2 例部分缓解。仅有半数患者在移植异体第二代 CAR-T 细胞后发生移植物抗宿主病。

在 2013 年的研究中（注册号 NCT00840853），Cruz 等[17] 使用异体的表达 CD19 的第二代 CAR-T 细胞 VSTs（virus-specific cytotoxic T cells，VSTs）对 4 例进行过异基因造血干细胞移植（allo-HSCT）的 CLL 患者进行治疗。这类细胞由 CMV-specific T 细胞[18~20]发展而来。结果显示，VSTs 细胞是安全和有效的，在所有 CLL 患者的治疗中均无与移植相关的毒性。VSTs 细胞在外周血或局部生存的平均时间为 8～9 周。在 4 例患者中，1 例病情部分缓解，1 例病情稳定，2 例病情评估为无进展。

在 2015 年发表的主要针对 CAR-T 细胞治疗弥漫性大 B 细胞淋巴瘤的研究中（注册号 NCT00924326），Kochenderfer 等[16] 使用第二代 CAR-T 细胞对 5 例 CLL 患者进行治疗，其中 1 例为 CLL 发展而来的弥漫性大 B 细胞淋巴瘤，2 例对氟达拉滨耐药，2 例是普通的 CLL 患者。结果显示，CLL 演变的弥漫性大 B 细胞淋巴瘤患者部分改善，其余 4 例患者中有 3 例完全缓解，最长的缓解时间大于 23 个月，1 例部分缓解。

（三） CAR-T 细胞治疗 CLL 病例分析[12]

在这里主要分析在临床试验 NCT00466531 中的 1 例死亡事件。在这项 I 期临床试验中共入组 6 例患者，第 4 例受试者是一位 69 岁的男性患者，该患者患有复发性、难治性 CLL。在纳入治疗的时候，已有 3 个患者接受过该试验治疗方案，给予最低剂量 CAR-T 细胞回输后皆未发生任何明显的副反应。第 4 例受试者入组后首先接受环磷酰胺（1.5g/m²）进行了淋巴清除，2 天后接受 CAR-T 细胞回输，剂量为同组前三位未产生明显副反应的最低剂量，遗憾的是，该名受试者在细胞回输 4 天后死亡。下面详细地分析该死亡案例。

1. 治疗史回顾

该受试者在入组前 8 年被诊断为 CLL，有心肌梗死、冠状动脉疾病、高血压和慢性肾功能不全病史。确诊后 2 年，接受了纪念斯隆-凯特琳癌症中心的治疗方案（编号为 98-080）。首先给予氟达拉滨 [25mg/(m²·d)]连续 5 天，持续 4 周，该剂量进行 6 个循环；随后高剂量的环磷酰胺（3g/m²），每 3 周 1 次，持续 3 个循环；接下来利妥昔单抗（375mg/m²）每周 1 次，持续 8 周。治疗后达到部分缓解。5 年后，患者病情明显发展，出现淋巴结肿大、外周血淋巴细胞计数增加和血细胞数减少等。该患者再次在纪念斯隆-凯特琳癌症中心接受治疗（编号为 05-077），联合使用喷司他丁（4mg/m²）、环磷酰胺（600mg/m²）、利妥昔单抗（375mg/m²，在第 2～6 个循环时使用）以及米托蒽醌（10mg/m²）进行了 6 个月循环治疗。在治疗结束后，该患者再次达到了部分缓解。2 年后该患者再次出现了外周血淋巴细胞计数增加、血细胞减少和淋巴结肿大等现象，经评估满足纳入 CAR-T 临床试验的所有标准，因此被纳入了编号为 06-138 的 CAR-T 细胞治疗组。

2. CAR-T 的治疗过程

首先对受试者进行了 T 淋巴细胞采集，制备 19-28z 反转录病毒载体介导的 19-28z CAR-T 细胞。受试者再次确认入组后，输入环磷酰胺（1.5g/m²）。此时患者表现出良好的耐受性，每日进行 2 次的血清电解质检测未发现肿瘤裂解的表现。在 CAR-T 细胞输注的当天，受试者出现轻微的血磷水平升高（4.8mg/dL），肌氨酸酐为 1.3mg/dL。在 CAR-T 细胞输注的 3h 内无并发症出现，20h 后受试者出现了高热。在实施该治疗方案第一步时，其他 3 名受试者也均出现短暂的发热现象，但只有该受试者持续高热并伴有低血压发生。随后该名受试者出现了呼吸困难，但此时胸部 X 射线检测结果为阴性。在血细菌培养后，对该患者使用广谱抗生素（氧哌嗪青霉素/他唑巴坦和环丙沙星），并使用呼吸机，随后转至 ICU。实验室检测结果显示，在 T 细胞输注 24h 后肌氨酸酐（2.2mg/dL）、血磷（7.4mg/dL）、血钾（5.0mEq/L）和尿酸（8.3mg/dL）浓度均有升高，进而出现无尿伴随急性肾衰竭。经治疗，低血压得到了控制，但仍然无尿，血清中磷和钾浓度仍在升高，呼吸系统功能日益恶化。在输注 CAR-T 细胞后的 44h 该患者死亡，死亡前血清中肌氨酸酐浓度为 3.7mg/dL，血钾和血磷的浓度分别为 9.1mEq/L 和 14.2mg/dL。受试者外周血淋巴细胞在整个治疗过程中一直维持稳定。

3. 验尸病理报告

该死亡受试者的尸检报告显示，体内多器官存在大面积弥散的 CLL 细胞，另外还有一个与肠系膜淋巴结粘连的腹部肿瘤（2.5kg）。弥散的 CLL 细胞转移至多器官，包括肝脏、胰腺、肾上腺和骨髓以及淋巴结。肾组织含有分散的钙晶体。但这些数据不能说明肿瘤溶解综合征是引起肾衰竭的主要原因。肺和心脏组织的组织学病理无异常。此外，在使用抗生素后，血培养结果一直呈阴性。在发生了严重的副反应（serious adverse event，SAE）之后，重新确认了输注的细胞产品是无菌的。

4. 分析血清中的细胞因子

从治疗开始前收集受试者在每一个阶段的血清样本，分析这些血清样本结果显示：环磷酰胺预处理后 IL-2、IL-7、IL-15 和 IL-12 的浓度，与预处理前 30 天的血清样品中细胞因子的浓度相比，均明显增高。但是因预处理前的血清是在环磷酰胺化疗前 30 天收集的，因此，对比结果无法说明是环磷酰胺化疗引起的细胞因子浓度升高。这些细胞因子水平的升高可能是由于之前的中度亚急性感染，而环磷酰胺造成的免疫抑制使其加重，导致了受试者发生败血症。TNF-α 和 IFN-γ 在输注前后没有发生立即的变化。

以上分析提示该受试者在接受了环磷酰胺化疗和 CAR-T 细胞治疗后，出现了肿瘤溶解综合征，继发出现败血症，但原因不明。

（四） CAR-T 细胞治疗 CLL 其他靶点的选择

CAR-T 细胞治疗 CLL 的关键点在于如何找到 CLL 特异性的肿瘤抗原靶点。现在临床所用的靶点主要是 CAR-T 细胞治疗的通用靶点，即针对 B 细胞的表面分化抗原 CD19 和 CD20，其产生的后果是清除所有的 B 细胞，患者需要长期外源性补充免疫球蛋白。其他高表达的靶抗原，因可能存在脱靶效应，对正常细胞也产生杀伤，因而不适合作为 CAR-T 治疗的靶点。目前可能作为 CAR-T 细胞治疗 CLL 的靶点包括以下几种：

1. CD23 和 CD40 靶点

动物实验显示，CD23 和 CD40 可能成为下一步 CAR-T 治疗 CLL 的靶点。在 2011 年 Biagi 等[21] 使用慢性淋巴细胞白血病的异种移植物小鼠模型研究 CLL 中 B 细胞活化标志 CD23，作为 CAR-T 细胞治疗的靶点。通常 CLL 中 B 细胞的活化标志为 CD19、CD5 和 CD20，该研究构建靶向 CD23 的 CAR-T 细胞。体外试验证明，抗 CD23 CAR-T 细胞显示了对表达 CD23 的肿瘤细胞系和表达 CD23 的 CLL 细胞的特异性杀伤活性，对表达 CD23 的肿瘤细胞系平均溶解率达 42%，对表达 CD23 的 CLL 细胞的平均溶解率为 58%，且不会对正常 B 淋巴细胞产生显著毒性作用。相比之下，靶向 CD19 或 CD20 抗原的 CAR-T 一般会对正常 B 淋巴细胞产生显著杀伤毒性。抗 CD23 CAR-T 细胞的输注，可以延缓小鼠体内 CLL 细胞系的生长。结果表明，靶向 CD23 CAR-T 细胞可以在 CLL 体内选择性清除表达 CD23 的 CLL 细胞。

Curran 等[22] 在 SCID 小鼠的 CAR-T 细胞治疗 CLL 的研究中，发现通过调控 CD40 配体的表达，可以增强 CAR-T 细胞的治疗效果，诱导 DC 成熟和促炎细胞因子 IL-12 的分泌。重组人 CD40L 或抗 CD40 单克隆抗体修饰的 T 细胞，在第一阶段试验中已显示明显的抗肿瘤免疫应答，可以激活内源抗肿瘤免疫反应。

2. ROR1 和 IgK 抗原靶点

临床前的研究已经显示，靶向 ROR1 的 CAR-T 细胞能消除 ROR1 阳性表达的肿瘤细胞[23]。目前一项靶向 ROR1 CAR-T 细胞联合化疗治疗 CLL 的临床 I 期试验，正在 MD 安德森癌症研究中心开展（注册号 NCT02194374）。

临床前研究显示靶向 IgK 的 CAR-T 细胞可以有效地裂解表达 IgK 的肿瘤细胞[24]。目前贝勒医学院的研究者们正在开展一项 I 期临床试验，使用靶向 IgK 的 CAR-T 细胞治疗 B 细胞白血病，包括 CLL、淋巴瘤或多发性骨髓瘤（MM），临床注册号为 NCT00881920。

由于 CLL 发病人群的年龄普遍较高，身体状况往往不能适应传统放化疗等治疗方法，因此，免疫细胞治疗可能成为更加有利的治疗手段。目前虽然没有临床试验能够证明非特异性免疫细胞治疗，如 NK、CIK 等对 CLL 有明确的疗效，但是 CAR-T 细胞治疗 CLL 已显示了一定的临床治疗前景，是未来免疫细胞治疗的主要发展方向。

二、慢性髓性白血病

慢性髓性白血病（CML）是骨髓造血干细胞克隆性增殖形成的恶性肿瘤，占成人白血病的 15％，全球年发病率为（1.6～2.0）/10 万。1986～1988 年在我国 22 个省（市、自治区）46 个调查点进行的全国白血病发病情况调查显示，CML 的年发病率为 0.36/10 万。此后，国内几个地区的流行病学调查显示，CML 的年发病率为（0.39～0.55）/10 万。中国 CML 患者较西方更为年轻化，国内几个地区的流行病学调查显示，CML 中位发病年龄为 45～50 岁，而西方国家 CML 的中位发病年龄为 67 岁[25～28]。异基因造血干细胞移植（allo-HSCT）是目前唯一有望治愈 CML 的方法，但是存在移植相关死亡和移植物抗宿主病的危险。随着对酪氨酸激酶抑制剂研究的进展和新一代药物的开发，药物保守治疗可以使绝大多数 CML 患者长期无病生存，少数长期稳定的患者，甚至在停止药物治疗后，也可以长期无病生存[29]。

到目前为止，还没有 CAR-T 细胞临床治疗 CML 的相关文献报道。

（游　嘉　王　磊　曹俊霞）

参 考 文 献

[1] 中华医学会血液学分会，中国抗癌协会血液肿瘤专业委员会.中国 B 细胞慢性淋巴增殖性疾病诊断专家共识（2014 版）.中华血液学杂志，2014，35（4）：367-370.

[2] Chinese Society of Hematology, Chinese Medical Association, Hematology Oncology Committee of China AntiCancer Association. The guidelines for diagnosis and treatment of chronic lymphocytic leukemia/small lymphocytic lymphoma in China（2015 edition）.Chin J Hematol，2015，36（10）：809-813.

[3] Cao L，Fan L，et al. Hotspot report of the 56th American Society of Hematology Annual Meeting：progress of treatment in chronic lymphocytic leukemia. Chin J Hematol，2015，36（4）：358-360.

[4] Mato A，Porter D L. A drive through cellular therapy for CLL in 2015：allogeneic cell transplantation and CARs. Blood，2015，26（4）：478-485.

[5] Lorentzen C L，Straten P T. CD19-Chimeric Antigen Receptor T Cells for Treatment of Chronic Lymphocytic Leukaemia and Acute Lymphoblastic Leukaemia. Scand J Immunol，2015，82（4）：307-319.

[6] Ramos C A，Savoldo B，Dotti G. CD19-CAR trials. Cancer J，2014，20（2）：112-118.

[7] Awan F T，Byrd J C. New strategies in chronic lymphocytic leukemia：shifting treatment paradigms. Clin Cancer Res，2014，20（23）：5869-5874.

[8] McLaughlin L，Cruz C R，et al. Adoptive T-cell therapies for refractory/relapsed leukemia and lymphoma：current strategies and recent advances. Ther Adv Hematol，2015，6（6）：295-307.

[9] Porter D L，Levine B L，et al. Chimeric antigen receptor-modified T cells in chronic lymphoid leukemia. N Engl J Med，2011，365：725-733.

[10] Kalos M，Levine B L，et al. T cells with chimeric antigen receptors have potent antitumor effects and can establish memory in patients with advanced leukemia. Sci Transl Med，2011，3：95ra73.

[11] Porter D L，Hwang W T，Frey N V，et al. Chimeric antigen receptor T cells persist and induce sustained remissions in relapsed refractory chronic lymphocytic leukemia. Sci Transl Med，2015，7（303）：303ra139.

[12] Brentjens R J，Yeh R，et al. Treatment of chronic lymphocytic leukemia with genetically targeted autologous T cells：case report of an unforeseen adverse event in a phase I clinical trial. Mol Ther，2010，18（4）：666-668.

[13] Brentjens R J，Riviere I，et al. Safety and persistence of adoptively transferred autologous CD19-targeted T cells in patients with relapsed or chemotherapy refractory B-cell leukemias. Blood，2011，118：4817-4828.

[14] Kochenderfer J N，Dudley M E，et al. B-cell depletion and remissions of malignancy along with cytokine-associated toxicity in a clinical trial of anti-CD19 chimeric antigen receptor transduced T cells. Blood，2012，119：2709-2720.

[15] Kochenderfer J N，Dudley M E，et al. Donor-derived CD19-targeted T cells cause regression of malignancy persisting after allogeneic hematopoietic stem cell transplantation. Blood，2013，122：4129-4139.

[16] Kochenderfer J N，Dudley M E，et al. Chemotherapy-Refractory Diffuse Large B-Cell Lymphoma and Indolent B-Cell Malignancies Can Be Effectively Treated With Autologous T Cells Expressing an Anti-CD19 Chimeric Antigen Receptor. J Clin Oncol，2015，33：540-549.

[17] Cruz C R，Micklethwaite K P，et al. Infusion of donorderived CD19-redirected virus-specific T cells for B-cell malignancies relapsed after allogeneic stem cell transplant：a phase 1 study. Blood，2013，122：2965-2973.

[18] Peggs K，Verfuerth S，et al. Induction of cytomegalovirus（CMV）-specific T-cell responses using dendritic cells pulsed with CMV antigen：a novel culture system free of live CMV virions. Blood，2001，97：994-1000.

[19] Peggs K，Verfuerth S，Pizzey A，et al. Characterization of human cytomegalovirus peptide-specific CD8（+）T-cell repertoire diversity following in vitro restimulation by antigenpulsed dendritic cells. Blood，2002，99：213-223.

[20] Peggs K S，Verfuerth S，Pizzey A，et al. Adoptive cellular therapy for early cytomegalovirus infection after allogeneic stem-cell transplantation with virus-specific T-cell lines. Lancet，2003，362（9393）：1375-1377.

[21] Biagi E，Marin V，et al. New advances in leukaemia immunotherapy by the use of Chimeric Artificial Antigen Receptors（CARs）：state of the art and perspectives for the near future. Ital J Pediatr，2011，

37：46.

[22] Curran K J，Seinstra B A，et al. Enhancing antitumor efficacy of chimeric antigen receptor T cells through constitutive CD40L expression. Mol Ther，2015，23（4）：769-778.

[23] Deniger D C，Yu J，et al. Sleeping Beauty Transposition of Chimeric Antigen Receptors Targeting Receptor Tyrosine Kinase-Like Orphan Receptor-1（ROR1）into Diverse Memory T-Cell Populations. PLoS One，2015，10（6）：e0128151.

[24] Vera J，Savoldo B，et al. T lymphocytes redirected against the kappa light chain of human immunoglobulin efficiently kill mature B lymphocyte-derived malignant cells. Blood，2006，108（12）：3890-3897.

[25] 全国白血病与再生障碍性贫血流行病学调查协作组.全国白血病发病情况调查.中国医学科学院学报，1992，14：12-18.

[26] 贺其图，时风桐，袁祖正，等.包头市白血病流行病学调查.内蒙古医学杂志，1993，13：3-5.

[27] 张新友，刘焕勋，张大龙，等.深圳特区白血病与再生障碍性贫血的流行病学调查.中华血液学杂志，2001，22：347.

[28] 胡进林，冒镇，董德平，等.海安县 15 年白血病流行病学调查.中国交通医学杂志，2004，18：114-115.

[29] 中华医学会血液学分会.中国慢性髓性白血病诊断与治疗指南（2013 年版）.中华血液学杂志，2015，34（5）：464-470.

第五节　CAR-T 细胞治疗淋巴瘤

一、淋巴瘤概述

1. 淋巴瘤简介

淋巴瘤是起源于淋巴造血系统的恶性肿瘤，可发生在身体的任何部位，淋巴结、扁桃体、脾脏和骨髓等器官最容易受到累及。淋巴瘤如累及血液及骨髓可发生淋巴瘤白血病，如累及皮肤可表现为蕈样肉芽肿或红皮病。淋巴瘤按照病理可以分为霍奇金淋巴瘤（Hodgkin lymphoma，HL）和非霍奇金淋巴瘤（non-Hodgkin lymphoma，NHL），其中 NHL 所占比例居多，约为 90%[1]。淋巴瘤是高度异质性疾病，不同或相同细胞来源的各个亚型的肿瘤生物学行为、临床表现和预后都有很大差异。HL 在欧美国家比较常见，占所有恶性肿瘤的1%，但在我国较为少见，占淋巴瘤的 4.3%。HL 的年龄分布也有一定的特点，多集中在20 岁左右和 50 岁以上。儿童 HL 患者中以男孩居多，约占 85%。2012 年，全球约有385700 例患者被诊断出 NHL，约有 199700 例患者死于该疾病[2]。弥漫性大 B 细胞淋巴瘤（diffuse large-B-cell lymphoma，DLBCL）是最常见的一种 B 细胞 NHL。据统计，2016 年，美国有 27650 例新增 DLBCL 病例，约占 NHL 总数的 26%[3]。滤泡性淋巴瘤（follicular lymphoma，FL）、边缘区淋巴瘤（marginal-zone lymphoma，MZL）和套细胞淋巴瘤（mantle-cell lymphoma，MCL）分别占 NHL 新发病例的 13%、7% 和 3%。HL 和外周 T 细胞淋巴瘤（peripheral T-cell lymphomas，PTCL）较为少见。2016 年，美国 HL 新发病例 8500 例，T 细胞和自然杀伤细胞来源恶性肿瘤 7190 例[3]。

淋巴瘤的发病原因至今仍不明确，与多种因素有关，包括病毒感染、免疫功能失调、化学因素、物理因素和生活方式等，大多数是多种因素共同作用的结果。其中，病毒感染是淋巴瘤发病的重要原因。Ⅰ型人类 T 细胞淋巴瘤病毒（HTLV-Ⅰ）与成人 T 细胞白血病/淋巴瘤有关。Epstein-Barr 病毒（EBV）与 HL（尤其是儿童和老年 HL）、伯基特淋巴瘤、NK/T 细胞淋巴瘤及肠道 T 细胞淋巴瘤的发病密切相关。EBV 是一种 DNA 双链疱疹科病毒，在人群中有着较高的感染率，世界上 90％的人口成年前均感染过 EBV。有研究认为，EBV 表达的蛋白产物具有致瘤性，可能在癌基因的参与下引起生发中心 B 细胞的恶性转化，最终导致 HL 的发生[4]。De Matteo 等用 ISH 法检测阿根廷 92 例儿童和 81 例成年 HL，55％的儿童和 31％的成人 EBV 呈阳性[5]。

治疗 DLBCL 通常先使用蒽环类介导的免疫化学疗法，比如 R-CHOP（包括美罗华、环磷酰胺、阿霉素、长春新碱和强的松类药物）。部分未能治愈的复发性、难治性淋巴瘤再接受自体造血干细胞移植（autologous heamatopoietic stem-cell transplantation，auto-HSCT），治疗后仅 23％～29％的难治性 DLBCL 患者病情得到改善[6,7]。FL 经传统方法美罗华单抗治疗后，24 个月内病情进展组和不良预后组的 FL 约占 20％，其中位生存期少于 5 年[8]。临床上，对 MCL 的治疗一般先采用增强免疫化学疗法，然后进行 auto-HSCT，以及 MCL 新靶点药物（如硼替佐米、来那度胺和依鲁替尼等），但通常效应期不超过 2 年[9]。HL 的治疗也是先进行蒽环类药物为主的化疗（阿霉素、博来霉素、长春新碱和达卡巴嗪），但是仍有一半复发性、难治性的 HL 患者接受常规化疗和 auto-HSCT 后，病情得不到持续缓解[10,11]。常规的肿瘤治疗方法（手术、放疗和化疗）基本都是着眼于杀伤肿瘤，常难彻底消灭微小病灶，且易损伤正常组织，特别是伤害机体的免疫系统。现在，细胞生物学、分子生物学、肿瘤免疫学和生物医学工程逐渐渗入医学领域，CAR-T 细胞治疗肿瘤技术日益受到重视。临床试验表明，抗-CD19 CAR-T 细胞在治疗 DLBCL、FL、MCL 和 MZL 等多种亚型 B 细胞淋巴瘤方面有很大潜力。2017 年 10 月 18 日，美国 FDA 已批准了 Kite Pharma 的 CAR-T 疗法 Yescarta（axicabtagene ciloleucel，KTE-C19）上市，用于治疗复发和顽固性高恶性细胞淋巴瘤，包括弥漫性大 B 细胞淋巴瘤、纵隔细胞淋巴瘤、高恶性淋巴瘤和转化型的弥漫性大 B 细胞淋巴瘤。

2. CAR-T 治疗淋巴瘤临床试验概述

截止到 2018 年 4 月 28 日，输入检索词——疾病：lymphoma；干预（intervention）：CAR T——从 Clinical Trial 网站上共检索到 178 个临床试验，其中正在招募（recruiting）、已完成（completed studies）、停止招募（active，not recruiting）的临床试验共计 150 项。研究的靶点有 CD19、CD20、CD22、CD30 等（图 2-2）。其中靶向 CD19 的 CAR-T 临床试验有 109 项，靶向 CD20 抗原的临床试验有 15 项，靶向 CD22 的临床试验有 19 项，靶向 CD30 的临床试验有 11 项。

二、 CAR-T 技术在淋巴瘤临床试验中的应用

（一）以 CD19 为靶点

CD19 存在于各个发育时期的 B 细胞表面，是 B 细胞淋巴瘤的一个理想靶标。部分临床试验结果表明，靶向 CD19 的 CAR 治疗淋巴瘤已取得一定疗效（表 2-7）。ZUMA-1（CAR-

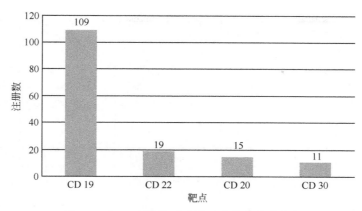

图 2-2　CAR-T 细胞治疗淋巴瘤临床试验分析

T 细胞药物 Yescarta 的临床试验名）是全球首个多中心合作评估 anti-CD19 CAR-T 细胞在 NHL 治疗中有效性和安全性的临床试验（NCT02348216），其Ⅰ期和Ⅱ期的试验结果更是 FDA 审批时的重要参考依据。Ⅰ期临床试验入组 7 例患者[12]，结果显示，在 KTE-C19 回输后 1 个月，71% 的患者病情得到缓解，57%（$n=4/7$）达到完全缓解，3 例患者在回输一年后仍处于完全缓解状态。在该试验中，86%（$n=6/7$）的患者出现了细胞因子风暴综合征（CRS），其中的 71%（$n=5/7$）≤2 级，14%（$n=1/7$）达到了 4 级。另外 4 例患者因淋巴瘤进展死亡，其中 2 例死亡时有神经系统并发症。因 CRS 和神经性不良反应，47% 的患者需要托珠单抗治疗，27% 的患者使用了地塞米松。Ⅱ期临床试验入组 110 例复发或顽固性高恶性淋巴瘤患者，这些患者已经接受过两种及以上的化疗方案[13]。先给予患者低剂量的环磷酰胺（500mg/m²）/氟达拉滨（30mg/m²）预处理，3 天后一次性回输 $2×10^6$ 个/kg 的 KTE-C19。结果表明，治疗后 12 个月患者的完全缓解率为 54%，部分缓解率为 28%，总缓解率为 82%。在平均 15.4 个月的随访期间，40% 的患者继续保持完全缓解。治疗后 18 个月，患者的总生存率为 52%。

表 2-7　自体 anti-CD19 CAR-T 细胞治疗 B 细胞 NHL 文献汇总分析

文献	淋巴瘤种类(例数)	共刺激分子	化疗剂量	输注细胞量	应答
Locke，et al[12]	DLBCL(7)	CD28	Cy 500 mg/m² 静滴 Flu 30 mg/m² 连续 3 天	(1~2)×10⁶ CAR-T 细胞/kg	ORR：5/7(71%) CRR：4/7(57%)
Neelapu，et al[13]	NHL(111)		Cy 500 mg/m² 静滴和 Flu 30 mg/m² 连续 3 天	2×10⁶ CAR-T 细胞/kg	CRR：54% ORR：52%
Kochenderfer，et al[14]	FL(1)	CD28	Cy 60mg/kg 连续 2 天，然后 Flu 25mg/m² 连续 5 天	1 × 10⁸ CAR-T 细胞，次日 3 × 10⁸ CAR-T 细胞	ORR：1/1(100%) CRR：0/1(0%)
Kochenderfer，et al[15]	FL(4)；SMZL(1)	CD28	Cy 60mg/kg 2 天，然后 Flu 25mg/m² 持续 5 天	(0.3~3.0)×10⁷ CAR-T 细胞/kg	ORR：4/4(100%) CRR：0/4(0%)

文献	淋巴瘤种类（例数）	共刺激分子	化疗剂量	输注细胞量	应答
Kochenderfer, et al[16]	DLBCL NOS(4)；PMBL(4)；从 CLL 转化而来的 DLBCL(1)；惰性 NHL NOS(1)；SMZL(1)	CD28	Cy 总剂量 120mg/kg 或 60mg/kg，然后 Flu 25mg/m² 连续 5 天	$(1\sim5)\times10^6$ CAR-T 细胞/kg	ORR：8/9(89%) CRR：5/9(56%)
Kochenderfer, et al[17]	DLBCL(13)；TFL(4)；FL(2)；PMBL(2)；MCL(1)	CD28	Cy 300mg/m² 或 500mg/m² 静滴连续 3 天，然后 Flu 30mg/m² 连续 3 天	1×10^6，2×10^6 或 6×10^6 CAR-T 细胞/kg	ORR：16/22(73%) CRR：12/22(55%)
Schuster, et al[18]	DLBCL(75)	CD137	Cy-Flu	$(2\sim5)\times10^6$ CAR-T 细胞/kg	ORR：81%(3 个月) OS：90%(6 个月) 76%(12 个月)
Jensen,et al[20]	FL(2)	无	Flu 25mg/m² 连续 5 天	4～5 天剂量递增 $1\times10^8\sim2\times10^9$ 细胞/m²	ORR：0/2(0%) CRR：0/2(0%)
Savoldo, et al[21]	DLBCL(2)；TFL(2)；PCNSL 系统性复发(1)	两种 CAR-T 细胞有/无 CD28 共刺激信号	无	1～2 天同时输入两种 CAR-T 细胞，剂量递增 $2\times10^7\sim2\times10^8$ 细胞/m²	ORR：0/5(0%) CRR：0/5(0%)
Wang,et al[22]	DLBCL(11)；MCL(5)	实验一(NHL1)一代 CAR，实验二(NHL2)二代 CAR 含共刺激信号 CD28	异体造血干细胞移植	NHL1：25×10^6，50×10^6，100×10^6 CAR-T 细胞注射 NHL2：50×10^6，200×10^6 CAR-T 细胞注射	NHL1 ORR：7/8(88%) NHL1 CRR：5/8(63%) NHL2 ORR：8/8(100%) NHL2 CRR：8/8(100%)

注：ORR—objective response rate，客观缓解率；CRR—completed response rate，完全缓解率；OS—overall survival，总生存期。

早在 2010 年，美国国家癌症研究所的 Kochenderfer 等[14] 使用 anti-CD19 CAR-T 技术治疗多次复发的 FL 的实验结果显示，治疗后患者病情部分缓解达 7 个月。以同样的方法，对其进行第二轮治疗后，病情再次部分缓解，且病情无进展生存达 7 年，患者先接受环磷酰胺和氟达拉滨化疗，再注射自体第二代 CAR-T 细胞，CD28 作为共刺激因子。2012 年，Kochenderfer 等[15] 使用反转录病毒载体，构建第二代 CAR-T 细胞，治疗 4 例 FL 和 1 例脾边缘区 B 细胞淋巴瘤 (spleen marginal-zone lymphoma，SMZL) 患者。先用环磷酰胺化疗降低体内淋巴细胞数量，再输注 anti-CD19 CAR-T 细胞，并配合大剂量 IL-2。结果显示，4 例患者均达到目标反应率，1 例患者的血清干扰素 (IFN) 和肿瘤坏死因子 (TNF) 水平明显升高。由于输注的 CAR-T 细胞在杀伤 B 系淋巴瘤细胞的同时，也将体内正常的 B 细胞杀伤，4 名患者均出现了低免疫球蛋白血症，需要静脉补充免疫球蛋白。细胞因子水平升高容易引起低血压、发热、乏力和肾衰竭等一系列不良副反应，应在随后的治疗中停用 IL-2 及降低输注 CAR-T 细胞的数量。2015 年，该研究组又更新了使用 anti-CD19 CAR-T 细胞治疗 15 例 B 细胞恶性肿瘤的结果[16]，其中包括 9 例 DLBCL、2 例慢性淋巴瘤以及 4 例 CLL 患者。结果显示，53%（8/15）达到了完全缓解，27%（4/15）部分缓解。DLBCL 患者中有 2 例治疗无效，其他 7 例患者中有 4 例达到完全缓解，其中 3 例缓解时间达到 9～22 个月。一些患者出现了 CRS，如高热、低血压以及神经毒的症状，但在细胞回输 3 周后这些毒性反应均得到了缓解。一名患者在细胞回输 16 天后突然死亡，死因不明。2017 年 6 月，该研究组的最新报道显示，输注 anti-CD19 CAR-T 细胞前用低剂量环磷酰胺配合氟达拉滨能够有效消除体内淋巴瘤的细胞负荷，提高血清中的细胞因子水平（如 IL-15 和 IL-7）。该研究招募 22 例 B 细胞 NHL 患者，用低剂量环磷酰胺配合氟达拉滨处理后，注射 CAR-T（1～2）×10^6 个/kg 或 6×10^6 个/kg。治疗后 ORR 达到 73%，CR 为 55%。其中 19 例 DLBCL 患者的 ORR 达 68%，47% 的患者达到 CR 状态[17]。

tisagenlecleucel（CTL019）是全球首个获得 FDA 批准的 CAR-T 细胞产品（用于治疗 r/r ALL）。JULIET（NCT02445248）是 CTL019 CAR-T 细胞治疗成人复发性、难治性（r/r）弥漫大 B 细胞淋巴瘤（DLBCL）的全球多中心单臂开放临床试验。所用的 CTL019 CAR-T 细胞统一由诺华制备，供应给全球 40 个国家的 27 个研究中心。入组的患者均为接受过两种方案化疗无效的 r/r DLBCL 成年患者（≥18 岁）。该研究的 Ⅱ 期临床试验结果在 2017 年 ASH 年会上进行了报道[18]，共纳入 147 例患者，对其中 99 例进行了一次 CTL019 CAR-T 细胞治疗。93% 的患者在细胞治疗前接受了化疗预处理，其中对 73% 的患者采用了氟达拉滨（25mg/m^2）联合环磷酰胺（250mg/m^2）的 3 天化疗方案，19% 的患者使用苯达莫司汀（90mg/m^2）的 2 天化疗方案。随后以（0.1～6.0）×10^8 个/kg 的剂量进行细胞回输治疗。细胞治疗早期（3 个月内）ORR 可达 53.1%（95% CI：42%～64%，$P<0.0001$），CR 为 39.5%，PR 为 13.6%。回输后第 3 个月时，CR 为 32%，PR 为 6%。第 6 个月时，46 例患者可进行疗效评估。其 CR 为 30%，PR 为 7%，6 个月无复发生存率为 73.5%（95% CI：52.0%～86.6%），6 个月总生存率为 64.5%（95% CI 为 51.5%～74.8%）。86% 的患者发生 3～4 级副反应，58% 发生 CRS。以 Penn 标准进行 CRS 分级（见本书第四章第二节），其中 3 级占 15%，4 级占 8%。15% 的患者接受了抗 IL6 抗体托珠单抗治疗，11% 的患者接受类固醇激素治疗。其他不良反应包括神经系统毒性（12%，给予支持治疗）、血细胞减少时间＞28 天（27%）、感染（20%）以及粒细胞减少性发热（13%）。3 例患者在回输后 30 天内因疾病进展而死亡，但无 CTL019 细胞治疗相关死亡事件发生。

由 Juno Therapeutics 公司领导研发的靶向 CD19 CAR-T 细胞 JACR017，用于治疗复发性和难治性恶性 B 细胞淋巴瘤。2017 年 8 月《新英格兰医学》杂志报道了首例累及中枢神经系统（CNS）的 DLBCL 患者在接受 JCAR017 治疗后的临床结果。女性患者 68 岁，患有 *BCL2* 基因重排以及 *MYC* 和 *BCL6* 基因表达异常的难治性 DLBCL。首先对患者进行了氟达拉滨和环磷酰胺的连续化疗以清除淋巴细胞，随后回输 JCAR017。治疗过程中未出现 CRS、神经毒性作用或 GVHD。细胞输注 1 个月后达到完全缓解，2 个月后复查，药代动力学检测显示了 CAR-T 细胞显著扩增，进而肿瘤持续消退[19]。

（二）以 CD20 为靶点

CD20 作为 B 细胞来源血液系统肿瘤治疗的重要靶点之一，已有部分临床研究报道（见表 2-8）。2014 年，中国人民解放军总医院生物治疗中心首次报道了以 CD20 为靶点

表 2-8 anti-CD20 CAR-T 细胞治疗淋巴瘤文献汇总分析

文献	淋巴瘤种类（例数）	共刺激分子	化疗剂量	输注细胞量	ORR 或 CRR
Jensen, et al[20]	DLBCL(2)	无	患者在 CAR-T 细胞注射 28～37 天前接受 auto-HSCT	三个剂量递增 $1×10^8$～$1×10^9$ CAR-T 细胞/m^2	ORR:2/2(100%) CRR:2/2(100%)
Till, et al[27]	MCL(2)；FL(1)	CD28 和 4-1BB	CAR-T 细胞注射前 2 天 Cy 1000mg/m^2	2～5 天分 3 次剂量递增注射:$1×10^8$ 细胞/m^2,$1×10^9$ 细胞/m^2 和 $3.3×10^9$ 细胞/m^2	ORR:3/3(100%) CRR:2/3(67%)
Wang, et al[23]	DLBCL(7)	4-1BB	四个方案（择一）:COED; COD;CHODE 或 ESHAP	3～5 天每日剂量递增 $[(0.36～2.35)×10^7$ CAR-T 细胞/kg]	ORR: 5/6(83%) CRR:1/6(17%)
Zhang, et al[24]	DLBCL(8)；FL(1)；MCL(1)；PCMZL(1)	4-1BB	无或六个方案择一:CHOP;MACH;FC;EOCH CHOD 或 CHODE	3～5 天每日剂量递增 $[(0.41～1.46)×10^7$ CAR-T 细胞/kg]	ORR:9/11(82%) CRR:6/11(55%)

的 CAR-T 细胞治疗 DLBCL 的 I 期临床试验（NCT01735604）[23]。入组 7 例患者，其中 6 例对 CAR-T 治疗有应答。肿瘤负荷小的 2 例患者中 1 例获得了持续超过 14 个月的 CR，1 例获得 6 个月的部分缓解（PR）后失访；5 例肿瘤负荷大（SPD＞$30cm^2$）的患者中，3 例获得了 3～6 个月的 PR，1 例疾病进展（PD）。研究者建议对有肺实质组织与消化道黏膜受累的 DLBCL 患者进行 CAR-T 细胞治疗时应慎重。对肿瘤负荷大的患者首先应该考虑化疗减负，过大的肿瘤负荷，CAR-T 治疗会诱发较重的 CRS，甚至毛细血管渗漏综合征等严重毒副反应。随后在 2016 年，该团队又发表了 CD20 CAR-T 治疗复发性、难治性 NHL 的 II a 期临床研究结果[24]。入组 11 例患者，6 例在细胞输注后达到 CR（其中 1 例为 I 期转入 II a 期继续行 CD20 CAR-T 单独治疗的患者）。3 例达到 PR，2 例疾病稳定（SD），其中的 2 例患者（1 例 PR，1 例 SD）在后期经过局部放疗后也获得了 CR。在 2017 年 10 月初，该团队报道了 CD20 CAR-T 在治疗淋巴瘤 I 期和 II a 期临床试验的 5 年随访结果[25]，对 16 例 CAR-T 治疗有应答的患者进行评估，其中 8 例患者在细胞输注（或者联合放疗）达到 CR 后，除 3 例在 6 个月左右再次复发外，其余 5 例患者直至 2017 年 7 月底仍持续 CR（1 例来自 I 期，4 例来自 II a 期），其中 1 例患者持续 CR 已达到 57 个月，有 3 例超过 40 个月，1 例超过 20 个月。结果表明，CD20 CAR-T 细胞对于治疗复发性、难治性 NHL 具有长期有效性。

弗莱德-哈钦森癌症研究中心以慢病毒为载体，构建含共刺激分子 4-1BB 的 anti-CD20 CAR-T 细胞，治疗 7 例复发性、难治性 FL 和 MCL 患者，临床配合注射低剂量 IL-2。治疗 9 周后患者体内仍能检测到 CAR-T 细胞的存活。治疗结果显示，2 例患者达到 CR，1 例 PR，4 例患者病情得到控制[26]。2012 年，该中心报道了包含 CD28 和 CD137 两个共刺激分子的第三代 anti-CD20 CAR-T 细胞[27]，用于治疗 4 例复发性、难治性 B 细胞淋巴瘤患者（部分为 MCL）的结果。CAR-T 细胞分 3 次注射，配合环磷酰胺化疗并给予 14 天低剂量 IL-2。治疗结果显示，2 例患者分别在治疗后 12 个月和 24 个月疾病无进展；1 例患者出现短暂的副反应；1 例患者治疗 3 个月后多部位淋巴结明显缩小，但 12 个月后病情复发。

（三）以 CD30 为靶点

CD30 是属于 TNF 超家族成员的一种跨膜受体蛋白，几乎表达于所有的 HL 和部分 NHL 细胞表面。将 CD30 作为治疗 HL 的靶点已在多个临床试验中得到肯定。单抗药物 brentuximab vedotin 就是针对 CD30 的[28]。但是单抗药物在体内持久性方面较差。使用 brentuximab vedotin 治疗的 HL 患者 5 年 PFS 仅为 20%[29]。

第一代靶向 CD30 的 CAR-T 细胞治疗起始于 20 世纪 90 年代。临床前研究结果表明，anti-CD30 CAR-T 细胞具有体外裂解 CD30 阳性 HL 细胞的能力[30,31]。从 HL 细胞上脱落的 CD30 分子进入血液，也不会影响 anti-CD30 CAR-T 细胞的杀伤活性[32]。构建含 CD28 共刺激分子的 anti-CD30 CAR-T 细胞，Ⅰ期临床试验治疗 7 例 HL 和 2 例间变性大细胞淋巴瘤（anaplastic large cell lymphoma，ALCL）患者[32]。结果显示，有 1 例患者达 CR，1 例 PR，且均未出现 CRS 不良反应。另一项Ⅰ期临床试验结果表明，18 例 HL 患者接受包含 4-1BB 共刺激分子的 anti-CD30 CAR-T 治疗后[33]，7 例患者达 PR，中位无进展生存期为 6 个月。活检结果显示，CAR-T 细胞在淋巴瘤部位聚集。

三、 CAR-T 治疗淋巴瘤展望

CAR-T 细胞临床治疗的目标是达到有效、安全和可行，将来的研究在改善 CAR-T 细胞治疗淋巴瘤的有效性和安全性方面，需要从以下几个方面去考虑：肿瘤抗原靶点、人源化 scFv、CAR-T 治疗的临床辅助用药、延长 CAR-T 细胞在体内的存活时间以及在肿瘤微环境中克服免疫抑制。此外，弄清 CRS 和神经毒性的生物学机制，并利用最新的分子生物学技术构建带有保护措施的下一代 CAR，都是 CAR-T 技术今后需要努力的方向。

1. CAR-T 细胞与其他肿瘤治疗手段等联合使用

在进行 CAR-T 细胞治疗前，对患者进行联合化疗的预处理，是提高 CAR-T 细胞疗效的一个有效措施[34]。化疗预处理除了在给予多剂量 CAR-T 细胞治疗时，可以防止免疫应答对 CAR-T 细胞的免疫排斥反应，而且在 NHL 患者第二次细胞输注前接受含氟达拉滨的化疗可观察到，明显地促抗 CD19 CAR-T 细胞的扩增，并且不产生 T 细胞对 CAR 的 scFv 的细胞毒性应答。另外，与只接受化疗方案（环磷酰胺或环磷酰胺联合依托泊苷）治疗的 NHL 患者相比，接受含氟达拉滨化疗联合 CAR-T 细胞治疗可有效地改善患者的 PFS。

另外，通过联合其他小分子药物可能增强 CAR-T 细胞活性。例如，Bruton 酪氨酸激酶（BTK）抑制剂依鲁替尼，在动物实验中已被证明可以提高 CAR-T 细胞在小鼠 MCL 异种移植模型中的抗癌疗效[35]。单独使用免疫检查点抑制剂对 HL 患者[36,37] 和 NHL 患者[38] 具有一定疗效。CAR-T 细胞输入后，会引起肿瘤细胞的 PD-L1 的表达增加，抑制 CAR-T 细胞生物学功能的发挥。体外试验证明了 PD-1 免疫检查点抑制剂的使用，可恢复 CAR-T 细胞的杀伤效应[39]。2017 年，《血液》杂志上报道了一例 CAR-T 细胞和 PD-1 抑制剂联合使用治疗 DLBCL 的案例，结果表明，PD-1 抑制剂可增强 CAR-T 细胞的疗效[40]。已有临床试验（NCT02650999）应用 CD19 CAR-T 细胞治疗 r/r DLBCL、FL 或 MCL 后，再给予派姆单抗（PD-1 抑制剂），旨在验证免疫检查点抑制可否重新激活耗尽的 CAR-T 细胞，增强其抗肿瘤效果（目前尚无结果报道）。另外，依据 CAR-T 细胞治疗淋巴瘤患者血清中 IL-15 水平与疾病缓解间的关联，在 CAR-T 细胞输注后再给予 IL-15 治疗，也可能具有重要的临床意义[41]。

2. 人源化 CAR 结构中的 scFv 结构域

应用人源化的 scFv 修饰的 CAR 细胞，可以降低其免疫原性，从而增强在体内的扩增和持久性。在 2016 年 ASH 年会上，NCI 的研究人员发表了首次应用人源化 CAR（HuCAR-19）治疗晚期淋巴瘤患者的临床试验结果[42]。9 例淋巴瘤患者在低剂量的化疗预处理（Cy 300mg/m^2 和 Flu 30mg/m^2）后，给予 11 次 HuCAR-19 T 的输注（其中 2 例患者接受了 2 次细胞输注），总体有效率可达 86%。另外，其他人源化的 CAR-T 细胞，应用在 CD19 阳性的 ALL 或者 NHL（NCT02374333、NCT02659943）以及 CD30 阳性的 NHL 或 HL（NCT03049449）的临床试验正在进行中，目前未见研究结果报道。

3. 设计靶向两个抗原的双特异性 CAR-T 细胞

同时靶向两种不同的肿瘤相关抗原（如 CD19 和 CD123 或 CD20）的双特异性 CAR-T 细胞，也许可解决抗原丢失或者变异的问题（见本书第一章第五节）。在小鼠白血病模型中应用双特异性的 CAR-T 细胞，相较于单靶向的 CAR-T 细胞，表现出更好的抗癌活性，且降低了毒性反应[43,44]。

虽然 CAR-T 细胞治疗淋巴瘤是一种新型且正在迅速发展的治疗方法，但这种过继性细胞免疫疗法已被证明可使相当比例的难治性淋巴瘤患者达到持续 CR。鉴于目前这些患者可用的治疗选择非常有限，CD19 CAR-T 细胞可能会成为化疗难治性 DLBCL 患者的新治疗手段，与自体-HSCT 联合使用，最终取代自体-HSCT，成为 DLBCL 最好的二线治疗方案。而且，同种异体-HSCT 治疗淋巴瘤，在将来可能成为自体 CAR-T 细胞治疗未达到 CR 患者的挽救治疗方案。同时，CD19 CAR-T 应用于治疗 FL 和 MCL 也是效果显著的。此外，新的靶点仍在不断开发中，今后，CAR-T 细胞治疗的范围将扩大到 HL 及 T-NHLs 等。不断优化 CAR 的结构设计、改善毒性管理、发展联合的治疗方式等，都是今后提高 CAR-T 细胞治疗安全和有效性的发展目标。

（游　嘉　徐蓓蕾　曹俊霞）

参 考 文 献

[1] 汤钊猷. 现代肿瘤学. 3 版. 上海：复旦大学出版社，2011.

[2] Torre L A，Bray F，Siegel R L，et al. Global cancer statistics，2012. CA Cancer J Clin，2015，65（2）：87-108.

[3] Teras L R，DeSantis C E，Cerhan J R，et al. 2016 US lymphoid malignancy statistics by World Health Organization subtypes. CA Cancer J，2016，66：443-459.

[4] Montes-Moreno S，Odqvist L，Diaz-Perez J A，et al. EBV-positive diffuse large B-cell lymphoma of the elderly is an aggressive post-germinal center B-cell neoplasm characterized by prominent nuclear factor-kB activation. Mod Pathol，2012，25（7）：968-982.

[5] De Matteo E，Barón A V，Chabay P，et al. Comparison of Epstein-Barr virus presence in Hodgkin lymphoma in pediatric versus adult Argentine patients. Arch Pathol Lab Med，2003，127（10）：1325-1329.

[6] Elstrom R L，Martin P，Ostrow K，et al. Response to second-line therapy defines the potential for cure in patients with recurrent diffuse large B-cell lymphoma：implications for the development of novel ther-

apeutic strategies. Clin Lymphoma Myeloma Leuk，2010，10（3）：192-196.

[7] Telio D，Fernandes K，Ma C，et al. Salvage chemotherapy and autologous stem cell transplant in primary refractory diffuse large B-cell lymphoma：outcomes and prognostic factors. Leuk Lymphoma，2012，53（5）：836-841.

[8] Jurinovic V，Kridel R，Staiger A M，et al. Clinicogenetic risk models predict early progression of follicular lymphoma after first-line immunochemotherapy. Blood，2016，128（8）：1112-1120.

[9] Campo E，Rule S. Mantle cell lymphoma：evolving management strategies. Blood，2015，125（1）：48-55.

[10] Montanari F，Diefenbach C. Relapsed Hodgkin lymphoma：management strategies. Curr Hematol Malig Rep，2014，9（3）：284-293.

[11] Schmitz N，Pfistner B，Sextro M，et al. Aggressive conventional chemotherapy compared with high-dose chemotherapy with autologous haemopoietic stem-cell transplantation for relapsed chemosensitive Hodgkin's disease：a randomised trial. Lancet，2002，359（9323）：2065-2071.

[12] Locke F L，Neelapu S S，Bartlett N L，et al. Phase 1 Results of ZUMA-1：A Multicenter Study of KTE-C19 Anti-CD19 CAR T Cell Therapy in Refractory Aggressive Lymphoma. Mol Ther，2017，25（1）：285-295.

[13] Neelapu S S，Locke F L，Bartlett N L，et al. Axicabtagene Ciloleucel CAR T-Cell Therapy in Refractory Large B-Cell Lymphoma. N Engl J Med，2017，377（26）：2531-2544.

[14] Kochenderfer J N，Wilson W H，Janik J E，et al. Eradication of B-lineage cells and regression of lymphoma in a patient treated with autologous T cells genetically engineered to recognize CD19. Blood，2010，116（20）：4099-4102.

[15] Kochenderfer J N，Dudley M E，Feldman S A，et al. B-cell depletion and remissions of malignancy along with cytokine-associated toxicity in a clinical trial of anti-CD19 chimeric-antigen-receptor-transduced T cells. Blood，2012，119（12）：2709-2720.

[16] Kochenderfer J N，Dudley M E，Kassim S H，et al. Chemotherapy-refractory diffuse large B-cell lymphoma and indolent B-cell malignancies can be effectively treated with autologous T cells expressing an anti-CD19 chimeric antigen receptor. J Clin Oncol，2015，33（6）：540-549.

[17] Kochenderfer J N，Somerville R P T，Lu T，et al. Lymphoma Remissions Caused by Anti-CD19 Chimeric Antigen Receptor T Cells Are Associated With High Serum Interleukin-15 Levels. J Clin Oncol，2017，35（16）：1803-1813.

[18] Schuster S J，Bishop M R，Tam C S，et al. Primary Analysis of Juliet：A Global，Pivotal，Phase 2 Trial of CTL019 in Adult Patients with Relapsed or Refractory Diffuse Large B-Cell Lymphoma. Blood，2017，130：577.

[19] Abramson J S，McGree B，Noyes S，et al. Anti-CD19 CAR T Cells in CNS Diffuse Large-B-Cell Lymphoma. N Engl J Med，2017，377（8）：783-784.

[20] Jensen M C，Popplewell L，Cooper L J，et al. Antitransgene rejection responses contribute to attenuated persistence of adoptively transferred CD20/CD19-specific chimeric antigen receptor redirected T cells in humans. Biol Blood Marrow Transplant，2010，16（9）：1245-1256.

[21] Savoldo B，Ramos C A，Liu E，et al. CD28 costimulation improves expansion and persistence of chimeric antigen receptor-modified T cells in lymphoma patients. J Clin Invest，2011，121（5）：1822-1826.

[22] Wang X，Popplewell L L，Wagner J R，et al. Phase 1 studies of central memory-derived CD19 CAR T-cell therapy following autologous HSCT in patients with B-cell NHL. Blood，2016，127（24）：2980-2990.

[23] Wang Y，Zhang W Y，Han Q W，et al. Effective response and delayed toxicities of refractory advanced diffuse large B-cell lymphoma treated by CD20-directed chimeric antigen receptor-modified T cells. Clin Immunol，2014，155 (2)：160-175.

[24] Zhang W Y，Wang Y，Guo Y L，et al. Treatment of CD20-directed Chimeric Antigen Receptor-modified T cells in patients with relapsed or refractory B-cell non-Hodgkin lymphoma：an early phase IIa trial report. Signal Transduct Target Ther，2016，1：16002.

[25] Zhang W Y，Liu Y，Wang Y，et al. Long-term safety and efficacy of CART-20 cells in patients with refractory or relapsed B-cell non-Hodgkin lymphoma：5-years follow-up results of the phase I and IIa trials. Signal Transduct Target Ther，2017，2：17054.

[26] Till B G，Jensen M C，Wang J，et al. Adoptive immunotherapy for indolent non-Hodgkin lymphoma and mantle cell lymphoma using genetically modified autologous CD20-specific T cells. Blood，2008，112 (6)：2261-2271.

[27] Till B G，Jensen M C，Wang J，et al. CD20-specific adoptive immunotherapy for lymphoma using a chimeric antigen receptor with both CD28 and 4-1BB domains：pilot clinical trial results. Blood，2012，119 (17)：3940-3950.

[28] Deng C，Pan B，O'Connor O A. Brentuximab vedotin. Clin Cancer Res，2013，19 (1)：22-27.

[29] Chen R，Gopal A K，Smith S E，et al. Five-year survival and durability results of brentuximab vedotin in patients with relapsed or refractory Hodgkin lymphoma. Blood，2016，128 (12)：1562-1566.

[30] Hombach A，et al. An anti-CD30 chimeric receptor that mediates CD3-zeta-independent T-cell activation against Hodgkin's lymphoma cells in the presence of soluble CD30. Cancer Res，1998，58 (6)：1116-1119.

[31] Hombach A，Heuser C，Sircar R，et al. Characterization of a chimeric T-cell receptor with specificity for the Hodgkin's lymphoma-associated CD30 antigen. J Immunother，1999，22 (6)：473-480.

[32] Ramos C A，Heslop H E，Brenner M K. CAR-T Cell Therapy for Lymphoma. Annu Rev Med，2016，67：165-183.

[33] Wang C M，Wu Z Q，Wang Y，et al. Autologous T Cells Expressing CD30 Chimeric Antigen Receptors for Relapsed or Refractory Hodgkin Lymphoma：An Open-Label Phase I Trial. Clin Cancer Res，2017，23 (5)：1156-1166.

[34] Turtle C J，Hanafi L A，Berger C，et al. Immunotherapy of non-Hodgkin's lymphoma with a defined ratio of CD8$^+$ and CD4$^+$ CD19$^-$ specific chimeric antigen receptor-modified T cells. Sci Transl Med，2016，8 (355)：355ra116.

[35] Ruella M，Kenderian S S，Shestova O，et al. The Addition of the BTK Inhibitor Ibrutinib to Anti-CD19 Chimeric Antigen Receptor T Cells (CART19) Improves Responses against Mantle Cell Lymphoma. Clin Cancer Res，2016，22 (11)：2684-2696.

[36] Ansell S M，Lesokhin A M，Borrello I，et al. PD-1 blockade with nivolumab in relapsed or refractory Hodgkin's lymphoma. N Engl J Med，2015，372 (4)：311-319.

[37] Armand P，Shipp M A，Ribrag V，et al. Programmed Death-1 Blockade With Pembrolizumab in Patients With Classical Hodgkin Lymphoma After Brentuximab Vedotin Failure. J Clin Oncol，2016，34 (31)：3733-3739.

[38] Goodman A，Patel S P，Kurzrock R. PD-1-PD-L1 immune-checkpoint blockade in B-cell lymphomas. Nat Rev Clin Oncol，2017，14 (4)：203-220.

[39] Cherkassky L，Morello A，Villena-Vargas J，et al. Human CAR T cells with cell-intrinsic PD-1 checkpoint blockade resist tumor-mediated inhibition. J Clin Invest，2016，126 (8)：3130-3144.

[40] Chong E A，Melenhorst J J，Lacey S F，et al. PD-1 blockade modulates chimeric antigen receptor

(CAR) -modified T cells：refueling the CAR. Blood，2017，129（8）：1039-1041.

[41] Kochenderfer J N，Somerville R P T，Lu T，et al. Lymphoma Remissions Caused by Anti-CD19 Chimeric Antigen Receptor T Cells Are Associated With High Serum Interleukin-15 Levels. J Clin Oncol，2017，35（16）：1803-1813.

[42] Sommermeyer D，Hill T，Shamah S M，et al. Fully human CD19-specific chimeric antigen receptors for T-cell therapy. Leukemia，2017，31（10）：2191-2199.

[43] Ruella M，Barrett D M，Kenderian S S，et al. Dual CD19 and CD123 targeting prevents antigen-loss relapses after CD19-directed immunotherapies. J Clin Invest，2016，126（10）：3814-3826.

[44] Schneider D，Xiong Y，Wu D，et al. A tandem CD19/CD20 CAR lentiviral vector drives on-target and off-target antigen modulation in leukemia cell lines. J Immunother Cancer，2017，5：42.

第六节　CAR-T 细胞治疗多发性骨髓瘤

一、多发性骨髓瘤概述

多发性骨髓瘤（multiple myeloma，MM）是第二种常见的血液系统恶性肿瘤，它是由于骨髓中的浆细胞异常增生，引起肾损伤、多发性溶骨性损伤和免疫抑制等疾病[1]。根据黄晓军[2]的研究，该病在我国的发病率为十万分之一到十万分之二，位居血液系统恶性肿瘤发病率的第二位。随着我国老龄人口基数的增长，多发性骨髓瘤的发病率呈现上升趋势[2]。在美国，2017 年约 30000 人被诊断出患有多发性骨髓瘤，死亡病例约 12000 人[3]。临床治疗方面，患者若接受传统化疗，有效者平均生存期为 24～30 个月，且只有 30% 的患者存活期超过 5 年。蛋白酶体抑制剂和免疫调节药物虽然可以提高整体生存率，但是仍然无法完全治愈多发性骨髓瘤[4]。异基因造血干细胞移植治疗多发性骨髓瘤，常伴随 GVHD 的发生，这也是导致移植失败的一个重要原因[5]。因此，有研究者开始使用自体 T 细胞治疗多发性骨髓瘤。骨髓浸润淋巴细胞是来源于骨髓的一群异质性 T 细胞群，Noonan 等[6] 将这群细胞体外激活后用来治疗多发性骨髓瘤。经自体造血干细胞移植联合骨髓浸润淋巴细胞回输后，27% 的患者获得 CR，27% 的患者获得 PR，23% 的患者达到 SD，14% 的患者出现 PD。近年来，CAR-T 技术在白血病和淋巴瘤等肿瘤的治疗中取得成功，促进了 CAR-T 技术在治疗多发性骨髓瘤中的应用。CAR-T 细胞在特异性识别肿瘤抗原方面优于异体造血干细胞移植，而且 CAR-T 细胞不受 HLA 限制，患者不需要接受配型，这方面要优于受 HLA 限制的 TCR-T 细胞治疗。

二、 CAR-T 技术在 MM 临床试验中的应用

CAR-T 细胞在白血病和淋巴瘤治疗中取得了显著的效果，这推动了将 CAR-T 技术用于多发性骨髓瘤临床治疗的进程[7]。经过临床 Ⅰ 期和 Ⅱ 期试验，2017 年 8 月，美国 FDA 批准诺华 Kymriah（CTL019）上市，用于治疗复发性、难治性 B 细胞急性淋巴细胞白血病。2017 年 10 月 18 日，美国 FDA 批准 Kite Pharma 的 CAR-T 疗法 Yescarta（KTE-C19）上市，用于治疗复发性、难治性、弥漫性大 B 细胞淋巴瘤等。靶向 CD19 抗原的 CAR-T 细胞

治疗已经被广泛证明和认可，将 CAR-T 技术用于多发性骨髓瘤的治疗理论上可行[8]，临床试验也取得了初步的疗效。

（一）CAR-T 治疗 MM 临床试验概述

1. CAR-T 治疗 MM 临床试验

如表 2-9 所示，截止到 2018 年 3 月 9 日，输入检索词 CAR-T 和 multiple myeloma，检索到 31 项临床试验，其中 30 项是关于 CAR-T 细胞治疗 MM 的临床注册试验。所使用的靶点有 BCMA、CD38、CD56、CD138、TACI、CD19、CD22、CD30、NKG2D、GPC3、CLD18、Kappa、NY-ESO-1、LAGE-1、Lewis Y 等 15 个靶点。其中以 BCMA 为靶点开展的临床试验最多，占了 22 项，以 CD19 为靶点开展的临床试验有 7 项，以 CD138 为靶点开展的临床试验有 3 项，以 NKG2D 为靶点的有 2 项，以其他靶点开展的临床试验分别为 1 项（图 2-3）。

表 2-9　CAR-T 细胞治疗多发性骨髓瘤临床试验分析

临床注册号	开展机构	靶点	招募状态
NCT03271632	深圳市免疫基因治疗研究院	BCMA,CD38,CD56,CD138 或者选择性 MM 表面抗原	招募中
NCT03287804	Autolus Limited(公司)	双靶向 BCMA 和 TACI（又称为 AUTO2,APRIL）	招募中
NCT01886976	解放军总医院	CD138	未知
NCT03322735	河南省肿瘤医院	BCMA	招募中
NCT03288493	Poseida Therapeutics,Inc.（公司）	BCMA	招募中
NCT03070327	纪念斯隆-凯特琳癌症中心	BCMA	招募中
NCT03196414	苏州大学附属第一医院	CD138,BCMA	招募中
NCT03093168	河南中医药大学第二附属医院	BCMA	招募中
NCT02794246	宾夕法尼亚大学	CD19	进行,已不招募
NCT02135406	宾夕法尼亚大学	CD19	完成
NCT03090659	南京传奇生物科技有限公司	BCMA	招募中
NCT03318861	Kite(公司)	BCMA	招募中
NCT02546167	宾夕法尼亚大学	BCMA	进行,已不招募
NCT03455972	苏州大学附属第一医院	CD19/BCMA	招募中
NCT03338972	弗雷德哈钦森癌症研究中心	BCMA	招募中
NCT03448978	Cartesian Therapeutics(公司)	BCMA	招募中
NCT03430011	Juno Therapeutics,Inc.（公司）	BCMA(JCARH125)	招募中
NCT02215967	美国国家癌症研究所	BCMA	进行,已不招募
NCT02954445	西南医院	BCMA	招募中
NCT03361748	Celgene(公司)	BCMA	招募中
NCT03312205	河北森朗生物科技有限公司	CD19,CD22,CD30,BCMA,CLL-1	招募中
NCT02203825	Celyad(公司)	NKG2D	进行,已不招募
NCT03302403	温州医科大学第一附属医院	CD19,BCMA,GPC3,CLD18	还未招募

临床注册号	开展机构	靶点	招募状态
NCT03380039	新华医院,上海交通大学医学院	BCMA	招募中
NCT03018405	Celyad(公司)	NKG2D	招募中
NCT00881920	贝勒医学院	免疫球蛋白 Kappa 链	招募中
NCT03436771	Juno Therapeutics,Inc. (公司)	CD19(JCAR017) BCMA(JCARH125)	注册邀请
NCT03029273	广州呼吸系统疾病研究所	NY-ESO-1 LAGE-1	招募中
NCT02529813	安德森癌症中心	CD19	招募中
NCT01716364	彼得·麦卡勒姆癌症研究中心	Lewis Y	未知

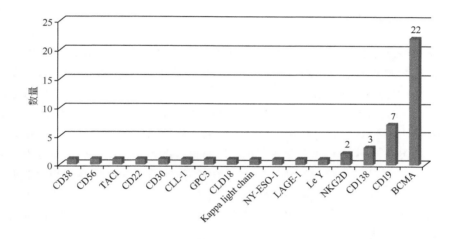

图 2-3　不同靶点 CAR-T 治疗 MM 临床试验分析

BCMA—B 细胞成熟抗原；TACI—跨膜活化剂和钙的调制器和亲环素配体相互作用因子；
CLL-1—C 型凝集素样分子-1；CLD18—封闭蛋白 18.2；Kappa light chain—免疫球蛋白 κ 轻链；
NY-ESO-1—纽约食管鳞状细胞癌 1；Le Y—Lewis Y 抗原；GPC3—磷脂酰肌醇聚糖-3；
LAGE-1—L 抗原家族成员 1；NKG2D—自然杀伤细胞受体 G2D

2. CAR-T 治疗 MM 靶点选择及临床试验分析

决定 CAR-T 治疗效果的关键因素之一是对肿瘤靶抗原的选择。理想的靶抗原应该仅表达在肿瘤细胞表面，在正常组织细胞中不表达。由于多发性骨髓瘤细胞表面的特异性抗原具有异质性，对其抗原靶点的选择不应该是单一的。通过选择合适的靶点，能优化 CAR-T 细胞的抗肿瘤活性。同时，为了避免脱靶效应，靶抗原最好在正常组织和器官中都不表达，进而免受 CAR-T 细胞的攻击和杀伤。比如，临床上靶向 B 细胞表面抗原 CD19 的 CAR-T 细胞治疗，能引发低丙种球蛋白血症，是由于体内表达 CD19 的 B 细胞受到攻击所致[9]。目前理想的肿瘤靶抗原还非常少，用于 CAR-T 细胞治疗的理想靶点还有待于科研人员的不断探索和认识。以下是 CAR-T 治疗 MM 中所使用的部分抗原靶点，其中以靶向 BCMA 的临床试验最多。

（二）以 CD38 为靶点

CD38 是一种跨膜糖蛋白，参与细胞黏附、信号转导和钙离子通道。它表达于 Pre-B 细胞、浆细胞、T 细胞、NK 细胞和骨髓前体细胞。除了血液系统外，CD38 还广泛表达于前列腺细胞、神经细胞、肠道、肌肉及骨细胞[10]。治疗难治性骨髓瘤的新药 daratumumab 和 isatuximab，都是针对 CD38 的单克隆抗体药物。daratumumab 治疗难治性骨髓瘤，反应率达 36%[11]。2016 年开展的 CAR-T 治疗多发性骨髓瘤临床前试验表明，靶向 CD38 的 CAR-T 细胞可以体外增殖，经刺激后释放细胞因子并裂解 CD38$^+$ 多发性骨髓瘤细胞。需要注意的是，CD38$^+$ 骨髓瘤细胞被杀伤的同时，正常的 CD38$^+$ 造血细胞也被破坏[12]。为了避免出现严重的副反应，Drent 等[12] 通过 caspase-9 技术，在靶向 CD38 的 CAR 的结构中引入自杀基因，在出现严重毒副反应时，CAR-T 细胞能立即被清除。

（三）以 CD138 为靶点

CD138 是一种细胞黏附分子，通过其硫酸乙酸肝素链共价结合多种胞外配体，促进细胞增殖、细胞与基质及细胞间黏附等功能。CD138 表达于大部分的浆细胞和多发性骨髓瘤细胞的表面[13]。中国人民解放军总医院韩卫东研究组[14] 2015 年报道了使用靶向 CD138 CAR-T 细胞治疗多发性骨髓瘤的临床试验（注册号 NCT01886976）。5 例复发性、难治性 MM 患者，骨髓中均有 CD138$^+$ 多发性骨髓瘤细胞。从外周血分离出单个核细胞，使用慢病毒载体进行基因转染，制备靶向 CD138 CAR-T 细胞。患者输注 CAR-T 细胞前（输注量为 7.56×10^6 个/kg）先进行化疗预处理。输入 CAR-T 治疗后 4 周，仍能从患者血液中检测到 CD138 CAR-T 细胞的存活。5 例 MM 患者中有 4 例达到 SD，1 例 PD。其中 1 例女患者体内的骨髓瘤细胞从 10.5% 下降到 3%。研究结果提示，靶向 CD138 CAR-T 细胞治疗是安全、可行的，具有较好的耐受性，有潜在的抗肿瘤活性[14]。

（四）以 CD19 为靶点

多发性骨髓瘤作为 B 细胞系肿瘤一般不表达 CD19 分子，因此，CD19 通常不作为多发性骨髓瘤治疗的靶点。有文献研究提示，一些微量的具有耐药性和复发性的多发性骨髓瘤克隆，也具有 CD19$^+$ 表型[15]。2016 年，美国 ASH 年会上 Garfall 等[16,17] 报道了使用 CTL019 治疗 MM 的临床试验结果。靶向 CD19 抗原的 CTL019 已获得美国 FDA 批准用于治疗难治性、复发性急性淋巴细胞白血病，但是尚未应用在 MM 治疗中。这项研究共入组 12 例患者，其中 10 例患者接受了 CTL019 的治疗。患者的中位年龄为 61（48～68）岁，输注 CTL019 细胞的最大剂量是 5×10^7 个。CTL019 治疗后 1 例患者发生了 3 级 GVHD，使用糖皮质激素治疗后得到缓解。1 例患者发生了口膜炎，1 例患者发生了 1 级 CRS。输注后 CTL019 细胞可以在所有患者体内被检测到，持续时间可达 44（14～156）天。ASCT$^+$（autologous stem cell transplantation）患者使用 CTL019 治疗的中位 PFS 是 185（42～479）天，所有的患者治疗后都出现了疾病进展。根据 Garfall 等的报道[17]，在第二次骨髓移植前，给予 2 个周期的环磷酰胺（每周期给药剂量 1200mg/m^2，给药时间不低于 96h），用于筛选评估 CTL019 制备期间控制骨髓瘤的疗效。CTL019 目标剂量为 5×10^7 个细胞，随后在第 12～14 天再次输注 CTL019。患者在接受 140～200mg/m^2 的马法兰（苯丙氨酸氮芥，

melphalan）后，再进行自体干细胞移植。研究结果说明，CTL019细胞对CD19表达水平极低的多发性骨髓瘤细胞具有细胞毒性作用（注册号NCT02135406）。

（五）以signaling-lymphocyte-activating molecule F7（SLAMF7）为靶点

SLAMF7又称CS1或CD319，是细胞表面的一种糖蛋白，表达在浆细胞、NK细胞、CD8$^+$T细胞、激活的B细胞和树突状细胞等正常组织中，但是在造血干细胞及非造血器官中不表达[18]，能参与调节骨髓瘤细胞与骨髓基质细胞间的相互黏附作用[19]。elotuzumab是一种人源化的抗SLAMF7单克隆抗体药物，它直接作用于高表达SLAMF7的浆细胞，通过抑制细胞间的黏附作用，从而减弱基质细胞对骨髓瘤细胞的生长刺激作用。现在，elotuzumab单抗药物已经成功地通过了临床Ⅰ期和Ⅱ期试验，正在进行临床Ⅲ期试验[20]。

临床前研究结果表明，靶向SLAMF7 CAR-T细胞可促使骨髓瘤细胞的快速溶解。Chu等[21]开发了两种第二代CAR，用以治疗多发性骨髓瘤，一种靶抗原是B细胞成熟抗原（B cell maturation antigen，BCMA），另一种靶抗原是SLAMF7。体外试验中，虽然两种不同靶点的CAR-T表现出相似的杀伤活性，但是在小鼠体内试验中，SLAMF7 CAR-T细胞具有更强的抗肿瘤活性[21]。Gogishvili等[22]对靶向SLAMF7 CAR-T细胞如何识别正常淋巴细胞进行分析，发现其诱导SLAMF7$^{+/high}$ NK细胞、CD4$^+$T细胞和CD8$^+$T细胞以及B细胞的选择性杀伤，而且靶向SLAMF7 CAR-T细胞所诱导的细胞杀伤，对于SLAMF7$^-$和低表达细胞不产生杀伤作用，因此能保护淋巴细胞的功能。

（六）以B细胞成熟抗原（B cell maturation antigen，BCMA）为靶点

1. BCMA靶点简介

BCMA是一种属于肿瘤坏死因子（TNF）受体超家族成员的膜蛋白，主要表达于浆细胞，不表达于幼稚B细胞或造血干细胞，在调节B细胞成熟和向浆细胞分化过程中起重要作用。BCMA也能表达在消化系统黏膜上皮细胞和异常表达于非小细胞肺癌细胞系[23]。BCMA受BAFF（B-cell activating factor）和APRIL（A proliferation-inducing ligand）两种因子的调控，其生理功能主要在于维持浆细胞的存活，并促进B细胞的成熟分化。在多发性骨髓瘤中，几乎所有的恶性浆细胞都会高表达BCMA，包括各类MM细胞株、骨髓内骨髓瘤细胞、外周血循环浆细胞和髓外浆细胞瘤。恶性浆细胞表面的BCMA也会随着疾病进展而表达增强。虽然靶向CD19的CAR-T细胞治疗B细胞来源的白血病、淋巴瘤等已取得显著疗效，但是因为MM细胞本身很少表达CD19，因此，仍需要寻找到CAR-T治疗MM更为特异和合理的抗原靶点，而BCMA抗原的特异性表达，使其成为CAR-T治疗MM的理想靶点。

2. 靶向BCMA CAR-T临床试验分析

目前有7篇文献报道了CAR-T细胞治疗复发性、难治性MM的研究结果（表2-10），其中以BCMA为靶点的临床试验有4项，以CD138、CD19、kappa轻链为靶点的各1项。以BCMA为靶点开展的临床试验取得了一些令人期待的结果，2017年8月8日，Kite公司申请IND（investigational new drug），提交了KITE-585（靶向BCMA CAR-T）治疗多发性骨髓瘤的新药申请，预计KITE-585用于治疗MM已是指日可待。

表 2-10 CAR-T 细胞治疗多发性骨髓瘤文献报道汇总

作者/研究机构	注册号	例数	靶点/CAR 结构	载体	细胞量	预处理	疗效	并发症(CRS)	其他不良反应
Ali, et al. (2016)[24] / 美国国立癌症研究所	NCT02215967	12	BCMA/ CD28-CD3zeta	RV	$(0.3\sim9)\times10^6$/kg	CF	0.3×10^6:1PR(2周);2 SD(6周); 1×10^6:3 SD(2~12周); 3×10^6:1 VGPR(8周);3 SD(2~8周); 9×10^6:1 sCR(17周);1 VGPR(26+周)	1×10^6:轻(2人); 3×10^6:轻(3人)、重(1人); 9×10^6:重(2人)(需要托珠单抗)	贫血,嗜中性细胞减少症,消化道症状,低血钙症,血磷酸盐少
Fan, et al. (2017)[27] / 南京传奇生物科技	NCT03090659	35 (19 REP)	BCMA	NA	$(0.6\sim7)\times10^6$/kg	NA	ORR: 100% 14 sCR(8周) 1 PR(8周) 4 VGPR(8周)	总体74% 9人I级 2人II级 1人III级 1人IV级	贫血,高热,呼吸困难
Cohen, et al. (2016)[25] / 宾夕法尼亚大学	NCT02546167	6	BCMA/ 4-1BB ICD-CD3zeta	NA	$(1\sim5)\times10^8$/pt	NA	1.8×10^8:1 PD; 2×10^8:1 VGPR(5个月),1 sCR(7个月); 5×10^8:1 MR(1个月),1 MR(2个月),1 SD(2个月)	83% 2人I级 1人II级 2人III级(需要托珠单抗)	贫血,嗜中性粒细胞减少,胸腔积液(16%),低血钙症(33%),血磷酸盐过少(50%),PRES,IV级1例
Berdeja, et al. (2017)[26] / Celgene (美国赛尔基因)	NCT02658929	9	BCMA/4-1BB ICD-CD3zeta	NA	$(5\sim45)\times10^7$细胞	CF	5×10^7:1 PR(2.9个月),1 SD(2.1个月),1 PD(2个月); 15×10^7:1 sCR(6.4个月),1 CR(4.8个月),1 VGPR(4.4个月); 45×10^7:1 PR(3个月),1 SD(2.5个月),1 PR(1个月)	67% I/II级	嗜中性粒细胞减少症(89%),白细胞减少(67%),贫血(44%)
Guo, et al. (2016)[14] / 中国人民解放军总医院	NCT01886976	5	CD138/CD28 ICD-CD3zeta	LV	$(0.44\sim1.51)\times10^7$/kg	PCD,CP, VAD	4 SD(3~7个月) 1 PD	NA	III级高热 4例
Ramos, et al. (2016)[28] / 贝勒医学院	NCT00881920	7	Kappa light chains/ CD28 ICD-CD3zeta	RV	$(0.2\sim2)\times10^8$/m²	Cy	4 SD 3 未报道	NA	III级淋巴细胞减少症
Garfall, et al. (2016)[17] / 宾夕法尼亚大学	NCT02135406	12	CD19/4-1BB+ CD3zeta	LV	$(1\sim5)\times10^7$细胞	NA	PFS (6个月)	1人I级	III级 GVHD 1例; 口腔炎 1例

注:BCMA—B 细胞成熟抗原(B-cell maturation antigen);Cy—环磷酰胺(cyclophosphamide);CAR-T—嵌合抗原受体 T 细胞(chimeric antigen receptor modified T cell);CF—氟达拉滨(cyclophosphamide,fludarabine);CP—卡铂(carboplatin);紫杉醇(paclitaxel);GVHD—移植物抗宿主病(graft versus host disease);MR—微弱应答(minimal response);ORR—总的应答率(overall response rate);PCD—硼替佐米(bortezomib),环磷酰胺(cyclophosphamide),地塞米松(dexamethasone);PD—疾病进展(progressive disease);PFS—无进展生存(progression-free survival);PR—部分应答(partial response);VAD—长春新碱(vincristine),阿霉素(doxorubicin),地塞米松(dexamethasone);REP—可评估患者(response evaluable patient);SD—疾病稳定(stable disease);VAD—长春新碱(vincristine),阿霉素(doxorubicin),地塞米松(dexamethasone);VGPR—部分良好应答(very good partial response);RV—反转录病毒(retroviral vector);LV—慢病毒(lentiviral vector);NA—无(not available);MM—多发骨髓瘤(multiple myeloma);sCR—完全应答综合征(posterior reversible encephalopathy syndrome);REP—可评估患者(response evaluable patient);SD—疾病稳定(stable disease);(stringent complete response)。

NCI 研究所的 Ali 等[24] 最先报道了 anti-BCMA CAR-T 治疗多发性骨髓瘤的 I 期研究结果。其采用的 CAR-T 结构包括鼠源 anti-BCMA scFv、CD8α 铰链区及跨膜区、CD28 共刺激结构域和 CD3ζ T 细胞刺激结构域，利用反转录病毒系统将 CAR 融合基因导入 T 细胞中[24]。给予 CAR-T 细胞的剂量分别为 0.3×10^6 个/kg、1.0×10^6 个/kg、3.0×10^6 个/kg 和 9.0×10^6 个/kg。为了减少内源性白细胞中调节性 T 细胞的比例，并提高 IL-15 和 IL-7 等细胞因子的水平，所有患者在 CAR-T 细胞输注前都给予了氟达拉滨（$30mg/m^2$）和环磷酰胺（$300mg/m^2$）预处理[24]。共入组 12 例复发性、难治性、多发性骨髓瘤患者，CAR-T 治疗后 4 例患者获得了血液学缓解，8 例为疾病稳定。其中最高剂量的 9.0×10^6 个/kg 治疗组的 2 例患者分别获得了非常好的部分缓解和完全缓解。最低剂量组患者有轻微的副反应。随着 CAR-T 细胞剂量的递增，患者出现不同程度的 CRS，表现为发热和心率过快。最高剂量组患者出现了 CRS 和 Ⅲ～Ⅳ 级副反应，出现中性粒细胞减少、血小板减少、血压降低和急性肾损伤，经临床治疗得到控制，副反应持续的时间较短[24]。

Cohen 等[25] 报道的 I 期剂量强化研究的初步结果，anti-BCMA CAR-T 细胞剂量为：1 例患者给予 1.8×10^8 个细胞，2 例患者给予 2×10^8 个细胞，3 例患者给予最高剂量 5×10^8 个细胞，并采用分次给药模式，第 0 天 10%，第 1 天 30%，第 2 天 60%。入组的 6 例患者均为复发性、难治性、多发性骨髓瘤。治疗后 1 例 CR、1 例 VGPR、2 例 MR、1 例疾病稳定（SD）和 1 例疾病进展（PD）。输注后出现的副反应和 Ali 等[24] 的报道相似，有 5 例发生了细胞因子释放综合征（CRS），其中 2 例患者需要托珠单抗治疗，还有 1 例患者发生了循环性脑病，经激素、抗癫痫药物和环磷酰胺治疗后，病情得到控制。值得注意的是，该研究中 CAR 结构中的抗原识别区为人源化的 anti-BCMA scFv。

近期第三项 anti-BCMA CAR-T 研究来自 Bluebird bio 公司主持的多中心临床 I 期试验（注册号 NCT02658929）[26]。该研究评估了 bb2121 anti-BCMA CAR-T 细胞疗法对 21 例复发性、难治性、多发性骨髓瘤患者的安全性和疗效。这项研究中抗原识别区和 NCI 报道的 CAR 相同[24]，但是 bb2121 anti-BCMA CAR-T 使用的是 4-1BB 共刺激分子，并且用慢病毒作为载体[26]。患者接受环磷酰胺和氟达拉滨预处理后，输注剂量递增的 bb2121 anti-BCMA CAR-T（50×10^6 个、150×10^6 个、450×10^6 个、800×10^6 个）。21 例晚期多发性骨髓瘤患者中，总应答率为 86%。高剂量治疗组的完全缓解率达 56%。bb2121 anti-BCMA CAR-T 的耐受性好，不良反应与其他 CAR-T 疗法类似。在剂量递增阶段，71% 的患者经历 CRS，大部分为 Ⅰ 级或 Ⅱ 级，有 2 例患者为 Ⅲ 级，经治疗后缓解[26]。

在 2017 年的 ASCO 会议上[27]，南京传奇公司和西安交大附二院报道了靶向 BCMA 的 CAR-T（LCAR-B38M）治疗多发性骨髓瘤临床 Ⅱ 期研究结果。研究共入组了 35 例患者，其中作为可评价的 19 例随访时间已经超过 4 个月，其中 100% 的患者治疗有效，14 例获得了完全缓解，4 例获得了非常好的部分缓解，1 例部分缓解。至 ASCO 会议报道为止，仅有 1 例 VGPR 出现疾病进展，5 例患者的随访已经超过 1 年。在毒性方面，有 2 例出现 CRS 的患者需要托珠单抗治疗。

（七）靶向 Kappa-CAR-T 临床试验分析

成熟 B 淋巴细胞和成熟 B 淋巴恶性肿瘤细胞表面都表达 Igs，但是每一个细胞只能表达 κ 链或者 λ 链，而不是两者同时都表达[28]。因此，研究人员考虑是否通过单克隆靶向亚型的轻链可以足够杀死恶性 NHL 和 CLL/SLL B 细胞。这个设计思路在 MM 患者中应该是适用的。虽然血浆细胞不表达表面Igs，但是研究人员已经发现MM起始细胞群表达表面Igs，因此，2016年贝勒医学院Ramos等报道了Kappa-CAR-T细胞在8例MM患者中的治疗情况。在这项研究中除了MM患者，还有NHL和CLL患者（注册号NCT00881920）[28]。其中MM患者年龄为43~69岁，5例女性，1例男性。输注的CAR-T细胞数量为9.2×10^7~1.9×10^8个，输注细胞次数为5例患者输注1次、3例患者输注2次。1例患者治疗后病情稳定（SD）持续24个月，有3例患者无应答。没有发生因为CAR-T细胞治疗所产生的毒副作用。此研究结果表明Kappa-CAR-T细胞治疗是安全、可行的，并且会产生完全的临床免疫应答[28]。

（八）靶向增殖诱导配体（APRIL）临床前研究

增殖诱导配体（a proliferation-inducing ligand，APRIL）是BCMA和TACI一个天然的高亲和力配体、跨膜激活物和钙调节物，是肿瘤坏死因子（TNF）家族的新成员，在多种肿瘤组织中高表达。由于具有促肿瘤细胞增殖作用而得名。它可以同时识别MM细胞上的BCMA和TACI[29]。研究人员定量分析了BCMA和TACI在原代MM细胞中的表达（$n=50$）[29]，结果表明，所有的患者都表达BCMA，78%的MM患者（$n=39$）表达TACI。研究人员构建了第三代CAR（APRIL-CAR），这些APRIL-CAR细胞可以有效地杀死既表达BCMA又表达TACI的靶细胞。动物体内实验提示，APRIL-CAR细胞可以清除体内的肿瘤细胞，包括$BCMA^+TACI^-$和$BCMA^-TACI^+$细胞。

（九）靶向MMG49临床前试验

2017年，大阪大学的Hosen教授等[30]通过筛选超过10000个抗多发性骨髓瘤的单克隆抗体，发现了一种可以治疗多发性骨髓瘤的特异性靶点mAb-MMG49。该靶点特异性识别integrin β7的亚基。研究人员构建了融合MMG49片段的CAR-T。靶向MMG49的CAR-T细胞具有抗MM的作用，且不破坏正常的血细胞。研究提示，MMG49 CAR-T是治疗MM的理想方法之一，MMG49可以作为MM免疫治疗的靶点。

（十）靶向CD44v6临床前试验

黏附受体CD44分子广泛表达于血液和上皮细胞肿瘤，与肿瘤的干性和起始表型相关。研究人员构建了它的同型变体CD44v6 CAR-T，结果显示对AML和MM细胞具有杀伤能力，而对正常造血干细胞和表达CD44v6的角蛋白细胞没有杀伤作用[31]。通过连接自杀基因、靶向CD44v6 CAR-T细胞，能快速、有效地清除MM细胞，且可以避免GVHD等毒性反应。靶向CD44v6 CAR-T细胞治疗MM的临床试验即将开展[32,33]。

三、 CAR-T技术治疗MM展望

部分临床试验结果表明，CAR-T细胞治疗多发性骨髓瘤具有较为明显的临床应用前景。但是目前CAR-T细胞治疗MM尚处于临床研究阶段，存在没有统一标准的制备及治疗流程、短期缓解率高、长期易复发、细胞来源多为自体、异体细胞来源尚需改进、有效的靶抗原较少等不足。另外，骨髓瘤本身建立的肿瘤免疫微环境，也是导致CAR-T细胞治疗失败的主要原因之一。目前BCAM仍然是一个比较理想的CAR-T治疗MM的靶点，但是由于抗原逃逸的存在，还需要寻找到更多的新的MM相关的特异性抗原靶点。部分临床前研究提示，一些靶点如 SLAM7、MMG49 等，在 CAR-T 细胞治疗 MM 中已显示出一定的优势[34]。CAR-T 细胞联合其他免疫调节剂，也能提高 CAR-T 细胞的疗效。在一项临床试验中，增加来那度胺（lenalidomide）可以明显提高靶向 CS1 CAR-T 细胞的持续性与抗肿瘤活性[35]。

目前 CAR-T 细胞与造血干细胞移植的联合应用，开发同时靶向多个靶点的 CAR-T 细胞，以及突破骨髓瘤细胞所建立的肿瘤免疫抑制微环境，可能是提高 CAR-T 细胞治疗 MM 的发展方向之一。

（徐蓓蕾　曹俊霞　王征旭）

参 考 文 献

[1] Vallet S，Pecherstorfer M，Podar K Adoptive cell therapy in multiple Myeloma. Expert Opin Biol Ther，2017，17（12）：1511-1522.

[2] 黄晓军.中国多发性骨髓瘤治疗现状及挑战.中华血液学杂志，2013，34（4）：281-282.

[3] ACS. Cancer Facts and Figures 2017. Atlanta American Cancer Society，2017.

[4] Laubach J，Garderet L，Mahindra A，et al. Management of relapsed multiple myeloma：recommendations of the International Myeloma Working Group. Leukemia，2016，30（5）：1005-1017.

[5] Gertz M A. When to recommend allogeneic transplant in multiple myeloma. Leuk Lymphoma，2015，56（9）：2512-2517.

[6] Noonan K A，Huff C A，Davis J，et al. Adoptive transfer of activated marrow-infiltrating lymphocytes induces measurable antitumor immunity in the bone marrow in multiple myeloma. Sci Transl Med，2015，7（288）：288ra78.

[7] Kochenderfer J N，Rosenberg S A. Treating B-cell cancer with T cells expressing anti-CD19 chimeric antigen receptors. Nat Rev Clin Oncol，2013，10（5）：267-276.

[8] Davila M L，Bouhassira D C，Park J H，et al. Chimeric antigen receptors for the adoptive T cell therapy of hematologic malignancies. Int J Hematol，2014，99（4）：361-371.

[9] Sadelain M，Brentjens R J，Riviere I. The basic principles of chimeric antigen receptor design. Cancer Discov，2013，3（4）：388-398.

[10] Quarona V，Funaro A，DiFranco D，et al. CD38 and CD157：a long journey from activation markers to multifunctional molecules. Cytometry B Clin Cytom，2013，84（4）：207-217.

[11] Al-Hujaily E M，Oldham R A，Hari P，et al. Development of Novel Immunotherapies for Multiple Myeloma. Int J Mol Sci，2016，17（9）.

[12] Drent E，Groen R W，Noort W A，et al. Pre-clinical evaluation of CD38 chimeric antigen receptor engineered T cells for the treatment of multiple myeloma. Haematologica，2016，101（5）：616-625.

[13] Kawano Y，Fujiwara S，Wada N，et al. Multiple myeloma cells expressing low levels of CD138 have an immature phenotype and reduced sensitivity to lenalidomide. Int J Oncol，2012，41（3）：876-884.

[14] Guo B，Chen M X，Han Q W，et al. CD138-directed adoptive immunotherapy of chimeric antigen receptor（CAR）-modified T cells for multiple myeloma. Journal of Cellular Immunotherapy，2016，2（1）：28-35.

[15] Hajek R，Okubote S A，Svachova H. Myeloma stem cell concepts，heterogeneity and plasticity of multiple myeloma. British Journal of Haematology，2013，163（5）：551-564.

[16] Garfall A L，Maus M V，Hwang W T，et al. Chimeric Antigen Receptor T Cells against CD19 for Multiple Myeloma. N Engl J Med，2015，373（11）：1040-1047.

[17] Garfall A L，Stadtmauer E A，Maus M V，et al. Pilot Study of Anti-CD19 Chimeric Antigen Receptor T Cells（CTL019）in Conjunction with Salvage Autologous Stem Cell Transplantation for Advanced Multiple Myeloma-American Society of Hematology Meeting Abstract. Blood，2016，128（22）：974.

[18] Hsi E D，Steinle R，Balasa B，et al. CS1，a potential new therapeutic antibody target for the treatment of multiple myeloma. Clin Cancer Res，2008，14（9）：2775-2784.

[19] Benson D M，Jr，Byrd J C. CS1-directed monoclonal antibody therapy for multiple myeloma. J Clin Oncol，2012，30（16）：2013-2015.

[20] Lonial S，Vij R，Harousseau J L，et al. Elotuzumab in combination with lenalidomide and low-dose dexamethasone in relapsed or refractory multiple myeloma. J Clin Oncol，2012，30（16）：1953-1959.

[21] Chu J，He S，Deng Y，et al. Genetic modification of T cells redirected toward CS1 enhances eradication of myeloma cells. Clin Cancer Res，2014，20（15）：3989-4000.

[22] Gogishvili T，Danhof S，Prommersberger S，et al. SLAMF7-CAR T cells eliminate myeloma and confer selective fratricide of SLAMF7$^+$ normal lymphocytes. Blood，2017，130（26）：2838-2847.

[23] Novak A J，Darce J R，Arendt B K，et al. Expression of BCMA，TACI，and BAFF-R in multiple myeloma：a mechanism for growth and survival. Blood，2004，103（2）：689-694.

[24] Ali S A，Shi V，Maric I，et al. T cells expressing an anti-B-cell maturation antigen chimeric antigen receptor cause remissions of multiple myeloma. Blood，2016，128（13）：1688-1700.

[25] Cohen A D，Garfall A L，Stadtmauer E A，et al. B-Cell Maturation Antigen（BCMA）-Specific Chimeric Antigen Receptor T Cells（CART-BCMA）for Multiple Myeloma（MM）：Initial Safety and Efficacy from a Phase I Study-American Society of Hematology Meeting Abstract. 2016，128（22）：1147.

[26] Berdeja J G，L Y，Raje N S，et al. First-in-human multicenter study of bb2121 anti-BCMA CAR T cell therapy for relapsed/refractory multiple myeloma：Updated results-American Society of Clinical Oncology Meeting Abstract. Journal of Clinical Oncology，2017，35：3010.

[27] Fan F，Zhao W，Liu J，et al. Durable remissions with BCMA-specific chimeric antigen receptor（CAR）-modified T cells in patients with refractory/relapsed multiple myeloma-American Society of Clinical Oncology Meeting Abstract. Journal of Clinical Oncology，2017，35（15 _ suppl）：LBA3001-LBA3001.

[28] Ramos C A，Savoldo B，Torrano V，et al. Clinical responses with T lymphocytes targeting malignancy-associated kappa light chains. J Clin Invest，2016，126（7）：2588-2596.

[29] Lee L，Draper B，Chaplin N，et al. An APRIL-based chimeric antigen receptor for dual targeting of BCMA and TACI in multiple myeloma. Blood，2018，131（7）：746-758.

[30] Hosen N，Matsunaga Y，Hasegawa K，et al. The activated conformation of integrin β7 is a novel multiple myeloma-specific target for CAR T cell therapy. Nat Med，2017，23（12）：1436-1443.

[31] Casucci M，Nicolis di Robilant B，Falcone L，et al. CD44v6-targeted T cells mediate potent antitumor effects against acute myeloid leukemia and multiple myeloma. Blood，2013，122（20）：3461-3472.

[32] Köhler M，Greil C，Hudecek M，et al. Current developments in immunotherapy in the treatment of multiple myeloma. Cancer，2018，124：2075-2085.

[33] Sohail A，Mushtaq A，Iftikhar A，et al. Emerging immune targets for the treatment of multiple myeloma. Immunotherapy，2018，10（4）：265-282.

[34] Mikkilineni L，Kochenderfer J N. Chimeric antigen receptor T-cell therapies for multiple myeloma.

Blood，2017，130（24）：2594-2602.

[35] Wang X，Urak R，Walter M，et al. Lenalidomide enhances the function of CS1 chimeric antigen receptor redirected-T cells against multiple myeloma [abstract]. Blood，2016，128（22）：Abstract 812.

第七节　同种异体（供体）来源的 CAR-T 细胞

同种异体造血干细胞移植（allogeneic hematopoietic stem cell transplantation，allo-SCT）对于血液系统恶性疾病的治疗非常有效。疗效主要依赖于供体淋巴细胞对受者恶性细胞的同种异体反应，称之为"移植物抗白血病效应"（graft-versus-leukemia，GVL）或"移植物抗肿瘤效应"（graft-versus tumor，GVT）。但是除了 GVL 等有效反应，同种异体反应使其可以攻击正常细胞，从而引发比较严重的移植物抗宿主病（graft-versus-host disease，GVHD）[1]。对移植后复发的血液肿瘤患者，输注供者淋巴细胞也可发挥 GVL 效应，使疾病再次缓解。近年来出现的同种异体来源（供体）的 CAR-T 细胞治疗，也为移植后复发的白血病患者等带来了新的治疗希望。

一、供体淋巴细胞输注

1. 供体淋巴细胞输注概论

早在 1956 年，人们就使用供体淋巴细胞输注（donor lymphocyte infusion，DLI）的方法来治疗和防止 allo-SCT 之后的肿瘤复发[2]。目前 DLI 在 CML、AML 和 ALL 等血液系统恶性疾病的治疗中，均显示出可以提高生存率、应答率以及不同程度地使疾病减轻的作用。为了降低严重 GVHD 的发生，通常预防或者先期予以低剂量输注 DLI 并且逐渐升高剂量[1,3]。北京大学黄晓军研究团队[4] 报道了 33 例患者接受预防性的 39 次 DLI 输注。输注的 DLI 单核细胞和 $CD3^+$ 细胞的中位数分别是 $(1\sim2)\times10^8$ 个/kg 和 0.93×10^6 个/kg。6 例患者经历了 Ⅱ～Ⅳ级急性 GVHD，20 例患者发生了慢性 GVHD，没有观察到 GVHD 相关的死亡或者全血细胞减少症。18 个月的随访中，16 例患者无疾病生存，1 年和 1.5 年总的生存率分别为 69.0% 和 50.2%[4]。DLI 可能会引起严重的 GVHD，因为它通常会激活宿主抗原总的免疫反应，不会区分白血病细胞和正常组织。如何保留 GVL 而不伴随 GVHD，从理论上讲，仅仅当白血病相关抗原（leukemia-associated antigens，LAAs）不在正常组织上表达，并且可以产生非常强烈的免疫反应的情况下，这两种同种异体反应才可以被分开[5]。另外一种情形是次要组织相容性抗原（minor histocompatibility antigens，mHAs）仅表达在血液来源的细胞上[1]，在这种情形下，同种异体 T 细胞反应特异性限制于血液细胞，从而会引起血液干细胞的清除，因此会出现 GVL 反应，而不损坏正常表皮细胞也不会发生 GVHD。

2. 改善供体淋巴细胞输注的措施

（1）导入自杀基因　DLI 的输注可引发 GVL 及 GVHD，因此，有学者通过选择性清除同种异体 T 细胞来分离 GVL 和 GVHD[6]。其中 SD 的方法包括辐射和光倒空（photodepletion）（与光毒性罗丹明染料 TH9402 共培养）[7]。另外，T 细胞转导自杀基因也是一种方法。

单纯疱疹病毒衍生胸苷激酶（herpes simplex virus-derived thymidine kinase，TK）基因，是临床上使用最多的自杀基因。TK 是一种使磷酸更昔洛韦（phosphorylates ganciclovir，GCV）成为活性药物的酶，可以作为 GTP 模拟物使 DNA 复制受到抑制[1]。2009 年，Ciceri 等[8] 开展了一项临床Ⅱ期试验。入组 55 例患者，有 28 位接受了 TK 转导的淋巴细胞输注。在中位 75 天的时间所有患者都达到了免疫恢复，没有输注相关的任何副反应发生。10 例患者发生了急性 GVHD（主要是皮肤，Ⅰ～Ⅱ级），1 例患者发生了慢性 GVHD，通过服用 GCV 后获得完全缓解[8]。为了克服 TK 诱导的免疫原性，研究人员也在尝试使用具有较少免疫原性的其他自杀基因系统，比如 caspase 9 基因，但是这个方法仍然处于早期研究阶段，有待进一步研究。

（2）使用 NK 细胞免疫治疗　早在 1999 年，Ruggeri 等[9] 报道了 NK 细胞在 T 细胞清除后的异基因干细胞移植（haplo-SCT）中的作用。结果表明，在患有 AML 的移植患者中，给予 NK 细胞可以有效地提高生存率[9]。2005 年，Miller 等[10] 分析了 NK 细胞在 43 例多种肿瘤患者治疗中的疗效。其中 19 例 AML 患者中有 5 例患者取得了 CR。在输注配型不符的 NK 细胞后，没有观察到任何程度 GVHD 的发生[9]。2011 年，Curti 等[11] 研究了 13 例 AML 患者接受NK 细胞治疗的情况。结果显示，无患者发生 GVHD，1 例患者达到 SD，2 例患者取得 CR，3例患者达到了长期无疾病生存的形态学缓解[11]。在 allo-SCT 之后进行同种异体 NK 细胞输注是有效的，因为这时的 NK 细胞不会被排异，可以更好地发挥抗肿瘤活性[1]。

二、同种异体 CAR-T 细胞的临床试验

1. 疗效分析

2013 年，美国贝勒医学院 Cruz 等[12] 使用同种异体 CAR-T 细胞治疗 8 例血液系统肿瘤患者，其中 4 例 CLL 患者（年龄 49～59 岁）、4 例 ALL 患者（年龄 9～40 岁）。异体CAR-T 细胞的注射剂量为 $1.9×10^7$～$1.13×10^8$ 个。使用 Q-PCR 和流式检测，分析 CAR-T 细胞 CD4、CD8、CD45RO、CD62L、CD28 和 CD27 的表达情况，以及 CD19 CAR-T 细胞对应于不同靶细胞时 IFN-γ 的分泌情况。结果显示，4 例 CLL 患者中，1 例达到 PR，1例达到 SD，2 例达到 PD。在 4 例 ALL 患者中有 3 例达到 CR，1 例达到 PD[12]（见表 2-11）。

2013 年，美国国家癌症研究所 Kochenderfer 等[13] 使用供体来源的 CAR-T 治疗了 4 例CLL 患者、6 例淋巴瘤患者。4 例 CLL，年龄在 44～66 岁。异体 CAR-T 细胞的注射剂量为$1.0×10^7$～$1.0×10^8$ 个。研究显示，在疾病状态下 B 细胞占 CLL 细胞的 99％。在输注CAR-T 细胞之后 B 细胞数量急剧下降。对 CLL 患者血小板的分析情况表明，在输注 CAR-T 细胞治疗前依赖于血小板的输注，在输注 CAR-T 细胞之后不再需要输注血小板，血小板计数在输注 CAR-T 细胞之后恢复了 2 个月，之后因为 CLL 疾病的进展导致血小板的再次下降。4 例 CLL 患者中有 2 例达到 PD，2 例达到 SD。其中有 1 例 CLL 患者在接受异体 CAR-T 输注之后获得了完全缓解。对于 6 例年龄在 44～63 岁的 HL 患者，异体 CAR-T 细胞的注射剂量为（1.0～5.0）×10^7 个。CT 结果表明，CAR-T 细胞输注后 1 个月肿大的淋巴结消退。总的结果显示 1 例患者 PR，5 例患者 SD[13]（见表 2-11）。

2014 年，美国 MD 安德森癌症研究中心 Kebriaei[14] 在会议中报道了 12 例患者（包括白血病和淋巴瘤患者）使用了异体 CD19 CAR-T 细胞治疗的情况。细胞剂量为 $1.0×10^6$～$5×10^7$ 个/m²。研究结果显示，3 例 ALL 患者获得了持续缓解[14]（见表 2-11）。

表 2-11　异体（供体来源）CAR-T 细胞治疗临床试验文献汇总分析[19]

国籍/作者	杂志/时间	注册号	疾病/例数	细胞类型/靶点	治疗方法及剂量	疗效
美国/Kochenderfer, et al(NCI)	Blood/2013[13]	NCT01087294	淋巴瘤和慢性白血病（DL-BCL, MCL 和 CLL）/10 例	异体/CD19	静脉输注 $(1\sim10)\times10^6$/kg	1PR,2PD, 6SD,1CR
美国/Cruz, et al（贝勒医学院）	Blood/2013[12]	NCT00840853	白血病（ALL 和 CLL）/8 例	异体/CD19	静脉输注 $1.9\times10^7\sim1.13\times10^8$/m²	1CR,2CCR, 3PD,1PR, 1SD
美国/Davila, et al（纪念斯隆-凯特琳癌症中心）	Sci Transl Med/2014[21]	NCT01044069	B-ALL/16 例（异体 4 例）	异体/CD19	3×10^6/kg	CR 88%
美国/Maude, et al（宾夕法尼亚大学）	N Engl J Med/2014[22]	NCT01626495, NCT01029366	ALL/30 例（异体 18 例）	异体/CD19	$(0.76\sim20.6)\times10^6$ CTL019 细胞/kg	CR 90%
中国/韩卫东（解放军 301 医院）	OncoImmunology/2015[15]	NCT01864889	ALL/9 例（异体 2 例）	异体/CD19	$(3.0\sim12.7)\times10^6$/kg	6CR, 3PR
美国/Brudno, et al（NIH）	J Clin Oncol/2016[17]		CLL, ALL, DLBCL, MCL, FL/10 例	异体/CD19	$(3.1\sim8.2)\times10^6$/kg	CR=5, PR=1, SD=2, PD=2
美国/Kebriaei, et al（MD 安德森癌症研究中心）	J Clin Invest/2016[18]	NCT00968760, NCT01497184, NCT01492036	ALL, NHL/19 例	异体/CD19	$1\times10^6\sim5\times10^9$/kg	12 个月 PFS 53%,OS 63%
美国/Kebriaei, et al（MD 安德森癌症研究中心）	Blood/2014（会议摘要）[14]		ALL, NHL/12 例	异体/CD19	$1.0\times10^6\sim5\times10^7$/m²	3CR

2015 年，中国人民解放军 301 医院韩卫东教授等报道了 9 例 ALL 患者使用异体 CAR-T 细胞治疗的情况，患者年龄为 15~65 岁，异体 CAR-T 细胞的注射剂量为 $3.0\times10^6\sim1.27\times10^7$ 个/kg。临床试验结果显示 6 例患者 CR，3 例 PR。在纳入的 9 例患者中，6 例具有髓外的侵犯。18 周时总的生存率为 56%。接受化疗的 2 例患者中，有 1 例取得持续 3 个月的 CR，并伴有部分髓外病变的消退。在没有接受化疗的 7 例患者中，有 4 例肿块明显消退，在 2~9 个月时检测到造血干细胞和髓外组织中的供受体混合嵌合状态[15]（见表 2-11）。

2016 年，北京大学人民医院儿科的左英熹[16] 在《中华血液学》杂志发表了一例病例资料，报道了急性 B 淋巴细胞白血病异基因造血干细胞移植后复发使用异体 CAR-T 细胞治疗的情况。患儿女性，11 岁，诊断为 B-ALL。造血干细胞移植后 26 个月，患儿白血病复发死亡。患儿经 CAR-T 细胞治疗后骨髓 MRD 得到有效清除，但其效应持续时间仅 2 个月左右，故每隔 2 个月输注 CAR-T 细胞 1×10^6 个/kg，使该患儿的无病生存期达到 10 个月。但是最后两次输注 CAR-T 细胞却未达到清除 MRD 的效应，可能是 CD19 分子发生了结构变异，不易被 CD19 单抗所识别，从而逃避了 CAR-T 细胞的免疫攻击[16]。

2016 年 Brudno 等[17] 研究了 20 例 ALL、CLL 和淋巴瘤（年龄 20~68 岁）患者使用同种异体 CAR-T 细胞治疗的情况。CAR-T 细胞的注射剂量为 $(0.4\sim8.2)\times10^6$ 个/kg。核磁检查显示，在异体 CAR-T 细胞治疗后淋巴瘤肿块迅速消退，缓解持续到输注后 6 个月。

PET 显示了在输注之前代谢较明显的淋巴结，在输注后 35 天已没有明显的异常代谢。CAR-T 治疗后 8 例患者 SD，4 例 PD，6 例 CR，2 例 PR。ALL 患者缓解率较高，5 例患者中有 4 例获得了微小残留病灶（MRD）阴性的 CR。在 CLL 和淋巴瘤患者中也有部分患者获得了缓解。超过 30 个月以上的最长 CR 发生在一例 CLL 患者中。CAR-T 细胞血液中的峰值在获得缓解的患者中比在那些没有获得缓解的患者中高[17]（见表 2-11）。

2016 年，美国 MD 安德森癌症研究中心 Kebriaei 等[18] 发表了 7 例自体 CAR-T 治疗、19 例异体 CAR-T 治疗（年龄 21～61 岁）的急性白血病和淋巴瘤的治疗情况。CAR-T 细胞的注射剂量为 10^6～$5×10^9$ 个/m²。研究检测了睡美人转座子系统（SB）转化的 CAR-T 细胞的扩增情况，以及基因修饰的 CAR-T 细胞的拷贝数，及输注之前淋巴细胞 CD3 的表达情况。结果显示，HSCT 后 14 例患者 CCR（continuous complete remission，持续性完全缓解），2 例患者 AWD（alive with disease，带病生存），3 例患者 DOD（died of disease，死于疾病），1 例患者 DIR（died in remission，死于缓解期）。研究显示，SB 转导的 T 细胞在体外可扩增 2200～2500 倍，CAR 的转导效率为 84%。自体 HSCT 后回输 CAR-T 的患者，30 个月的无疾病进展和总的生存率分别为 83% 和 100%。异体 HSCT 之后回输 CAR-T 的患者，无疾病进展和总的生存率分别为 53% 和 63%。自体 CAR-T 细胞可在体内持续 201 天，而异体 CAR-T 细胞可在体内持续 51 天[18]（见表 2-11）。

2. 并发症分析

2013 年，Kochenderfer 等[13] 报道的 10 例患者中，没有患者发生 GVHD，毒性包括瞬时的低血压和高热。2015 年，韩卫东教授等发表了 9 例 ALL 患者异体 CAR-T 细胞治疗的情况，2 例患者接受了异体 CD19 CAR-T 细胞输注后 3～4 周观察到 2～3 级的 GVHD。这些结果第一次显示了异体 CD19 CAR-T 细胞能引起 GVHD 和髓外 B-ALL 的消退。2016 年，Brudno 等[17] 的研究显示，20 例患者在 CAR-T 细胞输注之后没有一例发生 GVHD，其他毒性反应包括高热、心率过快和低血压等。2016 年，Kebriaei 等[18] 的结果显示 7 例自体 CAR-T 治疗患者和 19 例异体 CAR-T 治疗患者，没有观察到急性或迟发性毒性或严重的 GVHD。在 2017 年发表的一篇综述中总结了 7 项临床研究汇总的 72 例患者，使用供体来源的 CAR-T 细胞治疗的情况（见表 2-11）。72 例患者中仅有 5 例患者（6.9%）发生了 GVHD。目前的研究提示，使用供体来源的 CAR-T 细胞治疗，对于预防复发、MRD 的清除或者复发后的治疗，是非常有效的治疗手段，发生 GVHD 的风险比较低。不良反应主要包括细胞因子风暴、肿瘤溶解综合征、B 细胞缺乏及神经毒性等[19,20]。

3. 展望

在未来的 5～10 年，CAR-T 细胞为代表的免疫治疗，有效性和安全性将会进一步得到提高，将会不断地用于其他血液系统肿瘤的治疗，也会逐渐用于实体瘤的治疗。CAR-T 细胞治疗将会作为常规一线靶向药物或个体化治疗药物，用于抗癌治疗。抗体（单克隆抗体、双特异性抗体或放射性同位素或细胞毒化学试剂）、免疫调节因子、检查点抑制剂、小分子抑制剂等将会整合到基因治疗中，能进一步提高 CAR-T 细胞的治疗效果。目前对于如何解决同种异体 T 细胞收集困难、长时间处理过程、缺乏随时可获得的效应淋巴细胞、降低毒副作用（B 细胞缺乏、低丙种球蛋白血症、感染的风险、神经毒性等），以及抗原逃逸、肿瘤免疫抑制微环境等，都有待进一步研究。

（曹俊霞　曹　江）

参 考 文 献

[1] Tsirigotis P，Shimoni A，Nagler A. The expanding horizon of immunotherapy in the treatment of malignant disorders：allogeneic hematopoietic stem cell transplantation and beyond. Ann Med. 2014，46 (6)：384-396.

[2] Barnes D W，Corp M J，Loutit J F，et al. Treatment of murine leukaemia with X rays and homologous bone marrow：preliminary communication. Br Med J，1956，2 (4993)：626-627.

[3] Liga M，Triantafyllou E，Tiniakou M，et al. High alloreactivity of low-dose prophylactic donor lymphocyte infusion in patients with acute leukemia undergoing allogeneic hematopoietic cell transplantation with an alemtuzumab-containing conditioning regimen. Biol Blood Marrow Transplant，2013，19 (1)：75-81.

[4] Huang X J，Wang Y，Liu D H，et al. Modified donor lymphocyte infusion (DLI) for the prophylaxis of leukemia relapse after hematopoietic stem cell transplantation in patients with advanced leukemia--feasibility and safety study. J Clin Immunol，2008，28 (4)：390-397.

[5] Rezvani K，Barrett A J. Characterizing and optimizing immune responses to leukaemia antigens after allogeneic stem cell transplantation. Best Pract Res Clin Haematol，2008，21 (3)：437-453.

[6] Stuehler C，Mielke S，Chatterjee M，et al. Selective depletion of alloreactive T cells by targeted therapy of heat shock protein 90：a novel strategy for control of graft-versus-host disease. Blood，2009，114 (13)：2829-2836.

[7] Mielke S，Nunes R，Rezvani K，et al. A clinical-scale selective allodepletion approach for the treatment of HLA-mismatched and matched donor-recipient pairs using expanded T lymphocytes as antigen-presenting cells and a TH9402-based photodepletion technique. Blood，2008，111 (8)：4392-4402.

[8] Ciceri F，Bonini C，Stanghellini M T，et al. Infusion of suicide-gene-engineered donor lymphocytes after family haploidentical haemopoietic stem-cell transplantation for leukaemia (the TK007 trial)：a non-randomised phase I-II study. Lancet Oncol，2009，10 (5)：489-500.

[9] Ruggeri L，Capanni M，Casucci M，et al. Role of natural killer cell alloreactivity in HLA-mismatched hematopoietic stem cell transplantation. Blood，1999，94 (1)：333-339.

[10] Miller J S，Soignier Y，Panoskaltsis-Mortari A，et al. Successful adoptive transfer and in vivo expansion of human haploidentical NK cells in patients with cancer. Blood，2005，105 (8)：3051-3057.

[11] Curti A，Ruggeri L，D'Addio A，et al. Successful transfer of alloreactive haploidentical KIR ligand-mismatched natural killer cells after infusion in elderly high risk acute myeloid leukemia patients. Blood，2011，118 (12)：3273-3279.

[12] Cruz C R，Micklethwaite K P，Savoldo B，et al. Infusion of donor-derived CD19-redirected virus-specific T cells for B-cell malignancies relapsed after allogeneic stem cell transplant：a phase 1 study. Blood，2013，122 (17)：2965-2973.

[13] Kochenderfer J N，Dudley M E，Carpenter R O，et al. Donor-derived CD19-targeted T cells cause regression of malignancy persisting after allogeneic hematopoietic stem cell transplantation. Blood，2013，122 (25)：4129-4139.

[14] Kebriaei P，Huls H，Singh H，et al. Adoptive Therapy Using Sleeping Beauty Gene Transfer System and Artificial Antigen Presenting Cells to Manufacture T Cells Expressing CD19-Specific Chimeric Antigen Receptor. Blood，2014，124：311.

[15] Dai H，Zhang W，Li X，et al. Tolerance and efficacy of autologous or donor-derived T cells expressing CD19 chimeric antigen receptors in adult B-ALL with extramedullary leukemia. Oncoimmunology，2015，4 (11)：e1027469.

［16］ 左英熹. 嵌合抗原受体 T 细胞治疗儿童急性 B 淋巴细胞白血病异基因造血干细胞移植后复发一例报告并文献复习. 中华血液学杂志，2016，37（2）.

［17］ Brudno J N，Somerville R P，Shi V，et al. Allogeneic T Cells That Express an Anti-CD19 Chimeric Antigen Receptor Induce Remissions of B-Cell Malignancies That Progress After Allogeneic Hematopoietic Stem-Cell Transplantation Without Causing Graft-Versus-Host Disease. J Clin Oncol，2016，34（10）：1112-1121.

［18］ Kebriaei P，Singh H，Huls M H，et al. Phase I trials using Sleeping Beauty to generate CD19-specific CAR T cells. J Clin Invest，2016，126（9）：3363-3376.

［19］ Anwer F，Shaukat A A，Zahid U，et al. Donor origin CAR T cells：graft versus malignancy effect without GVHD, a systematic review. Immunotherapy，2017，9（2）：123-130.

［20］ Singh N，Barrett D M. Donor-derived CD19 chimeric antigen receptor T cells. Curr Opin Hematol，2015，22（6）：503-508.

［21］ Davila M L，Riviere I，Wang X，et al. Efficacy and toxicity management of 19-28z CAR T cell therapy in B cell acute lymphoblastic leukemia. Sci Transl Med，2014，6（224）：224ra25.

［22］ Maude S L，Frey N，Shaw P A，et al. Chimeric antigen receptor T cells for sustained remissions in leukemia. N Engl J Med，2014，371（16）：1507-1517.

第三章
CAR-T细胞在实体瘤中的应用

第一节　CAR-T 细胞治疗实体瘤概述

肿瘤免疫治疗的终极目标是彻底消灭肿瘤，既要改善肿瘤患者受损的免疫系统，又要避免引起非靶标的免疫不良反应。从 1989 年 Gross 等[1] 最初提出 CAR-T 细胞治疗的概念，到目前在治疗白血病的临床试验中的突破性进展，用了将近 25 年时间。CAR-T 疗法全称嵌合抗原受体修饰的 T 细胞免疫治疗，CAR 由抗原结合区/胞外区/跨膜区以及在结合抗原后能够活化 T 细胞的胞内信号区等元件所组成（见第一章），将修饰的 T 细胞再回输至患者体内以达到靶向杀灭肿瘤细胞的目的[2]。

CAR-T 细胞疗法虽然在治疗 B 细胞来源的血液系统肿瘤方面已取得惊人的治疗效果，但是在实体瘤治疗方面，CAR-T 细胞疗法目前尚不能令人满意，还需要进行更多的研究和进一步的突破。

一、CAR-T 细胞治疗实体瘤临床试验概述

1. 地区分布

目前，CAR-T 细胞治疗临床试验在血液系统肿瘤中取得成功，主要靶点是 B 淋巴细胞表面的 CD19 抗原，同时靶向 CD20、CD30、CD33 等抗原也有文献研究报道[3,4]。世界上许多国家在积极开展 CAR-T 细胞治疗的临床试验，尤其是美国、英国、瑞典、中国、日本等国家。在临床试验注册网站上（clinicaltrials. gov），截止到 2018 年 2 月 8 日，使用检索词 CAR T 共检索到 CAR-T 细胞临床试验有 488 项，其中美国 189 项，中国 167 项（东亚共 173 项），欧洲 79 项，澳大利亚 7 项。这些临床试验大部分为 CAR-T 治疗血液系统肿瘤，包括 B 细胞来源的急性淋巴细胞白血病（ALL）、慢性淋巴细胞白血病

（CLL）、非霍奇金淋巴瘤等，而只有不到 1/3 的临床试验是 CAR-T 治疗实体肿瘤的，包括胶质瘤、头颈癌、乳腺癌、间皮瘤、肉瘤、黑色素瘤、神经母细胞瘤、前列腺癌、胰腺癌等（表 3-1）。其中，美国的宾夕法尼亚大学、费城儿童医院、美国国家癌症研究所（NCI）、弗雷德·哈钦森癌症研究中心、纪念斯隆-凯特琳癌症中心和西雅图儿童医院等是最早开展 CAR-T 细胞疗法的研究机构。中国目前也有多所医院开展 CAR-T 临床试验，如北京大学肿瘤医院、解放军总医院（301 医院）等。各个医疗机构所使用的 CAR-T 在 CAR 设计、病毒载体等方面都有所不同，比如有的使用 CD28 或 4-1BB 共刺激域的第二代 CAR，且通过反转录病毒载体进行基因转染；有的是含有两个共刺激分子的第三代 CAR，通过慢病毒载体转导。

表 3-1 CAR-T 细胞治疗实体肿瘤临床试验注册情况
（根据不同的靶点进行分类，来源：Clinical Trial 网站）

靶点	肿瘤类型	CAR 结构	载体	研究单位	临床试验号	状态
间皮素	转移性乳腺癌	—		美国纪念斯隆-凯特琳癌症中心	NCT02792114	招募中
	恶性胸膜病			美国纪念斯隆-凯特琳癌症中心	NCT02414269	招募中
	胰腺癌	4-1BB		上海吉凯基因化学技术有限公司	NCT02706782	招募中
	胰腺癌	—		美国宾夕法尼亚大学，加利福尼亚大学	NCT02465983	进行中，不招募
	转移性胰腺导管癌	—	RNA	美国宾夕法尼亚大学	NCT01897415	进行中，不招募
	转移性肿瘤	—	反转录病毒	美国国家癌症研究所	NCT01583686	招募中
	间皮素阳性的肿瘤	4-1BB	慢病毒	美国宾夕法尼亚大学	NCT02159716	进行中，不招募
	难治性晚期恶性肿瘤	—	反转录病毒	301 医院	NCT02580747	招募中
	间皮素阳性的肿瘤			煤炭总医院	NCT02930993	招募中
	实体瘤,成人晚期肿瘤			上海细胞治疗工程研究所	NCT03030001	招募中
	肺腺癌,卵巢癌,腹膜肿瘤,输卵管癌,腹膜胸膜间皮瘤	—	慢病毒	美国宾夕法尼亚大学	NCT03054298	尚未招募
	肝细胞癌,转移性胰腺癌,转移性结直肠癌	—	慢病毒	复旦大学	NCT02959151	招募中
	恶性胸膜间皮瘤	—	RNA	宾夕法尼亚大学艾布拉姆森癌症中心	NCT01355965	进行中，不招募
	晚期实体瘤	—	—	上海细胞治疗研究所	NCT03182803	招募中
	HER-2 阴性转移性乳腺癌	—	—	美国纪念斯隆-凯特琳癌症中心	NCT02792114	招募中

靶点	肿瘤类型	CAR 结构	载体	研究单位	临床试验号	状态
间皮素	胰腺癌	—	—	哈尔滨医科大学第一附属医院	NCT03267173	招募中
	宫颈癌	—	—	深圳市免疫基因治疗研究院	NCT03356795	招募中
	胰腺癌	—	慢病毒	美国宾夕法尼亚大学	NCT03323944	进行中,不招募
HER2	HER2 阳性肿瘤	—	—	重庆第三军医大学西南医院	NCT02713984	招募中
	乳腺癌	CD28	反转录病毒	广州复大肿瘤医院	NCT02547961	招募中
	胶质母细胞瘤	—	反转录病毒	美国贝勒医学院	NCT02442297	招募中
	胶质母细胞瘤	CD28	CMV	美国贝勒医学院	NCT01109095	进行中,不招募
	HER2 阳性肿瘤	CD28	反转录病毒	美国贝勒医学院	NCT00889954	进行中,不招募
	转移性肿瘤	—	反转录病毒	美国国家癌症研究所	NCT00924287	已结束,有结果
	肉瘤	—	—	美国贝勒医学院	NCT00902044	招募中
	HER-2 阳性晚期肿瘤	CD137 CD33		301 医院	NCT01935843	招募中
	ROR1 阳性晚期恶性肿瘤	—		弗雷德·胡奇/华盛顿大学癌症联合会	NCT02706392	招募中
	神经胶质瘤,恶性脑胶质瘤,复发性肿瘤	—	—	宣武医院	NCT03423992	招募中
	胶质母细胞瘤,HER2/Neu 阳性恶性胶质瘤,复发性神经胶质瘤,WHO 分级 III/IV 级神经胶质瘤	4-1BB	慢病毒	希望之城医疗中心	NCT03389230	尚未招募
GD2	成神经细胞瘤	CD28 & OX40	反转录病毒	美国贝勒医学院	NCT01822652	进行中,不招募
	成神经细胞瘤	CD28 & OX40	反转录病毒	美国贝勒医学院	NCT02439788	尚未招募
	复发性、难治性成神经细胞瘤	—	—	北大未名细胞治疗中心	NCT02919046	招募中
	复发性、难治性成神经细胞瘤	—	—	英国癌症研究所	NCT02761915	招募中
	复发性、难治性成神经细胞瘤	—	慢病毒	珠江医院	NCT02765243	招募中
	GD2 阳性肉瘤	—	反转录病毒	美国贝勒医学院	NCT01953900	招募中
	GD2 阳性实体瘤	CD28 & OX40	—	美国国家癌症研究所	NCT02107963	已完成

靶点	肿瘤类型	CAR 结构	载体	研究单位	临床试验号	状态
GD2	实体瘤	—	慢病毒	深圳市免疫基因治疗研究院	NCT02992210	招募中
	复发性、难治性成神经细胞瘤	—	反转录病毒	美国贝勒医学院	NCT00085930	进行中,不招募
	复发性、难治性成神经细胞瘤	—	反转录病毒	堪萨斯城儿童慈善医院	NCT01460901	已完成
	成神经细胞瘤,复发性成神经细胞瘤	—	—	巴比诺斯医院研究所	NCT03373097	招募中
	成神经细胞瘤	—	—	美国贝勒医学院	NCT03294954	尚未招募
	GD2 阳性神经胶质瘤	—	—	广州复大肿瘤医院	NCT03252171	已完成
	肉瘤,骨样肉瘤,尤文肉瘤	—	—	深圳市免疫基因治疗研究院	NCT03356782	招募中
	宫颈癌	—	—	深圳市免疫基因治疗研究院	NCT03356795	招募中
	神经胶质瘤,恶性脑胶质瘤,复发性肿瘤	—	—	宣武医院	NCT03423992	招募中
EGFR	晚期胶质瘤	—	慢病毒	仁济医院	NCT02331693	未知
	EGFR 阳性晚期实体瘤	—	慢病毒	301 医院	NCT01869166	招募中
	晚期恶性肿瘤	—	—	宁波肿瘤医院	NCT02873390	招募中
	晚期实体瘤	—	—	上海国际医疗中心	NCT02862028	招募中
	多形性成胶质细胞瘤	—	慢病毒	首都医科大学三博脑科医院	NCT02844062	招募中
	乳腺癌,卵巢癌,肺癌,胃癌,结直肠癌,胶质瘤,胰腺癌	—	—	西南医院	NCT02713984	招募中
	多形性成胶质细胞瘤	—	—	首都医科大学三博脑科医院	NCT02937844	招募中
	胶质母细胞瘤	—	反转录病毒	美国贝勒医学院	NCT02442297	招募中
	多形性成胶质细胞瘤	CD28	—	美国贝勒医学院	NCT01109095	进行中,不招募
	HER2 阳性恶性肿瘤	CD28	反转录病毒	美国贝勒医学院	NCT00889954	进行中,不招募
	转移性肿瘤	—	反转录病毒	美国国家癌症研究所	NCT00924287	已结束,有结果
	晚期实体瘤	—	—	上海细胞治疗研究所	NCT03182816	招募中
	EGFR 阳性结直肠癌	EGFR/4-1BB/CD28/CD3	—	深圳市第二人民医院	NCT03152435	招募中
	复发性胶质母细胞瘤	EGFRvⅢ-CARs	—	美国国家癌症研究所	NCT03283631	尚未招募

靶点	肿瘤类型	CAR 结构	载体	研究单位	临床试验号	状态
EGFRvⅢ	多形性成胶质细胞瘤	—	—	首都医科大学三博脑科医院	NCT02844062	招募中
	残留或复发性 EGFRvⅢ阳性胶质瘤	—	—	美国宾夕法尼亚大学,加利福尼亚大学	NCT02209376	进行中,不招募
	多形性成胶质细胞瘤	—	慢病毒	首都医科大学三博脑科医院	NCT02666248	招募中
	胶质母细胞瘤	—	反转录病毒	杜克大学	NCT02664363	招募中
	恶性神经胶质瘤,胶质母细胞瘤,脑部肿瘤	4-1BB CD3ζ	反转录病毒	美国国家癌症研究所	NCT01454596	招募中
	复发性胶质母细胞瘤	—	反转录病毒	杜克大学医学中心	NCT03283631	尚未招募
EGFR 家族	EGFR 家族成员表达阳性的晚期实体瘤	—	—	宁波肿瘤医院	NCT02873390	招募中
	EGFR 家族成员表达阳性的晚期实体瘤(肺癌,肝癌,胃癌)	—	—	上海国际医疗中心	NCT02862028	招募中
	晚期 HCC	4-1BB	—	上海吉凯基因化学技术有限公司	NCT02715362	招募中
	GPC3 阳性 HCC	—	—	广州复大肿瘤医院	NCT02723942	已完成
	HCC	—	反转录病毒	美国贝勒医学院	NCT02905188	尚未招募
	复发性、难治性肺鳞癌	—	慢病毒	科济生物医药有限公司	NCT02876978	招募中
	HCC	—	—	重庆新桥医院	NCT03084380	尚未招募
	实体瘤	—	—	美国贝勒医学院	NCT02932956	尚未招募
	肝癌,胰腺癌,转移性结直肠癌	—	慢病毒	上海吉凯基因化学技术有限公司	NCT02959151	招募中
	晚期 HCC	—	—	上海吉凯基因化学技术有限公司	NCT03130712	招募中
	HCC	—	慢病毒	仁济医院	NCT03146234	招募中
	晚期 HCC	—	—	广州医科大学第二附属医院	NCT03198546	招募中
CEA	CEA 阳性肿瘤	—	—	西南医院	NCT02349724	招募中
	转移性肝癌	—	—	美国罗杰·威廉斯医疗中心	NCT02850536	招募中
	转移性肝癌	—	—	美国罗杰·威廉斯医疗中心	NCT02416466	进行中,不招募
	转移性肝癌	—	—	美国罗杰·威廉斯医疗中心	NCT01373047	已完成
	乳腺癌	—	—	美国罗杰·威廉斯医疗中心	NCT00673829	已暂停

靶点	肿瘤类型	CAR 结构	载体	研究单位	临床试验号	状态
CEA	转移性肿瘤	—	—	美国罗杰·威廉斯医疗中心	NCT01723306	已暂停
	结直肠癌	—	—	美国罗杰·威廉斯医疗中心	NCT00673322	已终止
	肝癌,胰腺癌,转移性结直肠癌	—	慢病毒	上海吉凯基因化学技术有限公司	NCT02959151	招募中
MUC1	MUC1 阳性实体瘤	—	—	博生吉医药科技（苏州）有限公司	NCT02617134	招募中
	MUC1 阳性晚期复发性实体瘤	—	—	博生吉医药科技（苏州）有限公司	NCT02587689	招募中
	MUC1 阳性晚期复发性实体瘤	—	—	博生吉医药科技（苏州）有限公司	NCT02839954	招募中
	肺癌	—	—	广州医科大学第二附属医院	NCT03198052	招募中
	晚期实体瘤	—	—	上海细胞治疗研究所	NCT03179007	招募中
	肺癌	—	—	深圳市免疫基因治疗研究院	NCT03356808	招募中
	宫颈癌	—	—	深圳市免疫基因治疗研究院	NCT03356795	招募中
MUC16	卵巢癌	—	—	美国纪念斯隆-凯特琳癌症研究中心	NCT02498912	招募中
EphA2	EphA2 阳性恶性胶质瘤	—	—	广州复大肿瘤医院	NCT02575261	招募中
IL-13Rα2	复发性、难治性恶性胶质瘤	4-1BB	慢病毒	希望之城医疗中心	NCT02208362	招募中
CD70	CD70 阳性肿瘤	—	—	美国国家癌症研究所	NCT02830724	招募中
CD133	复发性晚期恶性肿瘤	—	反转录病毒	301 医院	NCT02541370	招募中
CD171	成神经细胞瘤,成神经节细胞瘤	二代：4-1BB 三代：CD28 & 4-1BB	慢病毒	美国西雅图儿童医院	NCT02311621	招募中
PSMA（前列腺特异性膜抗原）	前列腺癌	CD28	—	美国纪念斯隆-凯特琳癌症研究中心	NCT01140373	招募中
	宫颈癌	—	—	深圳市免疫基因治疗研究院	NCT03356795	招募中
	膀胱癌	—	—	深圳市免疫基因治疗研究院	NCT03185468	招募中
	前列腺癌	—	慢病毒	美国宾夕法尼亚大学	NCT03089203	招募中

靶点	肿瘤类型	CAR 结构	载体	研究单位	临床试验号	状态
PSCA（前列腺干细胞抗原）	不能切除的胰腺癌	—	反转录病毒	美国倍利康药业	NCT02744287	招募中
	PSCA 阳性肿瘤	—	—	广州医科大学第二附属医院	NCT03198052	招募中
	肺癌	—	—	深圳市免疫基因治疗研究院	NCT03356808	招募中
	胰腺癌	—	—	哈尔滨医科大学第一附属医院	NCT03267173	招募中
ROR1	ROR1 阳性恶性肿瘤	—	—	美国弗雷德·哈钦森癌症研究中心	NCT02706392	招募中
VEGFR2	转移性肿瘤	—	反转录病毒	美国国家癌症研究所	NCT01218867	已完成，有结果
FAP	FAP 阳性恶性腹膜间皮瘤	—	—	瑞士苏黎世大学	NCT01722149	招募中
cMet	三阴乳腺癌，转移性乳腺癌	—	—	美国宾夕法尼亚大学艾布拉姆森癌症中心	NCT01837602	进行中，不招募
GPC3	恶性黑色素瘤，乳腺癌	TCRζ/4-1BB	—	美国宾夕法尼亚大学	NCT03060356	招募中
	肝癌	—	—	仁济医院	NCT02395250	已终止
	HCC	—	—	广州复大肿瘤医院	NCT02723942	已完成
	肝癌	4-1BB	—	上海吉凯基因化学技术有限公司	NCT02715362	招募中
	肺鳞癌	—	慢病毒	科济生物医药有限公司	NCT02876978	招募中
	肝癌	4-1BB	—	重庆新桥医院	NCT03084380	尚未招募
	肝癌	—	—	美国贝勒医学院	NCT02905188	尚未招募
	小儿实体瘤	—	—	美国贝勒医学院	NCT02932956	尚未招募
	晚期肝癌	4-1BB	—	上海吉凯基因化学技术有限公司	NCT03130712	招募中
	HCC	—	—	广州医科大学第二附属医院	NCT03198546	招募中
	HCC	—	—	温州医科大学第一附属医院	NCT03302403	尚未招募
	难治性肝癌	—	—	仁济医院	NCT03146234	招募中
	HCC	—	—	上海吉凯基因化学技术有限公司	NCT02959151	招募中

2. 人体器官组织分布

　　CAR-T 细胞在实体瘤治疗中的应用广泛，从神经系统，到呼吸系统、消化系统、泌尿生殖系统以及骨骼和皮肤等均有涉及（图 3-1），本章也是根据 CAR-T 细胞在不同的器官组织肿瘤中的应用逐一展开描述的。

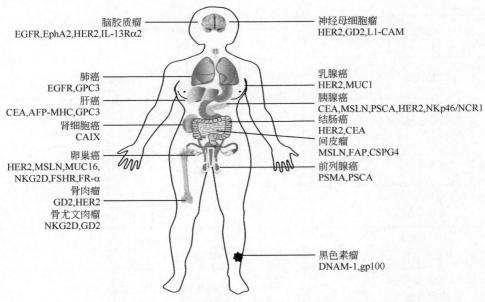

脑胶质瘤
EGFR,EphA2,HER2,IL-13Rα2

神经母细胞瘤
HER2,GD2,L1-CAM

肺癌
EGFR,GPC3

乳腺癌
HER2,MUC1

肝癌
CEA,AFP-MHC,GPC3

胰腺癌
CEA,MSLN,PSCA,HER2,NKp46/NCR1

肾细胞癌
CAIX

结肠癌
HER2,CEA

卵巢癌
HER2,MSLN,MUC16,
NKG2D,FSHR,FR-α

间皮瘤
MSLN,FAP,CSPG4

骨肉瘤
GD2,HER2

前列腺癌
PSMA,PSCA

骨尤文肉瘤
NKG2D,GD2

黑色素瘤
DNAM-1,gp100

图 3-1　CAR-T 细胞治疗实体瘤的组织分布及相应的靶点选择

二、　CAR-T 治疗实体瘤靶点的选择

　　目前，CAR-T 在治疗实体瘤中尚存在一些问题有待改进，比如靶抗原的选择问题。目前人们已发现的在实体瘤中特异性表达的肿瘤抗原（tumor specific antigen，TSA）还非常有限，大多数 CAR-T 使用的肿瘤抗原是针对在肿瘤组织中高表达，在正常组织中不表达或低表达的肿瘤相关抗原（tumor associated antigen，TAA）[5]。靶向肿瘤相关抗原的 CAR-T 细胞，虽然对肿瘤细胞表达的靶抗原具有高亲和力，能对肿瘤细胞进行识别和杀伤，但是也会对在正常组织中低表达的肿瘤相关抗原进行杀伤，进而造成对正常组织和器官的损害，即"脱靶效应"。目前在实体瘤 CAR-T 临床试验中，涉及多种抗原。截止到 2018 年 2 月，在 CAR-T 细胞治疗实体肿瘤的临床试验中，使用的靶向肿瘤抗原有 mesothelin、HER2、GD2、EGFR、EGFRvⅢ、EGFR family、GPC3、CEA、MUC1、MUC16、EphA2、IL-13Rα2、CD70、CD133、CD171、PSMA、prostate stem cell antigen（PSCA）、ROR1、VEGFR2、cMet、FAP 等 21 个靶点，共计 121 项，其中靶向 EGFR 和 mesothelin 的最多，分别是 20 项和 19 项。其次是靶向 GD2（16 项）、GPC3（12 项）、HER2（11 项）（表 3-1，图 3-2）。

三、　CAR-T 细胞治疗实体瘤的肿瘤类型

　　根据 Clinical Trials 网站公布的信息，截止到 2018 年 2 月，多家单位已对 CAR-T 细胞治疗各种类型的肿瘤进行了注册。在 CAR-T 细胞治疗实体肿瘤的临床试验中，针对不同肿

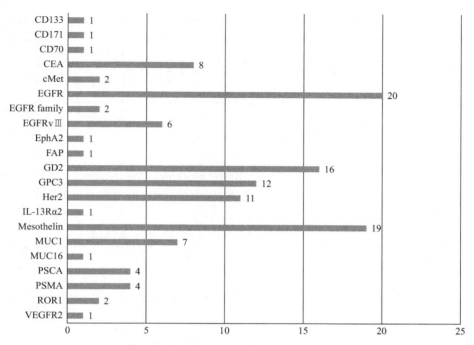

图 3-2　CAR-T 细胞治疗实体瘤靶点选择，以字母排序（A～Z）

资料来源：clinical trials. gov

瘤所开展的临床试验，共计 152 项，其中以胰腺癌（21 项）、肝癌（20 项）、肺癌（17 项）、乳腺癌（16 项）、胶质母细胞瘤（14 项）、结直肠癌（13 项）和卵巢癌（12 项）开展得较多，都超过了 10 项，其次是成神经细胞瘤也达到了 9 项，间皮瘤 7 项（表 3-2 和图 3-3）。

表 3-2　CAR-T 细胞治疗实体瘤的临床试验注册情况

（根据不同的肿瘤类型进行分类，来源：Clinical Trials 网站）

肿瘤类型	靶点	研究单位	临床试验号	状态
成神经细胞瘤	GD2	北大未名细胞治疗中心	NCT02919046	招募中
	GD2	美国贝勒医学院	NCT02439788	撤回
	GD2	巴比诺斯医院研究所	NCT03373097	招募中
	GD2	珠江医院	NCT02765243	招募中
	GD2	英国癌症研究所	NCT02761915	招募中
	GD2	美国贝勒医学院	NCT01822652	进行中,不招募
	GD2	美国国家癌症研究所	NCT02107963	已完成
	GD2	美国贝勒医学院	NCT03294954	尚未招募
	CD171	西雅图儿童医院	NCT02311621	招募中
多形性成胶质细胞瘤	EGFRvⅢ	首都医科大学三博脑科医院	NCT02844062	招募中
	EGFRvⅢ	深圳市免疫基因治疗研究院	NCT03170141	应邀报名中
	嵌合开关受体(CSR)	首都医科大学三博脑科医院	NCT02937844	招募中
	EGFRvⅢ	杜克大学医学中心	NCT02664363	招募中
	EGFRvⅢ	宾夕法尼亚大学	NCT02209376	进行中,不招募

肿瘤类型	靶点	研究单位	临床试验号	状态
多形性成胶质细胞瘤	HER2	美国贝勒医学院	NCT02442297	招募中
	EGFRvⅢ	美国国家癌症研究所,杜克癌症研究所	NCT03283631	尚未招募
	HER2	美国贝勒医学院	NCT01109095	进行中,不招募
	EGFRvⅢ	美国国家癌症研究所	NCT01454596	招募中
	HER2	希望之城医疗中心	NCT03389230	尚未招募
	IL-13Rα2	北京宣武医院	NCT03423992	招募中
	IL-13Rα2	希望之城医疗中心	NCT02208362	招募中
	EphA2	广州复大肿瘤医院	NCT02575261	已完成
	EphA2	北京宣武医院	NCT03423992	招募中
肺癌	PSCA,Muc1,CD80/86	深圳市免疫基因治疗研究院	NCT03356808	招募中
	PD-L1	中山大学	NCT03330834	尚未招募
	PSCA,MUC1,PD-L1,CD80/86	广州医科大学第二附属医院	NCT03198052	招募中
	CEA	西南医院	NCT02349724	招募中
	AMG 119	得克萨斯大学 MD 安德森癌症中心	NCT03392064	尚未招募
	MUC1	博生吉医药科技(苏州)有限公司	NCT02587689	招募中
	EGFR	301 医院	NCT01869166	未知
	GPC3	广州医科大学第二附属医院	NCT03198546	招募中
	ROR1	弗雷德·哈钦森癌症研究中心	NCT02706392	招募中
	GD2,PSMA,Muc1,间皮素	深圳市免疫基因治疗研究院	NCT03356795	招募中
	NY-ESO-1	广州呼吸疾病研究所	NCT03029273	招募中
	HER2	西南医院	NCT02713984	招募中
	间皮素	美国国家癌症研究所	NCT01583686	招募中
	EGFR-PD1	上海国际医疗中心	NCT02862028	招募中
	iCasp9M28z T	纪念斯隆-凯特琳癌症中心	NCT02414269	招募中
	4SCAR-GD2	深圳市免疫基因治疗研究院	NCT02992210	招募中
乳腺癌	HER-2	广州复大肿瘤医院	NCT02547961	已完成
	EpCAM	四川大学	NCT02915445	招募中
	cMet	宾夕法尼亚大学	NCT01837602	进行中,不招募
	cMet	宾夕法尼亚大学	NCT03060356	招募中
	CEA	西南医院	NCT02349724	招募中
	MUC1	博生吉医药科技(苏州)有限公司	NCT02587689	招募中
	HER-2	301 医院	NCT01935843	未知
	间皮素	纪念斯隆-凯特琳癌症中心	NCT02792114	招募中
	ROR1	弗雷德·哈钦森癌症研究中心	NCT02706392	招募中

肿瘤类型	靶点	研究单位	临床试验号	状态
乳腺癌	间皮素	301 医院	NCT02580747	招募中
	HER2	西南医院	NCT02713984	招募中
	CEA	罗杰·威廉姆斯医疗中心	NCT02416466	进行中，不招募
	NKG2D	Celyad 公司	NCT03018405	招募中
	CEA	罗杰·威廉姆斯医疗中心	NCT02850536	招募中
	CD133	301 医院	NCT02541370	招募中
	间皮素	纪念斯隆-凯特琳癌症中心	NCT02414269	招募中
间皮瘤	间皮素	宾夕法尼亚大学	NCT02159716	已完成
	间皮素	宾夕法尼亚大学	NCT03054298	进行中，不招募
	间皮素	美国国家癌症研究所	NCT01583686	招募中
	间皮素	宾夕法尼亚大学	NCT01355965	已完成
	间皮素	301 医院	NCT02580747	招募中
	间皮素	纪念斯隆-凯特琳癌症中心	NCT02414269	招募中
	FAP	苏黎世大学	NCT01722149	招募中
肝癌	EPCAM	北大未名细胞治疗中心	NCT02729493	招募中
	GPC3	上海吉凯基因化学技术有限公司	NCT02959151	招募中
	CEA	罗杰·威廉姆斯医疗中心	NCT02416466	进行中，不招募
	AFP	颐昂生物科技(上海)有限公司	NCT03349255	招募中
	CEA	西京医院	NCT02862704	招募中
	CEA	罗杰·威廉姆斯医疗中心	NCT02850536	招募中
	CD133	301 医院	NCT02541370	招募中
	NKG2D	Celyad 公司	NCT03370198	招募中
	NKG2D	Celyad 公司	NCT03310008	招募中
	EGFR	上海国际医疗中心	NCT02862028	招募中
	EpCAM	成都医科大学第一附属医院	NCT03013712	招募中
	MUC1	博生吉医药科技(苏州)有限公司	NCT02587689	招募中
	GPC3	广州复大肿瘤医院	NCT02723942	已完成
	GPC3	仁济医院	NCT02395250	已终止
	GPC3	广州医科大学第二附属医院	NCT03198546	招募中
	GPC3	上海吉凯基因化学技术有限公司	NCT02715362	招募中
	GPC3	上海吉凯基因化学技术有限公司	NCT03130712	招募中
	GPC3	美国贝勒医学院	NCT02905188	尚未招募
	Claudin18.2	科济生物医药有限公司	NCT03302403	尚未招募
	GPC3	重庆新桥医院	NCT03084380	尚未招募
结直肠癌	EGFR	深州市第二人民医院	NCT03152435	招募中
	GPC3	上海吉凯基因化学技术有限公司	NCT02959151	招募中
	CEA	西南医院	NCT02349724	招募中

肿瘤类型	靶点	研究单位	临床试验号	状态
结直肠癌	NKG2D	Celyad 公司	NCT03370198	招募中
	NKG2D	Celyad 公司	NCT03310008	招募中
	MUC1	博生吉医药科技(苏州)有限公司	NCT02617134	招募中
	EGFR	301 医院	NCT01869166	未知
	HER2	西南医院	NCT02713984	招募中
	CD133	301 医院	NCT02541370	招募中
	EpCAM	成都医科大学第一附属医院	NCT03013712	招募中
	CEA	罗杰·威廉姆斯医疗中心	NCT02416466	进行中,不招募
	CEA	罗杰·威廉姆斯医疗中心	NCT02850536	招募中
	NKG2D	Celyad 公司	NCT03018405	招募中
胰腺癌	间皮素,PSCA,CEA,HER2,MUC1,EGFRvⅢ	哈尔滨医科大学第一附属医院	NCT03267173	招募中
	间皮素	宾夕法尼亚大学	NCT02465983	已完成
	间皮素	上海吉凯基因化学技术有限公司	NCT02706782	招募中
	间皮素	宾夕法尼亚大学	NCT03323944	进行中,不招募
	PSCA	贝利康药业	NCT02744287	招募中
	间皮素	宾夕法尼亚大学	NCT01897415	已完成
	间皮素	上海吉凯基因化学技术有限公司	NCT02959151	招募中
	CEA	西南医院	NCT02349724	招募中
	CLD18	温州医科大学第一附属医院	NCT03302403	尚未招募
	间皮素	宾夕法尼亚大学	NCT02159716	已完成
	MUC1	博生吉医药科技(苏州)有限公司	NCT02587689	招募中
	EGFR	301 医院	NCT01869166	未知
	HER2	西南医院	NCT02713984	招募中
	间皮素	国立卫生研究所临床中心	NCT01583686	招募中
	EpCAM	成都医科大学第一附属医院	NCT03013712	招募中
	NKG2D	Celyad 公司	NCT03018405	招募中
	间皮素	301 医院	NCT02580747	招募中
	CD133	301 医院	NCT02541370	招募中
	CEA	罗杰·威廉姆斯医疗中心	NCT02416466	进行中,不招募
	CEA	罗杰·威廉姆斯医疗中心	NCT02850536	招募中
	CD70	美国国家癌症研究所	NCT02830724	招募中
卵巢癌	间皮素	宾夕法尼亚大学	NCT02159716	已完成
	immunogene-modified T cells (IgT cells)	深圳市免疫基因治疗研究院	NCT03184753	招募中
	EGFR	301 医院	NCT01869166	未知
	HER-2	301 医院	NCT01935843	未知

肿瘤类型	靶点	研究单位	临床试验号	状态
卵巢癌	HER-2	西南医院	NCT02713984	招募中
	间皮素	301医院	NCT02580747	招募中
	CD133	301医院	NCT02541370	招募中
	间皮素	宾夕法尼亚大学	NCT03054298	尚未招募
	间皮素	美国国家癌症研究所	NCT01583686	招募中
	NY-ESO-1	广州呼吸疾病研究所	NCT03029273	招募中
	NKG2D	Celyad公司	NCT03018405	招募中
	CD70	美国国家癌症研究所	NCT02830724	招募中
肾癌	ROR2	上海未名旭珂生物技术有限公司	NCT03393936	招募中
	VEGFR2	美国国家癌症研究所	NCT01218867	已完成
	EGFR	301医院	NCT01869166	未知
	CD70	美国国家癌症研究所	NCT02830724	招募中
	PD-L1	中山大学	NCT03330834	尚未招募
前列腺癌	PSMA-TGFβRDN	宾夕法尼亚大学	NCT03089203	招募中
	EpCAM	成都医科大学第一附属医院	NCT03013712	招募中
	PSMA	纪念斯隆-凯特琳癌症中心	NCT01140373	进行中,不招募
	PSCA	贝利康药业	NCT02744287	招募中
骨肉瘤,骨尤文肉瘤,软组织肉瘤	IL13Rα2	希望之城医疗中心	NCT02208362	招募中
	CD133,GD2,Muc1,CD117	深圳市免疫基因治疗研究院	NCT03356782	招募中
	GD2	美国国家癌症研究所	NCT02107963	已完成
	GD2	美国贝勒医学院	NCT01953900	进行中,不招募
	HER2	美国贝勒医学院	NCT00902044	招募中
	NY-ESO-1	广州呼吸疾病研究所	NCT03029273	招募中
恶性黑色素瘤	cMET	宾夕法尼亚大学	NCT03060356	招募中
	VEGFR2	美国国家癌症研究所	NCT01218867	已完成
	GD2	美国国家癌症研究所	NCT02107963	已完成
	EGFRvⅢ	杜克大学医学中心	NCT03283631	尚未招募
	CD70	美国国家癌症研究所	NCT02830724	招募中
头颈部肿瘤	T1E28z	伦敦国王学院	NCT01818323	招募中
	LMP1	南方医科大学第二医院	NCT02980315	招募中
	EpCAM	四川大学	NCT02915445	招募中

　　总体而言，CAR-T细胞在实体瘤治疗中的效果并不理想。CAR具有靶点识别区，通常是抗体的抗原识别域，用来激活T细胞。在CAR-T细胞治疗实体瘤的临床试验中发现某些靶点可能会造成严重的不良反应，因此，是否采用TAA特异性的CAR-T细胞进行某种实体肿瘤的治疗，需要权衡其可为患者带来的益处和不良反应，根据具体情况进行综合考虑。再者是实体肿瘤的数量和特性问题。除了缺少肿瘤特异性抗原外，实体瘤的肿瘤细胞数量远

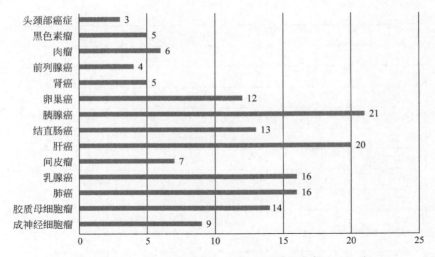

图 3-3　截止到 2018 年 2 月不同肿瘤开展的临床试验汇总

超过血液肿瘤，直径 1cm 的实体肿瘤，其肿瘤细胞数即可达到约 $1×10^9$ 个，而 CAR-T 细胞良好杀伤效果的实现是以较高的效应细胞与靶细胞的比值（效靶比）为基础的。此外，实体瘤肿瘤微环境的免疫抑制作用也不容小觑，可抑制 T 细胞在体内的增殖和杀伤能力，使之难以达到最好的杀伤效果。因此，有研究者尝试将免疫抑制检查点抗体药物（如 CTLA-4、PD-1 抗体）与 CAR-T 细胞联合使用，以提高 CAR-T 细胞治疗实体瘤的临床疗效[6]。

在 CAR-T 细胞治疗实体瘤方面不乏临床前研究，临床上也有多种实体肿瘤的 CAR-T 细胞治疗试验案例，但病例数并不多。目前涉及的实体肿瘤主要有间皮瘤、胰腺癌、神经母细胞瘤、卵巢癌、骨肉瘤、肾癌、前列腺癌、结直肠癌和肝癌等。本章将对不同种类的实体瘤所采用的抗原、CAR 载体和功能区域及相应的临床试验进行总结。根据不同的实体瘤种类进行分类总结，分别阐述 CAR-T 细胞治疗实体瘤的动物实验、临床前试验和已经有文献报道结果的临床试验等。

（曹俊霞　董　杰　王征旭）

参 考 文 献

[1]　Gross G，Waks T，et al. Expression of immunoglobulin-T-cell receptor chimeric molecules as functional receptors with antibody-type specificity. Proc Natl Acad Sci U S A，1989，86（24）：10024-10028.

[2]　Stephan M T，Ponomarev V，Brentjens R J，et al. T cell-encoded CD80 and 4-1BBL induce auto-and transcostimulation，resulting in potent tumor rejection. Nat Med，2007，13（12）：1440-1449.

[3]　Davila M L，Riviere I，Wang X，et al. Efficacy and toxicity management of 19-28z CAR T cell therapy in B cell acute lymphoblastic leukemia. Sci Transl Med，2014，6（224）：224ra25.

[4]　Wang Y，Zhang W Y，Han Q W，et al. Effective response and delayed toxicities of refractory advanced diffuse large B-cell lymphoma treated by CD20-directed chimeric antigen receptor-modified T cells. Clinical Immunology，2014；155：160-175.

[5]　Zhong X S，Matsushita M，Plotkin J，et al. Chimeric antigen receptors combining 4-1BB and CD28 signaling domains augment PI3kinase/AKT/Bcl-XL activation and CD8$^+$ T cell-mediated tumor eradica-

tion. Mol Ther，2010，18（2）：413-420.

[6] Hoos A. Development of immuno-oncology drugs -from CTLA4 to PD1 to the next generations. Nat Rev Drug Discov，2016，15（4）：235-247.

第二节　CAR-T 细胞在头颈部肿瘤治疗中的应用

一、 成神经细胞瘤

成神经细胞瘤（又称神经母细胞瘤，neuroblastoma）是从原始神经嵴细胞演化而来的，交感神经链、肾上腺髓质是其最常见的原发部位，是婴儿和儿童中最普遍的实体瘤，源于肾上腺髓质或者其他部位的交错神经薄膜[1]。该肿瘤最常发生的部位是腹部，其次也经常发生于胸部、颈部、骨盆或其他部位。不同年龄、不同肿瘤发生部位及不同的组织分化程度使其生物特性及临床表现有很大差异，部分可自然消退或转化成良性肿瘤，但部分患儿却又十分难治，预后不良。成神经细胞瘤的发病高峰为 2 岁左右，5 岁内发病者占 90％[2,3]。

对于成神经细胞瘤来说，目前的研究结果显示，CAR-T 治疗比较安全有效的肿瘤靶抗原为 GD2。在靶向 GD2 的 CAR-T 细胞治疗儿童恶性成神经细胞瘤的 Ⅰ 期临床试验中发现其治疗是安全和有效的[4,5]。临床上使用 GD2 单克隆抗体虽然可以延长部分成神经细胞瘤患者的整体生存率，但是肿瘤杀伤的效果却受到生物活性分布和抗体半衰期等因素的影响，不能最大程度地发挥单抗药物的疗效[5]。因此，临床需要多种以 GD2 为靶点的治疗手段，CAR-T 细胞便是其中之一，通过多个研究组进行的临床前和临床试验的结果分析，GD2 CAR-T 细胞在安全性和有效性方面已经取得了一定的进展[6]。

（一） 双唾液酸神经节苷脂靶点

1. GD2 靶点简介

神经节苷脂（ganglioside，GS）也称唾液酸鞘糖脂，是一类含唾液酸的鞘糖脂，能表达在几乎所有脊椎动物细胞的细胞膜表面，特别是中枢神经系统某些神经元膜，参与细胞识别、连接、运动和信息传递等多个过程[3,4]。双唾液酸神经节苷脂（disialoganglioside，GD）包括 GD1、GD2、GD3 三种，GD2 主要表达在中枢神经系统、外周神经系统和皮肤黑色素细胞的细胞膜表面，是系统细胞膜的重要组成部分。近年来研究发现神经节苷脂参与很多肿瘤的发病。GD2 介导黑色素瘤细胞的黏附作用，并且可作为成神经细胞瘤临床免疫治疗的特异性靶点[7]。

2. 靶向 GD2 的 CAR-T 细胞临床前试验研究

目前，大多数 GD2 CAR-T 细胞均采用慢病毒或者反转录病毒感染 T 细胞的方法制备，这种方法可以将靶抗原整合到 T 细胞基因组中，延长 CAR-T 细胞在体内存在的持久性，从而长期防止疾病的复发和转移。但对于 CAR-T 细胞在体内存在的持久度问题，一直是把双刃剑。一方面，人们希望 CAR-T 细胞在体内持久存在，因此能有效杀伤残存和复发的肿瘤细胞；另一方面，人们又无法控制 CAR-T 细胞在体内持久存在带来的细胞因子风暴和意外的脱靶毒性等不良反应，这使得 CAR-T 的临床研究一度暂停，而重新评价其安全性[8]。因此，出于安全性考虑，研究人员尝试采用 mRNA 电转的方法构建瞬时转染的 CAR-T 细胞，结果发现，为患者多次输注合适剂量的此种 CAR-T 细胞，其肿瘤杀伤效果和输注病毒感染的 CAR-T 细胞相比较，对于疾病长期控制的效果没有太大差别，而且可以避免基因毒性。输注一次 mRNA CAR-T 细胞的半衰期为 2 天，一般 7～10 天后完全检测不到 CAR 的表达。目前多种肿瘤的 CAR-T 细胞治疗均采取 mRNA 电转的方法，如间皮瘤等。使用 mRNA CAR-T 细胞的另外一个优势是可以提供更多的肿瘤靶点进行同时治疗。通过分析患者的肿瘤类型，可以更有针对性地给患者使用多靶点的 mRNA CAR-T 细胞治疗，实现个性化治疗，提高治疗效果[9]。

（1）mRNA 瞬时转染制备 CAR-T 细胞　2014 年，Singh 研究组[10] 评估了原位瘤和转移瘤模型中瞬时转染的 mRNA CAR-T 细胞和永久性慢病毒感染 CAR-T 细胞的效率。研究通过对肿瘤体积大小、免疫组化和体内的生物荧光进行检测，发现和对照 CD19 CAR-T 细胞相比，mRNA 修饰的 GD2 CAR-T 细胞输注 1.5×10^7 个就可以对皮下原位成神经细胞瘤迅速产生明显的杀伤作用，而单次输注 10^6 数量级的慢病毒修饰的 GD2 CAR-T 细胞后可以长期控制转移性成神经细胞瘤。若进行多次输注 mRNA GD2 CAR-T 细胞，采用首次输注 5×10^6 个细胞，其余采用 1.5×10^7 个细胞的治疗方案，和对照组相比，能明显降低转移肿瘤模型中成神经细胞瘤的生长速度，延长实验动物的生存期，但不能长期控制疾病的进展。为了更好地了解 T 细胞和肿瘤细胞的动态作用关系，研究人员对动物模型分别采用单剂量 mRNA GD2 CAR-T 细胞和慢病毒转染的 GD2 CAR-T 细胞以及一周内连续 3 次注射 mRNA GD2 CAR-T 细胞的方案进行分组研究。免疫组化实验显示，瞬时转染的 CAR-T 细胞难以到达肿瘤微环境和/或肿瘤部位，多次输注也是如此。因此，研究人员认为，瞬时转染的 mRNA GD2 CAR-T 细胞在体内可以有效杀伤肿瘤，而慢病毒转染的 GD2 CAR-T 细胞可以长期控制转移性成神经细胞瘤在体内的生长[10]。2015 年，最新的关于 GD2 CAR-T 细胞治疗成神经细胞瘤的研究已经采用第二代 CAR，研究人员将鼠 IgM 来源的抗 GD2 抗体单链可变区和 4-1BB 共刺激分子共同构建在 CAR 上，以提高改造的 T 细胞活性。通过反转录病毒将携带抗 GD2 抗体单链可变区和单独 GFP 的基因分别转染到 T 细胞中，将基因改造的 T 细胞分别和 GD2 高表达、低表达和不表达的成神经细胞瘤细胞经过 4h 和 48h 共培养，通过观察肿瘤坏死因子相关凋亡诱导配体（TRAIL）和 IFN-γ 的含量鉴定细胞杀伤毒性。体外细胞杀伤实验结果得到裸鼠体内试验的验证，没有输注基因改造 T 细胞的裸鼠的癌细胞迅速生长，输注仅含有 GFP 的 T 细胞能减缓肿瘤的生长，而含有 GD2-CAR 的 T 细胞输注后能明显抑制肿瘤生长，减小肿瘤体积。经过免疫组化、PCR 检测和流式细胞凋亡检测，验证 IgM 克隆 126 来源的 GD2-CAR/4-1BB 体内外对成神经细胞瘤有较强的杀伤作用，为以后的临床试验提供了理论依据和实验数据[11]。

（2）CAR-T 细胞联合溶瘤病毒的应用　临床将 CAR-T 应用在实体瘤上的效果远不如对白血病的治疗效果，研究人员分析其失败的部分原因可能是没有足够的 T 细胞迁移到肿瘤病灶中[12]。为了克服这个问题，研究人员将 CAR-T 联合携带细胞因子 RANTES 和 IL-15 的溶瘤病毒一起使用，以期溶瘤病毒能对感染的肿瘤细胞发挥溶解作用，并有利于 CAR-T 细胞的迁移和存活[13]。首先，Nobuhiro Nishio 等[14] 对 7 种成神经细胞瘤进行了检测，发现 Ad5Δ24 溶瘤病毒可对其中的 5 种产生细胞毒性，而对 GD2 CAR-T 细胞，即使以最大病毒剂量共培养 7 天，也没有观察到任何杀伤效果，提示 Ad5Δ24 能对成神经细胞瘤产生明显的细胞毒作用，但不会对 GD2 CAR-T 细胞产生影响。体外试验发现，经过 Ad5Δ24 感染的成神经细胞瘤在与 CAR-T 细胞共培养后，细胞凋亡明显增加。体内试验也得到了类似的结果。同时，对血清和肿瘤组织中 RANTES 和 IL-15 的表达进行检测时，发现联合使用 Ad5Δ24 和 CAR-T 细胞能促进 CAR-T 细胞在肿瘤部位的聚集。小鼠实验也发现携带 RANTES 和 IL-15 的 Ad5Δ24 能显著增加 CAR-T 细胞的持久性，并提高其对病毒感染部位的肿瘤杀伤活性[14]。

（3）解决脱靶效应的方法　GD2 在神经母细胞瘤高表达的同时，在正常神经组织中低表达，因此，使用靶向 GD2 的 CAR-T 细胞治疗时，可能产生对正常组织杀伤的"脱靶效应"（on-target off-tumor）。如临床上在使用靶向 GD2 的单克隆抗体治疗神经母细胞瘤时，因对正常神经组织的杀伤，出现持续的神经毒性反应[15]。Fisher 等[16] 采用 γδT 细胞作为效应细胞，使 CAR 胞内区只有共刺激分子 CD28，没有 CD3ζ 分子，使得 CAR 胞内区的 CD28 和 CD3ζ 分子位于不同的分子结构上，而不是串联在一起，这样当靶向 GD2 的 CAR 结合到表达 GD2 抗原的肿瘤细胞或者正常细胞时，γδT 细胞不能被有效地激活，因此不能起到杀伤靶细胞的作用。当导入靶向 GD2 的 CAR 结构的 γδT 细胞，其胞外区 TCR 和靶向 GD2 的 scFv 结构，同时识别 NKG2D 与 DAP10 复合物（表达在肿瘤细胞，正常神经组织中不表达）和 GD2 神经母细胞瘤相关抗原时，基因修饰的 γδT 细胞才能发挥细胞毒效应，进而避免对正常神经组织的杀伤作用。

3. 以 GD2 为靶点的临床试验

截止到 2018 年 2 月，在 Clinical Trials 网站上注册的靶向 GD2 的 CAR-T 细胞治疗成神经细胞瘤临床试验（检索词：CAR T GD2）共计 16 项（见表 3-1），其中已经完成的临床试验有 3 项，其余均在招募中或尚未开始招募。

2008 年，美国德州儿童医院和贝勒医学院 Malcolm K. Brenner 等已经开始了靶向 GD2 的 CAR-T 细胞治疗神经母细胞瘤的 I 期临床试验。为了解决输入的 T 细胞在体内停留时间较短的问题，该研究小组使用靶向 EB 病毒（epstein barr virus）的细胞毒性 T 淋巴细胞（cytotoxic T lymphocytes，CTLs），通过反转录病毒载体转染 GD2 的 scFv，制备 EBV 特异性靶向 GD2 嵌合抗原受体的 CTLs（CAR-CTL），或者靶向 GD2 嵌合抗原受体的 T 细胞（CAR-T）。该试验采用的是第一代 CAR-T 技术，没有细胞内共刺激分子。试验表明，该 EBV 特异性靶向 GD2 嵌合抗原受体的 CTL，在体内的生存时间确实得到延长。文章报道了 11 例患晚期成神经细胞瘤的 3～15 岁儿童患者，给予输注等量 CAR-CTL 和 CAR-T 的混合细胞，剂量从 2×10^7 个到 2×10^8 个不等。从输注 24h 后开始检测，发现 CAR-CTL 在体内持续表达的时间长达 6 周，而 CAR-T 的持续时间仅为 3 周。通过 2 年的临床跟踪调查，发现患者采用 CAR-T 细胞进行抗肿瘤治疗后，8 例可评估患者中的 4 例出现肿瘤病灶坏死和消退，其中 1 例保持完全缓解状态长达 16 周，后转为部分缓解。2 例患者疾病稳定，2 例患者出现疾病进展。随访观察 2 年未发现严重的不良反应，初步验证了 CAR-CTL 治疗儿童晚期成神经细胞瘤的安全性和有效性[17]。

2011 年，同一研究小组的 Pule 等继续使用靶向 GD2 的 CAR-T 细胞[17]，或者 EB 病毒特异的 CAR-CTL，在上述 11 例患者的基础上，增加了 8 例患者，对共计 19 例晚期成神经细胞瘤患者进行了临床试验研究（Clinical Trials 注册号：NCT00085930）。入组的 19 位患者均患有高危的成神经细胞瘤，分别采用 3 个剂量组进行治疗：2×10^7 个/m^2，5×10^7 个/m^2，1×10^8 个/m^2。输注 CAR-CTL 或者 CAR-T 细胞治疗后，有 11 例患者显示有很弱但很持久的外源基因的表达。通过检测辅助性 T 细胞（CD4$^+$）和中枢记忆淋巴细胞（CD45RO$^+$CD62L$^+$）的比例，发现这些免疫细胞的高表达不仅和临床预后相关，并且与输注的 CAR-CTL 或者 CAR-T 的表达持久度正相关，CAR 携带的外源基因持续时间从 96 周到 192 周不等。虽然体外效应记忆细胞比中枢记忆细胞有更强的细胞毒活性和增殖能力，但中枢记忆细胞在体内却有更强的抗肿瘤作用，并建立更长效的免疫细胞记忆应答。临床预后也有较好的结果，19 例患者的平均中位生存期为 931 天，虽然输注 CAR-T 细胞治疗时疾病活跃期和非活跃期的患者比较没有明显的生存期（OS）延长，但持续而低表达外源基因 GD2 的 CAR-ATC 或者 CAR-CTL 输注的患者都存在肿瘤进展时间（TTP）的明显延长。经过 5 年的随访发现，所有患者外源基因均可持续表达 6 周以上，其中 11 位患者入组时处于疾病活跃期，治疗后 3 例患者达到完全缓解，还有 2 例患者完全缓解期分别超过 21 个月和 60 个月。虽然局部疼痛是临床上使用 GD-2 单克隆抗体药物后很常见的不良反应，但在 GD-2 特异性 CAR-T 治疗后，研究者只观察到 2 例患者发生低烧和较轻度的肿瘤坏死注射位点疼痛以及 1 例患者出现局部疼痛，并未观察到和 GD2 抗体相关的神经性疼痛和功能紊乱。通过长期随访，研究者认为 CAR-T 治疗是安全和有效的，且毒副作用少[18]。

目前在 Clinical Trials 网站上注册的 GD2-CAR 治疗成神经细胞瘤有两项临床试验刚刚结束，文章还未发表，预计近年会有更多的 GD2-CAR 研究结果发表。已经完成的 NCT01460901 临床试验，是将第一代 GD2-CAR 构建至病毒特异的异基因 CTL 细胞中，包括 EB 病毒、CMV 病毒和腺病毒等，希望能改善 T 细胞在体内的持久性问题（ID：NCT01460901），该项临床试验只招募 3 例患者，采用多种病毒特异性的靶向 GD2 嵌合抗原受体的异基因 CTL（CAR-CTL），评价其安全性和有效性，希望该基因修饰的 CTL，在体内既能抵抗多种病毒的感染，又能治疗肿瘤。一项已经完成的临床试验 NCT02107963，使用第三代自体 CAR-T 细胞，含 OX40 和 CD28 两个共刺激分子，并加入了自杀开关 ICD9（caspase dimerization domain），在给予小分子药物 AP1903 后，该基因修饰的 CAR-T 细胞能够在体内消失，以消除 CAR-T 细胞在体内长期存活所引起的毒副作用。该试验最多招募 36 名患者，包括骨肉瘤、神经母细胞瘤等 GD2 阳性的肿瘤。

一项即将进行、还没有招募患者的临床试验（ID：NCT01822652），是将第三代 GD2-CAR 和 caspase9（iC9）[19] 构建在 ATC 细胞中治疗复发或难治性儿童成神经细胞瘤，以提高 CAR 的安全性。该试验设计共分 3 组，分别使用新鲜大 T 细胞、冷冻复苏的 T 细胞和新鲜 T 细胞结合化疗的方法，输注的细胞量由 $1 \times 10^7 \sim 2 \times 10^8$ 个不等。很多研究人员发现，临床使用第二代或者第三代 CAR 会同时提高肿瘤杀伤效率和细胞毒性以及细胞因子风暴带来的不良反应。因此，自杀基因 iC9 的加入有望对 T 细胞的凋亡进行调控，如使用小分子化合物 AP1903 可在 30min 内消除 90% 的改造 T 细胞。截止到 2015 年 10 月的临床数据更新，这种结合靶抗原和自杀基因的 CAR-T 细胞，经最大剂量输注 6 周后，试验的主要观察终点——该方案的安全性得到了较为满意的结果。而第二疗效指标，包括 iC9-GD2 CAR-T 细胞在体内的表达持久度和疾病进展时间（TTP）以及血清中的细胞因子水平表达尚未能取得预期进展[7]。

（二）L1 细胞黏附分子靶点

1. L1 细胞黏附分子（L1 cell adhesion molecule，L1-CAM）简介

细胞黏附系统在肿瘤侵袭、转移中发挥决定性作用，其中免疫球蛋白超家族成员之一，

L1 细胞黏附分子（L1-CAM），也称 CD171，是一类介导细胞与细胞间及细胞外基质间黏附的跨膜蛋白，在肿瘤转移中的作用日益受到相关人员的关注[20]。L1-CAM 广泛表达在神经系统中，在神经系统发育和修复过程中扮演着重要的角色，L1-CAM 的基因突变与多种神经及精神系统疾病有关[21]。最近的研究表明，L1-CAM 不仅表达于神经系统，而且在多种恶性肿瘤组织中都存在表达异常，如非小细胞肺癌、神经胶质瘤、卵巢癌、黑色素瘤、成神经细胞瘤、结肠癌、胰腺癌、乳腺癌等，且在肿瘤细胞的增殖、浸润、转移、抗凋亡、血管生成等方面起着重要作用[22,23]。L1-CAM 的表达与肿瘤转移及不良预后有关。对其结构及功能的进一步探索发现，其经同嗜性或异嗜性作用与受体相互结合后促进肿瘤细胞侵袭[24,25]。

2. 以 L1-CAM 为靶点的临床试验

2007 年，Park 研究组[23] 发表了针对儿童复发或难治的成神经细胞瘤临床 I 期 CAR-T 细胞试验的研究结果。研究人员将 CE7R 的 scFv 构建到第一代 CAR 结构中，同时结合一段自杀基因（*HyTK*），制备 CE7R/HyTK CTL 细胞，用来治疗儿童晚期复发性转移性成神经细胞瘤。6 位患者分别采用 10^8 个/m^2 和 10^9 个/m^2 的细胞剂量。在首次注射 T 细胞 1 周后，有 4 位患者可以检测到外源抗体的表达，而在第二次注射 T 细胞后 1 周只有 3 位患者还能检测到抗体的表达，提示 CTL 携带的外源抗体的表达持久度和注射剂量没有直接相关性。治疗后第 35 天和第 56 天的观察结果显示，分别有 1 位患者表现为疾病稳定（SD）和部分有效（PR），其余患者均为疾病进展（PD），患者生存期从 162 天至 1670 天不等。在安全性方面，除了常见的淋巴细胞减少、白细胞减少、血红蛋白减少等，在高细胞剂量组中还有一位患者发生了细菌感染和肺炎，此外，没有观察到严重的 4～5 级和治疗相关的不良反应，也没有观察到 L1-CAM 对中枢神经和交感神经产生明显的毒性[23]。

此后，研究人员对 L1-CAM 已经进行了深入研究，期间不断优化和修饰其抗原表位，希望能在提高肿瘤杀伤效果的同时减少不良反应和对正常组织的损伤。2014 年，研究人员[22] 发现单克隆抗体 CE7 能直接结合在 L1-CAM 胞外抗原表位决定簇，后者表达在多种成神经细胞瘤细胞系和各种病理级别的原代样本中。此外，研究人员还发现，可与 CE7 特异性结合的抗原在多种实体瘤细胞系中也有所表达，如非小细胞肺癌、肾癌、卵巢癌、黑色素瘤、结肠癌、胰腺癌、乳腺癌等。此外，33 种正常组织中也可检测到相应抗原的表达，如大脑白质、大脑灰质、小脑、肾上腺、卵巢、胰腺、乳腺、肾、肺等。很有意思的一点是，L1-CAM 高表达于人单个核细胞中，但是使用 CE7 的抗体却没有检测到，推断 L1-CAM 可能在肿瘤组织和正常组织中有不同的蛋白翻译后修饰，如糖基化修饰、乙酰化修饰等。初步研究显示靶向 CE7R-CAR 的 CTL 细胞在成神经细胞瘤的治疗中的不良反应较少，下一步考虑使用含更多的共刺激分子的第二代或者第三代 CAR-T 细胞进行更广泛的实体瘤治疗研究[22]。

2017 年，美国西雅图儿童研究院、本·汤儿童癌症研究中心开展的 CD171 靶向的 CAR-T 细胞治疗儿童成神经细胞瘤的临床前评价，临床注册号为 IND FDA♯16139。这项研究主要报道第二代 CAR-T 细胞的临床前数据。病理回顾和收集了 57 个患者的样本，患者的平均年龄在诊断时为 3.4（范围 0.1～18.7）岁。组织芯片技术（tissue micro assay，TMA）和免疫组化检测基因的表达，体内外试验检测细胞毒性和功能并且 GMP 标准化生产 CD4$^+$ 和 CD8$^+$ CE7-CAR/EGFRt 治疗性 T 细胞产品。结果表明，在临床 I 期试验中，慢病毒转染的 CD4$^+$ 和 CD8$^+$ CE7-CAR T 细胞产品在 5 个持续性招募的成神经细胞瘤患者中有 4 个是成功的[26]。

（三） 人类表皮生长因子受体 2 靶点

1. 成神经管细胞瘤

除了成神经细胞瘤外，还有一种成神经管细胞瘤也是儿童常见的脑部肿瘤之一，占 20%[27,28]。研究发现，约有 40% 的成神经管细胞瘤过表达人类表皮生长因子受体 2（human epidermal growth factor receptor-2，HER2），并且 HER2 的高表达与患者的不良预后有一定的相关性[29]。HER2 是乳腺癌中敏感且有效的治疗靶点，但对于成神经管细胞瘤来说，因其 HER2 表达水平明显低于乳腺癌细胞，因此，对赫赛汀类单抗药物并不很敏感，治疗效果不好[30]。

2. 以 HER2 为靶点的临床前试验

2007 年，Ahmed 将 HER2 scFv 段 FRP5 作为靶点，通过慢病毒感染 T 细胞后，成功构建了第一代 CAR-T 细胞。通过体外细胞杀伤实验发现 HER2 CAR-T 细胞可以识别并杀伤成神经管肿瘤细胞系和自体原代的肿瘤细胞，其中 $CD4^+$ 和 $CD8^+$ HER2 CAR-T 细胞在和肿瘤细胞共培养时会产生 IFN-γ 和 IL-2 等细胞因子。在免疫缺陷的肿瘤模型小鼠体内输注 2×10^6 个 HER2 CAR-T 细胞后，发现肿瘤细胞和组织明显减小，而使用普通 T 细胞治疗的对照组小鼠的肿瘤则继续生长。此外，对照组和 CAR-T 治疗组的生存期也有明显差异，对照组的小鼠平均生存期只有 62 天左右，而输注过 HER2 CAR-T 细胞的小鼠生存期可以达到 115 天左右，并且 T 细胞在体内可以持续存在长达 55 天。因此，输注 HER2 CAR-T 细胞可以成为治疗 HER2 阳性的成神经管细胞瘤或其他低表达 HER2 肿瘤的一个有效的免疫治疗方法[31]。

二、神经胶质瘤

胶质瘤是最常见的原发性脑肿瘤，占所有脑肿瘤的 70%，患者的中位生存期不足 2 年。脑胶质瘤中一半以上为恶性度最高的胶质母细胞瘤（glioblastoma multiforme，GBM）。GBM 患者即使采用了最为积极的治疗手段，中位生存期仍然少于 15 个月。有学者认为神经胶质瘤是一种系统性疾病，一旦发现病灶，就意味着整个神经系统的胶质细胞都有演变为肿瘤细胞的可能性[32]。目前肿瘤治疗指南建议对胶质瘤采用手术和/或放疗和/或化疗的综合治疗方式。但传统的治疗方法，如放化疗和单抗药物，受到放射治疗的剂量、血脑屏障多种因素影响，疗效受到明显限制，不能阻止肿瘤的原位复发，甚至有学者报道肿瘤还可能经由蛛网膜下腔、脑脊液播散或侵袭神经系统以外的器官[33,34]。因此，临床亟待新的治疗方法如 CAR-T 细胞疗法以突破目前的困境。下面对使用 CAR-T 细胞治疗神经胶质瘤的研究现状予以综述。

（一） 表皮生长因子受体（epidermal growth factor receptor， EGFR）靶点

1. EGFR 靶点简介

近年来由于分子生物和基因诊断的发展，已经发现多种胶质瘤分子标志物，特别是 EGFR 扩增和突变备受研究人员的关注。研究发现，EGFR 扩增在许多癌症中的发生并不普遍，基因扩增、突变及重排常见于神经胶质瘤。研究发现，EGFRvⅢ 在不同恶性程度的神

经胶质瘤中的表达比例不同，总的来说，其表达占神经胶质瘤的 $17\%\sim57\%$，并且在约 20 种正常组织中不表达。然而 EGFR 表达也见于正常组织，并存在多种 EGFR 突变体，限制了以 EGFR 为靶标的抗肿瘤治疗[35]。EGFRvⅢ是最常见的 EGFR 突变体，为胞外区 2~7 外显子缺失了 267 个氨基酸而丧失了与配体结合的能力，但其胞内段酪氨酸激酶仍可被激活，导致内化和降解过程减弱，产生持续的下游信号转导，致使其致瘤性显著增强。长期来看，有 EGFRvⅢ重排的患者存在预后较差的趋势。这种突变体只在肿瘤细胞中出现，会发生于约 30% 的神经胶质瘤细胞中，而在正常组织中则不表达，因此是一个很好的肿瘤治疗靶标[36,37]。现有Ⅲ期临床试验（No. NCT01480479）正在进行，通过监测外周血 EGFRvⅢ重排来观察治疗反应。此外，临床上已经对使用 EGFRvⅢ多肽疫苗的安全性进行了评估，虽然有很好的靶细胞杀伤效果，但仍然存在因 EGFRvⅢ抗原丢失导致疾病无法控制的病例[38]。

2. 以 EGFR 为靶点的临床前实验

2014 年，Choi 等构建了第三代 EGFRvⅢ CAR-T 细胞，体外细胞试验表明其攻击靶细胞时 IFN-γ 的分泌水平有明显提高。利用人神经胶质瘤 U87 细胞制备小鼠模型，对其进行不同剂量的 EGFRvⅢ CAR-T 细胞颅内注射，发现小鼠的生存时间和注射剂量相关。组织病理学分析结果表明，在取得一定疗效的同时，EGFRvⅢ CAR-T 细胞并未对正常脑组织产生细胞毒性[39]。

同年，Sampson 等的实验结果则更加让人惊喜，他们利用人抗体 139 的 mRNA 修饰第三代 EGFRvⅢ CAR-T 细胞并注入神经胶质瘤小鼠模型体内，发现经过淋巴细胞清除后再输注 CAR-T 细胞能明显延长小鼠的生存期。研究还发现，PEPvⅢ多肽能明显抑制 EGFRvⅢ mRNA CAR-T 细胞在体内的表达，因此可以作为 CAR-T 细胞治疗神经胶质瘤时产生毒副作用的干预药物。输注 $3.5\times10^{6}\sim1\times10^{7}$ 个不同剂量的 EGFRvⅢ mRNA CAR-T 细胞时，小鼠的肿瘤病灶均可消除并达到临床治愈标准。同时，即使是高剂量的 CAR-T 细胞也没有带来明显的毒副作用。如果输注前使用辐照进行淋巴清除，治疗效果会更好。由于 EGFRvⅢ抗体药物会因抗体缺失而导致治疗无效，与之相比，mRNA CAR-T 细胞不仅能长期保持 EGFRvⅢ的表达，有效地抵抗肿瘤抗原表达缺失，而且还能对抗体阴性的肿瘤细胞也产生杀伤作用，预防肿瘤复发，具有明显的优势[40]。

2013 年，Shen 研究组使用慢病毒感染构建了第二代 EGFRvⅢ CAR-T 细胞进行临床前研究。通过使用标准的 $4h^{51}Cr$ 细胞体外杀伤实验发现，在 CAR-T 细胞与 U87 神经胶质瘤细胞效靶比为 10∶1 时，对靶细胞有较好的杀伤效果，同时，有较高水平的 IFN-γ 分泌。在神经胶质瘤裸鼠模型中分三组进行实验，分别输注 1×10^{7} 个 EGFRvⅢ$^{+}$ CAR-T 细胞、GFP^{+} T 细胞和 PBS，2 周后发现 EGFRvⅢ$^{+}$ CAR-T 组小鼠的肿瘤明显缩小，其他两组肿瘤继续生长。研究人员还认为全身的静脉注射和局部的瘤内注射的疗效无差异[41]。

目前对 EGFRvⅢ CAR-T 细胞的研究很多，很多研究组选用不同的抗原表位进行深入研究。2010 年，Ohno 研究组使用了鼠源的 EGFRvⅢ单克隆抗体 3C10 作为 CAR 的 scFv 来源。体外的功能实验发现，与野生型的 EGFR 相比，3C10 EGFRvⅢ CAR-T 细胞能产生更多的 IFN-γ。细胞毒性杀伤实验也表明，3C10 CAR-T 细胞能特异性地识别 EGFRvⅢ抗原。通过小鼠尾静脉注射 EGFRvⅢ CAR-T 细胞，虽然没有观察到肿瘤细胞的完全清除，但肿瘤的生长受到明显抑制，特别是 CD8^{+} 的肿瘤浸润淋巴细胞出现了明显增加。此外，和对照组相比，小鼠的生存时间也得到了明显延长[42]。

随着干细胞研究的深入，研究人员发现，肿瘤的异常增殖和分化与一小群极具增殖活力的细胞即肿瘤干细胞相关，肿瘤无限增殖分化的原始动力来源于肿瘤干细胞的活性[43]。胶质瘤中也存在这样的细胞群体：胶质瘤干细胞，放射线、化学药物以及免疫制剂对它们不能起到有效的杀灭作用[44]。在外界物理和化学环境的影响作用下，这些细胞暂时潜伏，所以，在体外试验或部分短期的体内试验中，某些物理或化学治疗措施对神经胶质瘤的治疗看起来是有效的。但物理、化学治疗停止后，潜伏的胶质瘤干细胞像"游击队"一样，马上就会再次登上舞台，反弹性地增殖分化，直至肿瘤复发。为获得对肿瘤的有效治疗，必须针对肿瘤干细胞进行靶向治疗，才可控制肿瘤的复发、转移。消灭肿瘤干细胞才能彻底根治肿瘤[45]。此外，目前也有野生型 EGFR 和 EGFRvⅢ特异性的 CAR NK 细胞在小鼠模型中的研究，结果显示可以有效抑制肿瘤的生长，并且延长荷瘤小鼠的生存期。该研究为 NK-92-EGFR CAR-NK 细胞在胶质瘤临床治疗上的应用带来了希望[46]。

3. 以 EGFR 为靶点的临床试验

Mogan 研究组认为治疗神经胶质瘤细胞必须从神经胶质干细胞入手才能有效地控制疾病。研究人员根据 EGFRvⅢ抗体不同的单链抗体序列构建了 9 种不同的 EGFRvⅢ-CAR，采用反转录病毒感染的方法将构建的 9 种第三代 CAR 感染 3 株表达 EGFRvⅢ的神经胶质瘤干细胞，检测到有 3 种 CAR-T 细胞能产生效应因子 IFN-γ。然后对其中一个含人抗体 139 的 CAR-T 细胞（139-28BBZ CAR）进行了深入研究，发现其能特异性识别在神经胶质瘤干细胞上表达的 EGFRvⅢ，而不识别野生型的 EGFR，也不会分泌 IFN-γ。小规模的临床试验入组了 2 位患者和 1 位正常人，输注 139-28BBZ EGFRvⅢ CAR-T 细胞 14 天后发现体内的 CAR-T 细胞仍然保持活性并可产生 IFN-γ，杀伤肿瘤细胞。更大规模的 EGFRvⅢ CAR-T 细胞临床试验正在进行。此外，试验中使用的 PG13 反转录病毒载体符合 FDA 关于人基因修饰的临床试验要求，并可以达到工业化生产的水平[44]。

2015 年，宾夕法尼亚大学 Laura A. Johnson 等主要研究了人源化 EGFRvⅢ构建的第二代 CAR-T 细胞在移植的神经胶质瘤小鼠模型中的治疗效果，并且基于这些结果设计了 Ⅰ期临床试验，注册号为 NCT02209376，对转染了人源化 EGFRvⅢ的 CAR-T 细胞在残余和复发的神经胶质瘤中的疗效进行研究。这项临床试验中所使用的人源化 EGFRvⅢ克隆号为 ♯2173，是由鼠源 3C10 克隆衍生而来的，使用的慢病毒载体由 4-1BB 共刺激分子构建而成。该临床研究目前正在进行，但是还没有更新相关临床试验结果[47]。

首都医科大学三博脑科医院也在 Clinical Trials 上注册了关于 EGFRvⅢ CAR-T 细胞治疗复发性胶质瘤的临床试验，注册号为 NCT02844062。该项研究于 2016 年 7 月注册，属于临床Ⅰ期试验，主要分析自体 CAR-T 细胞在脑胶质瘤中的安全性和疗效。另外，这家医院还注册了另外一项临床试验：NCT02937844。该项研究主要在多形性胶质母细胞瘤（GBM）中研究开关型 CAR-T 细胞的治疗效果。在这项临床试验中，CAR-T 的设计是一个靶向 PD-L1（programmed death 1 ligand）的嵌合开关受体 CSR（chimeric switch receptor）T 细胞。这个 CSR 修饰的 CAR-T 细胞可以识别高表达 PD-L1 的肿瘤细胞，并且在载体中构建了 EGFR 截短体（tEGFR）和野生型 EGFR，以便在体内必要的时候可以追踪和消除 CSR-T 细胞。以上这两项临床试验都在招募患者的过程中。

美国贝勒医学院于 2016 年 9 月注册了另外一项临床试验，注册号为 NCT02442297，主要是利用 CAR-T 细胞针对靶点 HER2 对胶质瘤进行治疗。此外，该医学院还开展了另外一项临床试验，注册号为 NCT01109095。这项临床试验是将靶向 HER2 的 CAR 表达在巨细胞病毒（CMV）特异性的毒性 T 细胞上，这种 T 细胞的活性更高，既可以识别病毒也可以识别肿瘤细胞。基于以前的研究结果，宾夕法尼亚大学开展了一项注册号为 NCT02209376 的临床试验，这项试验目前已经停止招募患者，仍处于激活状态，截止日期为 2018 年 12 月。这项临床试验中使用的是人源化的 EGFRvⅢ 抗体构建的 CAR-T 细胞。注册号为 NCT02666248 的临床试验也是由宾夕法尼亚大学开展的，这项临床试验中研究人员主要进行在 CAR-T 细胞输注开始后长达 15 年的临床观察、跟踪和随访。杜克大学开展的一项临床试验为 NCT02664363，这项临床试验主要是靶向 EGFRvⅢ 的 CAR-T 细胞治疗新诊断的 GBM 患者。广州复大肿瘤医院开展了一项临床注册号为 NCT02575261 的 CAR-T 细胞治疗胶质瘤的临床试验，靶向促红细胞生成素肝细胞 A2 受体（EphA2）。

在 NIH 开展的另外一项临床试验，临床注册号为 NCT01454596，使用的是抗 EGFRvⅢ 的人 139 scFv[48]，应用反转录病毒载体构建的 CD28 和 4-1BB 共刺激分子结构域，目前亟待这两项临床试验的结果，从而为 CAR-T 在实体瘤中的治疗提供有用的信息。2016 年，反转录病毒转染的 CAR-T 细胞包含抗 EGFRvⅢ 基因治疗胶质瘤的方法得到标准化[49]。此外，EGFRvⅢ 特异性 CAR 过表达 CXCR4 可以提高免疫治疗胶质瘤 CXCL12/SDF-1α 的分泌[50]。总之，目前靶向 EGFRvⅢ 的 CAR-T 细胞治疗已经开展了广泛的 Ⅰ 期临床试验[47,51]。

2017 年 7 月，June 等参与的靶向 EGFRvⅢ 的 CAR-T 细胞治疗成神经细胞瘤（GBM）的临床研究发表在《Science Translational Medicine》杂志上。该临床试验的注册号为 NCT02209376。该研究中的 10 名难治性、复发性 GBM 患者性别比例为 1:1，年龄范围为 45~76 岁。EGFRvⅢ 的表达范围是 6%~96%，中位值为 71%。输注的 EGFRvⅢ CAR-T 细胞的转染效率为 4.8%~25.6%，中位值为 19.75%。细胞剂量范围为 $(1.75~5)\times10^8$ 个，中位值为 5×10^8 个[52]。10 名患者接受了单次的 CAR-T 细胞回输治疗，共分 3 组：①3 名患者在 CAR-T 细胞回输之后没有接受手术；②3 名患者分别在 CAR-T 回输后的第 34 天、第 55 天以及第 104 天接受了"晚期手术"（late surgery）；③4 名接受"早期手术"（early surgery）的患者具有明显的症状进展，接受了 CAR-T 回输紧接着手术治疗的联合方案。该研究是第一次靶向 EGFRvⅢ 静脉单剂量输注自体 T 细胞治疗 GBM 的临床试验。

研究发现，生产和输注 CAR 修饰的 T 细胞即 EGFRvⅢ CAR-T 细胞是可行和安全的，没有任何证据表明该疗法有脱靶毒性或者细胞因子释放综合征。一位患者在超过 18 个月的随访中一直保持疾病稳定（SD）。所有的患者外周血都可以检测到短期的 EGFRvⅢ CAR-T 细胞的扩增。7 名患者因在 EGFRvⅢ CAR-T 细胞输注之后进行了手术介入，所以研究人员可以进行 EGFRvⅢ CAR-T 细胞的组织特异性分析、肿瘤浸润 T 细胞的表型分析、肿瘤微环境和 EGFRvⅢ 靶向抗原表达的治疗后分析等。结果显示，EGFRvⅢ CAR-T 细胞可以进入 GBM 肿瘤区域，7 位患者中有 5 人的 EGFRvⅢ 抗原表达明显下调。但需要引起注意的是，在所有参与受试的患者中，MRI 均没有观察到显著的肿瘤消退（tumor regression），原位组化结果也显示，在 EGFRvⅢ CAR-T 细胞输注之后，肿瘤微环境中的调节性 T 细胞以及抑制性分子（如 IDO1、PD-L1 和 IL-10）的表达均明显增多[52]。

总体而言，本研究认为用 EGFRvⅢ CAR-T 细胞治疗复发性 GBM 是可行的，并未发现该疗法与野生型 EGFR 产生交叉反应。虽然从该小样本量的临床试验中并未观察到可观的临床应答，但至少证明以静脉途径给予的 EGFRvⅢ CAR-T 细胞确实可以跨越血脑屏障进入脑部肿瘤并发挥特异性作用。目前该疗法面临的两个主要困难是：①EGFRvⅢ表达的异质性，在不同的大脑区域 EGFRvⅢ表达有所不同，克服方法之一便是可以尝试与其他抗原进行联合；②在 EGFRvⅢ CAR-T 细胞输注之后加剧了肿瘤的免疫抑制微环境，通过联合检查点阻滞剂（PD1/PD-L1 抗体）和/或抑制免疫抑制分子的小分子药物有望解决这一问题[52]。

（二） 促红细胞生成素肝细胞 A2 受体（EphA2）靶点

目前对于神经胶质瘤 CAR-T 细胞免疫治疗的临床前试验很多，研究的靶点也各不相同，除了大家比较公认的有效靶点 EGFRvⅢ外，还有一些靶点也值得关注，如 IL-13Ra2、HER2、EphA2 等。促红细胞生成素肝细胞 A2 受体（EphA2）是一个跨膜酪氨酸激酶受体，属于酪氨酸激酶受体超家族成员之一[53,54]。EphA2 通常以相对较低的水平表达在成人的各种上皮细胞中，后来研究发现 EphA2 在多种肿瘤组织中高表达，包括乳腺癌、结直肠癌、肺癌、宫颈癌、卵巢癌、间皮瘤、神经胶质瘤等；并认为 EphA2 的表达与多种恶性肿瘤病理分级和临床分期相关，该分子的过表达可促进肿瘤向恶性发展[55,56]。除了 EGFRvⅢ可靶向神经胶质瘤干细胞外，现在发现 EphA2 也可以作为靶点之一[56,57]。

Chow 研究组将人源化的 EphA2 单克隆抗体 4H5 构建到第二代 CAR-T 细胞中。通过体外细胞毒性实验发现，和对照组相比，EphA2 CAR-T 细胞能靶向杀伤 EphA2+的肿瘤细胞，且分泌较高水平的 IFN-γ 和 IL-2。同时，EphA2 CAR-T 细胞可以影响胶质瘤祖细胞球的形成及神经细胞球的形态，这是传统的放化疗方法难以达到的。在成瘤的裸鼠模型中，颅内注射 EphA2 CAR-T 细胞可显著抑制肿瘤的生长，4 只小鼠先后有 2 只达到了完全缓解，余下 2 只也疗效显著。然而，若输注方式改为尾静脉注射，则并未观察到明显的肿瘤杀伤效果，提示细胞输注途径也可能是 EphA2 CAR-T 细胞治疗效果的影响因素之一[56]。

（三） 原癌基因人类表皮生长因子受体 2（HER2）靶点

1. HER2 靶点简介

原癌基因人类表皮生长因子受体 2（HER2）基因，即 *c-erbB-2* 基因，其调控的蛋白具有酪氨酸激酶活性[58]。HER2 蛋白是具有酪氨酸蛋白激酶活性的跨膜蛋白，属于 EGFR 家族成员之一。研究认为，其过表达与肿瘤的发生和侵袭有关，可以抑制凋亡，促进肿瘤血管新生和淋巴管新生，并提高肿瘤转移的风险和降低化疗药物的敏感性[59]。2010 年，Ahmed 等使用反转录病毒感染构建的第二代 HER-2 CAR-T 细胞，体外试验表明，该细胞可特异性地针对 HER2 阳性的神经胶质瘤细胞产生 IFN-γ 和 IL-2。研究还发现，HER2 CAR-T 细胞能杀伤自体 CD133+的神经胶质细胞瘤干细胞，从而抑制神经胶质瘤的复发。裸鼠成瘤模型显示，HER-2 CAR-T 细胞治疗可使肿瘤明显缩小，并显著提高小鼠的生存期。后者可能与 HER-2 CAR-T 细胞对 CD133+的神经胶质细胞瘤的杀伤作用有关[59]。此外，有研究发现，HER2-IL13R 串联表达的 CAR-T 细胞可以减轻肿瘤抗原的逃逸[60]。目前也有 HER2 构建的 CAR NK 细胞应用于胶质瘤治疗的研究，但是也没有涉及临床试验[61]。

2. 以 HER2 为靶点的临床试验

2017 年 4 月，研究人员发表了一项共纳入 24 人（17 人大于 18 岁，7 人小于 18 岁）的胶质瘤的临床研究[62]。在这项临床研究中所使用的 CAR-T 细胞是 HER2-特异性的嵌合抗原受体 CAR 修饰的病毒特异性的 T 细胞（virus-specific T cells，VSTs）。该临床Ⅰ期试验是由贝勒医学院、休斯敦卫理公会医院和得克萨斯州儿童医院开展的。患者是在 2011 年 7 月 25 日～2014 年 4 月 21 日招募的处于进展期的 HER2 阳性的胶质母细胞瘤患者。随访时间为 10 个星期到 29 个月。治疗方式主要是用自体的 VSTs（包括巨细胞病毒 CMV、EBV 病毒或者腺病毒 Adv）通过遗传学方法使用一个 CD28ζ 信号外功能区连接表达 HER2-CARs（命名为 HER2-CAR VSTs）。最基本的终点指标是可行性和安全性。关键的二级终点指标是 T 细胞的持续性和它们的抗胶质瘤活性。

在没有淋巴清除之前输注的自体 HER2-CAR VSTs 细胞是 $1 \times 10^6 \sim 1 \times 10^8$ 个/m^2。输注是可以很好耐受的，未发现剂量限制的毒性。在细胞输注后 12 个月，通过实时定量 PCR 依然可在患者的外周血中检测到 HER2-CAR VSTs 细胞的存在。16 名可以评价的患者（9 名成人和 7 名儿童），1 人在多于 9 个月仍有部分应答，7 人在 8 个星期到 29 个月疾病稳定，8 人在 T 细胞输注后有进展。3 名疾病稳定的患者在随访的 24～29 个月存活且没有明显的进展。对于整个研究队列，从第一次 T 细胞输注总的中位生存期是 11.1 个月（95% CI，4.1～27.2 个月），从第一次诊断总的生存期是 24.5 个月（95% CI，17.2～34.6 个月）。从这项研究所得到的结论是输注自体 HER2-CAR VSTs 是安全的，并且能与晚期胶质瘤患者的临床疗效相联系[62]。此外，该研究的结果对于在 Ⅱb 期临床试验中利用 HER2-CAR VSTs 和/或联合其他的免疫调节方法治疗胶质瘤提供了一定的支持证据。

（四） 白细胞介素受体 IL13Rα2 靶点

1. IL13Rα2 靶点简介

在所有 CAR-T 细胞治疗神经胶质瘤的研究中，使用的 CAR 都具有 scFv 段，而 Krebs 研究组使用的 IL-13 mutein CAR 不含 scFv 段，但含突变蛋白的 IL-13（IL-13 mutein）可以将 T 细胞定向到 IL13Rα2 表达阳性的细胞。研究人员将 IL-13 不同位点的突变蛋白分别构建在 4 种第二代 CAR-T 细胞上，其中突变点变为 E13K 和 E13Y，另外 2 个为 E13K. K105R 和 E13Y. K105R。体外细胞实验发现这 4 个 CAR 都可以识别 IL13Rα1 和 IL13Rα2。小鼠体内试验发现只有突变体 E13K 或 E13Y 和 K105R CAR 可以在体内有肿瘤杀伤效果，并延长生存期[63]。

2. 以 IL13Rα2 为靶点的临床试验

2015 年，靶向 IL13Rα2 的 CAR-T 细胞治疗复发性脑胶质瘤的临床试验在 3 名患者中开展，其中，在 2 人中观察到了特异性的抗肿瘤应答。这是第一次使用该靶点在人类胶质瘤中的临床试验，从而为将来的应用奠定了基础[64,65]。另外，使用的靶点还有 CD133[66]。

2016 年 12 月，《NEJM》报道了希望之城的医学研究中心关于 1 例患者使用 IL13Rα2 CAR-T 细胞治疗神经胶质瘤的临床治疗情况（临床注册号：NCT02208362）。患者是一名 50 岁的男性，右侧脑室患有胶质母细胞瘤，在纳入本次临床试验之前进行了包括肿瘤切除、放疗和替莫唑胺的标准治疗。诊断后 6 个月，MRI 和 PET-CT 显示出现疾病复发。随后患者加入了 NCT01975701 的临床试验，然而在此过程中患者的双侧大脑半球出现了多发性脑膜胶质母细胞瘤，于是又转至本临床试验。此时患者有 5 处肿瘤，在进行 IL13BBζ CAR-T 细胞治疗之前，将患者的 3 处肿瘤予以切除，包括位于右侧颞-枕区的 1 号肿瘤（该处肿瘤最大）以及位于右侧额叶的 2 号和 3 号肿瘤。余下的 4 号和 5 号肿瘤较小，位于左侧颞叶，未予以切除。IL13BBζ CAR-T 细胞先以 2×10^6 个的剂量予以输注，之后的 5 次剂量改为 10×10^6 个，每周 1 次，经由 Rickham 导管注入已切除 1 号肿瘤的颅腔内[67]。

鉴于在治疗期间除了 1 号肿瘤位置维持稳定之外，在 2 号和 3 号肿瘤附近又出现了两处新的病灶——6 号和 7 号肿瘤，同时，没有切除的 4 号和 5 号肿瘤也在持续进展，所以，研究人员将治疗方案做出了调整。理论上，经由脑脊液输注细胞可能会更有利于细胞达到多处肿瘤灶。据此，研究者们又在患者的右侧脑室插入了第二根导管。于是，患者可以每隔 1～3 周进行 10 次另外的脑室内治疗，其中第 5 次和第 6 次的治疗时间间歇为 6 周。输注方式和输注时间如图 3-4 所示[67]。

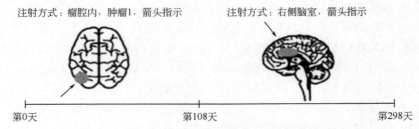

注射方式：瘤腔内，肿瘤1，箭头指示　　　注射方式：右侧脑室，箭头指示

第0天　　　　　　　　第108天　　　　　　　　第298天

图 3-4　CAR-T 细胞治疗神经胶质瘤的输注方式和输注时间

经过 220 多天的多次 IL13BBζ CAR-T 细胞输注，并未观察到任何 3 级或 3 级以上的毒副作用。所有颅内和脊髓内的肿瘤都有所消退，脑脊液中相应的细胞因子和免疫细胞水平都得到了提升。以上应答自治疗起维持了 7.5 个月[67]。

（曹俊霞　董　杰　王　态　王征旭）

参 考 文 献

[1] Moon E K，Carpenito C，Sun J，et al. Expression of a functional CCR2 receptor enhances tumor localization and tumor eradication by retargeted human T cells expressing a mesothelin-specific chimeric antibody receptor. Clin Cancer Res，2011，17（14）：4719-4730.

[2] Matthay K K，Villablanca J G，Seeger R C，et al. Treatment of high-risk neuroblastoma with intensive chemotherapy，radiotherapy，autologous bone marrow transplantation，and 13-cis-retinoic acid. Children's Cancer Group. N Engl J Med，1999，341：1165-1173.

[3] Maris J M，Hogarty M D，Bagatell R，et al. Neuroblastoma. Lancet，2007，369：2106-2120.

[4] Lee D W，Barrett D M，Mackall C，et al. chimeric antigen receptors as new targeted therapies for childhood cancer. Clin Cancer Res，2012，18（10）：2780-2790.

[5] Yu A L，Gilman A L，Ozkaynak M F，et al. Children's Oncology Group. Anti-GD2 antibody with GM-CSF，interleukin-2，and isotretinoin for neuroblastoma. N Engl J Med，2010，363：1324-1334.

[6] Matthay K K，George R E，Yu A L. Promising therapeutic targets in neuroblastoma. Clin Cancer Res，2012，18：2740-2753.

[7] Heczey A，Louis C U. Advances in chimeric antigen receptor immunotherapy for neuroblastoma. Discov Med，2013，16（90）：287-294.

[8] Shi H，Sun M，Liu L，et al. Chimeric antigen receptor for adoptive immunotherapy of cancer：latest research and future prospects. Mol Cancer，2014，13：219.

[9] Firor A E，Jares A，Ma Y. From humble beginnings to success in the clinic：Chimeric antigen receptor-modified T-cells and implications for immunotherapy. Exp Biol Med（Maywood），2015，240（8）：1087-1098.

[10] Singh N，Liu X，Hulitt J，et al. Nature of tumor control by permanently and transiently modified GD2 chimeric antigen receptor T cells in xenograft models of neuroblastoma. Cancer Immunol Res，2014，2 (11)：1059-1070.

[11] Prapa M，Caldrer S，Spano C，et al. A novel anti-GD2/4-1BB chimeric antigen receptor triggers neuroblastoma cell killing. Oncotarget，2015，6 (28)：24884-24894.

[12] Mapara M Y，Sykes M. Tolerance and cancer：mechanisms of tumor evasion and strategies for breaking tolerance. J Clin Oncol，2004，22：1136-1151.

[13] Heo J，Reid T，Ruo L，et al. Randomized dose-finding clinical trial of oncolytic immunotherapeutic vaccinia JX-594 in liver cancer. Nat Med，2013，19 (3)：329-336.

[14] Nishio N，Diaconu I，Liu H，et al. Armed oncolytic virus enhances immune functions of chimeric antigen receptor-modified T cells in solid tumors. Cancer Res，2014，74 (18)：5195-5205.

[15] Yu A L，Gilman A L，Ozkaynak M F，et al. Anti-GD2 antibody with GM-CSF，interleukin-2，and isotretinoin for neuroblastoma. N Engl J Med，2010，363 (14)：1324-1334.

[16] Fisher J，Abramowski P，Wisidagamage Don N D，et al. Avoidance of On-Target Off-Tumor Activation Using a Co-stimulation-Only Chimeric Antigen Receptor. Mol Ther，2017，25 (5).

[17] Pule M A，Savoldo B，Myers G D，et al. Virus-specific T cells engineered to coexpress tumor-specific receptors：persistence and antitumor activity in individuals with neuroblastoma. Nat Med，2008，14 (11)：1264-1270.

[18] Louis C U，Savoldo B，Dotti G，et al. Antitumor activity and long-term fate of chimeric antigen receptor-positive T cells in patients with neuroblastoma. Blood，2011，118 (23)：6050-6056.

[19] Gargett T，Brown M P. The inducible caspase-9 suicide gene system as a "safety switch" to limit on-target，off-tumor toxicities of chimeric antigen receptor T cells. Front Pharmacol，2014，5：235.

[20] Kamiguchi H，Lemmon V. Neural cell adhesion molecule L1：signaling pathways and growth cone motility. J Neurosci Res，1997，49：1-8.

[21] Hoefnagel C A，Rutgers M，Buitenhuis C K，et al. A comparison of targeting of neuroblastoma with mIBG and anti L1-CAM antibody mAb chCE7：therapeutic efficacy in a neuroblastoma xenograft model and imaging of neuroblastoma patients. Eur J Nucl Med，2001，28：359-368.

[22] Hong H，Stastny M，Brown C，et al. Diverse solid tumors expressing a restricted epitope of L1-CAM can be targeted by chimeric antigen receptor redirected T lymphocytes. J Immunother，2014，37 (2)：93-104.

[23] Park J R，Digiusto D L，Slovak M，et al. Adoptive transfer of chimeric antigen receptor re-directed cytolytic T lymphocyte clones in patients with neuroblastoma. Mol Ther，2007，15 (4)：825-833.

[24] Sebens Müerköster S，Werbing V，Sipos B，et al. Drug-induced expression of the cellular adhesion molecule L1CAM confers anti-apoptotic protection and chemoresistance in pancreatic ductal adenocarcinoma cells. Oncogene，2007，26：2759-2768.

[25] Stoeck A，Gast D，Sanderson M P，et al. L1-CAM in a membrane-bound or soluble form augments protection from apoptosis in ovarian carcinoma cells. Gynecol Oncol，2007，104 (2)：461-469.

[26] Künkele A，Taraseviciute A，Finn L S，et al. Preclinical Assessment of CD171-Directed CAR T-cell Adoptive Therapy for Childhood Neuroblastoma：CE7 Epitope Target Safety and Product Manufacturing Feasibility. Clin Cancer Res，2017，23 (2)：466-477.

[27] McNeil D E，Cote T R，Clegg L，et al. Incidence and trends in pediatric malignancies medulloblastoma/primitive neuroectodermal tumor：a SEER update. Surveillance Epidemiology and End Results. Med Pediatr Oncol，2002，39：190-194.

[28] Rood B R，Macdonald T J，Packer R J. Current treatment of medulloblastoma：recent advances and

future challenges. Semin Oncol，2004，31，666-675.

[29] Gajjar A，Hernan R，Kocak M，et al. Clinical，histopathologic，and molecular markers of prognosis：toward a new disease risk stratification system for medulloblastoma. J Clin Oncol，2004，22：984-993.

[30] Verneris M R，Arshi A，Edinger M，et al. Low levels of Her2/neu expressed by Ewing's family tumor cell lines can redirect cytokine-induced killer cells. Clin Cancer Res，2005，11：4561-4570.

[31] Ahmed N，Ratnayake M，Savoldo B，et al. Regression of experimental medulloblastoma following transfer of HER2-specific T cells. Cancer Res，2007，67 (12)：5957-5964.

[32] Stupp R，Hegi M E，Mason W P，et al. Effects of radiotherapy with concomitant and adjuvant temozolomide versus radiotherapy alone on survival in glioblastoma in a randomised phase Ⅲ study：5-year analysis of the EORTC-NCIC trial. Lancet Oncol，2009，10 (5)：459-466.

[33] Oike T，Suzuki Y，Sugawara K，et al. Radiotherapy plus concomitant adjuvant temozolomide for glioblastoma：Japanese mono-institutional results. PLoS One，2013，8 (11)：e78943.

[34] Kreisl T N，Zhang W，Odia Y，et al. A phase Ⅱ trial of single-agent bevacizumab in patients with recurrent anaplastic glioma. Neuro Oncol，2011，13 (10)：1143-1150.

[35] Chu C T，Everiss K D，Wikstrand C J，et al. Receptor dimerization is not a factor in the signalling activity of a transforming variant epidermal growth factor receptor (EGFRvⅢ). Biochem J，1997，324 (Pt 3)：855-861.

[36] Lal A，Glazer C A，Martinson H M，et al. Mutant epidermal growth factor receptor up-regulates molecular effectors of tumor invasion. Cancer Res，2002，62 (12)：3335-3339.

[37] Wong A J，Ruppert J M，Bigner S H，et al. Structural alterations of the epidermal growth factor receptor gene in human gliomas. Proc Natl Acad Sci U S A，1992，89 (7)：2965-2969.

[38] Morgan R A，Johnson L A，Davis J L，et al. Recognition of glioma stem cells by genetically modified T cells targeting EGFRvⅢ and development of adoptive cell therapy for glioma. Hum Gene Ther，2012，23 (10)：1043-1053.

[39] Choi B D，Suryadevara C M，Gedeon P C，et al. Intracerebral delivery of a third generation EGFRvⅢ-specific chimeric antigen receptor is efficacious against human glioma. J Clin Neurosci，2014，21 (1)：189-190.

[40] Sampson J H，Choi B D，Sanchez-Perez L，et al. EGFRvⅢ mCAR-modified T-cell therapy cures mice with established intracerebral glioma and generates host immunity against tumor-antigen loss. Clin Cancer Res，2014，20 (4)：972-984.

[41] Shen C J，Yang Y X，Han E Q，et al. Chimeric antigen receptor containing ICOS signaling domain mediates specific and efficient antitumor effect of T cells against EGFRvⅢ expressing glioma. J Hematol Oncol，2013，6 (1)：33.

[42] Ohno M，Natsume A，Ichiro Iwami K，et al. Retrovirally engineered T-cell-based immunotherapy targeting type Ⅲ variant epidermal growth factor receptor，a glioma-associated antigen. Cancer Sci，2010，101 (12)：2518-2524.

[43] Clarke M F，Dick J E，Dirks P B，et al. Cancer stem cells-perspectives on current status and future directions：AACR Workshop on cancer stem cells. Cancer Res，2006，66 (19)：9339-9344.

[44] Morgan R A，Johnson L A，Davis J L，et al. Recognition of glioma stem cells by genetically modified T cells targeting EGFRvⅢ and development of adoptive cell therapy for glioma. Hum Gene Ther，2012，23 (10)：1043-1053.

[45] Hanahan D，Weinberg R A. Hallmarks of cancer：the next generation. Cell，2011，144 (5)：646-674.

[46] Han J, Chu J, Keung Chan W, et al. CAR-Engineered NK Cells Targeting Wild-Type EGFR and EG-FRvIII Enhance Killing of Glioblastoma and Patient-Derived Glioblastoma Stem Cells. Sci Rep, 2015, 5: 11483.

[47] Johnson L A, Scholler J, Ohkuri T, et al. Rational development and characterization of humanized anti-EGFR variant III chimeric antigen receptor T cells for glioblastoma. Sci Transl Med, 2015, 7 (275): 275ra22.

[48] Ruella M, Levine B L. Smart CARS: optimized development of a chimeric antigen receptor (CAR) T cell targeting epidermal growth factor receptor variant III (EGFRvIII) for glioblastoma. Ann Transl Med, 2016, 4 (1): 13.

[49] Riccione K, Suryadevara C M, Snyder D, et al. Generation of CAR T cells for adoptive therapy in the context of glioblastoma standard of care. J Vis Exp, 2015 (96).

[50] Müller N, Michen S, Tietze S, et al. Engineering NK Cells Modified With an EGFRvIII-specific Chimeric Antigen Receptor to Overexpress CXCR4 Improves Immunotherapy of CXCL12/SDF-1α-secreting Glioblastoma. J Immunother, 2015, 38 (5): 197-210.

[51] Maus M V. Designing CAR T cells for glioblastoma. Oncoimmunology, 2015, 4 (12): e1048956.

[52] O'Rourke D M, Nasrallah M P, Desai A, et al. A single dose of peripherally infused EGFRvIII-directed CAR T cells mediates antigen loss and induces adaptive resistance in patients with recurrent glioblastoma. Sci Transl Med, 2017, 9 (399).

[53] Wykosky J, Gibo D M, Stanton C et al. EphA2 as a novel molecular marker and target in glioblastoma multiforme. Mol Cancer Res, 2005, 3: 541-551.

[54] Wang L F, Fokas E, Bieker M, et al. Increased expression of EphA2 correlates with adverse outcome in primary and recurrent glioblastoma multiforme patients. Oncol Rep, 2008, 19 (1): 151-156.

[55] Miao H, Li D Q, Mukherjee A, et al. EphA2 mediates ligand-dependent inhibition and ligand-independent promotion of cell migration and invasion via a reciprocal regulatory loop with Akt. Cancer Cell, 2009, 16 (1): 9-20.

[56] Chow K K, Naik S, Kakarla S, et al. T cells redirected to EphA2 for the immunotherapy of glioblastoma. Mol Ther, 2013, 21 (3): 629-637.

[57] Ozaki M, Kishigami S, Yano R. Expression of receptors for neuregulins, ErbB2, ErbB3 and ErbB4, in developing mouse cerebellum. Neurosci Res, 1998, 30: 351-354.

[58] Gilbertson R J, Pearson A D, Perry R H, et al. Prognostic significance of the c-erbB-2 oncogene product in childhood medulloblastoma. Br J Cancer, 1995, 71: 473-477.

[59] Ahmed N, Salsman V S, Kew Y, et al. HER2-specific T cells target primary glioblastoma stem cells and induce regression of autologous experimental tumors. Clin Cancer Res, 2010, 16 (2): 474-485.

[60] Hegde M, Mukherjee M, Grada Z, et al. Tandem CAR T cells targeting HER2 and IL13Rα2 mitigate tumor antigen escape. J Clin Invest, 2016, 126 (8): 3036-3052.

[61] Zhang C, Burger M C, Jennewein L, et al. ErbB2/HER2-Specific NK Cells for Targeted Therapy of Glioblastoma. J Natl Cancer Inst, 2015, 108 (5).

[62] Ahmed N, Brawley V, Hegde M, et al. HER2-Specific Chimeric Antigen Receptor-Modified Virus-Specific T Cells for Progressive Glioblastoma: A Phase 1 Dose-Escalation Trial. JAMA Oncol, 2017, 3: 1094-1101.

[63] Krebs S, Chow K K, Yi Z, et al. T cells redirected to interleukin-13Rα2 with interleukin-13 mutein-chimeric antigen receptors have anti-glioma activity but also recognize interleukin-13Rα1. Cytotherapy, 2014, 16 (8): 1121-1131.

[64] Thaci B, Brown C E, Binello E, et al. Significance of interleukin-13 receptor alpha 2-targeted glioblas-

toma therapy. Neuro Oncol，2014，16（10）：1304-1312.

[65] Brown C E，Badie B，Barish M E，et al. Bioactivity and Safety of IL13Rα2-Redirected Chimeric Antigen Receptor CD8$^+$ T Cells in Patients with Recurrent Glioblastoma. Clin Cancer Res，2015，21（18）：4062-4072.

[66] Zhu X，Prasad S，Gaedicke S，et al. atient-derived glioblastoma stem cells are killed by CD133-specific CAR T cells but induce the T cell aging marker CD57. Oncotarget，2015，6（1）：171-184.

[67] Brown C E，Alizadeh D，Starr R，et al. Regression of Glioblastoma after Chimeric Antigen Receptor T-Cell Therapy. N Engl J Med，2016，375（26）：2561-2569.

第三节　CAR-T 细胞在胸部肿瘤治疗中的应用

一、肺癌

《2012 中国肿瘤登记年报》中公布的数据是这样的——"中国每年新发癌症病例约 350 万，因癌症死亡约 250 万""全国每 6 分钟就有 1 人被确诊为癌症，每天有 8550 人成为癌症患者，每 7～8 人中就有 1 人死于癌症"。肺癌是全球发病率和死亡率最高的恶性肿瘤，根据《2012 中国肿瘤登记年报》数据统计，肺癌的死亡率占所有恶性肿瘤死亡率的 13%[1]。大部分肺癌患者发现时都诊断为ⅢB～Ⅳ期，因此，可以提供的癌症治疗方案十分有限[2]。尽管使用了肺癌一线治疗金标准——含铂的两药联合方案，仍有一半以上的患者治疗后不能控制病情[3]。据统计，患者 1 年生存率为 35%，2 年生存率大约为 15%～20%，而局部癌发的 5 年生存率为 15.9%，其中一半的晚期肺癌患者仅有 3.7% 的机会能活过 5 年[2,4]。

（一）磷脂酰肌醇聚糖 3（glypican-3，GPC3）靶点

1. GPC3 靶点简介

磷脂酰肌醇聚糖 3（glypican-3）是一种膜结合蛋白多糖，通过共受体结合一系列配基，共同参与调节肿瘤细胞的增殖分化、迁移和侵袭。在不同的肿瘤组织中表达不同，在肝癌、黑色素瘤、肺癌等中高表达，GPC3 表达越强，肿瘤的生长和转移的可能性越大[5]。GPC3 在不同的肺癌病理类型中的表达不同，免疫组化的结果显示，66.3% 的肺鳞癌高表达 GPC3，而腺癌中只有 3.3% 的高表达，在正常肺组织中没有检测到表达，这种差异有助于临床对肺鳞癌和腺癌的鉴别诊断[6,7]。

2. 以 GPC3 为靶点的临床前研究

2015 年，Li 等将 GPC3 作为靶抗原通过慢病毒转染的方法构建到含有两个共刺激分子的第三代 CAR 结构上，制备了 GPC3 CAR-T 细胞。体外细胞实验发现，GPC3 CAR-T 细胞能特异地杀伤 GPC3 阳性的肺鳞癌，检测到 GPC3 CAR-T 细胞与肿瘤细胞共培养后细胞因子 IFN-γ、IL2、TNF-α、IL-4 和 IL-10 都有明显增加，说明 T 细胞的激活。以效靶比 1∶1 进行的体外杀伤实验，使用活细胞实时成像系统可见 GPC3 CAR-T 细胞不断聚集在肿瘤细胞周围，直到肿瘤细胞被全部裂解，之后 GPC3 CAR-T 细胞移向另一个肿瘤细胞。通

过使用两个肺鳞癌的裸鼠模型，发现输注 GPC3 CAR-T 细胞后，这两种荷瘤小鼠的额叶肿瘤生长均明显减慢，经免疫印迹和免疫组化分析，发现 GPC3 CAR-T 细胞可以基本消灭 $GPC3^+$ 的肿瘤细胞。此外，第三代的 GPC3 CAR-T 细胞在体内表达的持久度明显高于其他 T 细胞，并可有效浸润肿瘤旁组织。虽然对于 GPC3 CAR-T 细胞治疗肺癌的研究刚刚开始，但 GPC3 多肽疫苗对于肝癌的治疗已经进入到临床试验阶段，并取得了较好的结果。和肝癌样本比较，GPC3 在肺癌样本中的表达更强。因此，研究认为，GPC3 可以作为肝癌和肺癌的治疗靶点，而且可作为肺鳞癌早期诊断和治疗的靶点[8]。

除此之外，2015 年上海同济大学也开展了一项相关研究，报道了靶向 GPC3 的第三代 CAR-T 细胞的抗肿瘤潜力。GPC3 CAR-T 细胞能特异地在体外裂解 GPC3 阳性的 LSCC 细胞。在两个已经建立的 LSCC 移植模型中，GPC3 CAR-T 细胞几乎可以完全清除 GPC3 阳性细胞。此外，GPC3 CAR-T 细胞可持续地在体内存在，并且有效地浸润到癌组织中。总之，该研究结果提示，GPC3 CAR-T 细胞有望成为治疗 LSCC 患者的一个新的潜在治疗方法[8]。

（二） 表皮生长因子受体（epidermal growth factor receptor, EGFR）靶点

1. EGFR 靶点简介

参见本章第二节的第二部分神经胶质瘤。

2. 以 EGFR 为靶点的临床试验

解放军 301 医院韩为东教授开展了一项临床注册号为 NCT01869166 的临床试验，在这项临床Ⅰ期研究中，选取的是复发性、难治性非小细胞肺癌患者，具有大于 50% 的 EGFR 的表达，其中有 11 名患者可以进行评价，2 名得到了部分应答（PR），5 名病情稳定（SD），时间长达 2~8 个月。输注的 CAR-T 细胞中位剂量是 0.97×10^7 个/kg。CAR-T 细胞输注之后，在 4 位患者的肿瘤活检组织中可以观测到 EGFR 阳性肿瘤的清除，并且在肿瘤浸润 T 细胞中可以检测到 CAR-EGFR 基因[9]。

二、乳腺癌

自 1986 年第一个治疗性单克隆抗体药物 OKT3 经 FDA 批准上市以来，最近 30 年成了单克隆抗体药物发展的黄金时期。罗氏（Roche）作为抗体药物的巨头，在以 HER2/ErbB2 过度表达为特征的乳腺癌的治疗领域达到了几乎垄断的地位，先后推出了曲妥珠单抗（赫赛汀）、帕妥珠单抗（Perjeta）和抗体药物偶联物 T-DM1 几个重磅炸弹型抗体药物。虽然这个靶点已经被广泛研究，但在 CAR-T 细胞这种免疫治疗手段中，由于多种问题，一直没有大规模开展临床试验。在此，我们一起回顾一下经典的 HER2 CAR-T 细胞研究案例。

（一） HER2 靶点

1. HER2 靶点简介

ErbB2（HER2）是人类表皮生长因子受体 2，该受体蛋白通过同源二聚体或者异源二聚体的方式偶联，使得 Ras-MAPK 和 PI3K-Akt 信号转导活性被明显激活，增强细胞的有丝分裂和分化成熟，抑制细胞凋亡，高表达 ErbB2 的细胞恶性程度高。ErbB2 高表达的肿

瘤细胞可抵抗 TNF-α、射线以及各种化疗药物引起的细胞凋亡效应。此外，ErbB2 还是个重要的临床预后指标，过表达 ErbB2 的乳腺癌患者总生存期和无病生存期都明显缩短。由于 ErbB2 在多种实体瘤疫苗的临床试验中都表现出较好的临床效果，因此，有望成为 CAR-T 细胞疗法的有效靶点[10~14]。

2. 以 HER2 为靶点的临床前研究

由于 HER2 是免疫细胞治疗的一个重要的肿瘤相关抗原，很多针对 HER2 的药物和免疫治疗都在如火如荼地开展。早期研究发现，单克隆抗体药物赫赛汀明显提高了 HER2 阳性乳腺癌患者的临床治愈率。但还有很多 HER2 阳性的肿瘤患者对单抗药物没有反应或者出现耐受，因此，需要更多其他的靶向 HER2 的治疗手段[10,11]。目前，大多数 CAR-T 的临床试验都是使用鼠源的肿瘤特异抗体 scFv 段，这会导致宿主的免疫排斥反应，所以加速 T 细胞的清除，成为限制 CAR-T 细胞临床使用的一个问题。因此，人源化的或者完全人源的 scFv 段可能更适合 CAR-T 细胞的临床治疗[12]。2014 年，Sun 研究组采用人源的 HER2 CAR 结构，包含 chA21 的 scFv 段和 CD28 共刺激分子以及 CD3，通过与 HER2 阳性的乳腺癌和卵巢癌细胞共培养的方式，研究人员发现共培养的细胞上清中有大量的 IFN-γ 和 IL-2 分泌。体外细胞杀伤实验也检测到了 HER2 CAR-T 细胞对肿瘤细胞的特异性裂解，这些都说明 HER2 特异性的 CAR-T 细胞可以识别并杀伤 HER2$^+$ 的肿瘤细胞。在 NOD/SCID 免疫缺陷的小鼠乳腺癌模型中输注 HER2 CAR-T 细胞后，2 周内发现体内肿瘤的生长受到明显抑制。免疫组化显示，在治愈的乳腺癌病灶有大量的人 CD3$^+$ T 细胞存在。该研究首次将人的 chA21 scFv 段作为 HER2 CAR-T 细胞的构成元件，发现其不仅可以体外识别和杀伤 HER2$^+$ 的乳腺癌和卵巢癌细胞，在体内也可诱导肿瘤的缩小，对于治疗 HER2 高表达的肿瘤有较好的效果[13]。

2012 年，Hu 研究组将 CD28 共刺激分子加入到 CAR 载体中，希望能提高 CAR-T 细胞疗法的疗效。研究人员将 ErBb2 的 scFv 段融合构建在含有 CD28 共刺激分子和 CD3ζ 的反转录病毒载体中制备 CAR 结构。将经过感染的人外周血 T 细胞与 ErBb2 阳性的乳腺癌细胞共培养 48h 后，发现经过 CAR 感染的 T 细胞都围绕在肿瘤细胞周围，并可裂解乳腺癌细胞，使之数量明显减少。当 CAR 感染的 T 细胞与乳腺癌细胞共培养 72h 后，上清中的 IL-2 和 IFN-γ 也有明显的升高。当效靶比为 1:40~1:10 之间的时候，经过转染的 T 细胞对乳腺癌细胞也有明显的裂解作用。但该研究缺乏体内试验，而且体外杀伤试验也只使用了乳腺癌细胞，还有其他很多肿瘤也高表达 ErBb2，有待进一步检测[10]。

早在 2007 年，研究人员便认识到限制 HER2 CAR-T 发展的问题不只有使用鼠源的肿瘤特异抗体 scFv 段带来的宿主免疫排斥反应，另一个比较关键的限制因素是 CAR 结构是否含有共刺激分子。由于信号区域的 CD3ζ 为 T 细胞的激活和功能提供信号，仅有 CD3ζ 区域而缺少共刺激分子信号的时候，不足以使 T 细胞分泌大量的 IL-2。含有 CD28 或者 4-1BB 的共刺激分子可以有效加强基因修饰的 T 细胞功能。因此，含有优化的共刺激分子的第三代 CAR 成为研究的热点载体。Zhao 研究组使用人源化的赫赛汀抗体 4D5 部分，连接 CD28 和 CD3ζ 制备 CAR 结构，通过反转录病毒感染 T 细胞。抗体阻断实验发现，ErbB2 CAR-T 细胞可被抗体特异阻断。相比与 ErbB2$^-$ 肿瘤细胞共培养，当 ErbB2 CAR-T 细胞与 ErbB2$^+$ 的肿瘤细胞共培养时，其分泌的 IFN-γ 明显增多。该研究发现构建的第二代 CAR-T 细胞可以特异识别 ErbB2$^+$ 的肿瘤细胞。但 CAR-T 细胞会逐渐失去外源基因的表达。结构中含有 CD28 和 4-1BB 的三代 CAR-T 细胞在与相应的肿瘤细胞共育时，其细胞因子的分泌量增加，同时，能更有效地裂解自体肿瘤细胞。小鼠肿瘤模型的体内试验也发现第三代 ErbB2 CAR-T 细胞能明显抑制肿瘤的生长，输注 72 天后肿瘤的体积明显小于没有共刺激分子的 CAR-T 对照组。总的来说，增加了两个共刺激分子的第三代 CAR-T 细胞比之前的 CAR-T 细胞在体内外对肿瘤细胞的抑制和杀伤能力都明显提高，有望成为免疫细胞治疗中最有前景的治疗方式之一[15]。

2016 年，来自圣迭戈美国斯克利普斯研究所的一项研究显示，两种开关形式（通过位点特异性的掺入 FITC 或者移植新的抗原 PNE）都可以比较容易地优化 HER2 CAR-T 细胞，靶向表达 HER2 的肿瘤细胞，并且在体外可以通过剂量滴定激活 CAR-T 细胞，能完全清除啮齿动物移植模型中的肿瘤[16]。此外，在一项德国研究人员开展的研究中靶向 ErbB2 的 CAR NK 细胞亦提示可选择性地抑制肿瘤生长[17]。

（二）MUC1 靶点

1. MUC1 靶点简介

MUC1 是黏蛋白家族中的跨膜糖蛋白。正常情况下，表达于多种组织的上皮细胞近管腔或腺腔面，而在恶性肿瘤组织中（如乳腺癌、胃癌、结肠癌等），均能发现 MUC1 的表达出现异常[18,19]。MUC1 在肿瘤组织中的异常表达，具体表现在以下几个方面：表达量增高，为正常的 10 倍以上，且增高的程度与肿瘤的恶性程度成正比；糖链的糖基化不全，糖链变短，分支小，结构简单，导致新糖链表位形成，这些新的表位可作为特异性免疫检测及治疗的靶点；极性分布消失，整个腺上皮细胞表面均表达 MUC1，细胞质中也表达；结构发生改变，使 MUC1 的核心蛋白暴露出新的蛋白表位，分布于整个癌细胞表面，可为免疫系统识别，成为免疫细胞攻击的靶点[20]。此外，肿瘤来源的可溶性 MUC1 可影响 T 细胞的生长[21,22]。根据 MUC1 的这种特性，研究人员优化了 MUC1 CAR-T 细胞的结构。

2. 以 MUC1 为靶点的临床前研究

Wilkie 研究组作为早期探索 CAR 结构功能的先驱，一直在改进 CAR 结构方面不懈努力。设计双 CAR 结构前，他们已经将 MUC1 构建在 CAR 结构上，通过动物实验检测其治疗的安全性和有效性。2008 年，该研究组用一系列不同结构的 CAR 连接肿瘤相关抗原 MUC1。在研究中他们发现，首先，在 CAR 结构上锚定 MUC1 容易发生空间位阻，而这种情况不受糖基化状态的影响。因此，可以通过插入一段灵活的、可延伸的铰链区免疫球蛋白 IgD 同型体而得以克服。其次，CAR 的功能主要取决于跨 MUC1 糖链异质体的结合能力，这点可以通过使用从 HMFG2 杂交瘤克隆的抗体 scFv 段连接在 CAR 结构上解决。为了优化 CAR 的信号域，研究人员使用三个胞内区域进行构建。最后使用 HOX（OX40-containing CAR）连接在融合 CD28/OX40/CD3 的胞内区域构建为 CAR 结构。HOX 一遇到可溶的或者膜相关的 MUC1 就使 T 细胞增殖，并产生促炎性细胞因子（IFN-γ、IL-17 和 IL-2）和对 MUC1$^+$ 肿瘤细胞进行杀伤。为了检测 CAR-T 细胞的体内功能，研究人员建立了乳腺癌小鼠模型，单剂量腹腔输注 MUC1 CAR-T 细胞后，通过活体荧光成像系统发现输注 CAR-T 细胞后可明显抑制肿瘤的生长。这也首次证实了 MUC1 可作为 CAR-T 细胞治疗肿瘤的有效靶点[23]。

随后，鉴于大量研究均发现 HER2 和 MUC1 可同时在多种肿瘤中过表达，所以，2012 年，该研究组设计了双 CAR 结构，其原理就是将两个不同的抗原信号分子分别连接在 CAR 的不同结构域上，只有同时表达这两种抗原的癌细胞才能激活 CAR-T 细胞，产生杀伤作用。单独表达 MUC1 或者 HER2 的细胞都不能激活 CAR-T 细胞，因此，可避免双 CAR-T 细胞在表达其中一种抗原的正常组织中产生不良反应，误杀正常组织细胞。具体的研究策略是，将 HER2 连接在只含有 CD3ζ 链的 CAR 上，而将 MUC1 连接在共刺激分子 CD28 上，由此便构成双 CAR 结构。通过体外细胞杀伤实验发现双特异性 CAR-T 细胞对乳腺癌细胞有较好的杀伤作用。对体外培养时 IL-2 的分泌情况进行分析时发现，ErbB2 单 CAR-T 细胞可分泌较多的 IL-2，而 MUC1 单 CAR-T 细胞以及双特异 CAR-T 细胞的 IL-2 分泌量则较低。然而，后者在与乳腺癌细胞共培养时却可分泌大量的 IFN-γ。至于双特异性 CAR-T 细胞在体内的杀肿瘤效果，尤其是与针对单一靶抗原的 CAR-T 细胞相比时的安全性问题，还有待进一步研究[18]。2016 年一项宾夕法尼亚大学的研究表明，靶向糖基化的 Tn-MUC1 和一些表达不正常的糖基化抗原可以作为 CAR-T 细胞治疗肿瘤的新靶点，并且在腺癌的治疗中取得了一定的疗效[24]。

（三） CAR 结构的优化

2010 年，Wilkie 研究组发现，CAR-T 细胞在临床治疗中效果不太理想的主要困境是 CAR-T 细胞难以大量增殖并在患者体内维持一定的时间。为了解决这个问题，研究人员发明了一套系统通过 IL-4 来刺激 CAR-T 细胞的选择性增殖。由于 IL-4 可以和两种异二聚体受体相互作用，这两种受体均含有高亲和力的 α 亚基（IL-4Rα），分别与 γc（1 型受体）或 IL-13Rα1（2 型受体）结合。活化的 T 细胞表达 1 型受体，IL-4 与之结合后可维持 T 细胞的存活并促进 T 细胞发生一定程度的增殖。将 IL-4Rα 的胞外区和其与 IL-2/15 共享的 βc 亚单位胞外区进行融合便可形成 4αβ。研究人员再将 4αβ 连接到 CAR 上的肿瘤特异抗原 MUC1，中间通过特定的连接片段，使得两段蛋白可以分别独立表达。有研究报道，IL-4 会影响 T 细胞的杀伤作用，这肯定是临床上免疫细胞治疗过程中所不希望看到的。但当将 4αβMUC1 CAR-T 细胞与肿瘤细胞共培养时，发现不论是否有 IL-2 或者 IL-4 的存在，基因修饰的 T 细胞都有较好的肿瘤杀伤作用，明显优于普通 T 细胞。此外，还发现 4αβMUC1 CAR-T 细胞在有 IL-4 存在的情况下增殖较好，优于跟 IL-2 共培养的增殖量。研究人员还发现，将 4αβ 构建在其他两种肿瘤抗原的 CAR 结构上（ErbB 和 PSMA），也有相同的增殖效果和肿瘤杀伤作用。因此，这个试验方法可以让外周血来源的 T 细胞大量增殖，而不需要生物反应器，有望为临床实践提供足够的 CAR-T 细胞用量[25]。

在经过多个 CAR-T 细胞治疗肿瘤的临床试验之后，研究者们发现了一个普遍问题：CAR 结构中鼠源 scFv 段因具有免疫原性的原因引起人体的排斥反应，从而导致 CAR-T 细胞难以在人体内长期存[26]。因此，很多研究组开始研究和开发通过 CDR 移植得到的人源鼠抗体，但这个方法还不能完全消除免疫原性问题。目前一个较好的方法是利用骆驼单域重链抗体（V_HH）替代原有的 scFv 段作为 CAR 的连接区域。V_HH 是目前已知的最小的单域抗体，它与人的 V_H3 基因家族中 V_H 序列有高度的同源性。Jamnani 研究组将 Jurkat T 细胞改构成 HER2 特异的含有 V_HH 及不同共刺激分子的第二代和第三代 CAR-T 细胞。体外细胞试验发现，V_HH-HER2 CAR-T 细胞对 HER2 阳性的人乳腺癌细胞有较强的杀伤作用，并可分泌较高水平的 IL-2[27]。

除此之外，研究者们还对开关型 CAR-T 细胞在乳腺癌治疗中的疗效进行了探索，通过抗体依赖的剂量来控制基因工程细胞的活性。啮齿类动物异种移植模型的结果初步显示，此种类型的 CAR-T 细胞是安全有效的。

（四） CAR-T 细胞治疗乳腺癌的临床试验

纪念斯隆-凯特琳癌症中心注册了一项靶向间皮素的 CAR-T 细胞治疗乳腺癌的临床试验，注册号为 NCT02792114。以转移性的 HER2 阴性乳腺癌患者为研究对象，探索 meso CAR-T 细胞的合适剂量及安全性，该项研究目前正在招募患者。广州复大肿瘤医院开展了注册号为 NCT02547961 的临床 I / II 期试验，用 HER2 CAR-T 细胞治疗 HER2 阳性的乳腺癌患者，检测该疗法的短期和长期有效性。中国西南医院注册了编号为 NCT02713984 的临床试验，主要研究指标包括 HER2 CAR-T 细胞治疗的毒副作用、CAR-T 细胞在体内的存活持久性以及肿瘤的消除情况，并对治疗后疾病的状态予以评价等。

罗杰·威廉斯医疗中心（Roger Williams Medical Center）注册了一项编号为 NCT00673829 的临床试验，应用 CEA CAR-T 细胞治疗转移性乳腺癌。由宾夕法尼亚大学开展的另外一项临床试验 NCT01837602，则是使用靶向 cMet（MNNG HOS transforming gene）的 RNA CAR-T 细胞以瘤内注射（intratumorally，IT）的方式治疗乳腺癌，研究对象包括转移性乳腺癌和新诊断的三阴性乳腺癌患者。该研究机构还注册了另外一项临床试验 NCT03060356，这项研究也是靶向 cMet 的，探索 RNA cMet CAR-T 细胞对乳腺癌和黑色素瘤患者进行治疗的可行性和安全性，并为静脉注射途径的有效性提供初步证据（以上内容检索自 https：//www.clinicaltrials.gov/）。

三、间皮瘤

（一） 间皮素靶点

1. 间皮素靶点简介

间皮素（mesothelin）是一种膜锚定表面蛋白，在浆膜细胞中低表达（如胸膜、心包、腹膜、鞘膜等），但它在多种肿瘤中特异性高表达，包括恶性胸膜间皮瘤（MPM）、胰腺癌、卵巢癌和肺癌等[28]。研究证实，间皮素在肿瘤细胞生存、侵袭和肿瘤进展方面起着重要作用。未修饰的抗间皮素抗体的安全性和有效性在很多动物实验和临床试验中得到了证明，因此，间皮素成为一个值得研究的肿瘤抗原靶点。使用间皮素单抗药物进行治疗的安全性和有效性已经得到了临床试验的证实，同时表现出剂量限制性的脱靶毒性[29,30]。

2. 以间皮素为靶点的临床试验

目前已经有多个研究组利用间皮素特异性 CAR-T 细胞进行临床试验，都取得了较好的临床效果，现小结如下。

在诺华-宾大的临床 I 期研究中，研究人员制备了间皮素特异性的 CAR-T 细胞（meso CAR-T 细胞）来治疗间皮瘤，该试验共有 5 位患者入组。该临床试验使用的 CAR-T 细胞均采用自体的 T 细胞，通过慢病毒构建含有鼠源抗间皮素单抗 scFv 的第二代 CAR 结构。入组患者通过输注单剂量为 $(1\sim3)\times10^7$ 个/m^2 的 meso CAR-T 细胞后，发生了 3～4 级的不良反应，如败血症、气短以及白细胞水平升高等。此外，由于 meso CAR-T 细胞可以在体内存活至少 1 个月，理论上表达间皮素的正常组织器官也可能受到 CAR-T 细胞的攻击。事实上，试验中研究人员确实在患者的心脏等健康组织处检测到了这些 CAR-T 细胞的踪迹。

所幸通过 1～3 个月的观察，目前尚没有数据表明这些细胞会造成明显的细胞毒性。至此，该研究的试验数据提示在未使用淋巴细胞清除的情况下，静脉输注 meso CAR-T 细胞是安全可行的，患者可以耐受治疗剂量的 meso CAR-T 细胞；另一方面，由此产生的细胞毒性和毒副作用也需要得到重视[31]。

为避免反转录病毒和慢病毒转染基因整合插入带来的安全隐患，Zhao 研究组利用 RNA 电穿孔的方法转导抗间皮素基因来制备 meso CAR-T 细胞。电转 1 周后，依旧可以检测到携带 CAR-meso 并有功能活性的 T 细胞。他们将从人腹腔内获取的间皮瘤组织构建在免疫缺陷小鼠模型上，经过多次输注 RNA-meso CAR-T 细胞后，发现小鼠之前形成的大片肿瘤血管萎缩退行，同时，大块肿瘤病灶消失。这是首次采用与人类肿瘤相匹配的自身基因修饰 T 细胞，并有效治疗播散性肿瘤的临床前试验。此次试验也从理论上证实设计 CAR 结构时，可能无需添加"安全开关"，通过 RNA 电穿孔转导便可减低反转录病毒和慢病毒载体带来的安全隐患。CAR 的瞬时表达可能为限制严重不良反应提供了一个更安全的方法[32,33]。

2013 年，Maus 研究组进行了首次的 RNA-meso CAR-T 细胞治疗间皮瘤的临床试验（NCT01355965）。该试验入组了 4 位患者，其中 1 位患者在输注了第三代 RNA-meso CAR-T 细胞几分钟后便出现了严重的过敏反应和心脏骤停，为临床使用 meso CAR-T 细胞（鼠源 scFv）产生严重不良反应的首例报道。该患者已经 81 岁高龄，确诊为双侧胸膜间皮瘤Ⅳ期，前期进行过多次放化疗。meso CAR-T 细胞治疗的第一个疗程是分别在第 1 天和第 7 天输注 1×10^8 个和 1×10^9 个 meso CAR-T 细胞。第一疗程结束 49 天后，准备给患者进行第二疗程的治疗。此次仅输注 1×10^8 个 meso CAR-T 细胞后 15min，也就是所有 meso CAR-T 细胞都输注结束 1min 后，患者出现呼吸急促、缺氧、颤抖，继而出现心脏骤停的现象。经检测发现，患者体内的细胞因子如 IL-6、G-CSF、MIP-1β、MCP-1、IP-10、MIG 和 IL-8 等较输注前升高了 1000 多倍。经过 10 天的后续治疗后，患者的生命体征恢复正常，间皮瘤获得了部分缓解并顺利出院。该试验给人们的提示是，临床在使用异种来源的免疫球蛋白抗体制备 CAR-T 细胞时，尤其是需要反复输注比如使用 RNA-CAR-T 的时候，需特别注意其潜在的安全隐患[34,35]。

次年，Gregory L. Beatty 等也进行了一项 meso CAR-T 细胞治疗实体瘤的 I 期临床试验（NCT01355965），主要是为了评估 mRNA 转导的 meso CAR-T 细胞用于临床治疗的安全性问题。之前的研究证实电转导 mRNA 编码 CAR 分子的 T 细胞（RNA-meso CAR-T 细胞）的方法成功且可行。该试验选取了一位晚期胸膜间皮瘤患者和一位转移性胰腺癌患者。对于间皮瘤患者，治疗采用三次 meso CAR-T 细胞输注的方法。胰腺癌患者接受 meso CAR-T 细胞治疗一个疗程后，病情稳定；但第 2 个疗程后，变为部分缓解；治疗 6 个月后出现疾病进展。通过 FDG（氟化脱氧葡萄糖标记）PET/CT 影像学观察，在患者原发灶和转移灶的各个病灶的标准化摄取值（SUV_{max}）都有降低，每个病灶通过平均肿瘤体积（MVP_{mean}）进行检测，发现只有腹膜病灶的肿瘤体积有所减小，但这种现象只是短暂的，静脉注射细胞治疗只维持 MVP_{mean} 指标降低了 18 天。为了进一步探索 meso CAR-T 细胞治疗对腹膜肿瘤的影响，研究者从治疗开始便定点收集患者腹水样本进行分析。通过分析治疗后第 3 天和第 15 天患者的腹水样本发现共表达间皮素和 c-met 的肿瘤细胞减少了 40%。对细胞治疗前后血清肿瘤标记物血清间皮素相关肽（SMRP）和 CA19-9 的表达情况进行分析，发现间皮瘤患者的 SMRP 水平在第一疗程治疗期间有所升高，但经过第二疗程的第一次治疗后 SMRP

由 17nmol/L 降低到 12nmol/L，该结果和 CT 显示的肿瘤缩小结果一致。利用 qPCR 的方法对患者的外周血进行分析，发现每次细胞注射 2h 后，meso CAR-T 细胞的基因表达水平最高。转移性胰腺癌患者每次输注 meso CAR-T 细胞后，相应的基因表达大约可以持续 1 周。为了追踪 meso CAR-T 细胞在肿瘤组织中的定位，作者收集了间皮瘤患者的腹水和肿瘤活检标本，发现在血管外肿瘤隔室也可以检测到 meso CAR-T 细胞的 mRNA。在静脉输注 CAR-T 细胞后第 3 天、第 7 天和第 17 天时，在腹水和肿瘤组织周围都检测到了 meso CAR-T 细胞的存在。为了进一步检测 meso CAR-T 细胞在体内的生物活性，研究人员对一系列细胞因子、趋化因子等进行了深入研究。结果显示，间皮瘤患者经过前两次的细胞治疗并没有出现明显的细胞因子变化，但第 3 次治疗后出现了短暂的细胞因子爆发现象，大量的 IL-6 和趋化因子 MCP-1 被释放，这种现象持续了 4 天。此外，与 Maus 研究组的结果一致，该研究也发现，为达到 RNA-meso CAR-T 细胞最佳的抗肿瘤效果而采取的多次输注的方法，在患者体内引发了明显的过敏反应。进一步的研究发现，该过敏反应是针对鼠源 CAR 结构的、以 IgE 为主导的免疫应答。使用人源化的 scFv 结构域有可能会降低此种风险。虽然该研究只是临床个案病例分析，但为降低慢病毒感染制备的 CAR-T 细胞带来的毒副作用而进行了探索，并进行了机制方面的初探，为 mRNA CAR-T 细胞的实体瘤治疗提供了更多的实验数据[32]。

3. 为增强 CAR-T 治疗效果进行的临床前研究

除了安全性问题以外，过继细胞治疗包括 CAR-T 治疗需要面临的另外一个重要问题便是有效性。为增强 CAR-T 治疗实体瘤的有效性，可从以下三个方面进行考虑：增强 CAR-T 细胞向肿瘤部位/细胞的运输，促进 CAR-T 细胞在肿瘤内部的存活，以及确保 CAR-T 细胞可在实体瘤的免疫微环境中保持和发挥其抗肿瘤活性。循环中的 T 细胞在体内的运输过程要经历以下几个基本过程，包括与内皮细胞的黏附、在内皮细胞表面的活化、二次黏附以及渗出等。在这些过程中趋化因子-趋化因子受体发挥着重要作用。若活化的 T 细胞表面高表达肿瘤细胞分泌的趋化因子的相应受体，则其便更容易被募集到肿瘤部位；反之，若 T 细胞并不表达相应的趋化因子受体，则靶向肿瘤细胞的能力便会大打折扣。

（1）提高 CAR-T 细胞趋化因子受体的表达水平　基于以上因素的考量，Edmund K. Moon 等[36] 着手在 CAR-T 细胞中插入趋化因子受体人为地增加 CAR-T 细胞表面趋化因子受体的表达水平，并对经过如此改造的 CAR-T 细胞的肿瘤靶向能力和杀伤作用进行了检测。他们使用的肿瘤模型为恶性胸膜间皮瘤（malignant pleural mesotheliomas，MPM），发现 MPM 可分泌大量的 CCL2，而其受体 CCR2 在 meso CAR-T 细胞上却罕有表达，所以该研究组将 CCR2b 用慢病毒载体转入到了 meso CAR-T 细胞中。结果发现，meso-CCR2b CAR-T 细胞对于 M108（一种来自 MPM 患者胸水的肿瘤细胞系）的体外杀伤较普通 meso CAR-T 细胞高出约 20%（55.2%±1.6% vs35.5%±1.9%，$P < 0.01$），且若在共培养体系中加入 CCL2，则这一比例将会再增加 13%。

在负荷有 M108 的 NSG 小鼠模型中，过继转移 T 细胞治疗 5 天后，肿瘤中存在的过继转移 T 细胞在未转染 T 细胞、普通 meso CAR-T 细胞和 meso-CCR2b CAR-T 细胞组分别为每百万细胞 3400 个、4100 个和 51700 个。可见，普通 meso CAR-T 细胞与未转染 T 细胞进入肿瘤组织的细胞数没有明显差异（前期实验确实显示由于此时的时间点较早，很少有过继转移的 T 细胞可进入肿瘤组织中），而 meso-CCR2b CAR-T 细胞与普通 meso CAR-T 细胞相比，则有超过 12.5 倍的增长（$P = 0.02$）。为排除 meso-

CCR2b CAR-T 细胞增殖能力更强从而导致更多细胞进入肿瘤组织的可能性，作者又对三组小鼠循环中的过继转移 T 细胞数（眼眶后取血）进行了检测，发现血液中未转染 T 细胞、普通 meso CAR-T 细胞和 meso-CCR2b CAR-T 细胞组的循环过继转移 T 细胞数分别为每百万细胞 114100 个、103600 个和 36500 个。meso-CCR2b CAR-T 细胞组的循环过继转移 T 细胞数明显低于前两组，提示该组小鼠中增加的肿瘤细胞浸润可能与其 T 细胞对肿瘤的靶向更强有关，而并非由于其增殖能力更强所致。此外，在肿瘤体积方面，过继转移细胞治疗 22 天时，对照组都达到了 $500mm^3$ 大小，而普通 meso CAR-T 细胞和 meso-CCR2b CAR-T 细胞组的肿瘤体积则明显较小（$P < 0.01$）。尤其是 meso-CCR2b CAR-T 细胞组，即使与普通 meso CAR-T 细胞相比，依然表现出明显减小（$P < 0.01$）。实际上，在 22 天时，所有接受单一剂量的 meso-CCR2b CAR-T 细胞的小鼠的间皮瘤均已完全消退。因此，Edmund K. Moon 等的研究表明，CCR2b 的存在明显增加了 meso CAR-T 细胞的肿瘤浸润能力和肿瘤杀伤活性[36]。

（2）CAR-T 细胞的肿瘤局部注射　对于过继转移的 CAR-T 细胞，如果说趋化因子-趋化因子受体组合可提高其经静脉途径的抗肿瘤效应，理论上，CAR-T 细胞的局部注射将是其有效发挥功能的更直接的途径。2014 年，Adusumilli 研究组即利用免疫缺陷小鼠原位癌模型，更真实地模拟了人间皮瘤的疾病状态，并以此模型为基础，对两种不同的 meso CAR-T 细胞输注途径——传统的静脉输注和胸腔内输注进行了比较。研究发现，与预期的静脉途径更具优势相反，胸腔内输注 1×10^5 个 meso CAR-T 细胞（效靶比 1：3000）便可以在输注 7 天后使得小鼠的瘤负荷明显降低，11 天便检测不到肿瘤的存在。与静脉给药相比，胸腔内给药只需要其 1/30 的 meso CAR-T 细胞量便可以维持长期的完全缓解，同时，可使功能性 T 细胞持久存在长达 200 天的时间，治疗效果明显优于前者。此外，局部输注 T 细胞也可以更有效地消除胸腔外肿瘤。这些免疫细胞治疗的高效性取决于早期 $CD4^+$ T 细胞的高活性和肿瘤内 CD4/CD8 高比值，以及颗粒酶 B 在 $CD4^+$ T 细胞和 $CD8^+$ T 细胞上的高表达。相反，如果采用静脉输注 meso CAR-T 细胞的方式，即使在胸膜内肿瘤区域聚集了足够数量的 meso CAR-T 细胞，也难以达到与胸腔内注射途径相当的肿瘤消除效率，同时，难以维持 T 细胞的长期存在。该研究组根据此次研究结果和大量的前期数据，已着手对原位和转移的胸膜恶性肿瘤患者进行胸膜内输注 meso CAR-T 细胞的 I 期临床试验，以评估其在人体内的安全性和有效性[34]。

（3）CAR-T 细胞联合免疫检查点抑制剂　除以上两种方式之外，Prasad S. Adusumilli 研究组则从另一个角度对 CAR-T 细胞过继转移的效果进行了辅助/强化，将 CAR-T 细胞治疗与免疫检查点阻滞（PD-1/PD-L1 通路阻断）强强联合，探索其对间皮瘤的免疫杀伤效果[37]。首先，作者发现不论是在体内还是体外，CAR-T 细胞经过抗原的频繁刺激之后其功能都会受到抑制（耗竭）。为探索抑制性受体-配体通路是否在这一过程中发挥了一定的作用，作者对抑制性受体-配体的表达情况进行了检测，发现经 meso CAR-T 细胞处理的小鼠体内肿瘤浸润细胞高表达 PD-1、T 细胞膜蛋白 3（TIM-3）和淋巴细胞激活基因 3（LAG-3）；而三者相应的配体 PD-L1 和 PD-L2（PD-1 的配体）、半乳凝集素-9（TIM-3 的配体）和 MHC-II 类分子（LAG-3 的配体）中则只有 PD-1 的配体在 MPM 中有表达。前期的研究发现，若将肿瘤细胞在 T 细胞分泌的相似浓度的 IFN-γ 和 TNF-α 存在的条件下进行培养，也会在肿瘤细胞上检测到类似水平的 PD-L1 和 PD-L2 表达。这些结果提示，PD-1 及其配体通路可能在肿瘤细胞应对免疫攻击时提供重要的免疫抑制功能。此外，体外试验还显示，PD-

L1 的过表达可抑制 meso CAR-T 细胞裂解肿瘤细胞的功能，减少其 Th1 型细胞因子的分泌。

那么抑制 PD-1 信号是否可以挽救 meso CAR-T 的功能呢？接下来作者应用 PD-1 封闭抗体来对 PD-1-PD-L1 通路实行阻断。结果发现，在体外，该抗体可促进 T 细胞聚集，提高其细胞毒活性并增加其细胞因子分泌；在体内试验中，作者采用将低剂量的 meso CAR-T 细胞过继转移至荷瘤小鼠体内的方法，以创造 meso CAR-T 细胞耗竭的条件，此时的 meso CAR-T 细胞可在 30 天内维持肿瘤的稳定。在第 30 天，以每 5 天 3 次的频率为小鼠腹腔内注射 PD-1 抗体，生物发光成像结果显示肿瘤明显缩小，证实了在本模型中 PD-1 确实与 meso CAR-T 细胞的抑制相关且 PD-1 的阻断可能可用来挽救耗竭的 meso CAR-T 细胞。然而，随着治疗的停止肿瘤出现了复发，提示 PD-1 抗体的作用不够长效，可能需要反复输注。作者也确实在第二轮的同样试验中再次观察到了 meso CAR-T 细胞的抗肿瘤活性，提示为维持长期效果可能确实需要 PD-1 抗体的多次注射。遗憾的是，经过长期多次注射之后发现只能控制肿瘤负荷却不能使之完全消除[37]。

为探索更好地抑制 PD-1-PD-L1 通路的方法，以期能够不需依赖长期重复地系统给药便可增强 meso CAR-T 细胞的肿瘤杀伤功能，作者又将 PD-1 的胞外配体结合域与 CD8 分子的跨膜结构域进行了融合，构建了 PD-1 DNR 分子。鉴于 PD-1 DNR 不含有任何 PD-1 的信号功能域，作者推测其会通过占据 PD-1 与 PD-1 配体的结合位点，阻断内源性 PD-1 的信号，从而提高 T 细胞的效能[37]。

接下来用之构建 PD-1 DNR-meso CAR-T 细胞，发现经过如上改造的 CAR-T 细胞增殖能力和细胞毒作用以及 IL-2 和 IFN-γ 的分泌能力都明显增强。体内试验则显示 PD-1 DNR-meso CAR-T 细胞可明显改善 MPM 模型小鼠的肿瘤负荷，延长其中位生存期。然而，只有 44%（7/16）的小鼠可以达到长期的无瘤生存，提示除了 PD-1-PD-L1 通路之外还有其他的免疫抑制机制需要克服[37]。

此外，作者还探索了其他阻断 PD-1-PD-L1 通路的方法——在 meso CAR-T 细胞中构建 PD-1-shRNA。体外试验显示，PD-1-shRNA-meso CAR-T 细胞的增殖能力、细胞毒作用和细胞因子分泌都有所增强，但其体内的肿瘤杀伤能力与对照 shRNA-meso CAR-T 细胞相比并没有表现出明显优势。因此，作者认为 PD-1 DNR-meso CAR-T 细胞可能更具发展前景，并正在相关的临床试验中检测肿瘤微环境中肿瘤细胞和 T 细胞的抑制性分子的表达（上调）情况，相关结果将有助于改善实体瘤的 CAR-T 治疗效果[37]。

（二）成纤维激活蛋白（fibroblast activating protein，FAP）靶点

1. FAP 靶点简介

成纤维激活蛋白（FAP）可表达于成纤维细胞，与成纤维细胞生长以及胚胎发育、组织修复和上皮肿瘤相关[38]。它选择性地表达于 90% 以上恶性上皮性肿瘤基质中，定位于细胞膜和细胞质。FAP 在三类主要的间皮瘤组织类型中都有表达，在慢性炎症和组织重建时亦可表达。但除了在胰腺、胎盘和子宫有低水平表达外，FAP 在其他正常组织及良性上皮肿瘤间质的静息成纤维细胞中几乎均不表达。FAP 单克隆抗体 F19 在肿瘤治疗中的安全性和有效性也经过了临床 Ⅰ 期和 Ⅱ 期试验的验证[39,40]。

2. 以 FAP 为靶点的临床前研究

有研究人员选取类风湿性关节炎患者关节部位的渗出液提取活性纤维母细胞，将 FAP-

F19 通过反转录病毒构建在 CD8$^+$ T 细胞上。考虑到人的 FAP 单克隆抗体 scFv 部分需要构建在 CAR-T 细胞上，而人源抗体在小鼠的动物模型上可能会产生同种异体反应，因此，同时将 HLA-A * 02：01/NY-ESO-1157-165 多肽构建在 CAR-T 细胞中作为试验对照，此种 CAR-T 细胞不会抑制 FAP$^+$ 肿瘤的生长，能更好地反映基因修饰 FAP CAR-T 细胞的抗原特异性治疗效果。体外细胞试验表明，FAP-F19 CAR-T 细胞有显著的杀伤 FAP 阳性靶细胞的作用。在 NSG 免疫缺陷小鼠模型中，在使用 FAP-F19 CAR-T 治疗之后，也观察到小鼠肿瘤生长受到了明显抑制，而对照组的小鼠肿瘤则持续增长。FAP-F19 CAR-T 细胞治疗组小鼠的生存期也得到了明显延长。这些临床前研究数据为 I 期临床试验使用 FAP-F19 CAR-T 细胞治疗各种间皮瘤提供了有用的数据和依据[41~43]。

Wang 等[44]将其构建的 FAP CAR-T 细胞在三种不同的小鼠肿瘤模型中的疗效进行了检测：分别用 AE17.ova 间皮瘤细胞系、TC1 和 LKR 肺癌细胞系构建了相应的小鼠荷瘤模型。当肿瘤大小达到 100~150mm^3 时尾静脉注射 10^7 个 FAP CAR-T 细胞，发现与空载 MigR1-T 细胞相比，FAP CAR-T 细胞可明显抑制三种肿瘤细胞的生长，使肿瘤大小缩减 35%~50%。当用 FAP 缺陷的小鼠构建 AE17.ova 间皮瘤肿瘤模型时，可见 FAP CAR-T 细胞对肿瘤的生长没有明显的影响，由此说明 FAP CAR-T 细胞具有针对 FAP 表达阳性的肿瘤细胞的特异性杀伤能力。此外，用 4T1 乳腺癌细胞系和 CT26 结肠癌细胞系构建的小鼠肿瘤模型中，FAP CAR-T 细胞虽然不如在以上三种肿瘤模型中的效果好，但也可明显抑制相应肿瘤的生长。

为评估 FAP CAR-T 细胞对 FAP 阳性的基质细胞的杀伤效果，作者在过继转移 FAP CAR-T 细胞后 7~9 天对细胞进行了流式分析。结果显示，与未处理组相比，CD90$^+$ CD45$^-$ FAP$^+$ 和 CD45$^+$ FAP$^+$ 的细胞群体下降了约 50%；而空载 MigR1-T 细胞处理组与未处理组相比，FAP$^+$ 细胞的数量并没有明显变化。为了进一步探索 FAP CAR-T 细胞的这种效应，作者接下来又使用 AE17.ova 间皮瘤细胞模型对过继转移 FAP CAR-T 细胞 3 天之后的肿瘤细胞群体进行了检测。发现在更早的时间点（3 天相对于 7~9 天），CD90$^+$ FAP$^+$ 的基质细胞下降更为明显，约为 82%；CD45$^+$ FAP$^+$ 细胞也有更显著的下降，约为 56%。另外，在对照小鼠中，可在 CD90$^+$ CD45$^-$ 和 CD45$^+$ 的细胞群体中区分出 FAP 低表达和高表达的细胞，对这两群细胞的进一步分析发现 FAP CAR-T 细胞可选择性地清除高表达 FAP 的细胞，而对 FAP 低表达的细胞效果不大[44]。

在过继转移 FAP CAR-T 细胞后的第 3 天、第 7 天和第 10 天时对 AE17.ova 间皮瘤细胞模型中的 FAP CAR-T 细胞数量进行检测，发现在第 3 天时 FAP CAR-T 细胞数量达到峰值并在第 7 天和第 10 天时下降大约 65%。考虑到本研究所用的 FAP CAR-T 细胞在构建时用的是人的 4-1BB 和 CD3ζ 胞内区，有可能影响 FAP CAR-T 细胞功能的发挥，所以作者又用小鼠 CD28 分子胞内段和小鼠 CD3 分子 ζ 链来构建新的完全小鼠来源的 CAR 结构。经检测，小鼠源的 FAP CAR-T 细胞与人源 FAP CAR-T 细胞在体外具有相似的细胞毒性和 IFN-γ 分泌能力。同时，在 AE17.ova 间皮瘤细胞模型中，这两种 FAP CAR-T 细胞不论是在体内运输、持续时间或是抗肿瘤效应方面均有相似的表现[44]。

鉴于 FAP CAR-T 细胞在体内持续时间短，作者又尝试进行第二次的 FAP CAR-T 细胞输注。在第一次输注 1 周以后，给 AE17.ova 间皮瘤细胞小鼠模型分别输注空载 MigR1-T 细胞和第二次 FAP CAR-T 细胞。2 周后二次输注 FAP CAR-T 细胞的小鼠的荷瘤明显小于一次输注的小鼠[44]。

肿瘤清除效果不佳的另一个可能解释是 CAR 信号在小鼠 T 细胞和/或肿瘤微环境中的作用没有得到最佳发挥。该研究组之前的研究发现二酰甘油激酶-ζ（DGKζ）缺陷的 meso CAR-T 细胞在体内外的杀伤效果和作用持久性都更强，于是作者对普通 FAP CAR-T 细胞和 DGKζ 缺陷的 FAP CAR-T 细胞进行了对比。体外试验显示，后者比前者在杀伤 3T3.FAP 细胞方面和分泌 IFN-γ 方面都更具有优势；同时，在 AE17.ova 间皮瘤细胞小鼠模型中也更为有效，作者认为这可能得益于 DGKζ 缺陷的 FAP CAR-T 细胞更强的持久性，并认为肿瘤杀伤效果的提高有赖于 T 细胞活性以及持久性的增强[44]。

分别在野生型 C57BL/6 小鼠（WT）和免疫缺陷的 NSG 小鼠中建立 AE17.ova 间皮瘤细胞小鼠模型时，发现经过单剂量 FAP CAR-T 细胞的输注，肿瘤在 NSG 小鼠中的生长速度明显快于 WT 小鼠，FAP CAR-T 细胞在 NSG 小鼠中并未发挥应有的抗肿瘤效应。鉴于在 NSG 小鼠间皮瘤细胞的 FAP 表达水平与 WT 小鼠相似，所以该结果提示在 NSG 小鼠中缺失的内源性获得性免疫可能在 FAP CAR-T 细胞介导的肿瘤杀伤过程中发挥重要作用。为进一步探索其中的可能机制，作者对肿瘤浸润淋巴细胞（TIL）进行了测定。在 T 细胞过继转移 8 天后，与对照和空载 MigR1-T 细胞组相比，FAP CAR-T 细胞组 CD8$^+$ TIL 明显增多；同时，在 TC1 肺癌细胞和 AE17.ova 间皮瘤细胞的小鼠模型中，抗原特异性的 CD8$^+$ TIL（E7 特异性和 OVA 特异性）也在相应的小鼠肿瘤模型中明显增多[44]。

进一步的研究发现，在 AE17.ova 间皮瘤细胞的小鼠模型中，T 细胞过继转移后 3 天 CD3$^+$ TIL 在三个研究组（对照组、空载 MigR1-T 细胞组和 FAP CAR-T 细胞组）中并没有差异。然而，在检测的 4 种 TIL 中，分泌 TNF-α 的 CD4$^+$ TIL 此时在 FAP CAR-T 细胞组出现明显的升高，而其他 3 种 TIL，即分泌 IFN-γ 的 CD8$^+$ TIL、CD3$^+$CD69$^+$ TIL 以及 CD3$^+$4-1BB$^+$ TIL 在三个研究组中没有差异。在过继转移 8 天后，CD3$^+$ TIL、分泌 IFN-γ 的 CD8$^+$ TIL 以及 CD3$^+$CD69$^+$ TIL 在 FAP CAR-T 细胞组明显升高，而分泌 TNF-α 的 CD4$^+$ TIL 和 CD3$^+$4-1BB$^+$ TIL 则在三组间水平相当。由此，作者得出结论：抗肿瘤免疫活性的增强可能是通过首先激活内源性 T 细胞，随后再提升肿瘤内部的 T 细胞浸润来实现的[44]。

对于 FAP CAR-T 细胞治疗的毒副作用方面，作者也进行了一些探索。在对单剂量 WT-FAP CAR-T 细胞治疗 8 天后以及第二次过继转移 8 天后的小鼠进行尸检，取包括心脏、肺、胰腺、肝脏、脾脏、肾脏、骨骼肌和骨髓在内的器官进行切片分析，并未发现与对照组相比表现异常的情况。在整个实验过程中，也没有发现有任何临床毒性或贫血，荷瘤小鼠的体重维持恒定或有所增加。唯一例外的是，在 DGKζ 缺陷的 FAP CAR-T 细胞组的胰腺切片中发现了局部血管周围或胰岛周围的轻微淋巴细胞浸润[44]。

3. 以 FAP 为靶点的临床试验

2010 年，Kraman 研究组在《Science》杂志上发表文章指出 FAPα 能阻止小鼠体内的免疫细胞对肿瘤细胞的攻击，当破坏 FAPα 后，肿瘤细胞将完全失去对免疫系统的抵抗力[41]。另有研究也证实抑制 FAP 的催化活性后，能减缓或者抑制肿瘤生长。Petrausch 研究组进行了 FAP CAR-T 细胞治疗胸膜间皮瘤的 I 期临床试验。首先选取 3 位患者入组，化疗前抽取 250mL 患者外周血，用于制备 FAP CAR-T 细胞；然后进行 21 天三轮低剂量的化疗。化疗结束 14 天后，先静脉输注地塞米松，再将 1×10^6 个 FAP CAR-T 细胞直接输注到患者的胸腔积液中，在接下来的 35 天密切监测患者的不良反应。所有患者需要监测多种免疫指标，包括胸腔积液中的各种免疫细胞因子和外周血中的免疫细胞因子，如 IL-2、IL-4、IL-10、

TGF-β、TNF-α 和 IFN-γ 等。如果首先入组的 3 位患者中发生一例严重的不良反应，并确认其与 FAP CAR-T 细胞的治疗有关，就需要将入组患者的数量增加至 6 人。如果再出现一例严重的不良反应，此次临床试验就必须终止，试验方案也需要修改。由于该研究为首次输注 FAP CAR-T 的临床试验，因此，输注的 FAP CAR-T 细胞剂量都是最低的。此外，由于在向胸腔积液中首次输注 FAP CAR-T 细胞时，起初的 48h 内容易诱发急性呼吸窘迫综合征，因此，每位患者都将在 ICU 中进行护理并严格监视生命体征，防止细胞因子综合征和急性呼吸窘迫综合征的发生。该研究目前还没有临床试验数据结果的报道[42]。

（三） 硫酸软骨素蛋白多糖-4（chondroitin sulfate proteoglycan-4，CSPG4）靶点

1. CSPG4 靶点简介

硫酸软骨素蛋白多糖-4（CSPG4）最初在人黑色素瘤细胞上发现[45]，高度保守，后来发现其在黑色素瘤、乳腺癌、头颈部鳞状细胞癌和间皮瘤上都高表达。此外，还可能表达于胶质母细胞瘤、透明细胞性肾细胞癌以及肉瘤中[46]。

2. 以 CSPG4 为靶点的临床前研究

Claudia Geldres 等[46] 构建了针对 CSPG4 的第二代 CSPG4 CAR 结构，用 4 位健康供者的 T 细胞制备 CSPG4 CAR-T 细胞。将 CSPG4 CAR-T 细胞在体外与多种肿瘤细胞系进行共培养，检测其对 CSPG4$^+$ 肿瘤的特异性杀伤作用。分别以 K562 细胞系、黑色素瘤细胞系 P1143 和 SENMA 肿瘤细胞系作为 NK 细胞杀伤的靶细胞、CSPG4$^-$ 的靶细胞和 CSPG4$^+$ 的靶细胞，经过与 CSPG4 CAR-T 细胞或对照 T 细胞共培养 1～2 周后，以不同的效靶比（E：T）进行检测。发现 CSPG4 CAR-T 细胞与对照 T 细胞相比，可明显增加对 CSPG4$^+$ 靶细胞的杀伤（E：T＝20：1 时，CSPG4 CAR-T 细胞与对照 T 细胞可分别杀伤 59%±5% 和 11%±8% 的靶细胞；$P < 0.01$）。同时，这两种 T 细胞对 K562（分别为 12%±9% 和 13%±11%）以及 CSPG4$^-$ 靶细胞（均低于 10%）的杀伤则均十分有限[46]。

与 CSPG4 CAR-T 细胞共培养 3 天之后，间皮瘤的两种 CSPG4$^+$ 细胞系 MILL 和 PHI 的残余肿瘤细胞分别为 3%±5% 和 4%±3%，而对照 T 细胞与这两种细胞系共培养 3 天之后的残余肿瘤细胞则分别为 50%±8% 和 29%±6%。以上结果表明，CSPG4 CAR-T 细胞对 CSPG4$^+$ 的靶细胞有特异性杀伤效果。此外，在面对特异性抗原刺激时，与包括 MILL 和 PHI 在内的 CSPG4$^+$ 肿瘤细胞系共培养的 CSPG4 CAR-T 细胞较对照 T 细胞可分泌更高水平的 IFN-γ。作者还在 NSG 小鼠的肿瘤模型中对 CSPG4 CAR-T 细胞的体内肿瘤杀伤能力进行了检测，所用的肿瘤细胞为黑色素瘤细胞系 SENMA 和头颈部肿瘤细胞系 PCI-30 以及乳腺癌细胞系 UACC-812，结果发现三种肿瘤的生长均受到了明显抑制。该研究虽然没有间皮瘤的体内试验，但也对之后的间皮瘤研究有所提示[46]。

（董 杰 曹俊霞 王 忞）

参 考 文 献

[1] Chen W Q，Zheng R S，Zhang S W，et al. Chinese cancer registration annual report：National cancer registration center of lung cancer. Chin J Cancer Res，2013，25（1）：10-21.

[2]　National Institutes of Health. Cancer of the Lung and Bronchus-SEER Stat Facts Sheet. 2012.

[3]　Jiang J，Liang X，Zhou X，et al. Non-platinum doublets were as effective as platinum-based doublets for chemotherapy-naïve advanced non-small-cell lung cancer in the era of third-generation agents. J Cancer Res ClinOncol，2013，139（1）：25-38.

[4]　Siegel R，Ma J，Zou Z，Jemal A. Cancer statistics，2014. CA Cancer J Clin，2014，64（1）：9-29.

[5]　Pilia G，Hughes-Benzie R M，MacKenzie A，et al. Mutations in GPC3，a glypican gene，cause the Simpson-Golabi-Behmel overgrowth syndrome. Nat Genet，1996，12：241-247.

[6]　Baumhoer D，Tornillo L，Stadlmann S，et al. Glypican 3 expression in human nonneoplastic，preneoplastic，and neoplastic tissues：a tissue microarray analysis of 4，387 tissue samples. Am J Clin Pathol，2008，129：899-906.

[7]　Li H，Deng Q，Huang L，et al. Expression of glypican-3 in lung squamous cell carcinoma and adenocarcinoma and its relation with prognosis. Nan Fang Yi Ke Da Xue Xue Bao，2013，33（2）：212-215.

[8]　Li K，Pan X，Bi Y，et al. Adoptive immunotherapy using T lymphocytes redirected to glypican-3 for the treatment of lung squamous cell carcinoma. Oncotarget，2016，7（3）：2496-2507.

[9]　Feng K，Guo Y，Dai H，et al. Chimeric antigen receptor-modified T cells for the immunotherapy of patients with EGFR-expressing advanced relapsed/refractory non-small cell lung cancer. Sci China Life Sci，2016，59（5）：468-479.

[10]　Hu W X，Chen H P，Yu K，et al. Gene therapy of malignant solid tumors by targeting erbB2 receptors and by activating T cells. Cancer Biother Radiopharm，2012，27（10）：711-718.

[11]　Ozaki M，Kishigami S，Yano R. Expression of receptors for neuregulins，ErbB2，ErbB3 and ErbB4，in developing mouse cerebellum. Neurosci Res，1998，30：351-354.

[12]　Morgan R A，Yang J C，Kitano M，et al. Case report of a serious adverse event following the administration of T cells transduced with a chimeric antigen receptor recognizing ERBB2. Mol Ther，2010，18（4）：843-851.

[13]　Sun M，Shi H，Liu C，et al. Construction and evaluation of a novel humanized HER2-specific chimeric receptor. Breast Cancer Res，2014，16（3）：R61.

[14]　Safran H，Steinhoff M，Mangray S，et al. Overexpression of the HER-2/neu oncogene in pancreatic adenocarcinoma. Am J Clin Oncol，2001，24（5）：496-499.

[15]　Zhao Y，Wang Q J，Yang S，et al. A herceptin-based chimeric antigen receptor with modified signaling domains leads to enhanced survival of transduced T lymphocytes and antitumor activity. J Immunol，2009，183（9）：5563-5574.

[16]　Cao Y，Rodgers D T，Du J，et al. Design of Switchable Chimeric Antigen Receptor T Cells Targeting Breast Cancer. Angew Chem Int Ed Engl，2016，55（26）：7520-7524.

[17]　Schönfeld K，Sahm C，Zhang C，et al. Selective inhibition of tumor growth by clonal NK cells expressing an ErbB2/HER2-specific chimeric antigen receptor. Mol Ther，2015，23（2）：330-338.

[18]　Wilkie S，van Schalkwyk M C，Hobbs S，et al. Dual targeting of ErbB2 and MUC1 in breast cancer using chimeric antigen receptors engineered to provide complementary signaling. J Clin Immunol，2012，32（5）：1059-1070.

[19]　Kovjazin R，Volovitz I，Kundel Y，et al. a novel therapeutic vaccine with promiscuous MHC binding for the treatment of MUC1-expressing tumors. Vaccine，2011，29（29-30）：4676-4686.

[20]　O'Hara M，Stashwick C，Haas A R，et al. Mesothelin as a target for chimeric antigen receptor-modified T cells as anticancer therapy. Immunotherapy，2016，8（4）：449-460.

[21]　Yang E，Hu X F，Xing P X. Advances of MUC1 as a target for breast cancer immunotherapy. Histol Histopathol，2007，22：905-922.

[22] Sugiura D，Aida S，Denda-Nagai K，et al. Differential effector mechanisms induced by vaccination with MUC1 DNA in the rejection of colon carcinoma growth at orthotopic sites and metastases. Cancer Sci，2008，99（12）：2477-2484.

[23] Wilkie S，Picco G，Foster J，et al. Retargeting of human T cells to tumor-associated MUC1：the evolution of a chimeric antigen receptor. J Immunol，2008，180（7）：4901-4909.

[24] Posey A D，Jr，Schwab R D，Boesteanu A C，et al. Engineered CAR T Cells Targeting the Cancer-Associated Tn-Glycoform of the Membrane Mucin MUC1 Control Adenocarcinoma. Immunity，2016，44（6）：1444-1454.

[25] Wilkie S，Burbridge S E，Chiapero-Stanke L，et al. Selective expansion of chimeric antigen receptor-targeted T-cells with potent effector function using interleukin-4. J Biol Chem，2010，285（33）：25538-25544.

[26] Textor A，Listopad J J，Wührmann L L，et al. Efficacy of CAR T-cell therapy in large tumors relies upon stromal targeting by IFNγ. Cancer Res，2014，74（23）：6796-6805.

[27] Jamnani F R，Rahbarizadeh F，Shokrgozar M A，et al. T cells expressing VHH-directed oligoclonal chimeric HER2 antigen receptors：towards tumor-directed oligoclonal T cell therapy. Biochim Biophys Acta，2014，1840（1）：378-386.

[28] Hassan R，Bera T，Pastan I. Mesothelin：a new target for immunotherapy. Clin Cancer Res，2004，10：3937-3942.

[29] Kreitman R J，Hassan R，Fitzgerald D J，et al. Phase I trial of continuous infusion antimesothelin recombinant immunotoxin SS1P. Clin Cancer Res，2009，15：5274-5279.

[30] Hassan R，Cohen S J，Phillips M，et al. Phase I clinical trial of the chimeric anti-mesothelin monoclonal antibody MORAb-009 in patients with mesothelin expressing cancers. Clin Cancer Res，2010，16：6132-6138.

[31] Tanyi J L，Haas A R，Beatty G L，et al. Safety and feasibility of chimeric antigen receptor modified T cells directed against mesothelin（CART-meso）in patients with mesothelin expressing cancers. AACR；Cancer Res，2015，75（15 Suppl）：Abstract nr CT105.

[32] Beatty G L，Haas A R，Maus M V，et al. Mesothelin-specific chimeric antigen receptor mRNA-engineered T cells induce anti-tumor activity in solid malignancies. Cancer Immunol Res，2014，2（2）：112-120.

[33] Zhao Y，Moon E，Carpenito C，et al. Multiple injections of electroporated autologous T cells expressing a chimeric antigen receptor mediate regression of human disseminated tumor. Cancer Res，2010，70（22）：9053-9061.

[34] Adusumilli P S，Cherkassky L，Villena-Vargas J，et al. Regional delivery of mesothelin-targeted CAR T cell therapy generates potent and long-lasting CD4-dependent tumor immunity. Sci Transl Med，2014，6（261）：261ra151.

[35] Maus M V，Haas A R，Beatty G L，et al. T cells expressing chimeric antigen receptors can cause anaphylaxis in humans. Cancer Immunol Res，2013，1（1）：26-31.

[36] Moon，E K，Carpenito C，Sun J，et al. Expression of a functional CCR2 receptor enhances tumor localization and tumor eradication by retargeted human T cells expressing a mesothelin-specific chimeric antibody receptor. Clinical cancer research：an official journal of the American Association for Cancer Research，2011，17：4719-4730.

[37] Cherkassky L，Morello A，Villena-Vargas J，et al. Human CAR T cells with cell-intrinsic PD-1 checkpoint blockade resist tumor-mediated inhibition. The Journal of clinical investigation，2016，126：3130-3144.

[38] Park J E, Lenter M C, Zimmermann R N, et al. Fibroblast activation protein, a dual specificity serine protease expressed in reactive human tumor stromal fibroblasts. J Biol Chem, 1999, 274 (51): 36505-36512.

[39] Scott A M, Wiseman G, Welt S, et al. A Phase I dose-escalation study of sibrotuzumab in patients with advanced or metastatic fibroblast activation protein-positive cancer. Clin Cancer Res, 2003, 9 (5): 1639-1647.

[40] Hofheinz R D, al-Batran S E, Hartmann F, et al. Stromal antigen targeting by a humanised monoclonal antibody: an early phase II trial of sibrotuzumab in patients with metastatic colorectal cancer. Onkologie, 2003, 26 (1): 44-48.

[41] Kraman M, Bambrough P J, Arnold J N, et al. Suppression of antitumor immunity by stromal cells expressing fibroblast activation protein-alpha. Science, 2010, 330 (6005): 827-830.

[42] Petrausch U, Schuberth P C, Hagedorn C, et al. Re-directed T cells for the treatment of fibroblast activation protein (FAP) -positive malignant pleural mesothelioma (FAPME-1). BMC Cancer, 2012, 12: 615.

[43] Schuberth P C, Hagedorn C, Jensen S M, et al. Treatment of malignant pleural mesothelioma by fibroblast activation protein-specific re-directed T cells. J Transl Med, 2013, 11: 187.

[44] Wang L C, Lo A, Scholler J, et al. Targeting fibroblast activation protein in tumor stroma with chimeric antigen receptor T cells can inhibit tumor growth and augment host immunity without severe toxicity. Cancer immunology research, 2014, 2: 154-166.

[45] Pluschke G, Vanek M, Evans A, et al. Molecular cloning of a human melanoma-associated chondroitin sulfate proteoglycan. Proceedings of the National Academy of Sciences of the United States of America, 1996, 93: 9710-9715.

[46] Geldres C, Savoldo B, Hoyos V, et al. T lymphocytes redirected against the chondroitin sulfate proteoglycan-4 control the growth of multiple solid tumors both *in vitro* and *in vivo*. Clinical cancer research: an official journal of the American Association for Cancer Research, 2014, 20: 962-971.

第四节　CAR-T 细胞在腹腔肿瘤治疗中的应用

一、肝癌

（一）磷脂酰肌醇蛋白聚糖-3（glypican-3，GPC3）靶点

1. 磷脂酰肌醇蛋白聚糖-3(GPC3) 靶点简介

参见本章第三节第一部分肺癌。

2. 以 GPC3 为靶点的临床前试验

多个研究组均发现 GPC3 在肝癌中的表达水平明显高于其他肿瘤，如肺癌、黑色素瘤等[1]，尤其是肿瘤体积大、临床分期晚、分化程度低及有远处转移的肝癌细胞表达水平更高。正因为 GPC3 对于肝癌的高度敏感性和特异性，有研究者提出可将其作为肝癌的标志物[2]。针对 GPC3 的单抗药物和多肽疫苗已经用于临床试验。动物实验显示单独使用 GPC3 单抗不能完全将肿瘤清除[3]。同时，关于 GPC3 单抗的Ⅰ期临床试验显示，50 位参与者中

无一人达到完全缓解或部分缓解。因此，GPC3 单抗药物单独使用对于肝癌的疗效并不理想。另外，在 GPC3 多肽疫苗的 I 期临床试验中发现，使用疫苗后患者的整体生存率与 GPC3 特异性的 CTL 形成率成正相关，提示靶向 GPC3 的 T 细胞有望在 HCC（肝癌）中发挥重要作用[4]。

Gao 等首次制备了 GPC3 特异性的第一代和第三代 CAR-T 细胞（αGPC3-Z CAR-T 细胞和 αGPC3-28BBZ CAR-T 细胞），并通过体内外试验探索了 GPC3 CAR-T 细胞对于肝癌细胞的杀伤效果。结果显示，两种 GPC3 CAR-T 细胞均可特异性地杀伤 GPC3+的肝癌细胞，不表达 GPC3 的肝癌细胞则不受影响。同时，αGPC3-28BBZ CAR-T 细胞较 αGPC3-Z CAR-T 细胞对 GPC3+肿瘤细胞的杀伤活性更强，提示 CAR-T 细胞胞内的协同刺激分子 CD28 和 4-1BB 可能增强了 GPC3 CAR-T 细胞的杀伤效果[5]。

HCC 的小鼠异种移植模型结果显示，αGPC3-28BBZ CAR-T 细胞可清除高表达 GPC3 的肝癌细胞，而表达较低水平 GPC3 的 PLC/PRF/5 肝癌细胞则对该 CAR-T 细胞不够敏感。此外，GPC3 CAR-T 细胞的 IFN-γ 分泌量亦与肝癌细胞表面 GPC3 的表达水平成正比。以上结果提示，GPC3 的表达水平可用来预测 αGPC3-28BBZ CAR-T 细胞对 HCC 的治疗效果[5]。目前，GPC3 CAR-T 细胞治疗已经注册了临床试验（NCT02395250），项目正在进行中[6]。

Li 等[7]则对不同 CAR 结构制备的 GPC3 CAR-T 细胞的体内外表现进行了比较，分别是第一代 CAR（GZ）、第二代 CAR（胞内协同刺激分子分别为 CD28 和 4-1BB 的 G28Z 和 GBBZ）以及第三代 CAR（同时含有 CD28 和 4-1BB 的 G28BBZ），以期找到更适合临床使用的 GPC3 CAR-T 细胞。作者发现，与 GPC3 GZ CAR-T 细胞和 GPC3 G28Z CAR-T 细胞相比，4-1BB 的引入使 T 细胞更易向 Th1 细胞分化，产生 Th1 型细胞因子，并具有更强的体内外增殖能力。与此相反，CD28 则会诱使 T 细胞分泌更高水平的 IL-10 和 IL-4。然而，4-1BB 的这种作用却并未延长负荷异种移植肿瘤的 NSG 小鼠的生存期，作者认为可能是该肿瘤模型的局限性所致。此外，作者还发现，除了可特异性杀伤肝母细胞瘤和 HCC 的异种移植肿瘤外，GPC3 CAR-T 细胞对恶性横纹肌样瘤也具有明显的杀伤活性。

前期研究表明，在 CAR 结构中引入协同刺激分子会提高 CAR-T 细胞 IFN-γ 和 IL-2 的分泌。然而，该研究发现，与第一代 GPC3 CAR-T 细胞相比，第二代或第三代 CAR-T 中协同刺激分子的加入并非总能提升 GPC3 CAR-T 细胞的细胞因子分泌，并且不同的协同刺激分子会对这一过程产生不同的影响。与 Gao 等的研究结果不同，该研究认为，4-1BB 自身即足以产生和其与 CD28 联合相似的抗肿瘤效果，同时更易分泌 Th1 型细胞因子。因此，在将 CAR-T 细胞应用于临床之前，应对由各种不同的协同刺激分子构建的 CAR-T 细胞进行比较，以尽可能地避免其向 Th2 分化，从而增强抗肿瘤效果[7]。

为了更好地模拟临床实践，最近，来自中国科学院广州生物医药与卫生研究所的研究人员用 NSI（NOD/SCID/IL2γ−/−）小鼠制备了患者来源的 HCC 异种移植模型（patient-derived xenografs，PDX），并对来自 3 位患者的 HCC 异种移植肿瘤 PDX1～3 进行了比较。发现 PDX2 和 PDX3 在小鼠体内的生长明显快于 PDX1，可能与前者高表达 MET、CTNNB1 和 CCND1 有关。在经过 GPC3 CAR-T 细胞治疗后，PDX1 和 PDX2 由于侵袭性弱且不表达 PD-L1 而几乎被完全清除；然而，PDX3 侵袭性强且高表达 PD-L1，使得 GPC3 CAR-T 细胞对肝癌细胞的杀伤效果大打折扣，联合免疫检查点抑制剂可能会提高 GPC3 CAR-T 细胞的治疗效果[8]。

来自上海仁济医院的一项研究[9] 则对 GPC3 CAR-T 细胞治疗 HCC 的脱靶效应进行了研究。他们构建了双 CAR-T 细胞，即 GZ-CAR（αGPC3-Z）和 A28BB-CAR（αASGR1-28BB），分别携带 αGPC3-CD3ζ 和 αASGR1-28BB 以为 CAR-T 细胞的活化提供主要信号和协同刺激信号。ASGR1（唾液酸糖蛋白受体 1）特异性地表达于肝实质细胞，75.2%～93.1%的 HCC 均表达 ASGR1，而正常肝细胞不表达 GPC3，因此，作者猜测，靶向 AS-GR1 的协同刺激信号可能会提升第一代 GPC3 CAR-T 细胞对 GPC3$^+$ ASGR1$^+$ HCC 的杀伤力[9]。

体外试验结果表明，双 CAR-T 细胞对 GPC3$^+$ ASGR1$^-$ 和 GPC3$^+$ ASGR1$^+$ HCC 有相似的杀伤能力，但对 GPC3$^-$ ASGR1$^+$ HCC 无作用。与 GPC3$^+$ ASGR1$^+$ HCC 共育后，双 CAR-T 细胞可产生较单 CAR-T 细胞更多的细胞因子，细胞增殖也更为活跃。体内试验显示，双 CAR-T 细胞可明显抑制 GPC3$^+$ ASGR1$^+$ HCC 的生长，但对 GPC3 或 ASGR1 表达阴性以及二者均不表达的异体 HCC 移植物的生长则没有明显影响。与单 CAR-T 细胞相比，双 CAR-T 细胞在 GPC3$^+$ ASGR1$^+$ HCC 异体移植的小鼠模型中也表现出更强的抗肿瘤能力和更长的持久性。同时，并未在小鼠中观察到明显的不良反应，比如毛发粗糙、共济失调、体重减轻、体温异常或死亡等。但由于异体移植物与正常组织之间的差异，并不排除双 CAR-T 细胞可能对正常组织产生毒性。另外，在双 CAR-T 细胞治疗组观察到的高水平 IFN-γ、IL-2、TNF-α 和 IL-4 也提示可能会在临床试验中出现细胞因子释放综合征[9]。

（二）甲胎蛋白-MHC 复合物（alpha-fetoprotein-MHC complex，AFP-MHC）靶点

1. AFP-MHC 靶点简介

甲胎蛋白（AFP）是一种分泌性糖蛋白，通常在内胚层来源的肿瘤，比如小儿肝母细胞瘤以及 HCC 中过表达。此外，AFP 还表达于胚胎卵黄囊、肝脏以及胃肠道，但在成人的正常组织中罕有表达。60%～80%的 HCC 患者 AFP 表达水平升高，且与不良预后有关。这些特点提示 AFP 具备成为 HCC CAR-T 治疗靶点的潜力[10~14]。

2. 以 AFP-MHC 为靶点的临床前研究

虽然 AFP 在正常组织和 HCC 中的表达差异使其有很大的可能性用于 HCC 的 CAR-T 治疗，但与其他大部分的 TSA 和 TAA 不同，AFP 表达于细胞内，且是分泌性蛋白而非膜蛋白，这也导致其难以用于抗体相关的治疗方法之中。然而，所有的胞内蛋白/分泌性蛋白还有一个特性，即在经过加工处理后，可通过主要组织相容性复合体（MHC）Ⅰ类分子递呈在细胞表面。Liucheng 研究组的前期研究表明，可通过"TCR 样"的结构靶向一种肿瘤特异性胞内蛋白 WT1 的多肽-MHC 复合物[15]。AFP/MHC 特异性 TCR 已被发现存在于人类和小鼠中，提示 AFP-MHC 复合物是具有免疫原性的。同时，以 AFP 质粒或 AFP 刺激的 DC 疫苗可在小鼠体内成功诱导免疫应答[16,17]，目前已有多种 HLA-A * 02：01 限制性 AFP 多肽被发现具有免疫原性[18,19]。

以上述研究为基础，Liucheng 研究组制备了人源抗体 ET1402L1，该抗体能特异性地结合由 HLA-A * 02：01 递呈的 AFP$_{158\sim166}$（AFP$_{158}$）多肽，然后用这种"TCR 样"的抗体构建 AFP-MHC 特异性第二代 CAR-T 细胞，并检测了其对 HLA-A02：01$^+$/AFP$^+$ 肝癌细胞的体内外杀伤能力[20]。

该研究组的实验结果表明，AFP-MHC CAR-T 细胞与 HLA-A02：01$^+$/AFP$^+$ 肝癌细胞 HepG2 以及 SK-HEP-1-MG（表达 AFP$_{158}$）共培养时，可特异性地发生脱颗粒反应，释放 TNF-α、IFN-γ 和 IL-2 等细胞因子，并对肝癌细胞进行特异性杀伤。然而，对于不表达 HLA-A02：01 和/或 AFP 的细胞，包括肝脏、皮肤、结肠、宫颈、胰腺、卵巢、前列腺、肾脏等组织来源的肿瘤则均没有以上反应。肿瘤内注射 AFP-MHC CAR-T 细胞可显著抑制 SCID-Beige 小鼠 HepG2 以及 SK-HEP-1-MG 异种移植肿瘤的生长（N＝8/组）；静脉途径的 AFP-MHC CAR-T 细胞输注也可在 HepG2 荷瘤 NSG 小鼠中取得类似的效果（N＝6）。此外，在播散性腹膜肝癌的小鼠模型中，AFP-MHC CAR-T 细胞也表现出了强大的抗肿瘤能力（N＝6）[20]。

该研究中，HepG2 和 SK-HEP-1-MG 细胞表面分别表达低水平和高水平的 AFP$_{158}$-MHC 复合物。AFP-MHC CAR-T 细胞对这两种肿瘤细胞表现出同等的杀伤能力；当与表达低水平 AFP$_{158}$-MHC 复合物的 HepG2 共育时，AFP-MHC CAR-T 细胞产生的细胞因子水平显著低于其与表达高水平 AFP$_{158}$-MHC 复合物的 SK-HEP-1-MG 细胞共育的情况。这些结果给我们的提示是：①即使肿瘤细胞表面表达低水平的靶抗原，只要设计 CAR-T 细胞时使其对于靶多肽-MHC 复合物具有足够高的亲和力，则依然可以实现对肿瘤细胞的有效杀伤；②CAR-T 细胞在面对靶抗原刺激时具备的强大的产生细胞因子的能力并不意味着其具有强大的肿瘤杀伤能力；③CAR-T 细胞治疗带来的细胞因子风暴有可能可以通过靶向肿瘤特异性的多肽-MHC 复合物来进行预防和/或降低这种效应[20]。

此外，该研究发现，静脉输注 AFP-MHC CAR-T 细胞虽然可以抑制 NSG 小鼠的皮下肝癌生长，但若将过继转移途径改为肿瘤内注射，将收到更强、更快速和更持久的抗肿瘤效果。因此，作者认为，以局部注射方式进行 CAR-T 细胞治疗将具有更高的临床使用价值，该方式不仅可缩短从 CAR-T 细胞注射到其靶向特异性抗原的时间，而且可能会较系统给药更为安全[20]。将动物模型映射到人类肝癌便是进行肝癌内部的直接注射或通过肝动脉进行注射，这也是临床上经常使用的化疗药物的给予途径。Katz 等便在一项结直肠癌肝转移的 I 期临床试验中通过肝动脉内注射 CEA CAR-T 的方式对患者进行了治疗。遗憾的是，由于髓系来源的抑制细胞的存在导致该试验结果并不理想[21~23]（具体参见本节第二部分结直肠癌）。若将 CAR-T 细胞与髓系来源的抑制细胞的抑制剂或免疫检查点抑制剂联合使用，可能会有利于 CAR-T 细胞突破肿瘤抑制微环境，从而提高治疗效果[20]。

（三）癌胚抗原（carcino-embryonic antigen, CEA）靶点

CEA CAR-T 细胞在结直肠癌肝转移病例中应用较多（参见本节第二部分结直肠癌），罕有关于原发性肝癌的研究。

二、结直肠癌

结直肠癌是最常见的消化系统恶性肿瘤之一。《2012 中国肿瘤登记年报》的数据显示，结直肠癌的发病率排名第三，为 29.44/10 万，死亡率排名第五，为 14.23/10 万[24]。全球癌症统计报告的数据显示，北美和欧洲等经济发达地区结直肠癌的发病率仍远高于包括中国

在内的经济欠发达地区的发病率[25]。结直肠癌的复发、转移问题及传统手术、化疗和放疗给患者的生活质量造成的巨大影响仍有待进一步解决[26]。包括 CAR-T 细胞治疗在内的肿瘤免疫治疗是继手术治疗、放疗和化疗后的第四类恶性肿瘤治疗方法。它通过调动宿主的自身免疫系统或过继活化的免疫细胞来抑制和杀死肿瘤细胞，从而达到控制肿瘤生长、延长患者生存期、提高患者生活质量的目的[27,28]。

（一）癌胚抗原（carcino-embryonic antigen， CEA）靶点

1. CEA 靶点简介

CEA 是一种存在于结肠癌、正常胚胎肠道、胰腺和肝内的一种蛋白多糖复合物。在内胚叶起源的消化系统肿瘤中广泛存在，也存在于正常胚胎的消化道组织中，正常人血清也可检测到微量表达[29]。CEA 是一种广谱肿瘤标志物，血清浓度超过 $20\mu g/L$ 则提示有胃肠道肿瘤、肺癌、胰腺癌、乳腺癌等的可能。作为一个比较经典的肿瘤抗原，CEA 也成为 CAR-T 细胞治疗的靶点并已进入临床试验阶段[30,31]。

2. 以 CEA 为靶点的临床前和临床研究

2014～2015 年，Katz 研究组连续发表 3 篇使用 CEA CAR-T 细胞治疗结直肠癌肝转移患者的临床试验和临床前研究。首先，该研究组进行了 CEA CAR-T 细胞以肝动脉输注的方式治疗结直肠癌肝转移患者的 I 期临床试验。该试验结果显示，CEA CAR-T 细胞治疗安全有效，同时发现患者体内中性粒细胞与淋巴细胞的比值（NLR）可能与疗效有关。该试验有 6 名结直肠癌肝转移的患者入组，其中 4 位患者的肝转移灶超过 10 个。每 3 名患者分为一组，采用两种处理方式：一组采用 CEA CAR-T 细胞输注剂量增加的方式，从 1×10^8 个到 1×10^{10} 个剂量不等；另一组患者则固定使用最大剂量 1×10^{10} 个并联合 IL-2 共同治疗。患者均未出现 3～4 级与 CAR-T 细胞输注有关的不良反应。1 人在 CAR-T 细胞治疗后 23 个月以稳定的疾病状态（SD）存活，其余 5 位患者均死于疾病进展[23]。

6 名患者输注 CAR-T 细胞之后 NLR 均有一定程度的变化。其中 2 名联合 IL-2 治疗的患者 NLR 出现降低，并且 CEA 的表达也明显降低，通过组织活检发现病灶更易发生纤维化和坏死。此外，患者血清中 IFN-γ 的升高与 IL-2 的给予和 CEA 表达的降低有关。对中性粒细胞相关的细胞因子 IL-6 和 IL-17 的检测发现，联合 IL-2 治疗组的患者在治疗后 IL-6 出现明显增加，且变化与 NLR 变化成正相关。而 IL-17 在不同的患者体内变化不同，没有明显的趋势和模式，且与 NLR 之间的关系不明显。作者认为，NLR 的增加可能与患者对 CEA CAR-T 细胞治疗反应性不良有关[21,23]。

此后，Katz 研究组发现肝脏内骨髓来源的抑制细胞会影响 CEA CAR-T 细胞在肝内的治疗效果。这一结果是在结直肠癌肝转移小鼠模型中发现的，该小鼠在经过 CEA CAR-T 细胞输注后，骨髓抑制细胞增殖了 3 倍，且这一过程有赖于肿瘤细胞产生的 GM-CSF。如果给小鼠输注 CEA CAR-T 细胞前清除骨髓抑制细胞，则 CAR-T 细胞的治疗效果会有明显好转[22]。

（二）人表皮生长因子受体-2（human epidermal growth factor receptor-2，HER2）靶点

1. HER2 靶点简介

参见本章第二节第一部分成神经细胞瘤。

2. 以 HER2 为靶点的临床研究

2010 年，Morgan 研究组将人赫赛汀单克隆抗体部分构建到第三代 CAR 结构中，通过反转录病毒感染一位结直肠癌转移患者的自体外周血淋巴细胞。体外细胞共培养的实验结果显示，HER2 CAR-T 细胞对肿瘤细胞的靶向性很好。遗憾的是，患者的临床试验结果并不好，在未做清髓预处理的情况下为其输注 10^{10} 个 HER2 CAR-T 细胞，15min 后患者便出现了呼吸窘迫，胸片显示肺部有明显的浸润，患者于 5 天后离世。通过进一步分析发现患者血清中的多种细胞因子，包括 IFN-γ、GM-CSF、TNF-α、IL-6 和 IL-10 都出现明显升高，即细胞因子风暴综合征。随着时间的推移，除了 IL-10 增加以外，大部分细胞因子都明显降低。研究人员还发现，患者的肺组织中含有大量的输注 T 细胞，提示可能是肺部有低水平的 HER2 表达，而受到 HER2 CAR-T 细胞的攻击，导致细胞因子的大量释放，多器官衰竭而最终导致患者死亡。此次脱靶效应导致的严重的临床不良反应强烈提示选择合适靶抗原来制备 CAR-T 细胞的重要性[32]。

三、胰腺癌

目前胰腺癌患者的死亡率位于第四位[33]。尽管胰腺癌的发病率不如乳腺癌、结直肠癌和前列腺癌高，但由于胰腺癌起病隐秘，其早期诊断筛查不易确诊，80％的患者发现时已是晚期或者已转移，因此预后极差，死亡率很高[34]。胰腺癌的治疗非常棘手，其手术后的复发率很高，并且传统的放化疗效果也不好，5 年生存率低于 20％[35]。近年来，免疫细胞在治疗肿瘤上取得了良好的临床疗效，尤其是在血液肿瘤方面表现出了令人惊叹的治疗效果。在急性淋巴细胞白血病或非霍奇金淋巴瘤中取得了高达 70％的完全缓解率[36]。理论上，功能修饰的 T 淋巴细胞联合单克隆抗体药物，可通过识别肿瘤表面的特异性抗原，从而有效杀伤肿瘤细胞。但在胰腺癌方面，直到近两年来，CAR-T 细胞治疗胰腺癌的临床试验才开始有所进展。研究者们在胰腺癌细胞中发现了间皮素（mesothelin）、前列腺干细胞抗原（PSCA）、人表皮生长因子受体 2（HER2）和癌胚抗原（CEA）等抗原，这些抗原的特点是均在肿瘤表面高表达，而在正常组织中低表达或者不表达，理论上可作为胰腺癌治疗的理想靶抗原。到目前为止，CAR-T 细胞治疗胰腺癌的研究中，只有间皮素靶点涉及临床试验，并取得一定进展。其余的治疗靶点还处于动物实验阶段，并在进行反复确认。本节将对这些非常有应用前景的靶点进行小结。

（一）间皮素（mesothelin, MSLN）靶点

1. 间皮素靶点简介
参见本章第三节第三部分间皮瘤。

2. 以间皮素为靶点的临床试验
间皮素理论上是在间皮瘤中高表达的肿瘤靶抗原，后来发现可以作为 CAR-T 细胞治疗胰腺癌的有效靶点，研究结果令人欣喜。目前多家研究机构已经开展 meso CAR-T 细胞（能特异性识别间皮素的 CAR-T 细胞）治疗的临床试验，已有数据发表的临床结果主要有三个。在此，主要介绍一下涉及的临床试验及结果。

间皮素是一种分化抗原，正常情况下表达于间皮组织中，在多种癌症中也有特异性的

表达，如间皮瘤、胰腺癌和部分卵巢癌[37]。Argani 及其同事首次在胰腺导管癌中发现间皮素的表达，并明确胰腺癌基因库中间皮素的标记有连续性的表达，但是在正常的胰腺组织中却无表达。在早期切除的胰腺癌组织中，分别通过原位杂交法和免疫组化法对 4 例和 60 例样本进行检测，均发现间皮素 mRNA 的表达，而周围正常胰腺组织则无间皮素反应活性[38]。Hassan 及其同事随后的研究也证实了这一发现，他们在 18 例患者的胰腺腺癌组织中均检测到了间皮素的表达，但是在正常的胰腺组织和慢性胰腺炎组织中则未检出[39]。Ordóñez 等也发现在大多数的胰腺腺癌组织中有间皮素的表达而在胰岛的肿瘤细胞中无表达，并且在胆道系统的其他腺癌例如胆囊癌和胆管癌中，胰腺间皮素也有很高的表达[40]。多个研究组均发现间皮素在胰腺癌中高表达，并有望成为胰腺癌治疗的靶点[41,42]。此外，间皮素在间皮瘤和卵巢癌中分泌也较高，已经有很多文献对此做了报道。间皮素在三阴性乳腺癌和肺癌中也高表达，CAR-T 技术在这两个领域中的应用正在探索中[19]。

2015 年，在 AACR 年会中诺华-宾大公布了其进行的临床 I 期研究数据。研究人员在 5 名患者身上测试了这种名为 CAR T-meso 的新疗法，其中 2 人患有卵巢癌、2 人患有上皮间质瘤、1 人患有胰腺癌。入组患者通过输注单剂量为 $(1\sim3)\times10^7$ 个/m^2 的 meso CAR-T 细胞后，出现了 3～4 级的不良反应。PCR 结果显示，截止到患者接受细胞回输后的第 28 天，体内仍然可以检测到 CAR-T 细胞的存在。这些体内存留的 meso CAR-T 细胞多集中于腹膜和肝脏的肿瘤部位，但也有一些存在于非肿瘤部位，如心包液等，但目前还没有检测到有临床毒性的心包炎的发生[43]。

同年，在美国临床肿瘤学会年会上（ASCO），首次报道了 CAR-T 细胞在实体肿瘤治疗中的突破。费城宾夕法尼亚大学的研究者们成功构建了靶向攻击胰腺导管腺的 CAR-T 细胞，此次的临床 I 期试验主要为验证间皮素特异性 CAR-T 细胞即 meso CAR-T 细胞在治疗胰腺导管腺癌中的安全性和可行性（NCT01897415）。研究人员使用 RNA 瞬时转染的方法制备了 meso CAR-T 细胞，治疗方案是为患者输入 $(1\sim3)\times10^8$ 个/m^2 meso CAR-T 细胞，每周 3 次，共计 3 周。主要观察终点是该疗法的安全性和可行性，次要观察终点是临床和免疫反应。经严格筛选后有 10 位患者入组，但有 2 位患者治疗前已经去世，另外 2 名患者细胞制备失败。最后只有 6 位患者参与了该试验。1 人在治疗 1 个月后，18FDG-PET/CT 显示腹部肝转移灶已经消失。4 位患者有疾病进展，2 人病情稳定，分别持续了 3.7 个月和 5.3 个月。研究还对 4 位患者的肿瘤代谢活性进行了观察，在患者的肿瘤部位发现了 meso CAR-T 细胞的存在。meso CAR-T 细胞治疗过程中没有发现脱靶现象，主要不良反应有味觉障碍、腹痛和疲劳等。该研究证实了 meso CAR-T 细胞对于治疗胰腺导管腺癌的安全性和有效性，为进一步临床大规模试验提供了初步的临床数据和证据[42]。

在此之前一年，Beatty 研究组也进行了 mRNA 转导 meso CAR-T 细胞治疗安全性的 I 期临床试验（NCT01355965），但入组患者有限，仅有一位晚期胸膜间皮瘤（MPM）患者和一位转移性胰腺癌（PDA）患者。分别取其外周血，分离淋巴细胞培养并扩增 T 细胞后，电转抗-间皮素 SS1 scFv CAR mRNA 后，构建第二代 CAR-T 细胞。根据 RECIST1.1 的标准，PDA 患者使用 meso CAR-T 细胞治疗 3 周后，已处于病情稳定阶段。患者的 CA19-9 水平从开始治疗就缓慢增加，从 449U/mL 的基线水平开始到静脉注射治疗结束后的 1429U/mL，但只维持了一个月。当完全结束肿瘤内注射 meso CAR-T 细胞治疗后，患者的

CA19-9 水平从第 59 天的 1865U/mL 上升至第 71 天的 2271U/mL，该结果与患者的疾病发生进展一致。每次细胞注射 2h 后，meso CAR-T 细胞的基因表达水平最高，相关基因表达大概可以持续 1 周。患者首次注射 meso CAR-T 细胞 1h 后，MIP1β、IL-12、MCP-1 和 IL-1Rα 略有升高，其中 IL-12 和 IL-1Rα 在最后一次细胞静脉注射治疗后的 10 天恢复到治疗前水平。该研究表明，mRNA 转导 meso CAR-T 细胞治疗可对体内肿瘤进行有效的杀伤，并可在体内持久表达，这种电转 mRNA 的策略对于多种实体瘤的治疗都是可以尝试的[44]。

（二）前列腺干细胞抗原（prostate stem cell antigen，PSCA）靶点

除了间皮素外，还有多个可供临床选择的胰腺癌治疗靶点，如前列腺干细胞抗原（PSCA）、癌胚抗原（CEA）和人表皮生长因子受体 2（HER2）等，都经历了多次的临床前研究探索，旨在通过对靶点的修饰、对 T 细胞基因修饰方式的改变或者对体内输注方式和治疗剂量的改变，来提高对肿瘤的杀伤效率并减少脱靶效应。

1. PSCA 靶点简介

PSCA 是一种由 123 个氨基酸构成的糖蛋白，经糖磷脂酰肌醇固定在细胞表面，最早是在前列腺癌细胞中发现的，作为其疾病进展和诊断的标志物。后来发现它在其他肿瘤中也表达，如非小细胞肺癌、膀胱癌和胰腺癌等。此外，在前列腺上皮、膀胱、肾、食道、胃和胎盘等正常组织中也有低水平表达[45]。抗 PSCA 抗体的抗原结合部位（Fab）已经被证实可抑制裸鼠模型中胰腺癌细胞的生长[46]。PSCA 疫苗也被证实在裸鼠体内可以诱导抗肿瘤的免疫反应，抑制前列腺癌的生长和转移，并且不会在正常组织中产生自体免疫反应[47]。因此，PSCA 成为 CAR 技术理想的靶抗原之一，目前在胰腺癌的应用中取得了一定的治疗效果[48]。

2. 以 PSCA 为靶点的临床前研究

最开始将 PSCA 应用到 CAR-T 技术时采用了第一代 CAR 结构，仅将肿瘤抗原特异的单链可变区域连接到 CD3ζ 胞内信号区域，使用反转录病毒包装。研究人员通过免疫组化和定量 PCR 检测多种胰腺癌细胞系和 14 位患者的癌组织石蜡包埋切片，发现 90% 的患者组织中都有 PSCA 的表达，其中过半的患者 PSCA 高表达。为了验证基因工程改造过的 PSCA CAR-T 细胞的杀伤效果，按照效靶比 40：1 的比例，通过计算 ^{51}Cr（铬）从靶细胞内的释出比例检测靶细胞的杀伤能力。将其与各种胰腺癌肿瘤细胞系共培养，发现 PSCA CAR-T 细胞对 PL45、CFPAC 和 CAPAN-1 胰腺癌细胞有较好的杀伤作用[49]。

2014 年，Abate-Daga 等将 PSCA 特异性抗体分别构建在第二代和第三代 CAR 结构中，制备 PSCA CAR-T 细胞，CAR 结构的 scFv 片段分别来自人源抗体 Hal-4.117 和人源化小鼠抗体 bm2b3，以观察不同的 PSCA CAR-T 细胞的体内外肿瘤杀伤效果。结果发现，PSCA CAR-T 细胞在与高表达 PSCA 的 LNCaP-PSCA 和 DU145-PSCA 前列腺癌细胞系共培养之后，可特异性识别 PSCA 抗原并分泌 IFN-γ，而与不表达 PSCA 的 LNCaP 共培养时则不会分泌。同时，PSCA CAR-T 细胞对于表达 PSCA 的胰腺癌细胞系 HPAC 也有特异性识别反应，而其他不表达 PSCA 的肿瘤细胞系如 PANC-1、624mel、U251-vⅢ、NHDF-A2、SKOV3 和 H1299-A2 等则不会被 PSCA CAR-T 细胞识别。此外，通过对 4 名志愿者的检测，发现含有人源抗体 Hal-4.117 的 CAR 比相应的人源小鼠抗体 bm2b3 来源的 CAR-T 细胞可诱导机体释放更强的 IFN-γ[50]。

该研究中，作者还对作为胰腺癌 CAR-T 细胞治疗靶点的间皮素和 PSCA 的一些特性进行了比较。他们发现，在胰腺癌组织中，PSCA 的 mRNA 表达水平比间皮素高 10 倍，且 PSCA 在胰腺癌组织和正常胰腺组织中的表达差异也远高于间皮素（是间皮素的 1000 倍），提示 PSCA 作为靶点可能更具优势。此外，该研究中制备的 Ha1-4.117 来源的 CAR 比目前临床试验中使用的间皮素 CAR（meso CAR）的转染效率要高很多（85％和 87％ vs29％）。将这两种 CAR-T 细胞和各种胰腺癌肿瘤细胞系共培养可以观察到 Ha1-4.117 PSCA CAR-T 细胞较 meso CAR-T 细胞释放更多的 IFN-γ。因此，研究者认为，相对于 meso CAR-T 细胞，Ha1-4.117 PSCA CAR-T 细胞可能会带来更好的特异性抗肿瘤效应，优于临床使用的 meso CAR-T 细胞[50]。

最后，作者对 PSCA CAR-T 细胞的体内抗肿瘤效果进行了检测，用 NSG 小鼠构建了 HPAC 胰腺癌模型。实验分两组：一组只做对照细胞和 CAR-T 细胞的静脉注射；另外一组则联合 IL-2 的腹腔内注射。结果发现，和对照组相比较，PSCA CAR-T 细胞组小鼠的肿瘤生长受到明显抑制。联合治疗组中经 PSCA CAR-T 细胞治疗的小鼠肿瘤体积明显减小，5 只小鼠中有 2 只观察到了肿瘤消除。该实验发现了一个有趣的现象，在抑制肿瘤生长方面，第二代 CAR 的效果明显优于第三代 CAR，但从体内靶基因表达的持久性方面来看，第三代 CAR 明显长于第二代 CAR。研究结果提示，CAR-T 细胞的抗肿瘤效果与其携带的靶基因在体内的持久性没有相关性[50]。

2014 年，Usanarat Anurathapan 研究组发现，用经单一肿瘤抗原修饰的 CAR-T 细胞进行治疗时，可能会面临靶抗原改变从而产生免疫逃逸的现象。研究人员使用胰腺癌肿瘤细胞系 CAPAN1（天然表达 PSCA 的肿瘤细胞系）在免疫缺陷小鼠上构建胰腺癌模型，随后将 3×10^7 个 PSCA CAR-T 细胞或者对照 CAR-T 细胞分别输注给小鼠，发现 28 天时有明显的肿瘤杀伤作用，但 42 天后开始出现肿瘤复发。体外细胞杀伤实验发现，在效靶比 1：5 的情况下，PSCA CAR-T 细胞与 CAPAN1 细胞共培养 72h 后，CAR-T 对照组对 CAPAN1 细胞的生长没有影响，而 PSCA CAR-T 组杀伤了 82％±9％的 CAPAN1 细胞。然而，剩余没有杀伤的癌细胞继续使用 PSCA CAR-T 细胞便失去了作用，这与小鼠体内试验的结果类似。进一步的分析发现，PSCA CAR-T 细胞只清除了 CAPAN1 中高表达 PSCA 抗原的肿瘤细胞，剩下的低表达或者不表达 PSCA 的肿瘤细胞则继续生长。经检测，发现这些细胞表达另外一种肿瘤抗原 MUC1[51]。

为了防止免疫逃逸的发生，研究人员将两种抗原 MUC1 和 PSCA 分别构建在第三代 CAR 结构上，通过反转录病毒感染 T 细胞，制备相应的 CAR-T 细胞。与 CAPAN1 胰腺癌细胞共培养 3 天后，发现 MUC1 CAR-T 细胞单独使用组杀伤效率为 65％±13％，单独使用 PSCA CAR-T 细胞组杀伤效率为 82.1％±9％，而共同使用这两种 CAR 的癌细胞杀伤效率则达到 96.6％±1％。虽然双 CAR-T 同时使用会产生更好的肿瘤杀伤效果，但小鼠体内试验并没有取得预想的结果，在治疗 63 天后，小鼠都发生了不同程度的复发，可见针对这两种靶抗原的 CAR-T 细胞也不能杀伤所有的癌细胞，不足以达到完全治愈。为了明确免疫逃逸的机制，研究人员通过 T 细胞杀伤的动力学，将 MUC1 或者 PSCA 的肿瘤细胞分选出来，再分别单独使用这两种 CAR-T 细胞进行杀伤实验，发现都会残留有 1％～5％表达阳性抗原的肿瘤细胞，即使同时使用表达这两种靶抗原的 CAR-T 细胞也会残留一定的阳性抗原表达的肿瘤细胞。由于 DNA 去甲基化可以使肿瘤相关抗原表达强度增加，因此，将 CAR-T 细胞疗法与抑制甲基化的药物地西他滨联合使用后再进行检测，发现这些顽固肿瘤细胞上的

MUC1 靶抗原表达强度增加，对 MUC1 CAR-T 细胞的敏感性也有所提高。因此，研究人员得出结论：肿瘤的杀伤效果不仅取决于肿瘤表面靶抗原的表达，更需要靶抗原的表达达到一定的强度。通过加入表观调节剂上调肿瘤表面表达的靶抗原强度，可达到提高 CAR-T 细胞杀伤能力的效果[51]。

（三） CD24 和 HER2（ErbB2）靶点

1. CD24 和 HER2（ErbB2）靶点简介

一些临床前研究发现，多种肿瘤相关抗原（TAA）在胰腺癌上高表达，如 CD24、HER2/neu（ErbB2）等。早期研究表明，CD24 是一种小的高度糖基化黏蛋白样细胞表面蛋白，与糖磷脂酰肌醇锚定。该分子在多种恶性肿瘤上有表达，并与肿瘤的恶性程度和侵袭力相关[52]。CD24 和 CD44、CD133 被认为是胰腺癌肿瘤干细胞表面标记物，在正常组织中表达较少，因此成为免疫治疗的理想靶抗原[53]。

HER2/neu 蛋白是具有酪氨酸蛋白激酶活性的跨膜糖蛋白，是 EGFR（epidermal growth factor receptor，表皮生长因子受体）家族成员之一[54]。现已证实，HER2 的过度表达可能激活 EGFR 的信号通路，同时可促进 EGFR 介导的转化和肿瘤的发生。它在多种人类肿瘤中过度表达，如乳腺癌、卵巢癌、肺腺癌、原发性肾细胞癌、子宫内膜癌等，其中 20%～60% 的胰腺癌中都高表达并提示预后不良[55]。目前针对 HER2/neu 的抗体已用于乳腺癌的治疗，也被用作多种过继免疫细胞治疗的靶点。

2. 以 CD24 和 HER2 为靶点的临床前研究

2012 年，Amit Maliar 等制备了 SCID 小鼠的胰腺癌模型，来探索改造后的 CAR-T（CD24 和/或 HER2/neu-CAR-T）细胞对胰腺癌的体内杀伤能力。首先将胰腺癌细胞 capan-1 皮下注射到 SCID 免疫缺陷鼠体内，使肿瘤长到 $35mm^3$，制备成转移性胰腺癌的模型。在注射针对 CD24、HER2/neu（ErbB2）两种抗原的 CAR-T 细胞前，将小鼠以 200rad 的剂量进行照射。模拟临床治疗方案，每隔 3 天给小鼠瘤内注射 $1×10^7$ 个 CAR-T 细胞，70 天后观察小鼠肿瘤生长情况。发现对照 CAR-T 细胞注射后，肿瘤继续生长，而注射靶向特异性肿瘤抗原的 CAR-T 细胞的小鼠，其体内肿瘤体积都有所减小。3 只注射 α HER2-743 CAR-T 细胞的小鼠和 1 只注射 α CD24 CAR-T 细胞的小鼠实现了无瘤生存并持续至多个月后的跟踪结束。原位移植胰腺癌细胞 capan-1 的模型也发现，α CD24 CAR-T 细胞在小鼠体内持续存在超过 2 个月，而 α HER2/neu 的 CAR-T 细胞只有瞬时的抗肿瘤作用。同时也发现，α CD24 CAR-T 细胞治疗组有 4/7 的小鼠实现了 16 周无瘤，而 α HER2 CAR-T 细胞治疗组则没有发现无瘤的小鼠。进一步对小鼠实施全身用药，采用化疗药物和 CAR-T 细胞联合治疗 8 周后，不仅可以使肿瘤减小，同时也减少了肿瘤向肝脏和淋巴结的转移。在两个胰腺癌的裸鼠模型中，尽管针对 HER2/neu 和 CD24 两个靶抗原的 CAR-T 细胞有不同的肿瘤杀伤效果，但 α HER2/neu 和 α CD24 CAR-T 细胞治疗组与对照组相比，小鼠的中位生存期都明显延长。HER2/neu 在不同的肿瘤细胞中表达率不同，因此，相应的 CAR-T 细胞靶向的杀伤效果有所差别。而 CD24 是胰腺癌干细胞表面标记物，因此，尽管不是所有的胰腺癌细胞都表达 CD24，但 α CD24 CAR-T 细胞可杀伤肿瘤干细胞，从而抑制肿瘤细胞的自我更新，进而使之难以维持肿瘤的快速生长。联合使用这两个靶点用于治疗胰腺癌的确可以取得较好的肿瘤杀伤效果[56]。

（四）癌胚抗原（carcino-embryonic antigen，CEA）靶点

1. CEA 靶点简介

CEA 是一种参与细胞黏附的蛋白多糖复合物，在绝大部分的胰腺癌中均高表达。90%来自内胚层包括胃肠道、肺和乳腺等的肿瘤都会上调表达 CEA。与大部分其他的 TAA 相同的是，CEA 也并非肿瘤特异性抗原，在正常的胃肠道和肺部上皮也有表达，健康人血液中可检测到微量的可溶性 CEA。如果血清中的 CEA 超过每升 $20\mu g$，提示有胃肠道肿瘤、肺癌、胰腺癌、乳腺癌等的可能[57~60]。

2. 以 CEA 为靶点的临床前研究

为尽可能地模拟 CEA 在人体内的表达情况，Markus Chmielewski 研究组制备了 CEA 转基因小鼠。该小鼠的消化道和呼吸道表达 CEA，血清中也存在可溶性 CEA，同时，小鼠对 CEA 抗原处于免疫耐受状态。利用该小鼠经胰腺内注射的方式制备胰腺癌模型，之后给予其 CEA CAR-T 细胞单次注射治疗。发现治疗后所有小鼠的肿瘤体积均明显缩小至消失，并有 67% 的小鼠实现了肿瘤的长期消除。同时，CAR-T 细胞功能的发挥并不需要提前清除淋巴细胞且可溶性 CEA 的存在亦不影响 CAR-T 细胞的疗效。此外，CEA CAR-T 细胞还可特异性杀伤 CEA$^+$ 的纤维肉瘤。生物发光成像显示在肿瘤部位有 T 细胞的聚集，在小肠和肺部可见 CEA CAR-T 细胞的非炎症性浸润，但尚未发现任何有 CEA 表达的正常组织的损伤。该实验首次发现使用 SCA431 抗体制备的 CEA 高特异性、中等亲和力的 CAR-T 细胞，能特异地、有效地杀伤 CEA$^+$ 胰腺癌细胞，同时并不会引起明显的自身免疫反应[60]。

与此同时，该研究组还制备了鼠源低亲和力的第一代 CEA CAR-CD8 T 细胞，同样以 CEA 转基因小鼠为研究模型，探索了该 CAR-T 细胞对于 CEA$^+$ 肿瘤的杀伤记忆。与之前的研究结果一致，CEA CAR-CD8 T 细胞可特异性清除 CEA$^+$ 胰腺癌细胞。同时，治愈小鼠体内会建立起 CEA 特异性的长期免疫记忆，当为小鼠再次接种 CEA$^+$ 肿瘤细胞时，CEA CAR-T 细胞依然可以行使 CEA 特异性的肿瘤杀伤功能，且这一过程并不依赖于小鼠固有的 T 细胞。此外，以自身抗原形式表达 CEA 的正常组织并未受到明显攻击。这些结果提示此种 CEA CAR-T 细胞可在 CEA 转基因小鼠体内建立起自身抗原特异性的免疫记忆，同时并不引发自身免疫反应。多数肿瘤治疗方法包括 CAR-T 细胞治疗都表现为首次治疗有效而随后不可避免地复发，原因之一便是 CAR-T 细胞难以在体内长期存活并维持抗肿瘤活性，该实验结果为这方面的研究做出了初步的探索[61]。

（五）自然细胞毒性受体（natural cytotoxicity receptor，NKp46/NCR1）靶点

1. NKp46/NCR1 靶点简介

自然细胞毒性受体（NCRs）为 NK 细胞活化受体之一，该家族包括 NCR1（NKp46）、NCR2（NKp44）和 NCR3（NKp30）。其中，NCR1 为最先分离出的 NCRs，它编码的是免疫球蛋白样受体，包含 2 个胞外的免疫球蛋白样结构域，1 个 I 型跨膜结构域和 1 个短的胞内区，可与 CD3ζ 或 FCϵR I γ 结合进行信号转导[62]。Ariella Glasner 等在黑色素瘤 B16 和 Lewis 肺癌 D122 的小鼠肿瘤转移模型中发现所有的 B16 和 D122 肿瘤都在体内产生了 NCR1 的配体，NCR1 直接参与 B16 和 D122 的杀伤并在控制 B16 和 D122 肿瘤转移方面发挥重要

作用[63]。此外，还有研究发现，NCR1 也参与其他类型的肿瘤比如成神经细胞瘤、胶质母细胞瘤、白血病、淋巴瘤等肿瘤细胞的识别和杀伤[63～66]。

2. 以 NKp46/NCR1 为靶点的临床前研究

鉴于 NCR1 在肿瘤治疗中的可能作用，Tal 等构建了 NCR1 CAR-T 细胞，并对其体内和体外的抗肿瘤作用进行了探索。他们将 NCR1 CAR-CD8$^+$ T 细胞与宫颈癌细胞系 Hela、非小细胞肺癌细胞系 H2087、白血病细胞系 K562 和胰腺癌细胞系 PANC-1 共培养后发现，与对照相比，NCR1 CAR-CD8$^+$ T 细胞均可明显增加对这几种肿瘤细胞的杀伤。其中，胰腺癌有 61％的细胞死亡（PI$^+$），而对照组的死亡肿瘤细胞只有 7％。用 Hela 和 K562 的鸡胚绒毛尿囊膜模型和裸鼠模型进行体内试验发现，NCR1 CAR-T 细胞可使肿瘤大小和/或重量明显减小[67]。遗憾的是，没有胰腺癌的体内相关数据。即使如此，该研究也为 NCR1 CAR-T 细胞的研究提供了良好的临床前数据，为之后该细胞的临床应用奠定了基础。

（董 杰 曹俊霞 王 态）

参 考 文 献

[1] Li K，Pan X，Bi Y，et al. Adoptive immunotherapy using T lymphocytes redirected to glypican-3 for the treatment of lung squamous cell carcinoma. Oncotarget，2016，7（3）：2496-2507.

[2] Chen M，Li G，Yan J，et al. Reevaluation of glypican-3 as a serological marker for hepatocellular carcinoma. Clin Chim Acta，2013，423：105-111.

[3] Gao W，Kim H，Feng M，et al. Inactivation of Wnt signaling by a human antibody that recognizes the heparan sulfate chains of glypican-3 for liver cancer therapy. Hepatology，2014，60：576-587.

[4] Sawada Y，Yoshikawa T，Nobuoka D，et al. Phase I trial of a glypican-3-derived peptide vaccine for advanced hepatocellular carcinoma：immunologic evidence and potential for improving overall survival. Clin Cancer Res，2012，18（13）：3686-3696.

[5] Gao H P，Li K S，Tu H，et al. Development of T cells redirected to glypican-3 for the treatment of hepatocellular carcinoma. Clin Cancer Res，2014，20（24）：6418-6428.

[6] Gao H，Li K，Tu H，et al. Development of T cells redirected to glypican-3 for the treatment of hepatocellular carcinoma. Clin Cancer Res，2014，20：6418-6428.

[7] Li W P，Guo L J，Rathi P，et al. Redirecting T cells to Glypican-3 with 4-1BB. ζ CAR results in Th-1 polarization and potent anti-tumor activity. Hum Gene Ther，2016，28（5）.

[8] Jiang Z，Jiang X，Chen S，et al. Anti-GPC3-CAR T Cells Suppress the Growth of Tumor Cells in Patient-Derived Xenografts of Hepatocellular Carcinoma. Front Immunol，2017，7：690.

[9] Chen C，Li K，Jiang H，et al. Development of T cells carrying two complementary chimeric antigen receptors againstglypican-3 and asialoglycoprotein receptor 1 for the treatment of hepatocellular carcinoma. Cancer Immunol Immunother，2017，66（4）：475-489.

[10] Johnson P J. Role of alpha-fetoprotein in the diagnosis and management of hepatocellular carcinoma. J Gastroenterol Hepatol，1999，14（Suppl）：S32-S36.

[11] Bei R，Mizejewski G J. Alpha fetoprotein is more than a hepatocellular cancer biomarker：from spontaneous immune response in cancer patients to the development of an AFP-based cancer vaccine. Curr Mol Med，2011，11：564-581.

[12] Herzog C E, Andrassy R J, Eftekhari F. Childhood cancers: hepatoblastoma. Oncologist, 2000, 5: 445-453.

[13] Perkins G L, Slater E D, Sanders G K, et al. Serum tumor markers. Am Fam Physician, 2003, 68: 1075-1082.

[14] Li P, Wang S S, Liu H, et al. Elevated serum alpha fetoprotein levels promote pathological progression of hepatocellular carcinoma. World J Gastroenterol, 2011, 17: 4563-4571.

[15] Dao T, Yan S, Veomett N, et al. Targeting the intracellular WT1 oncogene product with a therapeutic human antibody. Sci Transl Med, 2013, 5: 176ra33.

[16] Vollmer C M, Jr, Eilber F C, Butterfield L H, et al. Alpha-fetoprotein-specific genetic immunotherapy for hepatocellular carcinoma. Cancer Res, 1999, 59: 3064-3067.

[17] Butterfield L H, Meng W S, Koh A, et al. T cell responses to HLA-A0201-restricted peptides derived from human alpha fetoprotein. J Immunol, 2001, 166: 5300-5308.

[18] Butterfield L H, Ribas A, Meng W S, et al. Tcell responses to HLA-A0201 immunodominant peptides derived from alpha-fetoprotein in patients with hepatocellular cancer. Clin Cancer Res, 2003, 9: 5902-5908.

[19] Liu Y, Daley S, Evdokimova V N. Hierarchy of fetoprotein (AFP) -Specific T cell responses in subjects with AFP-positive hepatocellular cancer. J Immunol, 2006, 177: 712-721.

[20] Liu H, Xu Y, Xiang J, et al. Targeting Alpha-Fetoprotein (AFP) -MHC Complex with CAR T-Cell Therapy for Liver Cancer. Clin Cancer Res, 2017, 23 (2): 478-488.

[21] Katz S C, Burga R A, McCormack E, et al. Phase I Hepatic Immunotherapy for Metastases Study of Intra-Arterial Chimeric Antigen Receptor-Modified T-cell Therapy for CEA+ Liver Metastases. Clin Cancer Res, 2015, 21 (14): 3149-3159.

[22] Burga R A, Thorn M, Point G R, et al. Liver myeloid-derived suppressor cells expand in response to liver metastases in mice and inhibit the anti-tumor efficacy of anti-CEA CAR-T. Cancer Immunol Immunother, 2015, 64 (7): 817-829.

[23] Saied A, Licata L, Burga R A, et al. Neutrophil: lymphocyte ratios and serum cytokine changes after hepatic artery chimeric antigen receptor-modified T-cell infusions for liver metastases. Cancer Gene Ther, 2014, 21 (11): 457-462.

[24] Zhang R S, Zhang S W, Wu L Y, et al. report of incidence and mortality from china cancer registries in 2008. China Cancer, 2012, 21 (1): 1-12.

[25] Siegel R, Desantis C, Jemal A. Colorectal cancer statistics, 2014. CA Cancer J Clin, 2014, 64 (2): 104-117.

[26] Davila M L, Riviere I, Wang X, et al. Efficacy and toxicity management of 19-28z CAR T cell therapy in B cell acute lymphoblastic leukemia. Sci Transl Med, 2014, 6 (224): 224ra25.

[27] Al-Khami A A, Mehrotra S, Nishimura M I. Adoptive immunotherapy of cancer: Gene transfer of T cell specificity. Self Nonself, 2011, 2 (2): 80-84.

[28] Yuan J H, Peng D W, Li J W, et al. Clinical Research of Dendritic Cells Combined with Cytokine Induced Killer Cells Therapy for Advanced Colorectal Cancer. Chinese General Practice, 2011, 36: 4139-4141.

[29] Vukobrat-Bijedic Z, Husic-Selimovic A, Sofic A, et al. Cancer Antigens (CEA and CA 19-9) as Markers of Advanced Stage of Colorectal Carcinoma. Med Arch, 2013, 67 (6): 397-401.

[30] Lin J K, Lin C C, Yang S H, et al. Early postoperative CEA level is a better prognostic indicator than is preoperative CEA level in predicting prognosis of patients with curable colorectal cancer. Int J Color-

ectal Dis，2011，26（9）：1135-1141.

[31] Wang W，Chen X L，Zhao S Y，et al. Prognostic significance of preoperative serum CA125，CA19-9 and CEA in gastric carcinoma. Oncotarget，2016，7（23）.

[32] Morgan R A，Yang J C，Kitano M，et al. Case report of a serious adverse event following the administration of T cells transduced with a chimeric antigen receptor recognizing ERBB2. Mol Ther，2010，18（4）：843-851.

[33] Bochatay L，Girardin M，Bichard P，et al. Pancreatic cancer in 2014：screening and epidemiology. Rev Med Suisse，2014，10（440）：1582-1585.

[34] DeSantis C E，Lin C C，Mariotto A B，et al. Cancer treatment and survivorship statistics，2014. CA Cancer J Clin，2014，64（4）：252-271.

[35] Raju R S，Coburn N，Liu N，et al. A population-based study of the epidemiology of pancreatic cancer：a brief report. Curr Oncol，2015，22（6）：e478-e484.

[36] Lee D W，Kochenderfer J N，Stetler-Stevenson M，et al. T cells expressing CD19 chimeric antigen receptors for acute lymphoblastic leukaemia in children and young adults：a phase 1 dose-escalation trial. Lancet，2015，385（9967）：517-528.

[37] Morello A，Sadelain M，Adusumilli P S. Mesothelin-Targeted CARs：Driving T Cells to Solid Tumors. Cancer Discov，2016，6（2）：133-146.

[38] Argani P，Iacobuzio-Donahue C，Ryu B，et al. Mesothelin is overexpressed in the vast majority of ductal adenocarcinomas of the pancreas：identification of a new pancreatic cancer marker by serial analysis of gene expression（SAGE）. Clin Cancer Res，2001，7：3862-3868.

[39] Hassan R，Cohen S J，Phillips M，et al. Phase I clinical trial of the chimeric anti-mesothelin monoclonal antibody MORAb-009 in patients with mesothelin-expressing cancers. Clin Cancer Res，2010，16（24）：6132-6138.

[40] Ordóñez N G. Pancreatic acinar cell carcinoma. Adv Anat Pathol，2001，8（3）：144-159.

[41] O'Hara M，Stashwick C，Haas A R，et al. Mesothelin as a target for chimeric antigen receptor-modified T cells as anticancer therapy. Immunotherapy，2016，8（4）：449-460.

[42] Beatty G L ，O'Hara M H，et al. Safety and Antitumor Activity of Chimeric Antigen Receptor Modified T Cells in Patients with Chemotherapy Refractory Metastatic Pancreatic Cancer. 2015 ASCO Annual Meeting.

[43] Tanyi J L，Haas A R，Beatty G L，et al. Safety and feasibility of chimeric antigen receptor modified T cells directed against mesothelin（CART-meso）in patients with mesothelin expressing cancers. AACR；Cancer Res，2015，75（15 Suppl）：Abstract nr CT105.

[44] Beatty G L，Haas A R，Maus M V，et al. Mesothelin-specific chimeric antigen receptor mRNA-engineered T cells induce anti-tumor activity in solid malignancies. Cancer Immunol Res，2014，2（2）：112-120.

[45] Saeki N，Gu J，Yoshida T，et al. Prostate stem cell antigen：a Jekyll and Hyde molecule? Clin. Cancer Res，2010，16：3533-3538.

[46] Wente M N，Jain A，Kono E，et al. Prostate stem cell antigen is a putative target for immunotherapy in pancreatic cancer. Pancreas，2005，31（2）：119-125.

[47] Gu Z，Yamashiro J，Kono E，et al. Anti-prostate stem cell antigen monoclonal antibody 1G8 induces cell death in vitro and inhibits tumor growth in vivo via a Fc-independent mechanism. Cancer Res，2005，65（20）：9495-9500.

[48] Abate-Daga D，Rosenberg S A，Morgan R A. Pancreatic cancer：Hurdles in the engineering of CAR-based immunotherapies. Oncoimmunology，2014，3：e29194.

[49] Katari U L，Keirnan J M，Worth A C，et al. Engineered T cells for pancreatic cancer treatment. HPB (Oxford)，2011，13 (9)：643-650.

[50] Abate-Daga D，Lagisetty K H，Tran E，et al. A novel chimeric antigen receptor against prostate stem cell antigen mediates tumor destruction in a humanized mouse model of pancreatic cancer. Hum Gene Ther，2014，25 (12)：1003-1012.

[51] Anurathapan U，Chan R C，Hindi H F，et al. Kinetics of tumor destruction by chimeric antigen receptor-modified T cells. Mol Ther，2014，22 (3)：623-633.

[52] Jacob J，Bellach J，Grützmann R，et al. Expression of CD24 in adenocarcinomas of the pancreas correlates with higher tumor grades. Pancreatology，2004，4 (5)：454-460.

[53] Li C，Lee C J，Simeone D M. Identification of human pancreatic cancer stem cells. Methods Mol Biol，2009，568：161-173.

[54] Safran H，Steinhoff M，Mangray S，et al. Overexpression of the HER-2/neu oncogene in pancreatic adenocarcinoma. Am J Clin Oncol，2001，24 (5)：496-499.

[55] Komoto M，Nakata B，Amano R，et al. HER2 overexpression correlates with survival after curative resection of pancreatic cancer. Cancer Sci，2009，100 (7)：1243-1247.

[56] Maliar A，Servais C，Waks T，et al. Redirected T cells that target pancreatic adenocarcinoma antigens eliminate tumors and metastases in mice. Gastroenterology，2012，143 (5)：1375-1384.

[57] Hombach A，Koch D，Sircar R，et al. A chimeric receptor that selectively targets membrane-bound carcinoembryonic antigen (mCEA) in the presence of soluble CEA. Gene Ther，1999，6 (2)：300-304.

[58] Wang L X，Westwood J A，Moeller M，et al. Tumor ablation by gene-modified T cells in the absence of autoimmunity. Cancer Res，2010，70 (23)：9591-9598.

[59] Eades-Perner A M，van der Putten H，Hirth A，et al. Mice transgenic for the human carcinoembryonic antigen gene maintain its spatiotemporal expression pattern. Cancer Res，1994，54 (15)：4169-4176.

[60] Chmielewski M，Hahn O，Rappl G，et al. T cells that target carcinoembryonic antigen eradicate orthotopic pancreatic carcinomas without inducing autoimmune colitis in mice . Gastroenterology，2012，143 (4)：1095-1107.

[61] Chmielewski M，Rappl G，Hombach A A，et al. T cells redirected by a CD3ζ chimeric antigen receptor can establish self-antigen-specific tumour protection in the long term. Gene Ther，2013，20 (2)：177-186.

[62] Hudspeth K ，Silva-Santos B ，Mavilio D. Natural cytotoxicity receptors：broader expression patterns and functions in innate and adaptive immune cells. Frontiers in immunology，2013，4：69.

[63] Glasner A，Ghadially H，Gur C，et al. Recognition and prevention of tumor metastasis by the NK receptor NKp46/NCR1. Journal of immunology，2012，188：2509-2515.

[64] Halfteck G G，Elboim M，Gur C，et al. Enhanced in vivo growth of lymphoma tumors in the absence of the NK-activating receptor NKp46/NCR1. Journal of immunology，2009，182：2221-2230.

[65] Nowbakht P，Ionescu M C，et al. Ligands for natural killer cell-activating receptors are expressed upon the maturation of normal myelomonocytic cells but at low levels in acute myeloid leukemias. Blood，2005，105：3615-3622.

[66] Sivori S，Parolini S，Marcenaro E，et al. Involvement of natural cytotoxicity receptors in human natural killer cell-mediated lysis of neuroblastoma and glioblastoma cell lines. Journal of neuroimmunology，2000，107：220-225.

[67] Tal Y，Yaakobi S，Horovitz-Fried M，et al. An NCR1-based chimeric receptor endows T-cells with multiple anti-tumor specificities. Oncotarget，2014，5：10949-10958.

第五节 CAR-T 细胞在泌尿及生殖系统
肿瘤治疗中的应用

一、卵巢癌

卵巢恶性肿瘤是女性生殖器官常见的恶性肿瘤之一，卵巢上皮癌死亡率占各类妇科肿瘤的首位，卵巢恶性肿瘤中以上皮癌最多见，手术中发现肿瘤局限于卵巢的仅占 30%，并且很多患者发现时已经是末期，5 年生存率不足 25%[1,2]。研究发现，自体过继免疫细胞治疗卵巢癌能延长患者的无病生存期，增加 3 年生存率[3]。因此，已有多种免疫细胞治疗方法均用在卵巢癌的治疗中，其中 CAR-T 细胞疗法便是一种可有效延长卵巢癌患者生存期的免疫治疗手段。然而应用 CAR-T 细胞治疗存在一个靶点的选择问题，虽然可选择的种类很多，但没有一个是万能的[4,5]。目前研究较多的治疗靶点为叶酸受体和 HER2 受体。

（一）叶酸受体（folate receptor，FR）靶点

1. FR 靶点简介

叶酸受体是一种可以介导细胞内化，将叶酸摄取入真核细胞胞浆的一种高亲和力受体。叶酸受体在正常组织中的表达高度保守，叶酸受体 α 亚型（FRα）只表达于特定的上皮细胞，在大部分来源于上皮组织的恶性肿瘤，特别是妇科肿瘤中均有表达。其中，90% 的卵巢癌细胞系都有叶酸受体的过度表达[6,7]。随着研究的深入，发现 FRα 可作为多种实体瘤的治疗靶点，除了卵巢癌外，还有子宫内膜癌、肾癌、乳腺癌、肺癌、结肠癌和鼻咽癌等[8]。此外，研究人员很早就发现 FRα 可以激活体内免疫系统，包括体液免疫和细胞免疫[9]。

2. 以 FR 为靶点的临床前研究

早在 1995 年，研究人员通过腹膜内注射含有抗 CD3 和抗 FRαMOv18 的双单克隆抗体片段的自体 T 细胞协同 IL-2 靶向 FRα 治疗卵巢癌，证明了叶酸受体单抗药物对于治疗卵巢癌的有效性[9~11]。虽然体外试验证实 FRα CAR-T 细胞对于上皮细胞类肿瘤有较好的杀伤作用，但由于其体内表达的持久性和肿瘤靶向性问题而一直未被用来进行大规模的临床试验。2011 年，Song 研究组以 FRα MOv19 片段为基础构建了第一代和第二代 CAR 结构，制备了相应的 CAR-T 细胞。通过体外试验发现对于 FRα 阳性的肿瘤杀伤效率而言，这两种 CAR-T 细胞没有明显差异。然而，用卵巢癌小鼠模型进行体内试验时，含有 4-1BB 的第二代 CAR-T 细胞则表现出明显的肿瘤杀伤效果，小鼠体内的癌细胞明显减少；同时，相对于第一代 CAR-T 细胞，第二代 CAR-T 细胞在体内的存留也更为持久。特异性 T 细胞存在的持久性和在体内的肿瘤杀伤效果大部分都是抗原驱使的，在缺少 CAR 特异性抗原识别的时候，4-1BB 信号可以增加 CAR-T 细胞表达的持久性，但不能增加其肿瘤杀伤效果。该研究为 FRα CAR-T 细胞治疗卵巢癌的肿瘤杀伤效果提供了更多的试验数据[12]。

3. 以 FR 为靶点的临床研究

2006 年，Kershaw 研究组报道了第一组 FRα CAR-T 细胞治疗卵巢癌的临床试验数据。研究人员将入组的患者分为两组：8 名患者为组 1，采用剂量递增的方式注射自体 FRα

CAR-T 细胞，并联合高剂量 IL-2 一同治疗。该组共分为 3 个疗程，首先使用 3×10^9 个 CAR-T 细胞，如果没有严重的副反应发生，再提高剂量至 1×10^{10} 个 CAR-T 细胞输注，随后进行最大剂量 $(3\sim5)\times10^{10}$ 个的细胞输注。另外 6 名患者为组 2，输注双特异性 T 细胞——采用将 CAR-T 细胞与经过辐照的异体外周血单个核细胞共培养来刺激免疫的方法。结果发现，组 1 中 5 人发生了比较严重的不良反应，但并不排除这跟大剂量的 IL-2 使用有关。通过使用放射性铟对输注的 T 细胞进行标记，发现 CAR-T 细胞特异地定位于肿瘤组织。PCR 分析发现，大部分患者在细胞输注后的前两天体内仍存在大量的 CAR-T 细胞，但这些细胞很快便会减少，一个月后基本就检测不到 CAR-T 细胞的存在了。进一步的检测发现，在部分患者的血清中存在一种抑制性因子，它能明显降低 CAR-T 细胞对肿瘤细胞的杀伤力。相比而言，组 2 的不良反应比较小，遗憾的是，没有观察到任何患者的瘤负荷减少。因此，研究人员认为虽然该方案对于患者来说是相对安全的，但很难保持 CAR-T 细胞的持久性，对于疾病疗效的长期维持有一定困难，需要采用多种策略来延长 CAR-T 细胞在体内的存在时间[11]。

2012 年，Kandalaft 研究组设计了一项 I 期临床试验以探索含有 4-1BB 结构的第二代 CAR-T 细胞治疗卵巢癌的安全性和有效性。虽然已有很多研究组对 FRα CAR-T 细胞的体内外杀伤活性和安全性进行了研究，但该试验还是通过精巧的临床试验设计对 FRα CAR-T 细胞的最大使用剂量和安全性进行了进一步检测。首先，快速增加 FRα CAR-T 细胞的治疗剂量，随后的治疗方式是采用标准的 3+3 递增的剂量。试验一共分为 4 个治疗组，每组 3 人，治疗前先用环磷酰胺清除体内的 T 细胞，然后采取剂量浓度递增的方式，从 3×10^6 个到 1×10^7 个再到 3×10^7 个 CAR-T 细胞，保证其中至少有 10% 的 CAR 阳性 T 细胞。这时由于体内缺少 T 细胞，输注的 T 细胞会以指数增长的方式扩增，直到达到自体平衡。为了维持 CAR-T 细胞的指数增殖和最大化 CAR-T 输注的安全性，在 CAR-T 细胞输注后 2 天给予 100 万的自体外周血淋巴细胞。在标准的 3+3 增加阶段，分为 4 组，CAR-T 细胞输注采用"剂量分批次"的方式，即第 0 天输注 10% 的剂量，第 1 天输注 30% 的剂量，第 2 天输注 60% 的剂量。输注的剂量 $1\times10^8\sim1\times10^9$ 个 CAR-T 细胞不等。同样，为了防止 CAR-T 细胞的过度增殖，也采用了额外静脉输注未改造的自体外周血 T 细胞的方式。其中，CAR-T 细胞输注量最大的两组患者不接受自体外周血细胞输注。入组患者前 4 周需要密切观察，如果根据传统的 RECIST 评价体系没有任何治疗效果，则之后的 $4\sim8$ 周将进行 CT 或者 MRI 的检测，进一步判断瘤负荷，在第二终结点采用 irRC 的评价体系。研究人员将统计无病进展期和整体生存率，并检测患者血清中的 IFN-γ 含量[8]。大量的临床前试验和一些 I 期临床试验证明了 FRα 特异性 CAR-T 细胞治疗肿瘤的有效性，但还需要更多的试验数据以优化 CAR-T 细胞的结构和确保其安全性。

（二） HER2 靶点

1. HER2 靶点简介
参见本章第二节第一部分成神经细胞瘤。

2. 以 HER2 为靶点的临床前试验
HER2 作为研究较为成熟的肿瘤治疗靶点，也是 CAR-T 细胞治疗卵巢癌的一个重要抗原[13~17]。2014 年，Textor 研究组首次确认通过靶向 HER2 的特异性第二代 CAR-T 细胞可以消除较大的实体瘤，其可能机制是 CAR-T 细胞在肿瘤周围增殖分化后形成效应记忆型细胞并最终通过 IFN-γ 消除肿瘤[18]。该课题组构建了人卵巢癌的免疫缺陷小鼠模型，仅在小鼠体内的肿瘤上表达人 HER2，而小鼠其他的细胞中没有 HER2 的表达，这种小鼠模型更能反映肿瘤特异性 CAR-T 细胞的治疗效果。

在对多个第一代和第二代 HER2 CAR-T 细胞进行比较之后，研究者们发现含有共刺激分子 CD28 的第二代 HER2 CAR-T 细胞在小鼠模型中展示出了较好的杀伤效果。通过小鼠活体荧光成像系统，研究人员观察到含有共刺激分子 CD28 的 HER2 CAR-T 细胞在荷瘤小鼠的肿瘤周围聚集并增殖。用 Ki-67 对其中的 $CD8^+$ T 细胞进行检测，发现该细胞群多处于细胞周期的 G_2/M 期。为了探索 IFN-γR 在 CAR-T 细胞杀伤肿瘤过程中的作用，作者用 SKOV3 卵巢癌细胞系制备了小鼠肿瘤模型。该肿瘤细胞系的特点是其细胞成分中 15％为 $HER2^+$ 的肿瘤细胞，剩下的 85％是基质细胞。为 $Rag^{-/-}$ 和 $IFNγR^{-/-} Rag^{-/-}$ 荷瘤小鼠输注第二代 HER2 CAR-T 细胞之后，发现 $Rag^{-/-}$ 小鼠的肿瘤有明显消退，而在 $IFNγR^{-/-} Rag^{-/-}$ 小鼠，则与输注对照 T 细胞的受体鼠一样，肿瘤并没有消退，而是继续生长。由此推测，CAR-T 细胞可能需要经由 IFN-γ 与肿瘤基质细胞进行作用，从而达到杀伤卵巢癌的目的。当然，该研究并不能完全排除肿瘤细胞也会对 IFN-γ 产生应答[18]。

（三） NKG2D 靶点

1. NKG2D 靶点简介

除了以上常见的肿瘤靶点外，也有一些不常见的靶点，动物实验显示同样取得了较好的治疗效果。例如 Spear Paul 研究组做的临床前试验研究选用的是 NKG2D，它是表达在 NK 细胞和 $CD8^+$ T 细胞的激活受体[19]。NKG2D 与其配体分子的结合能够激活 NK 细胞，并为 T 细胞提供协同刺激信号，继而激活机体体液免疫和细胞免疫，诱导机体的免疫杀伤作用，减少肿瘤免疫逃避[20,21]。下调细胞膜表面 NKG2D 配体或影响 NKG2D 受体的表达是肿瘤免疫逃逸的机制之一[22]。

2. 以 NKG2D 为靶点的临床前试验

虽然有研究人员认为输注 CAR-T 细胞前使用环磷酰胺进行淋巴细胞清除会有利于 CAR-T 细胞肿瘤杀伤作用的发挥，但对于 NKG2D CAR-T 细胞而言，淋巴细胞的预处理却并没有增加其杀伤效果。虽然目前不是很清楚宿主 T 细胞如何调节对肿瘤的杀伤作用，但是 Amorette Barber 课题组认为在 $CD4^+$ T 细胞和 $CD8^+$ T 细胞都存在的情况下才会更好地清除肿瘤细胞。他们的研究发现，如果清除 $CD4^+$ T 细胞会使裸鼠的肿瘤负荷更大[23,24]。由于 CAR-T 细胞输注到体内不仅会直接杀伤肿瘤细胞，还会分泌很多细胞因子，影响肿瘤细胞的微环境，从而提高机体的整体抗肿瘤免疫力。因此，Spear Paul 研究组以 NKG2D 为靶点构建了 CAR-T 细胞，以检测在 CAR-T 细胞治疗过程中小鼠固有 T 细胞的应答，并探索后者在肿瘤杀伤中的作用以及是否有记忆性 T 细胞产生。该研究以 ID8 卵巢癌细胞系制备小鼠肿瘤模型，发现输注 NKG2D CAR-T 细胞之前未进行淋巴细胞清除的小鼠无瘤生存时间明显延长。NKG2D CAR-T 细胞可以 CXCR3 依赖的方式增加小鼠肿瘤部位固有的（受体小鼠自身的） $CD4^+$ T 细胞和 $CD8^+$ T 细胞数量，同时，在肿瘤以及引流淋巴结中，小鼠固有的 $CD4^+$ T 细胞数量也有所增加。此外，NKG2D CAR-T 细胞分泌的 GM-CSF 和 IFN-γ 可增加向 $CD4^+$ T 细胞的抗原递呈，促进抗原特异性 $CD4^+$ T 细胞的增殖。该研究结果提示，为使 NKG2D CAR-T 细胞达到最佳的肿瘤杀伤效果，受体自身的 $CD4^+$ T 细胞和 $CD8^+$ T 细胞均必不可少[19]。

（四）卵泡刺激素受体（follicule-stimulating hormone, FSHR）靶点

美国 Wistar 研究所的研究人员发现，在多种卵巢癌细胞表面表达的卵泡刺激素受体（FSHR）蛋白可以作为免疫疗法的靶标。在这项发表在《Clinical Cancer Research》期刊的研究中[25]，Wistar 学院的研究人员发现 FSHR 在 50%～70% 的严重卵巢癌的癌细胞表面表达。67% 的卵巢黏液性肿瘤（mucinous ovarian carcinomas）和 33% 的卵巢透明细胞肿瘤（clear cell ovarian carcinomas）的细胞表面也表达 FSHR，而这两种肿瘤是侵略性最严重的两种卵巢癌。虽然 FSHR 在健康的卵巢细胞中也存在，但是它不在健康机体的任何其他部位表达。这意味着以 FSHR 为靶标的免疫疗法可以在只对卵巢产生局部影响的情况下消灭癌细胞。

以 FSHR 为靶标设计出的改良版 CAR-T 细胞能够在没有明显不良反应的情况下，消灭植入小鼠体内的卵巢癌细胞。Wistar 研究所的研究人员开发了靶向卵巢癌细胞的 CAR-T 细胞，后者于细胞表面表达卵泡刺激素（FSH）的整个蛋白序列。通过 FSH 与 FSHR 特异性的结合，CAR-T 细胞得以特异性地攻击植入小鼠体内的卵巢癌肿瘤，提高小鼠的存活率。同时，研究人员没有观察到任何 CAR-T 细胞引起的不良反应[25]。

（五）黏蛋白 Muc16 靶点

1. Muc16 靶点简介

黏蛋白 Muc 是糖基化程度较高的跨膜蛋白家族，作用广泛[26]。Muc16 是 Muc 家族最大的糖蛋白，平均分子量为 $(3～5)×10^6$，正常情况下表达在各种组织的上皮层，特别是在女性的生殖系统中[27]。与其他跨膜黏蛋白相似，Muc16 也是由 N-末端和 C-末端之间的串联重复区域的三明治结构组成的。Muc16^{ecto} 包含一个残留的非重复细胞外片段、一个跨膜结构域和一个胞质尾区，含有一个磷酸化位点[28]。CA125 是黏蛋白 Muc16 的一个重复的肽段抗原决定部位，是 FDA 批准的卵巢癌肿瘤标记物，在接近 70%～80% 女性卵巢上皮癌中表达均升高[27,28]。

2. 以 Muc16 为靶点的临床前试验

卵巢癌的肿瘤微环境中不仅含有抑制性的细胞和细胞因子，还包括免疫抑制性的腹水微环境。为了对抗抑制性的免疫微环境，研究者们进行了诸多尝试。其中，前炎性细胞因子 IL-12，可提高 CD8$^+$ T 细胞的细胞毒性，拮抗因抗原丢失而发生的肿瘤免疫逃逸，并可增强抗原的交叉递呈等[29～34]。在一项入组 34 位卵巢癌患者的 II 期临床试验中，腹膜内注射 IL-12 进行治疗之后，患者的最好应答可以达到病情稳定（stable disease，SD）[35]。

2017 年 9 月 5 日，《Scientific Reports》在线发表了一篇关于 CAR-T 细胞治疗卵巢癌的基础研究。通过同基因的卵巢癌腹膜转移模型的研究发现，可分泌 IL-12 的 Muc16^{ecto}（Muc16 外功能区）特异性 CAR-T 细胞（称之为 4H1128ζ-IL12 T，即目前的第三代或第四代 CAR-T 细胞）可以克服腹水的抑制性免疫微环境，改变其中的细胞因子和肿瘤相关巨噬细胞（tumor associated macrophages，TAM）微环境，并可拮抗 PD-L1 介导的免疫抑制[36]。

事实上，早在 2010 年，Renier J. Brentjens 研究组即做过相关的研究探索。他们通过反转录病毒载体构建了靶向 Muc16 细胞外结构域（Muc-CD）的 CAR 结构，首先在体外检测了 Muc-CD CAR-T（4H11-28z）细胞对人卵巢癌细胞系以及原代卵巢癌细胞的细胞毒性；

随后，在 SCID-Beige 小鼠的人卵巢癌（Muc-CD$^+$）肿瘤模型中，通过腹腔注射或者静脉输注 Muc-CD CAR-T 细胞的方式对肿瘤进行干预，也得到了肿瘤延迟进展或完全清除的结果[29]。

在以上研究结果的基础上，该研究组在 2015 年又发表了他们的另外一项研究。考虑到 CAR-T 细胞可能遇到的抑制性肿瘤微环境问题，该研究中研究者们对其 CAR-T 细胞进行了改造。在 4H11-28z 基础上使 CAR 结构同时表达 Muc16^{ect} 和 IL-12（称之为 4H11-28z/IL-12）。体外试验发现，这种同时表达 IL-12 的 CAR -T 细胞比没有携带 IL-12 的 CAR-T 细胞可以分泌更多的 IFN-γ。在 SCID-Beige 卵巢癌异种移植小鼠体内，4H11-28z/IL-12 CAR-T 细胞亦可明显延长小鼠的生存期并分泌更高水平的 IFN-γ[30]。

受到了以上研究结果的提示，该研究组计划将其付诸临床试验。于是，同年又发表文章，详细地设计了一项关于 4H11-28z/IL-12 CAR-T 细胞治疗卵巢癌的 I 期临床试验，预计每个剂量水平纳入 3～6 位患者，共有 6 个剂量组，从 1×10^5 个/kg 到 1×10^7 个/kg 不等，并将测试静脉注射和腹腔注射的安全性[31]。但是到目前为止，还没有相关临床试验结果报道。

（六）间皮素靶点

2017 年，宾夕法尼亚大学报道了一例使用间皮素特异性 CAR-T（meso CAR-T）细胞的临床研究。该研究为关于 CAR-T 细胞治疗实体瘤出现"隔间"细胞因子释放综合征（compartmental cytokine release syndrome, compartmental CRS）的首次报道[37]。患者 52 岁，患有晚期复发性浆液性卵巢癌，BRCA-1 突变阳性。10 年前诊断为卵巢癌，接受过 5 次手术和 7 次化疗（卡铂、紫杉酚、吉西他滨、多柔比星脂质体、贝伐单抗、萨立多胺、托泊替康、培美曲塞）。最后一次化疗（培美曲塞）实施于 CAR-T 细胞输注前 4 个月。

患者 meso CAR-T 细胞输注方案为 3×10^7 个/m^2，总输注量是 4.65×10^7 个。在输注之前未进行化疗，治疗后未见明显的毒副作用。输注后 6 天，高烧达 39.2℃。第 21 天时，因患者出现不明原因的发热，需使用血管升压药物治疗低血压以及血清中铁蛋白（＞7000ng/mL）和 CRP（＞160mg/L）水平的升高等，遂给予 IL-6 受体抗体托珠单抗以防止（compartmental）CRS 的发生，剂量为 8mg/kg（总量为 640mg）。23 天时，患者出现精神状态改变，27 天时伴随着临床状态的恶化，患者出现胃内容物吸入。随后家属决定放弃治疗，患者于 CAR-T 细胞输注后第 29 天死亡。死因为吸入性肺炎和双侧急性肺泡和支气管性肺炎[37]。

研究者认为该患者发生了局限于胸膜腔的 compartmental CRS，依据为：CAR-T 细胞输注后胸水明显增加；与血液相比，胸膜腔中含有更多的 meso CAR-T 细胞以及更大程度的 IL-6 水平的升高（80 倍 vs15 倍）。同时，研究者推测，compartmental CRS 的发生可能是由于靶向胸水局部肿瘤的抗原特异性 T 细胞以及固有免疫系统的激活[37]。

除此之外，目前 CAR-T 细胞治疗卵巢癌的研究还有以下靶点：L1-CAM（L1 cell adhesion molecule）、FRα（folate receptor alpha）、αvβ6 Integrin、EpCAM（epithelial cell adhesion molecule）、WT1（wilms tumor 1）等。截止到 2017 年 9 月 20 日，以关键词 ovarian cancer 和 CAR T，搜索 Clinical Trials 网站注册的关于 CAR-T 细胞治疗卵巢癌的临床试验共有 7 项。最近也有一项综述详细描述了不同靶点的 CAR-T 细胞治疗卵巢癌的临床应用情况，如表 3-3 所示[38]。因此，不断有新的研究结果的发表，必将推动该领域的快速发展。

表 3-3　CAR-T 细胞治疗卵巢癌的临床报道[38]

靶抗原	IHC 检测到的蛋白表达情况	CAR 结构	卵巢癌临床试验
folate receptorα	72%原代,82%复发	Mov19-BB CAR C4opt-27z BRA CAR	phase Ⅰ（NCT00019136）
mesothelin	71%（82%浆液）	ss1-bbz CAR	phase Ⅰ（NCT02159716） phase Ⅰ/Ⅱ（NCT01583686） phase Ⅰ（NCT02580747）
EGFR	35%～70%	CART-EGFR-bbz	phase Ⅰ/Ⅱ（NCT01869166）
ErbB2	29%～52%	CART-HER-2-bbz	phase Ⅰ/Ⅱ（NCT01935843）
CD70	15%	CD27-CARs	已经在其他肿瘤模型中验证,但是还没有在卵巢癌中证实
CD133	31%	CART-133-bbz	phase Ⅰ（NCT02541370）
PSMA	在卵巢癌基质中阳性	P28BB CAR	*in vivo*（efficient）
NKG2DLs	广泛表达在不同分期的卵巢癌中	NKG2D-bbz CAR	phase Ⅰ（NCT03018405）
MUC-1	92%原代,90%复发	HDF-CD28-OX40-CD3（HOX） HDF-CD28-41BB-CD3（HBB）	*in vivo*（not efficient）
MUC-16	78%（88%浆液）	4H11-28z CAR	phase Ⅰ（NCT02498912）

注：CAR—chimeric antigen receptor，嵌合抗原受体。

二、肾癌

肾癌是泌尿系统最常见的恶性肿瘤。据美国癌症学会的统计，全世界肾癌发病率每年增加 2%，每年死于肾癌的患者近 100000 例。近半数的肾癌患者首次就诊时已属晚期，约 40%的患者术后出现复发、转移。未接受治疗者的 3 年存活率低于 5%[1,39]。

20 世纪 80 年代，过继细胞免疫治疗开拓了肾癌生物治疗的新领域，经过近 30 年的研究和实践，细胞免疫治疗已成为治疗肾癌的有效方法。肾癌是对免疫治疗有良好应答的为数不多的肿瘤之一，细胞免疫治疗既能够直接清除体内的残存肿瘤细胞，又能够提高机体的整体免疫功能，清除常规疗法难以解决的亚临床转移，从而进一步巩固和提高肾癌的疗效，减少复发，改善肿瘤患者的生活质量。目前常见的用于肾癌的免疫细胞治疗方法有 DC-CIK、DC 疫苗和 CAR-T 细胞技术等。肾癌是 CAR-T 细胞（以 CAIX 为靶点）在实体瘤治疗领域应用较早的肿瘤之一，已累积了不少经验[40]。

（一）碳酸酐酶Ⅸ（carbonic anhydrase Ⅸ， CAIX）靶点简介

碳酸酐酶Ⅸ（CAⅨ）是新发现的碳酸酐酶家族（CAs）的异构体之一，在调节细胞增殖和肿瘤形成中具有一定作用[41]。CAⅨ不仅可以调控细胞的生长和增殖，而且有诱导恶性表型的潜能。特别是在肿瘤细胞中，有助于肿瘤细胞的增殖，维持细胞的形态和内环境稳定。此外，CAⅨ还与肿瘤侵袭性相关的蛋白表达成正相关[42]。在缺氧状态下，CAⅨ在肿瘤中的表达会上调，从而调控肿瘤细胞的生长和转移[43]。研究发现，CAⅨ在多种肿瘤，如

非小细胞肺癌、乳腺癌、神经胶质瘤、宫颈癌、肾癌等组织中表达[44]。Bismar 等通过对肾上皮肿瘤标本进行 PCR 检测，发现所有入组的透明细胞肾癌中均可检测到 CAⅨ 的表达[45]。Bui 等也发现 208/224 例肾透明细胞癌中有 CAⅨ 的表达[46]。

（二）靶向 CAⅨ 的 CAR-T 细胞临床试验

临床试验一

早在 2006 年，Lamers 便首次报道了他们用 CAⅨ 特异性的 CAR-T 细胞联合或不联合 IL-2 的方案治疗转移性肾透明细胞癌的临床经验。入组的 3 位转移性 CAⅨ 阳性的肾癌患者接受剂量逐渐增高的治疗方案。患者静脉输注的第一个疗程为 5 天，第 1 天使用剂量为 2×10^7 个，第 2 天使用 2×10^8 个，第 3~5 天使用 2×10^9 个的细胞量。第二个疗程是在第 17~19 天继续输注 2×10^9 个 CAR-T 细胞。刚开始所有患者均对 CAR-T 细胞的输注有较好的耐受性，然而，输注 4~5 次后，便出现严重的肝毒性，这使得患者 1 和患者 3 不得不提前终止治疗。患者 1 使用皮质类固醇治疗，而患者 2 和患者 3 也将最大剂量减少至 2×10^8 个。经过治疗后，患者在第 36~106 天相继出现了疾病进展[47]。

为了明确肝毒性发生的机制，研究人员对患者 1 做了肝脏活检，发现胆囊上皮有 CAⅨ 的表达，而且在胆囊周围有大量浸润淋巴细胞并有胆囊炎的发生。总结原因，很可能是 CAR-T 细胞靶向了胆管上皮的 CAⅨ 造成的。另外 3 位患者在接受 T 细胞输入前预先进行了抗 CAⅨ 单克隆抗体的注射（以封阻正常肝组织中 CAⅨ 的表达），接受这种修改方案治疗的患者则没有表现出肝脏毒性。因此，选择 CAR 靶抗原的时候要特别注意 CAR 靶向-脱靶 "off-tumor/on-target" 的严重不良反应。通过该试验，研究人员总结肝毒性发生的原因，并修改了临床治疗方案，在首次使用 CAR-T 治疗前 3 天开始输注单剂量的抗 CAⅨ 单克隆抗体。超过 200 位患者采用这种方式，发现该方案可有效保护胆囊上皮不受攻击，验证了安全和良好的耐受性[47]。

第一代 CAR-T 细胞的有效性已经在多家单位开展的临床试验中进行了检验。总体说来，早期利用第一代 CAR-T 细胞开展的临床试验没有表现出显著的疗效。不仅如此，这些试验之间在许多方面都有明显差别，包括目标基因的选择、基因的转导方式、体外扩增方式、细胞数量、IL-2 的用量等。尽管如此，在促成有效的 CAR-T 细胞治疗方面，这些试验依然为人们积累了宝贵的经验。

临床试验二

时隔 4 年后的 2010 年，Lamers 研究组再次对 CAⅨ CAR-T 细胞治疗肾细胞癌进行了深入的临床研究。入组 11 位转移性 CAⅨ 阳性的肾癌患者，予以剂量逐渐增高的治疗方案。第一组 3 位患者与 2006 年该研究组报道的方案类似，并配合皮下注射 IL-2，前 10 天每天 2 次，停止一段时间后，从第 17~26 天继续注射 IL-2。另外需要注意的是，这 3 位患者可能已在临床试验一中有所提及。第二组 5 位患者，均采用最低剂量 1×10^8 个的量分别在第 1~5 天和第 29~38 天输注，同时配合 IL-2 的注射。治疗的 5 人中有 2 人在 CAR-T 细胞输注的第 10 次和第 3 次后出现明显的肝损伤。第三组患者共计 3 人，治疗方法和第二组基本相同，不同的是在输注 CAR-T 细胞前 3 天注射抗 CAⅨ 单克隆抗体，以封闭肝表面表达的 CAⅨ。之后研究人员分别使用流式细胞术和定量 PCR 的方法检测 CAR-T 细胞在体内的表达持久度。第一组患者体内的 CAR-T 细胞只持续到第 29 天，而第二组患者经过第 38 天的输注后，CAR-T 细胞仅仅多维持了 2～18 天，第三组则多维持了 18～34 天[48]。

该研究首次使用基因工程结构最小的、可表达具有免疫原性载体抗原表位的反转录病毒载体，这可能对基因修饰的抗体表达持久性产生影响。研究人员观察到该疗法能引起患者抗CAR 的体液和细胞应答，这或许是基因改造的 T 细胞不能持续存在的原因。此外，该研究还发现，改造 CAR-T 细胞时用到的反转录病毒载体，亦可产生具有免疫原性的抗原表位，使患者对其产生细胞免疫应答。这方面的问题可以通过使用完全人源 CAR 来解决。另外，采用反转录病毒以外的转染方法，或是在 CAR-T 细胞输注前用免疫抑制方案进行预处理，可能也会有利于 CAR-T 细胞最大程度地发挥其疗效[48]。

临床试验三

2013 年，同一研究组又发文报道了抗 CAIX CAR 基因修饰的自体 T 细胞在 CAIX 表达的 12 例转移性肾细胞癌患者中的治疗情况[49~52]。这 12 例患者分别于 2002 年 3 月到 2010 年期间入组，分成 3 组，最大输注次数为 10 次，总的细胞输注量为 $(0.2～2.1) \times 10^9$ 个CAR-T 细胞。其中 11 例患者应该在临床试验一和二中有所报道，还有 1 例为新增病例。12 例患者的年龄范围是 46～74 岁，其中男性患者 8 名，女性患者 4 名。在 CAR-T 细胞最低剂量的情况下常规毒性判定标准（common toxicity criteria system，CTC）级别达到 2～4 级肝毒性，从而迫使第一组和第二组 8 人中的 4 人中止了治疗。肝脏活检显示胆小管上皮有CAIX 表达且伴随着 T 细胞浸润，包括 CAR-T 细胞。接下来的 4 例患者则预先使用 CAIX 单克隆抗体 G250 来封闭相应例点，结果确实未在这 4 例患者中观察到肝脏毒性，同时，结果提示还有利于外周 T 细胞的持续存活。

该研究组认为，T 细胞长期稳定地存活以及批量生产 CAR-T 细胞转导成分对于肾癌的治疗十分关键。高价格的过继 T 细胞治疗产品的关键成分可以等量分装成单次使用的剂量，在 -80℃ 条件下可至少储存 10 年[50]。

同年，该研究组的另外一篇文章显示，通过对 12 例患者的追踪检测发现，患者血液中CAR-T 细胞的数量与其血浆中 IFN-γ 和 IL-6 的水平有关，推测 IFN-γ 和 IL-6 有望成为CAR-T 细胞治疗实体瘤的过程中，可反映 CAR-T 细胞是否持续存在的替代指标[51]。

三、前列腺癌

前列腺癌是男性生殖系统最常见的恶性肿瘤，其发病率随年龄的增长而增加，是严重威胁人类健康的恶性疾病。在 2010 年美国癌症学会公布的统计报告中，前列腺癌的发病率在男性肿瘤中排名第一，死亡率排名第二，仅次于肺癌[1]。根据 2012 年肿瘤年报记载，我国肿瘤登记地区前列腺癌发病率为 9.92/10 万，位列男性恶性肿瘤发病率的第 6 位。前列腺癌患者的早期症状并不明显，直至晚期才表现为消瘦乏力、低热、进行性贫血、恶病质或肾功能衰竭，因此，当前列腺癌出现某些临床症状时，往往已经到了晚期。对激素敏感型晚期前列腺癌患者以内分泌治疗为主，但几乎所有患者最终都会发展为激素非依赖性前列腺癌或激素抵抗性前列腺癌。目前尚无有效的治疗方法[53]。

肿瘤免疫治疗是继手术、放疗和化疗后发展的第四类恶性肿瘤治疗方法。通过调动宿主的天然防卫机制或给予机体某些物质来调节宿主与肿瘤的反应以取得抗肿瘤的效应，也就是利用和激发机体的免疫反应来对抗、抑制和杀灭肿瘤细胞，达到控制肿瘤生长、延长患者生存期、提高患者生活质量的目的[54]。目前肿瘤免疫治疗策略有许多种，包括基于抗体的治疗策略、基于细胞因子的治疗策略、基于树突状细胞（dendritic cell，DC）的治疗策略、基于 T 细胞的治疗策略和天然杀伤细胞（natural killer，NK）治疗策略[55]。美国 FDA 于 2010 年 4 月 29 日批准世界上第一例免疫细胞治疗进入临床，治疗前列腺癌[56]。PROV-ENGE 这个首例获批的治疗性免疫细胞疫苗通过 512 例临床试验显示，患者生存期可延长 4.1 个月，36 个月的生存率由常规治疗的 23% 上升至 31.7%。目前治疗一个患者的开支为 9.3 万美元，疗法为一个月内 3 次注射[57]。然而，这仍然不能满足临床治疗的需要，因此，需要更为有效的、靶向性更强的免疫治疗方法。CAR-T 细胞作为目前最有潜力的免疫治疗方法，已经在前列腺癌的治疗中进行了一定程度的探索。

（一）前列腺特异性膜抗原（prostate-specific membrane antigen， PSMA）靶点

1. PSMA 靶点简介

继 PSA 被发现并广泛应用于临床之后，一种存在于 PC 细胞系（LNCaP）细胞膜中能被 7E11-C5 单抗识别、较 PSA 更具特异性的糖蛋白——前列腺特异性膜抗原（PSMA）引起了人们的关注[58]。PSMA 作为一种前列腺相关抗原，具有较高的特异性和膜结合性，在前列腺癌，特别是非激素依赖型前列腺癌及其转移灶中表达增高[59]。随着对 PSMA 研究的深入，发现 PSMA 不仅可以应用于前列腺癌的诊断与治疗，在其他多种不同恶性肿瘤中，也可选择性地与肿瘤相关性血管系统发生反应，主要包括肾细胞癌、膀胱移行细胞癌、睾丸胚胎瘤、结肠腺癌、非小细胞肺癌等，是多种癌症诊断与治疗措施中首选的理想靶因子[60]。

2. 以 PSMA 为靶点的临床前研究

2014 年，Ma 研究组制备了 PSMA CAR-T 细胞，通过体内外试验对第一代 PSMA CAR-T 细胞和第二代 PSMA CAR-T 细胞在生长增殖和肿瘤杀伤效率方面的差异进行了比较。发现第二代 CAR-T 细胞可更好地与肿瘤细胞接触，分泌更多的 INF-γ 和 IL-2 等细胞因子，体外增殖也更为迅速。体外细胞杀伤实验显示，第二代 PSMA CAR-T 细胞有较好的杀伤效率。给前列腺癌的裸鼠模型尾静脉输注 $5×10^7$ 个非转染 T 细胞、第一代 CAR-T 细胞和第二代 CAR-T 细胞，发现输注第二代 CAR-T 细胞后，75% 的小鼠都能达到肿瘤消失，而输注第一代 CAR-T 细胞的裸鼠则只有 13% 的肿瘤消失。以上结果提示，不论是在体内还是体外，第二代 PSMA CAR-T 细胞对肿瘤细胞生长均具有明显的抑制作用[61]。

同年，Zuccolotto 研究组将 PSMA CAR 结构构建在双向启动子的质粒中，它可以通过上游 minCMV 启动子驱动 eGFP 荧光蛋白的表达，同时不影响下游 hPGK 启动子驱动的抗 PSMA CAR，这样便可实现转基因 T 细胞的体内追踪[62]。体外试验显示，PSMA CAR-T 细胞可被表达人 PSMA 的肿瘤细胞刺激产生细胞因子 IFN-γ，进而产生有效的细胞毒性作用，杀伤 PSMA 阳性的前列腺癌细胞；而没有感染的 T 细胞和前列腺癌细胞共培养则并不会产生 IFN-γ。小鼠的体内试验发现，同时输注 PMSA 阳性的前列腺癌细胞和 PSMA CAR-T 细胞之后，小鼠局部没有任何肿瘤的形成，而输注 PSMA 阴性的前列腺癌细胞和 PSMA CAR-T 细胞的小鼠组则出现了肿瘤的生长。若在荷瘤小鼠的肿瘤内和肿瘤周围输注 PSMA CAR-T 细胞，则发现治疗组小鼠的肿瘤有明显缩小至基本消失，而对照组小鼠的肿瘤出现迅速生长。单剂量注射 PSMA CAR-T 细胞的小鼠中有一半肿瘤完全消失，生存期明显延

长。全身治疗组则出现了明显不同的治疗结果，通过生物发光成像技术检测 T 细胞的体内分布，发现 PSMA CAR-T 细胞并未起到预期的治疗效果，因为输注的 PSMA CAR-T 细胞无法到达肿瘤部位。

虽然局部肿瘤模型有较好的实验结果，但肿瘤转移模型更能反映临床治疗中遇到的实际情况，因此，研究人员使用免疫缺陷小鼠 $Rag2^{-/-/\gamma c-/-}$ 和 NOD/SCID 建立了转移前列腺癌模型。结果发现，在 $Rag2^{-/-/\gamma c-/-}$ 小鼠中 T 细胞有部分增加，但只能检测到其在肺部的表达，而在 NOD/SCID 小鼠，则全身均可检测到 CAR-T 细胞的存在，并可至少持续 72h。每隔 2 天输注 2×10^7 个 PSMA CAR-T 细胞，输注 3 次后进行检测，并未发现转移灶。同时，输注 PSMA CAR-T 细胞能明显延长 NOD/SCID 小鼠的生存期，其中有超过 60% 的小鼠肿瘤完全消失，无病生存期可达 150 天。因此，本研究结果提示 CAR-T 细胞可以有效地消灭大部分小鼠模型的原位癌和转移灶，为临床试验提供了不错的数据[63]。

（二）前列腺干细胞抗原（prostate stem cell antigen，PSCA）靶点

1. PSCA 靶点简介

前列腺干细胞抗原（PSCA）最早发现于前列腺癌，表达在已经分化的细胞上而并不是干细胞表面。90% 的原发性前列腺癌中均可以检测到 PSCA 的表达，并且其表达水平与临床分期（侵犯精囊和前列腺包膜）以及雄激素非依赖性有关。常发生前列腺癌转移的部位如骨、淋巴结和肝脏均可检测到 PSCA 的表达。后来发现 PSCA 在膀胱癌、肾细胞癌、胰腺癌、卵巢黏液瘤中的表达均有所增加。近年来，PSCA 不仅成为前列腺癌等肿瘤诊断和肿瘤免疫治疗的重要靶点，而且以 PSCA 为靶点的前列腺癌疫苗也已经进行了大量的临床前研究。此外，PSCA 的单克隆抗体、偶联的放射性物质或毒素的抗体也显示良好的应用前景[64～66]。

2. 以 PSCA 为靶点的临床前研究

为使 CAR-T 细胞靶向性更强以减少脱靶效应，2013 年，Kloss 研究组对 CAR-T 细胞的结构进行了升级，构建了可识别双抗原的双 CAR 结构。他们首先将 CD19 抗体的 scFv 连接在 CD3ζ 上，再将靶抗原 PSMA 抗体的 scFv 连接在共刺激信号分子 CD28 和 4-1BB 上，这样通过对两个完全不同的抗原识别可更方便地观察双特异性 CAR-T 细胞的杀伤效果。将普通的靶向单一抗原的 CAR-T 细胞以及双特异性 CAR-T 细胞与表达 CD19 和 PSMA 的人工抗原递呈细胞共培养，发现双特异性 CAR-T 细胞的增殖效果最为明显，分泌细胞因子量最多且表达最高水平的抗凋亡分子 $BCL-X_L$。在免疫缺陷小鼠体内输注含有荧光的、共同表达 CD19 和 PSMA 的 PC3 前列腺癌细胞，建立前列腺癌小鼠模型，发现单次输注空载 T 细胞以及 PSMA CAR-T 细胞的小鼠肿瘤生长迅速，CD19 CAR-T 细胞的小鼠虽然有明显的肿瘤缩小，但过了一段时间后有复发，而输注双特异 $CD19^+ PSMA^+$ CAR-T 细胞的小鼠肿瘤完全消除，且没有任何复发[67]。

研究人员进一步将 $CD19^+ PSMA^+$、$CD19^- PSMA^+$、$CD19^+ PSMA^-$ 的肿瘤分别注射到同一免疫缺陷小鼠身体的不同部位，然后分别输注不同抗原特异性的 CAR-T 细胞来测量小鼠的瘤负荷。发现输注 PSMA CAR-T 细胞的小鼠三种肿瘤均生长迅速；输注 CD19 CAR-T 细胞组中 $CD19^+ PSMA^-$ 和 $CD19^+ PSMA^+$ 的小鼠肿瘤有明显缩小，但最终还是出现了疾病进展；而在输注双特异性 CAR-T 细胞组中，$CD19^+ PSMA^+$ 的肿瘤达到了完全清除，

但同时研究者们发现，CD19$^+$PSMA$^-$的肿瘤杀伤效果优于 CD19 CAR-T 细胞组。以上结果提示双特异性 CAR-T 细胞并非只特异性杀伤 CD19$^+$PSMA$^+$的肿瘤[67]。

为解决双特异性 CAR-T 细胞的脱靶问题，研究人员认为可以减弱 CAR-T 细胞的活化，使之只能对同时表达双抗原的肿瘤细胞进行杀伤，而对只表达其中任一抗原的正常组织不构成威胁。为验证这一想法，研究人员选取两个前列腺癌相关抗原 PSCA 和 PSMA 为靶抗原，构建双特异性 CAR-T 细胞。其中，PSCA 特异性 scFv 对 PSCA 的亲和力分低（Lzl）、中（Mzl）、高（Hzl）三种。体外试验显示，当 PSCA scFv 与 CD3 的双特异性抗体与 T 细胞和表达 PSCA 的 PC3 肿瘤细胞共育时，含有 Hzl 的双特异性抗体对肿瘤细胞的杀伤力是含有 Lzl 的双特异性抗体的 $1000\sim10000$ 倍。用不同亲和力抗体的 scFv 构建的 CAR-T 细胞对 PSCA$^+$肿瘤的杀伤能力也表现出了相似的趋势。用分别表达 PSMA、PSCA 和二者兼有的 PC3 制备的小鼠肿瘤模型进行体内试验，发现 Mzl＋P28BB（PSMA-CD28-4-1BB 协同刺激分子）组小鼠的 PSCA$^+$PSMA$^-$肿瘤缩小，而 Lzl＋P28BB 则没有这种作用，提示 Lzl CAR 的效力确实有限。然而，Lzl＋P28BB 却可为所有负荷 PSCA$^+$PSMA$^+$的实验小鼠带来明显延长的生存期。即使在同时负荷有 PSCA$^+$PSMA$^-$、PSCA$^+$PSMA$^+$ 和 PSCA$^-$PSMA$^+$的小鼠中，Lzl＋P28BB 同样只杀伤 PSCA$^+$PSMA$^+$的肿瘤[67]。

该研究至少提示了以下两方面：①在没有真正意义上的肿瘤特异性抗原时，可以考虑将两种肿瘤相关抗原进行联合，比如可将 HER2、MUC1、CD44、CD49f 以及 EpCAM 进行联合用于治疗前列腺癌；②可以通过调节 T 细胞的活化和协同刺激信号的强弱来减少脱靶[67]。

（三） CAR-T 细胞治疗前列腺癌的临床试验

2016 年，Junghans 等报道了一项前列腺癌的 I 期临床试验。在这项临床试验中，靶向 PSMA 的嵌合抗原受体修饰的 T 细胞（第一代 CAR-T 细胞）简称为 dTc CAR-T 细胞（"designer" T cell）。患有转移性或者复发性以及激素难治（切除抵抗的）的前列腺癌患者共 6 人纳入了该项研究，其中 5 人得到了治疗。患者接受了 10^9 个或者 10^{10} 个自体 T 细胞输注以及低剂量 IL-2（low dose IL-2，LDI）治疗，T 细胞经过 2 周的培养获得了 $20\sim560$ 倍的扩增。患者在治疗后未见明显的毒副反应，5 人中有 2 人取得了部分应答（PR），PSA 分别下降 50% 和 70%。患者的临床应答情况与 CAR-T 细胞的量成反比，而与 IL-2 水平直接相关。作者推测这可能与大量的 CAR-T 细胞消耗了较多的 IL-2 有关。这一结果提示，当输注较大量的 CAR-T 细胞时，可能需要同时提升注射的 IL-2 的水平，这样方可能取得更好的临床疗效。因此，一项 II 期临床试验将会尝试中等剂量的 IL-2（moderate dose IL2，MDI）与较高的 CAR-T 细胞量联合使用，预计可提高临床疗效[68]。

目前已注册的 CAR-T 细胞治疗前列腺癌的临床试验有：由纪念斯隆-凯特琳癌症中心开展的研究（ID 为 NCT01140373），这项临床试验主要是靶向 PSMA 治疗转移性去势抵抗性前列腺癌，旨在研究免疫治疗的安全性和耐受性；由宾夕法尼亚大学开展的一项单中心无对照的 I 期临床试验（ID 为 NCT03089203），主要研究静脉输注病毒转导的 PSMA-TGF 双特异性的 CAR-T 细胞在转移性去势抵抗性前列腺癌患者中的安全性和可行性。这两项临床试验目前都在招募患者。

（曹俊霞　董　杰　王　忞　游　嘉）

参　考　文　献

[1]　Siegel R，Ma J，Zou Z，et al. Cancer statistics，2014. CA Cancer J Clin，2014，64（1）：9-29.

[2]　Bukowski R M，Ozols R F，Markman M. The management of recurrent ovarian cancer. Semin Oncol，2007，34：S1-S15.

[3]　Morgan R J，Jr，Alvarez R D，Armstrong D K，et al. Ovarian cancer. Clinical practice guidelines in oncology. J Natl Compr Canc Netw，2006，4：912-939.

[4]　Chu C S，Kim S H，June C H，et al. Immunotherapy opportunities in ovarian cancer. Expert Rev Anticancer Ther 2008，8：243-257.

[5]　June C H. Adoptive T cell therapy for cancer in the clinic. J Clin Invest，2007，117：1466-1476.

[6]　Reddy J A，Low P S. Folate-mediated targeting of therapeutic and imaging agents to cancers. Crit Rev Ther Drug，1998，15：587-627.

[7]　Xia W，Low P S. Folate-targeted therapies for cancer. J Med Chem，2010，53：6811-6824.

[8]　Kandalaft L E，Powell D J，Jr，Coukos G. A phase I clinical trial of adoptive transfer of folate receptor-alpha redirected autologous T cells for recurrent ovarian cancer. J Transl Med，2012，10：157.

[9]　Konner J A，Bell-McGuinn K M，Sabbatini P，et al. Farletuzumab，a humanized monoclonal antibody against folate receptor alpha，in epithelial ovarian cancer：a phase I study. Clin Cancer Res，2010，16：5288-5295.

[10]　Canevari S，Stoter G，Arienti F，et al. Regression of advanced ovarian carcinoma by intraperitoneal treatment with autologous T lymphocytes retargeted by a bispecific monoclonal antibody. J Natl Cancer Inst，1995，87：1463-1469.

[11]　Kershaw M H，Westwood J A，Parker L L，et al. A phase I study on adoptive immunotherapy using gene-modified T cells for ovarian cancer. Clin Cancer Res，2006，12（20 Pt 1）：6106-6115.

[12]　Song D G，Ye Q，Carpenito C，et al. *In vivo* persistence，tumor localization，and antitumor activity of CAR-engineered T cells is enhanced by costimulatory signaling through CD137（4-1BB）. Cancer Res，2011，71（13）：4617-4627.

[13]　Komoto M，Nakata B，Amano R，et al. HER2 overexpression correlates with survival after curative resection of pancreatic cancer. Cancer Sci，2009，100（7）：1243-1247.

[14]　Ahmed N，Ratnayake M，Savoldo B，et al. Regression of experimental medulloblastoma following transfer of HER2-specific T cells. Cancer Res，2007，67（12）：5957-5964.

[15]　Ozaki M，Kishigami S，Yano R. Expression of receptors for neuregulins，ErbB2，ErbB3 and ErbB4，in developing mouse cerebellum. Neurosci Res，1998，30：351-354.

[16]　Gilbertson R J，Pearson A D，Perry R H，et al. Prognostic significance of the c-erbB-2 oncogene product in childhood medulloblastoma. Br J Cancer，1995，71：473-477.

[17]　Schietinger A，Philip M，Yoshida B A，et al. A mutant chaperone converts a wild-type protein into a tumor-specific antigen. Science，2006，314（5797）：304-308.

[18]　Textor A，Listopad J J，Wührmann L L，et al. Efficacy of CAR T-cell therapy in large tumors relies upon stromal targeting by IFNγ. Cancer Res，2014，74（23）：6796-6805.

[19]　Spear P，Barber A，Sentman C L. Collaboration of chimeric antigen receptor（CAR）-expressing T cells and host T cells for optimal elimination of established ovarian tumors. Oncoimmunology，2013，2（4）：e23564.

[20]　Spear P，Wu M R，Sentman M L，et al. NKG2D ligands as therapeutic targets. Cancer Immun，2013，13：8.

[21]　Carbone E，Neri P，Mesuraca M，et al. HLA class I，NKG2D，and natural cytotoxicity receptors regu-

late multiple myeloma cell recognition by natural killer cells. Blood，2005，105 (1)：251-258.

[22] López-Soto A I, Huergo-Zapico L，Acebes-Huerta A，et al. NKG2D signaling in cancer immunosurveillance. Int J Cancer，2015，136 (8)：1741-1750.

[23] Barber A，Sentman C L. Chimeric NKG2D T cells require both T cell- and host-derived cytokine secretion and perforin expression to increase tumor antigen presentation and systemic immunity. J Immunol，2009，183：2365-2372.

[24] Barber A，Meehan K R，Sentman C L. Treatment of multiple myeloma with adoptively transferred chimeric NKG2D receptor-expressing T cells. Gene Ther，2011，18：509-516.

[25] Perales-Puchalt A，Svoronos N，Rutkowski M R，et al. Follicle-Stimulating Hormone Receptor Is Expressed by Most Ovarian Cancer Subtypes and Is a Safe and Effective Immunotherapeutic Target. Clin Cancer Res，2017，23 (2)：441-453.

[26] Williams K A，Terry K L，Tworoger S S，et al. Polymorphisms of MUC16 (CA125) and MUC1 (CA15. 3) in relation to ovarian cancer risk and survival. PLoS One，2014，9 (2)：e88334.

[27] Felder M，Kapur A，Gonzalez-Bosquet J，et al. MUC16 (CA125)：tumor biomarker to cancer therapy, a work in progress. Mol Cancer，2014，13：129.

[28] Koneru M，O'Cearbhaill R，Pendharkar S，et al. A phase I clinical trial of adoptive T cell therapy using IL-12 secreting MUC-16 (ecto) directed chimeric antigen receptors for recurrent ovarian cancer. J Transl Med，2015，13：102.

[29] Chekmasova A A，Rao T D，Nikhamin Y，et al. Successful eradication of established peritoneal ovarian tumors in SCID-Beige mice following adoptive transfer of T cells genetically targeted to the MUC16 antigen. Clin Cancer Res，2010，16 (14)：3594-3606.

[30] Koneru M，Purdon T J，Spriggs D，et al. IL-12 secreting tumor-targeted chimeric antigen receptor T cells eradicate ovarian tumors in vivo. Oncoimmunology，2015，4 (3)：e994446.

[31] Koneru M，O'Cearbhaill R，Pendharkar S，et al. A phase I clinical trial of adoptive T cell therapy using IL-12 secreting MUC-16 (ecto) directed chimeric antigen receptors for recurrent ovarian cancer. J Transl Med，2015，13：102.

[32] Zhao J，Zhao J，Perlman S. Diferential efects of IL-12 on Tregs and non-Treg T cells：roles of IFN-γ, IL-2 and IL-2R. PLoS One，2012，7：e46241.

[33] Chmielewski M，Kopecky C，Hombach A A，Abken H. IL-12 Release by Engineered T Cells Expressing Chimeric Antigen Receptors Can Efectively Muster an Antigen-Independent Macrophage Response on Tumor Cells Tat Have Shut Down Tumor Antigen Expression. Cancer Res，2011，71：5697-5706.

[34] Chinnasamy D，et al. Local delivery of interleukin-12 using T cells targeting VEGF receptor-2 eradicates multiple vascularized in mice. Clin Cancer Res，2012，18：1672-1683 .

[35] Lenzi R，Edwards R，June C，et al. Phase II study of intraperitoneal recombinant interleukin-12 (rhIL-12) in patients with peritoneal carcinomatosis (residual disease < 1 cm) associated with ovarian cancer or primary peritoneal carcinoma. J Transl Med，2007，5：66.

[36] Yeku O O，Purdon T J，Koneru M，et al. Armored CAR T cells enhance antitumor efficacy and overcome the tumor microenvironment. Sci Rep，2017，7 (1)：10541.

[37] Tanyi J L，Stashwick C，Plesa G，et al. Possible Compartmental Cytokine Release Syndrome in a Patient With Recurrent Ovarian Cancer After Treatment With Mesothelin-targeted CAR-T Cells. J Immunother，2017，40 (3)：104-107.

[38] Zhang M，Zhang D B，Shi H. Application of chimeric antigen receptor-engineered T cells in ovarian cancer therapy. Immunotherapy，2017，9 (10)：851-861.

[39] Morgan R A，Dudley M E，Wunderlich J R，et al. Cancer regression in patients after transfer of geneti-

cally engineered lymphocytes. Science，2006，314 (5796)：126-129.

[40] Zhao X，Zhang Z，Li H，et al. Cytokine induced killer cell-based immunotherapies in patients with different stages of renal cell carcinoma. Cancer Lett，2015，362 (2)：192-198.

[41] Pastorek J，Pastoreková S，Callebaut I，et al. Cloning and characterization of MN，a human tumor-associated protein with a domain homologous to carbonic anhydrase and a putative helix-loop-helix DNA binding segment. Oncogene，1994，9 (10)：2877-2888.

[42] Betof A S，Rabbani Z N，Hardee M E，et al. Carbonic anhydrase IX is a predictive marker of doxorubicin resistance in early-stage breast cancer independent of HER2 and TOP2A amplification. Br J Cancer，2012，106 (5)：916-922.

[43] Chu C Y，Jin Y T，Zhang W，et al. CAIX is upregulated in CoCl2-induced hypoxia and associated with cell invasive potential and a poor prognosis of breast cancer. Int J Oncol，2016，48 (1)：271-280.

[44] van Kuijk S J，Yaromina A，Houben R，et al. Prognostic Significance of Carbonic Anhydrase IX Expression in Cancer Patients：A Meta-Analysis. Front Oncol，2016，6：69.

[45] Bismar T A，Bianco F J，Zhang H，et al. Quantification of G250 mRNA expression in renal epithelial neoplasms by real-time reverse transcription-PCR of dissected tissue from paraffin sections. Pathology，2003，35 (6)：513-517.

[46] Bui M H，Seligson D，Han K R，et al. Carbonic anhydrase IX is an independent predictor of survival in advanced renal clear cell carcinoma：implications for prognosis and therapy. Clin Cancer Res，2003，9 (2)：802-811.

[47] Lamers C H，Sleijfer S，Vulto A G，et al. Treatment of metastatic renal cell carcinoma with autologous T-lymphocytes genetically retargeted against carbonic anhydrase IX：first clinical experience. J Clin Oncol，2006，24 (13)：e20-e22.

[48] Lamers C H，Willemsen R，van Elzakker P，et al. Immune responses to transgene and retroviral vector in patients treated with ex vivo-engineered T cells. Blood，2011，117 (1)：72-82.

[49] Lamers C H，Sleijfer S，van Steenbergen S，et al. Treatment of metastatic renal cell carcinoma with CAIX CAR-engineered T cells：clinical evaluation and management of on-target toxicity. Mol Ther，2013，21 (4)：904-912.

[50] Lamers C H，van Elzakker P，van Steenbergen S C，et al. Long-term stability of T-cell activation and transduction components critical to the processing of clinical batches of gene-engineered T cells . Cytotherapy，2013，15 (5)：620-626.

[51] Lamers C H，Klaver Y，Gratama J W，et al. Treatment of metastatic renal cell carcinoma (mRCC) with CAIX CAR-engineered T-cells-a completed study overview. Biochem Soc Trans，2016，44 (3)：951-959.

[52] Klaver Y，van Steenbergen S C，Sleijfer S，et al. Plasma IFN-atic renal cell carcinoma (mRith peripheral T-cell numbers but not toxicity in RCC patients treated with CAR T-cells. Clin Immunol，2016，169：107-113.

[53] Sanchez C，Chan R，Bajgain P，et al. Combining T-cell immunotherapy and anti-androgen therapy for prostate cancer. Prostate Cancer Prostatic Dis，2013，16 (2)：123-131，S1.

[54] Al-Khami A A，Mehrotra S，Nishimura M I. Adoptive immunotherapy of cancer：Gene transfer of T cell specificity. Self Nonself，2011，2 (2)：80-84.

[55] Gade T P，Hassen W，Santos E，et al. Targeted elimination of prostate cancer by genetically directed human T lymphocytes. Cancer Res，2005，65 (19)：9080-9088.

[56] Ledford H. A shot in the arm for cancer vaccines？Nature，2010，464 (7292)：1110-1111.

[57] Tanimoto T，Hori A，Kami M. Sipuleucel-T immunotherapy for castration-resistant prostate cancer. N

Engl J Med，2010，363（20）：1966.

[58] Lawrentschuk N. PSA testing and early management of test-detected prostate cancer- consensus at last. BJU Int，2016，117（Suppl 4）：5-6.

[59] Zhigang Z，Wenlv S. Prostate stem cell antigen（PSCA）expression in human prostate cancer tissues and its potential role in prostate carcinogenesis and progression of prostate cancer. World J Surg Oncol，2004，2：13.

[60] Raff A B，Gray A，Kast W M. Prostate stem cell antigen：a prospective therapeutic and diagnostic target. Cancer Lett，2009，277（2）：126-132.

[61] Ma Q，Safar M，Holmes E，et al. Anti-prostate specific membrane antigen designer T cells for prostate cancer therapy. Prostate，2004，61（1）：12-25.

[62] Pule M A，Savoldo B，Myers G D，et al. Virus-specific T cells engineered to coexpress tumor-specific receptors：persistence and antitumor activity in individuals with neuroblastoma. Nat Med，2008，14（11）：1264-1270.

[63] Zuccolotto G，Fracasso G，Merlo A，et al. PSMA-specific CAR-engineered T cells eradicate disseminated prostate cancer in preclinical models. PLoS One，2014，9（10）：e109427.

[64] Saeki N，Gu J，Yoshida T，et al. Prostate stem cell antigen：a Jekyll and Hyde molecule? Clin. Cancer Res，2010，16：3533-3538.

[65] Wente M N，Jain A，Kono E，et al. Prostate stem cell antigen is a putative target for immunotherapy in pancreatic cancer. Pancreas，2005，31（2）：119-125.

[66] Gu Z，Yamashiro J，Kono E，et al. Anti-prostate stem cell antigen monoclonal antibody 1G8 induces cell death in vitro and inhibits tumor growth in vivo via a Fc-independent mechanism. Cancer Res，2005，65（20）：9495-9500.

[67] Kloss C C，Condomines M，Cartellieri M，et al. Combinatorial antigen recognition with balanced signaling promotes selective tumor eradication by engineered T cells. Nat Biotechnol，2013，31（1）：71-75.

[68] Junghans R P，Ma Q，Rathore R，et al. Phase I Trial of Anti-PSMA Designer CAR-T Cells in Prostate Cancer：Possible Role for Interacting Interleukin 2-T Cell Pharmacodynamics as a Determinant of Clinical Response. Prostate，2016，76（14）：1257-1270.

第六节　CAR-T 细胞治疗骨肿瘤及皮肤软组织肿瘤

一、骨肉瘤和骨尤文肉瘤

　　骨肉瘤（osteosarcoma，OS）和骨尤文肉瘤（Ewing's sarcoma，EwS）是最常见的两种原发性骨恶性肿瘤。骨肉瘤又称成骨肉瘤，是骨恶性肿瘤中最多见的一种，多发生在 20 岁以下的青少年，死亡率较高。尤文肉瘤是一种低分化的恶性肿瘤，发病率略低于骨肉瘤，是儿童和青少年最常见的恶性原发性骨肿瘤[1]。尽管有多模式的治疗方法，但 EwS 和 OS 患者的预后仍不尽如人意。据统计，原发躯干部肿瘤患者 3 年无瘤存活率为 53%，原发肢体者 3 年无瘤存活率为 75%。肿瘤位于骨盆者预后最差，5 年存活率仅为 21%，而位于其他部位者生存率为 46%。因此，对于 OS 和 EwS，需要更加特异的治疗方法，下面将对

CAR-T 细胞治疗这两种肿瘤的现状予以概述[2,3]。

（一）骨肉瘤-HER2 靶点

1. 以 HER2 为靶点的临床前试验

除了在乳腺癌的治疗中是一个不错的靶点之外，HER2 也作为靶点之一被用于多种神经系统肿瘤的治疗，且表现出较好的肿瘤抑制效果[4~6]。2012 年，Rainusso 研究组通过人的骨肉瘤细胞体外成球试验发现，即使增加甲氨蝶呤的浓度也难以抑制骨肉瘤始祖细胞细胞球的形成，但 HER2 CAR-T 细胞却可以明显降低小鼠模型中骨肉瘤的产生。对小鼠体内移植的肿瘤进行分析，发现输注 CAR-T 细胞后小鼠体内骨肉瘤始祖细胞明显减少。该研究结果提示，HER2 CAR-T 细胞对于产生耐药性的骨肉瘤始祖细胞有明显的抑制作用，有望成为骨肉瘤治疗的另一种手段和途径，以提高临床治愈率[7]。

2. 以 HER2 为靶点的临床试验

Ahmed 研究组一直致力于 HER2 靶点的研究，继 2008 年对 HER2 CAR-T 细胞治疗成神经管细胞瘤的临床前研究报道后，2015 年该研究组又发表了一篇关于 HER2 CAR-T 细胞治疗 HER2$^+$ 骨肉瘤的报道。该研究为本领域内第一篇关于 HER2 CAR-T 细胞治疗骨肉瘤的 I/II 期临床试验，通过对入组的 19 名患者输注 $1\times10^4\sim1\times10^8$ 个不等的第二代 CAR-T 细胞，观察其临床疗效，并评估其安全性和有效性[8]。

研究结果显示，在最大剂量输注 CAR-T 细胞后，患者仍可耐受。16 名输注 1×10^5 个以上的 CAR-T 细胞的患者中，有 14 名患者 3h 后可检测到 HER2 CAR-T 细胞的存在。9 名输注 1×10^6 个以上 CAR-T 细胞的患者中有 7 名的 HER2 CAR-T 细胞可以持续存在 6 周以上。同时，检测到的 CAR-T 细胞都围绕在肿瘤细胞的周围。17 名参加临床疗效评估的患者中，有 4 名患者维持疾病稳定 12 周到 14 个月不等，其中 3 名患者的肿瘤基本消失。所有入组治疗的 19 名患者的总生存期为 10.3 个月，其中一人的肿瘤有超过 90％ 的坏死表现。该临床试验结果不仅显示 HER2 CAR-T 细胞治疗骨肉瘤是安全有效的，而且发现 HER2 CAR-T 细胞在体内可至少持续存在 6 周。由此推测，HER2 CAR-T 细胞可作为骨肉瘤的有效治疗手段之一[8]。

（二）骨尤文肉瘤（Ewing's sarcoma， EwS）

1. NKG2D 靶点

NKG2D 特异性的 CAR-T 细胞在多种肿瘤包括淋巴瘤、骨髓瘤和卵巢癌等的治疗中已经有了一些体内和体外的研究报道[9,10]，德国埃尔朗根-纽伦堡大学（Friedrich-Alexander-Universität Erlangen-Nürnberg）于 2012 年开展了一项 NKG2D CAR-T 细胞治疗 EwS 的研究[10]。发现使用不同的转染方法——mRNA 转染和慢病毒载体转染，对于配体诱导的受体下游调控的敏感性明显不同。体内和体外试验结果表明，靶向这一受体可以通过 CD8$^+$ 和 CD4$^+$ T 细胞有效清除 ESFT（Ewing's sarcoma family of tumors，ESFT）细胞，从而为传统的多模式治疗 EwS 提供了一种互补的途径，此外，也为 RNA 转染方法的可行性提供了证据[10]。

2. GD2 靶点

2012 年，Kailayangiri 研究组发现原本认为属于神经母细胞瘤特异表达的 GD2 在 EwS

上也有高表达。他们在 10 种 EwS 细胞系中检测到了 GD2 的表达，同时，在 14 名 EwS 患者中有 12 名发现了 GD2 的表达，因此，将 GD2 特异的嵌合受体 14.G2a-28ζ 构建在 CAR 上制备了 GD2 CAR-T 细胞。体外试验结果显示，GD2 CAR-T 细胞对 EwS 肿瘤细胞是具有杀伤作用的。此外，从 EwS 患者体内提取的 T 细胞经过 GD2 修饰后，也可以有效裂解自体肿瘤细胞。裸鼠体内试验也验证了输注 5 次 1×10^7 个 GD2 CAR-T 细胞后，EwS 肿瘤明显减少，而对照组的肿瘤则继续生长。因此，提示以 GD2 为靶抗原的 CAR-T 细胞对于 EwS 治疗是有一定效果的，但目前尚没有相关的临床试验提供明确的数据[11]。

除了 GD2 CAR-T 细胞外，德国明斯特大学儿童医院研究人员则通过靶向 GD2 的 CAR NK 细胞来治疗 EwS[12]。在这项研究中，使用 4-1BB（CD137）和 2B4（CD244）构建的第二代 CAR 和同时使用两个共刺激信号的第三代 CAR 的效果是等同的。此外，还发现 EwS 可能通过上调免疫抑制配体 HLA-G 来拮抗 GD2 CAR-NK 细胞的杀伤。据此，研究人员推测，HLA-G 可能是 EwS 免疫治疗的一个可能的检查点[12]。

（三）软组织肉瘤

2015 年，纽约医学院的研究人员报道了以 IGF1R（type Ⅰ insulin-like growth factor receptor）和 ROR1（tyrosine kinase-like orphan receptor 1）为靶点的 CAR-T 细胞治疗肉瘤的结果[13]。在他们的研究中发现 IGF1R 在 15 个肉瘤细胞系中均高表达，在 15 个检测的细胞系中，11 个均高表达 ROR1。这些细胞系包括尤文肉瘤、骨肉瘤、肺泡或者胚胎的横纹肌肉瘤和纤维肉瘤等。IGF1R 和 ROR1 CAR-T 细胞在受到肉瘤刺激后会产生大量的 IFN-γ，并且能明显延长 NOD 小鼠异种肉瘤模型的寿命，提示 IGF1R 和 ROR1 CAR-T 细胞可作为治疗高危险性肉瘤的候选方法。

2016 年，美国国家癌症研究所的研究人员构建了靶向 GD2 的第三代 CAR，使用的 GD2 scFv 单克隆抗体片段是 14g2a-scFv，共刺激信号是 CD28、OX40 和 CD3ζ，因此，构建的 CAR-T 细胞称作 14g2a.CD28.OX40.ζ。该细胞在体外可以有效杀死肉瘤细胞，但是在肉瘤移植鼠模型中，并没有对 $GD2^+$ 的肉瘤产生明显的抗瘤作用[14]。进一步的研究发现，在移植模型中存在大量的小鼠骨髓源性抑制细胞、单核细胞和粒细胞（MDSCs），体外试验显示，MDSCs 可抑制 CAR-T 细胞的应答。在荷瘤小鼠中使用全反式维甲酸（all-trans retinoic acid，ATRA）可以大量清除 MDSCs，推测 GD2 CAR-T 细胞联合 ATRA 有望提高其抗肿瘤作用[14]。

2017 年，德国法兰克福歌德大学的研究人员开展了一项 ErbB2 CAR CIK 治疗儿童复发性、难治性或者晚期的软组织肉瘤（soft tissue sarcoma，STS）的研究[15]。他们所使用的是第二代 CAR，慢病毒载体 pS-5.28.z-IEW 来靶向 ErbB2 表达阳性的肿瘤细胞。结果显示，ErbB2 CAR-CIK 细胞能对 ErbB2 阳性的横纹肌肉瘤细胞（rhabdomyosarcoma，RMA）及原代肉瘤产生明显的细胞毒性作用。在肿瘤 3D 培养模型中，与普通 CIK 相比，ErbB2 CAR-CIK 可发生明显增殖、浸润并有效裂解肿瘤细胞。

同年，美国克利夫兰和马里兰研究人员相继发表了两篇关于肉瘤免疫治疗的综述性文章[16,17]，在这两篇文章中关于 CAR-T 细胞治疗软组织肉瘤和骨肉瘤的临床试验总结如表 3-4 所示。

表 3-4　CAR-T 细胞治疗软组织肉瘤和骨肉瘤的临床试验总结

细胞类型	试验内容	临床试验编号	状态
NY-ESO-1 特异性 T 细胞	弗莱德·哈钦森癌症研究中心 NY-ESO-1CD8$^+$ T 细胞治疗表达 NY-ESO-1 的肉瘤临床 I 期试验	NCT02319824	招募中
HER2 CAR-T 细胞	贝勒医学院 临床 I 期 HER2 特异性 T 细胞治疗 HER2 表达阳性的晚期肉瘤和骨肉瘤	NCT00902044	招募中
anti-GD2 CAR-T 细胞	美国国家癌症研究所（NCI）临床 I 期 GD2 特异性的 CAR-T 细胞治疗儿童和青年	NCT02107963	招募中
MAGE-A3 CAR-T 细胞	美国国家癌症研究所（NCI）临床 I / II 期 MAGE-A3 特异性的 T 细胞,并且同时使用环磷酰胺、氟达拉滨和 IL-2	NCT02111850	招募中
MAGE-A3 CAR-T 细胞	美国国家癌症研究所（NCI）临床 I / II 期 MAGE-A3 特异性的 T 细胞,并且同时使用环磷酰胺、氟达拉滨和 IL-2	NCT02153905	招募中
NY-ESO-1 CAR-T 细胞	英国生物技术公司 Adaptimmune（ADAP）临床 I 期 NY-ESO-1 特异性 T 细胞治疗在标准化疗失败后的滑膜肉瘤	NCT01343043	招募中

注：CAR—chimeric antigen receptor，嵌合抗原受体。

二、恶性黑色素瘤

恶性黑色素瘤是一种可发生于皮肤、口腔黏膜和视网膜等处的、比较少见的、致死的含黑色素的肿瘤。该肿瘤起源于上皮的黑色素细胞或能够产生黑色素的神经鞘细胞，这些细胞的树枝状突触充满黑色素颗粒。恶性黑色素瘤的发生就是黑色素细胞恶变，色素生成和酪氨酸代谢发生异常所致[18]。黑色素瘤的发病率虽较基底细胞癌、鳞状细胞癌低，但其恶性度大，转移发生早，病死率高，因此，黑色素瘤的早期诊断、早期综合治疗相当重要[1,19]。根据美国国立卫生研究院下辖美国国家癌症研究所网站数据[20]，截止到 2013 年，在美国这种癌症的患者估计有 1034460 人，而皮肤和毛发颜色较浅的人患黑色素瘤的概率要高于皮肤和毛发颜色深的人群。根据该网站 2009～2013 年病例和死亡病例统计，皮肤黑色素瘤被发现的新病例数约为 21.8 人/10 万人，而死亡人数约为 2.7 人/10 万人。2010～2012 年的数据显示，约 2.1% 的人可能在其一生中的某个时间段被诊断出患有皮肤黑色素瘤。迄今为止，多种免疫方法已经应用于恶性黑色素瘤的治疗中，一些治疗药物已经取得较好的治疗效果，例如免疫检验点抗体药物 PD-1 等[21,22]。而 CAR-T 细胞应用在恶性黑色素瘤上的临床试验还不是很多，研究尚处于起步阶段，目前发现 DNAX 辅助分子（DNAM-1）和糖蛋白 100（glycoprotein 100，gp100）可能可以成为 CAR-T 细胞有效治疗恶性黑色素瘤的靶点。

（一）　DNAX 辅助分子（DNAX accessory molecule-1，　DNAM-1）靶点

2015 年，来自美国达特茅斯大学盖泽尔医学院的 Wu 等研究认为 DNAM-1 CAR-T 细胞可以成为有效治疗黑色素瘤的手段之一[23]。他们研究发现 DNAM-1 在多种肿瘤表面有表达，还有一些肿瘤如卵巢癌和白血病会下调 NK 细胞表面的 DNAM-1，以逃避 NK 细胞对肿瘤细胞的免疫监视。在 NK 细胞中，DNAM-1 作为激活信号，增加 NK 细胞对肿瘤的杀

伤作用，而在 T 细胞中，DNAM-1 则提供共刺激信号和黏附的功能。

研究人员将这个信号分子构建在第一代和第二代 CAR 中进行比较，观察有无 T 细胞共刺激分子是否会对 DNAM-1 CAR-T 细胞的杀伤能力和细胞因子分泌产生明显的影响。实验将 6 种含有不同共刺激分子的 DNAM-1 CAR-T 细胞通过荧光染色强度进行比较，发现只含有 CD3ζ 的 CAR 比含有共刺激分子 4-1BB 或者 CD28 的 CAR，在 T 细胞中表达更好的 DNAM-1。由于 DNAM-1 在多种肿瘤细胞表面均有配体的表达，体外细胞实验通常采用多种表达 DNAM-1 配体的肿瘤细胞共培养以观察 CAR-T 细胞的杀伤效果。实验结果显示，只含有 CD3ζ 的 DNAM-1 CAR-T 细胞（第一代 CAR-T 细胞）对肿瘤细胞的杀伤效果最好，亦有 IFN-γ 的大量分泌。通过给裸鼠黑色素瘤体内模型输注 2×10^6 个一代 DNAM-1 CAR-T 细胞后也观察到了较好的抑制肿瘤生长的作用。虽然 DNAM-1 配体在正常组织中也有一定量的表达，但该实验中并没有观察到与治疗有关的毒副作用[23]。

（二）糖蛋白 100（glycoprotein 100， gp100）靶点

2014 年，中国科学院微生物所病原微生物与免疫学重点实验室的 Zhang Ge 等将 CAR-T 和 TCR 的设计原理相结合，设计出更有效靶向黑色素瘤的治疗方案——TCR 样 CAR-T 细胞。与常规 CAR 的 scFv 不同，该研究中靶抗原 gp100/HLA-A2 的特异性抗体 GPA7 只含有一个抗原结合域，它对 gp100 的识别方式与 TCR 类似，遵循 TCR-MHC-多肽复合物的模式。将 GPA7 与 CD28 和 CD3ζ 相连接即构成 TCR 样 CAR 结构，作者在该研究中称之为 GPA7-28z。体外细胞实验时，给予 GPA7-28z T 细胞和空载 T 细胞以 gp100209-217 和对照 Flu58-66 多肽刺激时，ELISPOT 检测发现其产生的 IFN-γ 的量不同。只有被 gp100209-217 刺激的 GPA7-28z T 细胞能够产生大量的 IFN-γ，其他组合均不能，表明 GPA7-28z T 细胞可对 gp100/HLA-A2 的黑色素瘤细胞产生特异性应答。在 HLA-A2 阳性的黑色素瘤细胞的裸鼠实验模型中，在瘤内注射 5×10^6 个 GPA7-28z T 细胞后 2~3 天便可观察到肿瘤明显缩小且生长缓慢，而对照组裸鼠的肿瘤则继续生长。两组小鼠的中位生存期分别为 43.5 天和 28 天，存在明显的差异。因此，研究人员相信这种 TCR 样 CAR-T 细胞有望为黑色素瘤患者提供一种有效、可行的治疗方案[24]。

（曹俊霞　董　杰　王　态　王　磊　游　嘉）

参 考 文 献

[1] Siegel R，Ma J，Zou Z，et al. Cancer statistics，2014. CA Cancer J Clin，2014，64（1）：9-29.

[2] Stahl M，Ranft A，Paulussen M，et al. Risk of recurrence and survival after relapse in patients with Ewing sarcoma. Pediatr Blood Cancer，2011，57（4）：549-553.

[3] Ferrari S，Luksch R，Hall K S，et al. Post-relapse survival in patients with Ewing sarcoma. Pediatr Blood Cancer，2015，62（6）：994-999.

[4] Ahmed N，Ratnayake M，Savoldo B，et al. Regression of experimental medulloblastoma following transfer of HER2-specific T cells. Cancer Res，2007，67（12）：5957-5964.

[5] Ozaki M，Kishigami S，Yano R. Expression of receptors for neuregulins，ErbB2，ErbB3 and ErbB4，in developing mouse cerebellum. Neurosci Res，1998，30：351-354.

［6］ Gilbertson R J，Pearson A D，Perry R H，et al. Prognostic significance of the c-erbB-2 oncogene product in childhood medulloblastoma. Br J Cancer，1995，71：473-477.

［7］ Rainusso N，Brawley V S，Ghazi A，et al. Immunotherapy targeting HER2 with genetically modified T cells eliminates tumor-initiating cells in osteosarcoma. Cancer Gene Ther，2012，19（3）：212-217.

［8］ Ahmed N，Brawley V S，Hegde M，et al. Human Epidermal Growth Factor Receptor 2（HER2）-Specific Chimeric Antigen Receptor-Modified T Cells for the Immunotherapy of HER2-Positive Sarcoma. J Clin Oncol，2015，33（15）：1688-1696.

［9］ Barber A，Zhang T，DeMars L R，et al. Chimeric NKG2D receptor-bearing T cells as immunotherapy for ovarian cancer. Cancer Res，2007，67（10）：5003-5008.

［10］ Lehner M，Götz G，Proff J，et al. Redirecting T cells to Ewing's sarcoma family of tumors by a chimeric NKG2D receptor expressed by lentiviral transduction or mRNA transfection. PLoS One，2012，7（2）：e31210.

［11］ Kailayangiri S，Altvater B，Meltzer J，et al. The ganglioside antigen G（D2）is surface-expressed in Ewing sarcoma and allows for MHC-independent immune targeting. Br J Cancer，2012，106（6）：1123-1133.

［12］ Kailayangiri S，Altvater B，Spurny C，et al. Targeting Ewing sarcoma with activated and GD2-specific chimeric antigen receptor-engineered human NK cells induces upregulation of immune-inhibitory HLA-G. Oncoimmunology，2016，6（1）：e1250050.

［13］ Huang X，Park H，Greene J，et al. IGF1R-and ROR1-Specific CAR T Cells as a Potential Therapy for High Risk Sarcomas. PLoS One，2015，10（7）：e0133152.

［14］ Long A H，Highfill S L，Cui Y，et al. Reduction of MDSCs with All-trans Retinoic Acid Improves CAR Therapy Efficacy for Sarcomas. Cancer Immunol Res，2016，4（10）：869-880.

［15］ Merker M，Pfirrmann V，Oelsner S，et al. Generation and characterization of ErbB2-CAR-engineered cytokine-induced killer cells for the treatment of high-risk soft tissue sarcoma in children. Oncotarget，2017，8（39）：66137-66153.

［16］ Anderson P M. Immune Therapy for Sarcomas. Adv Exp Med Biol，2017，995：127-140.

［17］ Nathenson M J，Conley A P，Sausville E. Immunotherapy：A New（and Old）Approach to Treatment of Soft Tissue and Bone Sarcomas. Oncologist，2017，23（1）：71-83.

［18］ Chin L，Garraway L A，Fisher D E. Malignant melanoma：genetics and therapeutics in the genomic era. Genes Dev，2006，20（16）：2149-2182.

［19］ Guy G P，Ekwueme D U. Years of Potential Life Lost and Indirect Costs of Melanoma and Non-Melanoma Skin Cancer. Pharmacoeconomics，2011，29（10）：863-874.

［20］ National Cancer Institute at the National Institutes of Health. 2016 http：//seer. cancer. gov/statfacts/html/melan. html.

［21］ Mahoney K M，Freeman G J，McDermott D F. The Next Immune-Checkpoint Inhibitors：PD-1/PD-L1 Blockade in Melanoma. Clin Ther，2015，37（4）：764-782.

［22］ Homet Moreno B，Parisi G，Robert L，et al. Anti-PD-1 therapy in melanoma. Semin Oncol，2015，42（3）：466-473.

［23］ Wu M R，Zhang T，Alcon A，et al. DNAM-1-based chimeric antigen receptors enhance T cell effector function and exhibit *in vivo* efficacy against melanoma. Cancer Immunol Immunother，2015，64（4）：409-418.

［24］ Zhang G，Wang L，Cui H，et al. Anti-melanoma activity of T cells redirected with a TCR-like chimeric antigen receptor. Sci Rep，2014，4：3571.

第七节 可用于多种实体瘤的靶点

随着 CAR-T 技术突破性的发展，越来越多的治疗靶点应用到实体瘤的治疗当中。在肿瘤免疫治疗中，肿瘤营造的免疫抑制环境一直是限制 CAR-T 细胞疗效的关键因素。成型的实体肿瘤是一个复杂的组织，它不仅由肿瘤细胞组成，还包括基质细胞、炎症细胞、脉管系统和细胞外基质（ECM）等，所有这些总和定义为肿瘤微环境（TME）。TME 可以在肿瘤组织周围形成生物屏障以阻碍淋巴细胞的渗透。活化的 T 细胞为了能进入并破坏肿瘤组织，它们通常需要分泌酶类以对 ECM 进行降解[1~3]。

一、肝素酶靶点

细胞外基质是肿瘤浸润和侵袭过程中很重要的一道屏障，肝素酶（heparanase，HPSE）是可以降解细胞外基质中的硫酸类肝素蛋白聚糖的内切酶[4~6]。2015 年，Caruana 等发现肝素酶在 T 细胞向肿瘤浸润的过程中发挥着重要的作用[7]。培养的 CAR-T 细胞不容易穿透基质较多的实体瘤，而淋巴组织和血液系统肿瘤不存在这一问题。Caruana 等 2015 年的研究中部分解决了 T 细胞体外扩增后细胞衰老和功能下降这一重要问题，改善了 CAR-T 细胞治疗实体瘤的临床疗效。

Caruana 等研究人员则首先对 T 细胞体外扩增后降解 ECM 的能力进行评价，发现长时间的体外培养扩增 T 细胞会使其肝素酶逐渐丢失，降解细胞基质能力下降。而肝素酶的表达下调可能与细胞内 p53 对其启动子的抑制作用有关。当增加 T 细胞的肝素酶表达后，其穿透肿瘤的能力显著增强。因此，Caruana 等研究人员将 HPSE 和 GD2 共同构建在第二代 CAR 上，发现只有表达 HPSE 的 CAR-T 细胞才具有肿瘤浸润和杀伤的能力。为了观察体内的杀伤效率，研究人员制备了 3 个 NSG 小鼠神经细胞瘤异种移植肿瘤模型。为荷瘤小鼠输注 HPSE CAR-T 细胞后，小鼠体内的肿瘤体积明显减小，浸润的 T 细胞增加，小鼠生存率明显提高。该实验说明增加 CAR-T 细胞内肝素酶可能增强其抗肿瘤的活性[7]。

二、硫酸软骨素蛋白多糖 4 靶点

硫酸软骨素蛋白多糖 4（chondroitin sulfate proteoglycan 4，CSPG4）是一种系统发育中高度保守的 I 型跨膜糖蛋白，在人体正常组织中表达量低且分布局限，可参与血管生成和维持干细胞活性并有自我更新的特性[8]。正常情况下，CSPG4 在干细胞的终末分化阶段停止表达，但在多种恶性肿瘤表面均高表达，如黑色素瘤、胰腺癌、乳腺癌等，可促进肿瘤细胞的生长、侵袭等[9]。

Geldres 等在 2014 年构建了 CSPG4 特异性第二代 CAR-T 细胞，以此检测其对于 CSPG4+肿瘤的杀伤效果和对正常组织的影响。研究发现，CSPG4 在黑色素瘤、乳腺癌和头颈鳞状细胞癌中有高表达，但在其他肿瘤组织中也有较高的表达，如恶性胶质瘤、肾癌和骨肉瘤。在体外细胞杀伤实验中发现，CSPG4 CAR-T 细胞对 CSPG4+细胞有较强的杀伤作用，但对原代的正常组织没有任何杀伤作用。在与 CSPG4+肿瘤细胞共培养时，CSPG4

CAR-T 细胞会分泌大量的 IL-2 和 IFN-γ。通过给免疫缺陷小鼠皮下注射人黑色素瘤、乳腺癌和头颈鳞状细胞癌制备相应的肿瘤模型后，输注 CSPG4 CAR-T 细胞能明显抑制这些肿瘤在体内的生长速度，肿瘤体积也出现明显缩小。以上实验证明 CSPG4 CAR-T 细胞可以有效杀伤肿瘤组织，同时对正常组织没有明显的损伤，可以作为 CAR-T 免疫细胞治疗的有效靶点[10]。

同年，Beard 等也得出相同的结论，他们发现 CSPG4 在乳腺癌、黑色素瘤、神经胶质瘤、间皮瘤和骨肉瘤中均高表达，但在 30 种正常组织中则没有检测到 CSPG4 的表达。此外，他们首次报道 CSPG4 在神经胶质瘤肿瘤干细胞中也有高表达，CSPG4 CAR-T 细胞可以识别并有效杀伤肿瘤干细胞。多种肿瘤细胞都有 CSPG4 的表达更加说明 CSPG4 有较大的潜力成为免疫细胞治疗的靶点[11]。

三、受体酪氨酸激酶样孤儿受体 1 靶点

有研究显示，受体酪氨酸激酶样孤儿受体 1（receptor tyrosine kinase-like orphan receptor-1，ROR1）均匀地表达在卵巢癌、三阴性乳腺癌和肺腺癌的一些亚型中。与之前的研究不同的是，研究人员也发现 ROR1 在几种正常组织中也有表达，包括甲状旁腺、胰腺和食管、胃及十二指肠等[12,13]。为了探索 ROR1 在正常细胞上的低表达是否会导致毒性或者产生不良反应，研究人员将 ROR1 CAR-T 细胞过继转移至非人类灵长目动物模型中，发现 ROR1 CAR-T 细胞不会引起对正常器官的明显毒性[13]。

四、其他靶点相关的临床试验

Ⅱ型跨膜糖蛋白 CD70 是肿瘤坏死因子家族成员，主要表达于抗原递呈细胞（APCs），如 B 细胞、DC 细胞中；少量的 T 细胞和多种肿瘤细胞，比如肾癌、结直肠癌、肝癌和喉癌等中都高表达。NCI 开展的临床试验（ID：NCT02830724）是以 CD70 为靶点治疗 CD70 高表达的肿瘤。解放军 301 医院开展了一项以 CD133 为靶点治疗复发性、难治性晚期恶性肿瘤的临床试验（ID：NCT02541370）。西雅图儿童医院（Seattle Children's Hospital）开展的靶向 CD171 治疗神经母细胞瘤的临床试验（ID：NCT02311621）也正在招募患者。伦敦国王学院（ID：NCT01818323）研究免疫治疗头颈部肿瘤的临床试验，是靶向 ErbB2 构建了第二代 CAR-T 细胞，并将其命名为 T1E28z，研究瘤内注射该细胞的安全性[14~16]。瑞士苏黎世大学（University of Zurich）开展的临床试验（ID：NCT01722149）靶向成纤维细胞活化蛋白（fibroblast activation protein，FAP）治疗 FAP 表达阳性的胸膜间皮瘤，最初于 2013 年注册，于 2016 年进行了更新[17,18]。澳大利亚墨尔本皮特马克卡伦癌症中心（Peter MacCallum Cancer Centre）开展了靶向路易斯-Y 抗原（Lewis Y antigen，LeY antigen）的 CAR-T 细胞治疗脊髓发育不良综合征、骨髓瘤和急性髓细胞样白血病。Lewis Y 抗原属于岩藻糖化乳糖系列寡糖（LeY、LeX 和 H1），它的结构为［Fuc 1,2-Gal 1,4（Fuc1,3）-GlcNAc1-3Gal］。该项研究最初开始于 2010 年，预计完成时间为 2013 年 12 月，近两年没有太多更新，目前这项研究的招募情况仍然不是非常清楚。

（曹俊霞　王态董杰）

参 考 文 献

[1] Vannucci L. Stroma as an Active Player in the Development of the Tumor Microenvironment. Cancer Microenviron, 2015, 8 (3): 159-166.

[2] Kim Y, Othmer H G. A hybrid model of tumor-stromal interactions in breast cancer. Bull Math Biol, 2013, 75 (8): 1304-1350.

[3] Bhome R, Bullock M D, AI Saihati H A, et al. A top-down view of the tumor microenvironment: structure, cells and signaling. Front Cell Dev Biol, 2015, 3: 33.

[4] Vlodavsky I, Ilan N, Naggi A, et al. Heparanase: structure, biological functions, and inhibition by heparin-derived mimetics of heparan sulfate. Curr Pharm Des, 2007, 13: 2057-2073.

[5] Fridman R, Lider O, Naparstek Y, et al. Soluble antigen induces T lymphocytes to secrete an endoglycosidase that degrades the heparan sulfate moiety of subendothelial extracellular matrix. J Cell Physiol, 1987, 130 (1): 85-92.

[6] Parish C R. The role of heparan sulphate in inflammation. Nat Rev Immunol, 2006, 6: 633-643.

[7] Caruana I, Savoldo B, Hoyos V, et al. Heparanase promotes tumor infiltration and antitumor activity of CAR-redirected T lymphocytes. Nat Med, 2015, 21 (5): 524-529.

[8] Wang X, Wang Y, Yu L, et al. CSPG4 in cancer: multiple roles. Curr Mol Med, 2010, 10 (4): 419-429.

[9] Price M A, Colvin Wanshura L E, Yang J, et al. CSPG4, a potential therapeutic target, facilitates malignant progression of melanoma. Pigment Cell Melanoma Res, 2011, 24 (6): 1148-1157.

[10] Geldres C, Savoldo B, Hoyos V, et al. T lymphocytes redirected against the chondroitin sulfate proteoglycan-4 control the growth of multiple solid tumors both *in vitro* and *in vivo*. Clin Cancer Res, 2014, 20 (4): 962-971.

[11] Beard R E, Zheng Z, Lagisetty K H, et al. Multiple chimeric antigen receptors successfully target chondroitin sulfate proteoglycan 4 in several different cancer histologies and cancer stem cells. J Immunother Cancer, 2014, 2: 25.

[12] Balakrishnan A, Goodpaster T, Randolph-Habecker J, et al. Analysis of ROR1 Protein Expression in Human Cancer and Normal Tissues. Clin Cancer Res, 2017, 23 (12): 3061-3071.

[13] Berger C, Sommermeyer D, Hudecek M, et al. Safety of targeting ROR1 in primates with chimeric antigen receptor-modified T cells. Cancer Immunol Res, 2015, 3 (2): 206-216.

[14] Davies D M, Foster J, van der Stegen S J, et al. Flexible targeting of ErbB dimers that drive tumorigenesis by using genetically engineered T cells. Mol Med, 2012, 18: 565-576.

[15] Wilkie S, Burbridge S E, Chiapero-Stanke L, et al. Selective expansion of chimeric antigen receptor-targeted T-cells with potent effector function using interleukin-4. J Biol Chem, 2010, 285 (33): 25538-25544.

[16] van Schalkwyk M C, Papa S E, Jeannon J P, et al. Design of a phase I clinical trial to evaluate intratumoral delivery of ErbB-targeted chimeric antigen receptor T-cells in locally advanced or recurrent head and neck cancer. Hum Gene Ther Clin Dev, 2013, 24 (3): 134-142.

[17] Schuberth P C, Hagedorn C, Jensen S M, et al. Treatment of malignant pleural mesothelioma by fibroblast activation protein-specific re-directed T cells. J Transl Med, 2013, 11: 187.

[18] Petrausch U, Schuberth P C, Hagedorn C, et al. Re-directed T cells for the treatment of fibroblast activation protein (FAP) -positive malignant pleural mesothelioma (FAPME-1). BMC Cancer, 2012, 12: 615.

第八节　CAR-T 细胞治疗实体瘤的现状和展望

癌症治疗领域新星 CAR-T 细胞治疗，即嵌合抗原受体 T 细胞免疫疗法，利用患者自身的免疫细胞来清除肿瘤细胞，在急性白血病和非霍奇金淋巴瘤的治疗上有着显著的疗效，被认为是最有前景的肿瘤治疗方式之一。小女孩 Emily Whitehead 的故事更是激励了无数科研工作者投身到 CAR-T 细胞治疗的研究中。那么在血液系统肿瘤领域表现不俗的 CAR-T 细胞疗法在实体瘤领域会同样有效吗？实际上，由于实体肿瘤复杂的遗传异质性、免疫抑制微环境的因素，CAR-T 技术在应用到实体瘤治疗时面临诸多挑战。

早期尝试将 CAR-T 技术应用至实体瘤时便发现相应的靶点可能同时表达于正常组织，从而引起相应组织的损伤（脱靶效应）。例如，Richard A. Morgan 等[1] 在为一例 39 岁的结肠癌女性患者输注 ErbB2 特异性 CAR-T 细胞后，患者于 15min 之内便出现呼吸窘迫，胸片显示有肺浸润；在接下来的 12h 出现了 2 次心跳骤停，并于 5 日后死亡。该患者的血清检测发现其 IFN-γ、GM-CSF、TNF-α、IL-6 和 IL-10 都显著升高。研究者推测是由于输注的 CAR-T 细胞快速定位于肺部，与肺上皮细胞表达的低水平 ErbB2 结合从而激发了细胞因子风暴所致。目前，CAR-T 用于实体瘤的诸多尝试大部分都没有取得良好或持续的临床应答。最好的临床结果来自以 GD-2 为靶点的成神经细胞瘤[2] 的治疗，19 例患者中有 3 例患者达到了完全缓解（CR）。其他的实体瘤，比如结肠癌[3]、卵巢癌[4]、肾癌[5,6]、间皮瘤[7]、肉瘤[8] 等均有所报道，但通常病情稳定（stable disease，SD）已是最好的临床结果。

我国肿瘤实体瘤发病率高，5 年平均生存率低，对实体瘤治疗新技术的研发是刚性需求，实体瘤应成为我们关注的重点。与 CAR-T 细胞疗法在实体瘤治疗中效果不佳有关的可能因素有：①难以找到合适的靶点；②CAR-T 细胞在体内的增殖和/或存活受限；③CAR-T 细胞向肿瘤组织的运输不畅；④肿瘤抑制微环境对 CAR-T 细胞发挥作用的阻挠。下面将针对这几个方面做一综述。

一、靶点的选择

CAR-T 免疫治疗的实施，首先要进行的便是肿瘤相关抗原（TAA）的选择。理想的 TAA 应高表达于肿瘤细胞表面，同时在正常组织中不表达，至少要低表达。与在血液系统肿瘤中应用广泛的 CD19 靶点不同，CD19 虽然在 B 细胞发育的某些阶段也有所表达，但这些细胞在免疫系统中的作用并非举足轻重，所以以 CD19 为靶点的 CAR-T 细胞在表达 CD19 的血液系统肿瘤治疗中取得了不错的疗效，同时并未给免疫系统带来重创。然而，在实体瘤中尚未找到一个如 CD19 般的理想靶点。世界各地的研究者们也正在为此做出尝试和努力，一系列靶点被用于各种实体瘤并正在进行临床试验，包括 CD20、CD30、CD138、CD171、EGFR、EGFRvⅢ、ErbB2、FAP、GD-2、Her-2、NKG2D 配体、间皮素等[9]。

作为只在肿瘤细胞上表达的新抗原（neoantigen），对研究者具有很大的吸引力。遗憾的是，新抗原大多源自肿瘤的特异性突变，具有高度个性化的特点，因此，用新抗原构建相应的 CAR-T 细胞在临床应用上并不现实。好在研究者们鉴定出了几个表达相对广泛的新抗原。例如，EGFR 突变体 3（EGFRvⅢ）仅在恶性肿瘤细胞，尤其是胶质母细胞瘤上表达。

该抗原已在胶质母细胞瘤的小鼠模型中显示出了很好的疗效，相关的临床试验（NCT02209376，NCT01454596）也正在进行。类似的抗原还包括突变的 MUC1，很多肿瘤中均发现存在 MUC1 胞外糖蛋白的异常糖基化，其特异性 CAR-T 细胞可在乳腺癌的动物异种移植模型中明显延缓肿瘤的进展。此外，在很多卵巢肿瘤细胞中高表达的 MUC16 也报道了类似的效果[10]。

有些抗原在生长发育过程中表达，但在正常的成年组织和转化细胞中表达不高，CEA 就是这样一种抗原。有报道显示，CEA 特异性 CAR-T 细胞可使小鼠的相应肿瘤细胞消退。然而，一项 CEA 特异性 TCR-T 细胞的 I 期临床试验[11] 则发现，在 3 例转移性结肠癌患者中，仅有 1 例出现肺部和肝脏转移灶的客观消退，且 3 例患者都发生了严重的暂时性结肠炎。

与肿瘤特异性抗原相对应，还有一类抗原称为肿瘤选择性抗原，它们在转化细胞中高表达，但在正常组织细胞中表达水平很低，例如间皮素。间皮素在间皮瘤、卵巢癌和胰腺癌中高表达，在胸膜、腹膜、心包膜表面有低水平表达。目前，拥有人源和鼠源 scFv 的间皮素特异性 CAR-T 细胞正在临床试验中（NCT02414269 和 NCT02159716）[10,12,13]。

二、 CAR-T 细胞在体内的增殖存活

David L. Porter 等[14] 发现在慢性淋巴细胞性白血病患者中，CD19 CAR-T 细胞（CTL019 T 细胞）在体内的扩增和存活状况与患者对 CTL019 T 细胞的应答呈现正相关。CTL019 T 细胞在完全缓解、部分缓解和无应答的患者体内的增殖程度递减。达到完全缓解的患者，其体内的 CTL019 T 细胞在细胞输注 3 年之后，依然保持对 CD19$^+$ 细胞的特异性应答，提示至少部分细胞在细胞输注数年之后并没有耗竭而维持着正常的功能。CAR-T 细胞能否在体内持久存活和增殖并维持正常的功能对其疗效有着重要的影响。

然而，与血液系统肿瘤相比，从实体瘤的 CAR-T 试验中发现，CAR-T 细胞的存活增殖并不好。例如，卵巢癌患者的 I 期临床试验[4] 显示，α 叶酸受体（FR）特异性 CAR-T 细胞于输注后的前两天在血液循环中大量存在，但 1 个月后在大部分患者中均难以检测到其存在。类似地，为成神经细胞瘤患者[15] 输注的 L1-CEM 特异性 CAR-T 细胞，除了 1 位在首次输注之后得到病情稳定（SD）的患者，于第 2 次输注后 6 周依然可以检测到 CAR-T 细胞的存在之外，其余患者大多只能在输注后 1～7 天检测到。细胞的存活可能与输注细胞的剂量没有关系，因为第 2 次输注时加大剂量并没有在循环中检测到更多的 CAR-T 细胞存在[15]。Chrystal U. Louis 等虽然在某些成神经细胞瘤患者中发现 GD-2 特异性 CAR-T 细胞可在体内存活超过 96 周，但比例很低。实际上，大部分患者在 CAR-T 细胞输注 6 周之后即难以检测到。输注前 CAR-T 细胞中的 CD4$^+$ 和中枢记忆性 T 细胞（CD45RO$^+$CD62L$^+$）的比例与其在患者体内的存活时间长短呈现正相关[2,16]。

影响 CAR-T 细胞在患者体内存活的因素还不清楚，CAR-T 细胞的分化和功能状态、CAR 与靶点的亲和力大小、CAR 的免疫原性以及患者方面的因素均可对其产生影响。若能延长 CAR-T 细胞在患者体内的存活时间，促进其在体内的增殖，将可能有助于为实体瘤患者带来更持久的临床应答[17]。Chrystal U. Louis 等便在用 GD-2 特异性 CAR-T 细胞治疗的成神经细胞瘤患者中发现，细胞输注后 CAR-T 细胞的存活时间越长，则患者越晚出现疾病进展[2]。

三、 CAR-T 细胞在体内的运输

治疗血液系统肿瘤时，CAR-T 细胞倾向于向血液、淋巴结和骨髓中迁移，从而发挥其杀伤肿瘤的功效。然而，对大部分实体瘤而言，如何将 CAR-T 细胞高效地"导向"至肿瘤发生部位却是一大难题。首先，实体瘤周围的肿瘤浸润淋巴细胞（TIL）数量很少，提示 T 细胞定向至肿瘤部位的艰难。其次，CAR-T 细胞治疗实体瘤尚需要足够数量的特异性 T 细胞——CAR-T 细胞定向至肿瘤部位，便更为困难（图 3-5）。

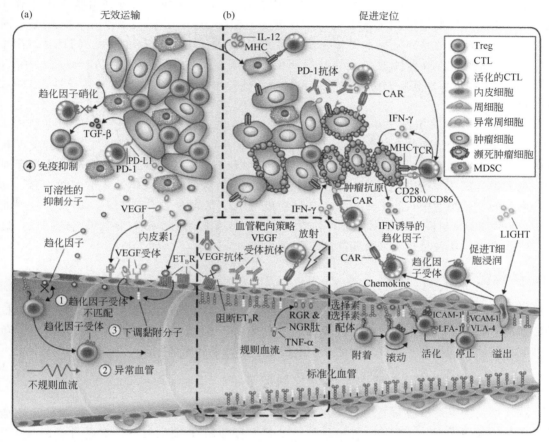

图 3-5　影响 T 细胞"浸润"实体瘤的因素[18]

（a）影响 CTL 进入肿瘤微环境的可能因素：①T 细胞表面的趋化因子受体难以与肿瘤分泌的趋化因子匹配；②血管异常；③内皮细胞上的黏附分子表达下调；④其他的肿瘤免疫抑制因素，包括抑制性细胞、可溶性因子以及检查点分子通路等

（b）促进 T 细胞浸润的策略：使用抗 PD-1 为代表的检查点抑制剂；对 T 细胞进行基因编辑，使之表达特定的趋化因子受体；给予 IL-12 以提升抗原递呈力或是借助 LIGHT 促进肿瘤趋化因子的分泌。虚线框中所示的一些靶向肿瘤血管的策略亦被证明可以促进 T 细胞进入肿瘤部位

MHC—主要组织相容性复合体；TGF-β—转化生长因子-β；PD-L1—PD-1 配体-1；IFN-γ—γ-干扰素；TCR—T 细胞受体；VEGF—血管内皮生长因子；ET_BR—内皮素 B 受体；TNF-α—肿瘤坏死因子-α；ICAM-1—细胞间黏附分子-1；VCAM-1—血管细胞黏附分子-1；LFA-1—淋巴细胞功能相关抗原-1；VLA-4—很晚期抗原-4；RGR&NGR—两种肿瘤归巢肽；LIGHT—淋巴毒素类似物，肿瘤坏死因子超家族成员之一；Treg—调节性 T 细胞；CTL—细胞毒性 T 细胞；MDSC—骨髓来源抑制细胞

Michael H. Kershaw 等在为卵巢癌患者进行过继转移之前，将 FR 特异性 CAR-T 细胞进行放射性标记，以对其在体内的运输进行追踪。结果发现，CAR-T 细胞最先出现于肺部，继而在肝脏和脾脏中也有所聚集，但在卵巢癌组织中并没有发现放射性标记的特异性细胞的存在，提示 CAR-T 细胞不易到达肿瘤部位[4]。

除了放射性标记外，还有研究者通过定量 PCR 的方法对输注到患者体内的 CAR-T 细胞进行检测。例如，Nabil Ahmed 等[8] 在 2 例切除的 HER-2 阳性的实体瘤组织（分别是神经外胚层瘤和骨肉瘤）中，检测到了 T 细胞的存在（CD3+ 免疫组化），并且经定量 PCR 鉴定有 CAR 特异性基因存在，意味着该肿瘤组织存在 CAR-T 细胞；另外还有 3 例虽然有 T 细胞但因缺乏相应的定量 PCR 结果而难以判定是否有特异性的 CAR-T 细胞。有趣的是，同一患者同一时间点的外周血标本中却并没有检测到 CAR-T 细胞的存在，提示 HER-2 特异性 CAR-T 细胞可能特异性地归巢到肿瘤部位或在该部位发生了增殖。Gregory L. Beatty 等[7] 也在 1 例转移性胰腺癌患者的腹水和肿瘤活检标本中检测到了间皮素特异性 CAR 基因的存在。

总体而言，CAR-T 细胞在体内的运输数据有限，难以做出定论。此外，不论是影像学的方法还是分子生物学的方法都难以对肿瘤微环境中 CAR-T 细胞的密度、T 细胞的类型和具体定位做出准确回答。与此同时，为使 CAR-T 细胞更容易接近肿瘤组织，研究人员还在肝癌患者中尝试了肿瘤内注射[7] 或经皮肝动脉滴注[3] 的方法，但疗效并不尽如人意。其中，后者的 6 位患者中，除了 1 位处于病情稳定（SD）阶段外，其余 5 人均因疾病进展而死亡，说明即使 CAR-T 细胞已经进入肿瘤组织，依然有其他因素影响着其最终的疗效。这些影响因素中，便包括接下来要阐述的一部分内容。

四、肿瘤微环境

肿瘤微环境对与肿瘤浸润淋巴细胞以及达到肿瘤部位的 CAR-T 细胞能否最终发挥其抗肿瘤效应十分重要。通常情况下，肿瘤微环境会抑制 T 细胞功能的发挥，一些可溶性的免疫抑制因子、肿瘤细胞本身和周围的非肿瘤细胞均参与了肿瘤抑制微环境的构成（图 3-6）。

（一）肿瘤抑制微环境之可溶性抑制因子

肿瘤部位的炎症反应常常有很多细胞因子和可溶性因子的参与，可影响肿瘤的免疫应答，例如前列腺素 E2（PGE2）和腺苷等，二者均可抑制 T 细胞的增殖和活性。Su 等[19] 发现，PGE2 和腺苷可激活 cAMP-PKA 信号通路，从而实现对进入肿瘤微环境的活化免疫细胞的抑制。最近的研究发现，若阻断 PKA 与 ezrin 膜蛋白的结合，则可明显提高 CAR-T 细胞的抗肿瘤活性[20]。

肿瘤微环境中的抑制性细胞因子，最重要的便是 TGF-β，它可同时抑制 T 细胞和巨噬细胞的功能。有研究发现，阻断 TGF-β 受体可有效地增强 T 细胞治疗的疗效[21]。其他抑制性细胞因子还包括 IL-10 和 IL-4 等。

（二）肿瘤抑制微环境之抑制性免疫细胞

调节性 T 细胞（Treg）、髓系抑制细胞（MDSC）以及肿瘤相关巨噬细胞/中性粒细胞（TAM/TAN）等抑制性免疫细胞均参与了肿瘤抑制微环境的形成。其中，Treg 是大家所熟知的免疫抑制细胞，可通过抑制细胞间的直接接触以及释放可溶性抑制因子如 TGF-β 和 IL-

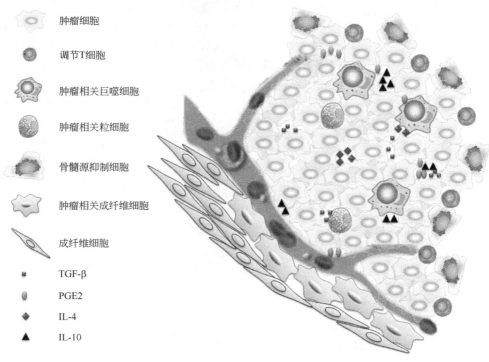

图例：
- 肿瘤细胞
- 调节T细胞
- 肿瘤相关巨噬细胞
- 肿瘤相关粒细胞
- 骨髓源抑制细胞
- 肿瘤相关成纤维细胞
- 成纤维细胞
- TGF-β
- PGE2
- IL-4
- IL-10

图 3-6　肿瘤微环境示意图

10 等发挥其对 T 细胞的抑制功能。来自 4 项过继细胞治疗的临床试验显示，对过继转移治疗无应答的患者外周血中往往含有更高比例的 CD4$^+$FoxP3$^+$ Treg 细胞，提示 CD4$^+$ Treg 细胞可抑制肿瘤治疗的疗效[22]。

其他免疫抑制细胞，MDSC、M2-TAM 和 N2-TAM 可产生很多抑制性因子，如 TGF-β、PGE2、活性氧等，从而抑制 CAR-T 细胞的功能[10]。此外，在对肿瘤抗原进行应答的过程中，T 细胞本身也会表达多种抑制性受体，如 TIM-3（T 细胞膜蛋白-3）、LAG-3（淋巴细胞活化蛋白-3）、ITIM 结构域以及大家所熟知的 CTLA-4（细胞毒性 T 细胞相关抗原-4）和 PD-1（程序性死亡蛋白-1）等[23]。其中，TAM 高表达 PD-L1，可通过与 CAR-T 细胞表面的 PD-1 结合起到抑制 CAR-T 细胞功能的效果；MDSC 还可招募 Treg 细胞等[10]。

五、　CAR-T 细胞治疗实体肿瘤的展望

第一代和第二代 CAR-T 细胞的有效性已经在多家单位开展的临床试验进行了检验。总体说来，早期利用第一代 CAR-T 细胞开展的临床试验疗效并不显著。不仅如此，这些试验在许多方面都存在明显的差别，包括目的基因的选择、基因转导方式、体外扩增方式、细胞数量、IL-2 的用量等。尽管如此，在促成有效的 CAR-T 细胞治疗方面，这些试验依然为人们积累了宝贵的经验。

（一）减少脱靶效应

若要 CAR-T 细胞在实体肿瘤的治疗中发挥理想的疗效，需要在 CAR 结构的设计、抗原的选择、CAR-T 细胞的存活、增殖、运输和进入肿瘤后如何发挥作用等多方面进行综合

考虑。为克服脱靶毒性，研究者们对多种方案进行了尝试。比如，通过 RNA 转染的方法[24] 或自杀机制[25]（具体机制参见图 3-7）使 CAR 只得到暂时表达；将 CAR 的抗原结合区和胞内信号区分开，为其设计"开关"[26] 或是使 CAR 同时识别两个特异性抗原方可发挥作用等。具体见本书第四章第五节第一部分脱靶效应。

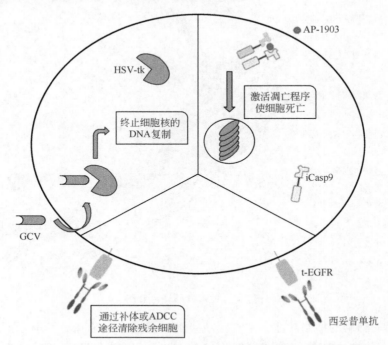

图 3-7 用"自杀基因"等方式减少 CAR-T 细胞的脱靶效应

（1）单纯疱疹病毒-胸苷激酶（HSV-tk）可与 9-鸟嘌呤（GCV）结合使后者转化为三磷酸盐的形式，进入细胞核终止 DNA 复制；（2）小分子药物 AP-1903 可与 iCasp9 结合，激活一系列激酶的级联反应，最终经线粒体途径导致细胞发生凋亡；（3）为 CAR-T 细胞增加 EGFR 截短体（t-EGFR），在其与相应的单克隆抗体西妥昔单抗结合之后，可经过补体或 ADCC 途径引起细胞死亡。

（二）促进 CAR-T 细胞在体内的增殖存活

CAR-T 细胞在体内强有力的增殖和存活/持久存在能力是其发挥有效作用的必备因素，对于实体瘤患者病情的持久缓解十分重要。CAR-T 细胞体外培养条件的差异、T 细胞是否已经进入耗竭状态、患者的预处理情况以及自身的免疫状态等均可能对输注入患者体内的 CAR-T 细胞的增殖存活产生一定的影响[27~30]。

Carl H. June 研究组在 2018 年 1 月发表的一篇文章中提示，不同的 CAR 结构设计也会影响到 CAR-T 细胞的存活以及抗肿瘤活性。在该研究中，他们发现，用 ICOS 胞内域构建的 CAR 结构可使 CD4$^+$ T 细胞向 Th1/Th17 分化，提高 CD4$^+$ CAR-T 细胞在体内的存活能力，并进一步促进含有 CD28/4-1BB CAR 结构的 CD8$^+$ CAR-T 细胞的存活。当联合 ICOS 胞内域和 4-1BB 构建第三代 CAR 结构时，与第二代 CAR-T 细胞相比，第三代 CAR-T 细胞的抗肿瘤能力获得了显著提升，同时，体内存活能力也明显增强。但是，只有当 ICOS 靠近细胞膜并与其跨膜域相连接时，这种效应才会得以实现[31]。

同年 2 月，Naoto Hirano 研究组[32] 从 T 细胞活化信号角度对 CAR 结构进行了改造，探索其对 CAR-T 细胞增殖存活及抗肿瘤效应的影响。T 细胞的活化增殖需要多种信号的参与，除了大家所熟知的第一信号和第二信号之外，有细胞因子参与的第三信号的作用也不容忽视。目前的 CAR 结构设计多针对的是第一信号和第二信号，而第三信号则罕有提及。Naoto Hirano 研究组便设计了一种含有细胞因子信号的新的 CD19 特异性 CAR 结构。即在 CD3z 和 CD28 胞内区之间插入 IL-2 受体 β（IL-2Rβ）胞内区的截短体和 STAT3 结合酪氨酸 -X-X-谷氨酰胺（YXXQ）基序，由此构建的 CAR 结构称之为 28-ΔIL2RBz（YXXQ）CAR。结果发现，28-ΔIL2RBz（YXXQ）CAR-T 细胞会因为 JAK 激酶和 STAT3 以及 STAT5 转录因子信号通路的抗原依赖性激活而发生增殖，同时，CAR-T 细胞还可以免于发生终末分化。白血病的动物实验也显示此种类型的 CAR-T 细胞具有较强的持久存活和抗肿瘤能力。同时，在用表达 CD19 的 A375 黑色素瘤制备的 NSG 小鼠的肿瘤模型中，28-ΔIL2RBz（YXXQ）CAR-T 细胞在外周血和肿瘤组织中也表现出了很强的增殖能力。作者认为，此种新的 CAR 结构可针对任何一种抗原构建该抗原特异性的 CAR-T 细胞，以此提升 CAR-T 细胞的抗肿瘤效力。但同时也提出了担忧：28-ΔIL2RBz（YXXQ）CAR-T 细胞如此强大的增殖能力有可能会为 CRS 的发生带来更大的风险，需在实际的临床应用中予以关注[32]。具体见本书第一章第五节第三部分增强 CAR-T 细胞治疗疗效的其他策略。

（三）促进 CAR-T 细胞"浸润"至肿瘤部位

如何与肿瘤细胞相接触是实体肿瘤比血液系统肿瘤要额外面临的一个问题，有助于 CAR-T 细胞进入实体瘤和/或增强其与肿瘤的相互作用的方法包括对肿瘤或患者进行预处理，如进行放疗[33]、注射溶瘤载体以及在瘤内直接注射 T 细胞等（参见图 3-5、本章第二节第一部分成神经细胞瘤和第三节第三部分间皮瘤等）。然而，由于解剖位置或是转移灶，大部分的实体肿瘤均难以进行这一操作。

理论上，根据趋化因子与趋化因子受体的相互作用原理，若根据肿瘤细胞特异的趋化因子为 CAR-T 细胞设计相应的趋化因子受体，则可能会促进 CAR-T 细胞向肿瘤部位的募集。比如，Peng 等研究人员在 T 细胞上过表达 CXCR2，由此便可识别肿瘤产生的 CXCL1[34]。Moon 和其同事也在人类间皮瘤的动物模型中发现，表达了 CCR2 的 CAR-T 细胞可更好地被趋化至肿瘤部位（参见本章第三节第三部分间皮瘤）[35]。2018 年 3 月，Koji Tamada 研究组构建了表达 IL-7 和 CCL19 的 CAR-T 细胞（7×19 CAR-T 细胞），发现在实体瘤小鼠模型中，经过 7×19 CAR-T 细胞治疗之后，小鼠取得了完全缓解，生存期也得到了明显延长。组织病理学分析发现，肿瘤组织中 DC 和 T 细胞的浸润明显增加[36]。

此外，还有针对肿瘤周围的组织/细胞/血液供应等方面进行的改造，以协助 CAR-T 细胞"浸润"至实体瘤内的探索：Schuberth 等和 Lo 等在小鼠的间皮瘤和肺癌模型中靶向肿瘤周围活化的成纤维细胞[37,38]；Chinnasamy 等在黑色素瘤和肾癌中以 VEGFR-2 为靶点拮抗肿瘤的血液供应[39]；Caruana 等在小鼠的成神经细胞瘤中靶向肝素酶以破坏肿瘤基质[40]等。在选择合适的患者时，除了对其是否表达 CAR-T 细胞特异性的靶抗原之外，找寻可能对 CAR-T 细胞疗效产生影响的实体肿瘤的其他特征，也将有助于对患者进行更好的筛选。具体见本书第一章第五节第三部分增强 CAR-T 细胞治疗疗效的其他策略。

（四）改善肿瘤抑制微环境

由于肿瘤抑制微环境的存在，即使 CAR-T 细胞成功地运输至肿瘤部位，也有可能因此而受到抑制甚至失活。因此，研究者们也在竭力尝试改善肿瘤微环境。例如：Newick 及其同事利用 RIAD 短肽来拮抗 PGE2-EP2-PKA 途径对 TCR 活化的抑制[41]；John 等则尝试将 CAR-T 细胞与免疫检查点抑制剂联合使用，来提升 CAR-T 细胞的疗效[42] 等。

2018 年 1 月，Yvonne Y. Chen 研究组发表于《Nature》子刊《Nature Chemical Biology》上的一篇文章显示，经过改造后的 CAR-T 细胞可以结合很多可溶性因子，比如 CD19 胞外区、GFP 蛋白以及在肿瘤免疫抑制微环境中起重要作用的 TGF-β 等。其中，与 TGF-β 的结合甚至可将其免疫抑制效应逆转，成为有利于 T 细胞活化的激动剂。通过调节 CAR 的胞外配体结合区与其胞内信号区的机械耦合，便可调控 CAR 对于可溶性配体的应答。这一发现可能会促使 CAR-T 细胞疗法扩大新的应用范围，尤其是在治疗实体瘤方面[43]。同时，待 CAR-T 细胞治疗的长期不良反应得到很好的控制之后，可考虑在某些实体肿瘤中将 CAR-T 细胞治疗与新辅助治疗进行联合，届时对手术切除的肿瘤组织的相关研究可能会提供更多的有关该肿瘤免疫微环境的信息[17]。

未来的时间里，可能需要注重考虑以下几个方面：①开发可识别新靶点的 CAR 结构；②改建 CAR-T 细胞，使之可以释放能够改变肿瘤抑制微环境的因子；③设计纳入新的合成基因（可指导 CAR-T 细胞的选择性、功能和效应活性）的 CAR-T 细胞等[17]。

此外，考虑到目前大部分的 CAR-T 细胞的 T 细胞类型均为 αβT 细胞，αβT 细胞本身存在一些缺点，如：该类型的 T 细胞活化有赖于特异性的 TAA 以及适当的协同刺激信号。若 TAA 表达缺失，抗原识别缺陷，或是缺失了 MHC 分子，以及缺乏协同刺激分子等均可明显影响 αβ T 细胞肿瘤细胞杀伤功能的发挥，或是诱发其进入无能状态[44,45]。因此，考虑到另一种 T 细胞——γδ T 细胞内在的抗肿瘤活性以及可归巢到上皮组织等优点，未来在实体肿瘤的 CAR-T 治疗中，γδ T 细胞亦不失为一种有价值的备选。

为了获得良好的治疗效果，将来以 CAR 为基础的免疫治疗还很可能需要激活其他宿主免疫应答，包括利用固有免疫应答和诱导或扩大针对特定肿瘤抗原的适应性免疫应答。商业化细胞治疗的挑战仍然受到关注，其中细胞生物工程协议应当简化以促进治疗策略的广泛化应用。此外，由于基于 CAR 的治疗方法在技术方面存在很大的挑战，且费用昂贵，所以很多研究目前只能在学术中心开展；将来的工作还需要管理部门、生物公司、医疗中心和学术机构的共同努力和相互配合，完善从临床前试验到临床治疗的整个循环过程。随着研究的深入和技术的提高，相信 CAR 技术会给肿瘤患者带来福音。具体见本书第一章第五节增强 CAR-T 细胞治疗疗效的其他策略。

（董 杰 王征旭）

参 考 文 献

［1］ Morgan R A，Yang J C，Kitano M，et al. Case report of a serious adverse event following the administration of T cells transduced with a chimeric antigen receptor recognizing ERBB2. Molecular therapy：the journal of the American Society of Gene Therapy，2010，18：843-851.

［2］ Louis C U，Savoldo B，Dotti G，et al. Antitumor activity and long-term fate of chimeric antigen receptor-positive T cells in patients with neuroblastoma. Blood，2011，118：6050-6056.

［3］ Katz S C，Burga R A，McCormack E，et al. Phase I Hepatic Immunotherapy for Metastases Study of Intra-Arterial Chimeric Antigen Receptor-Modified T-cell Therapy for CEA＋Liver Metastases. Clinical cancer research: an official journal of the American Association for Cancer Research, 2015, 21: 3149-3159.

[4] Kershaw M H, Westwood J A, Parker L L, et al. A phase I study on adoptive immunotherapy using gene-modified T cells for ovarian cancer. Clinical cancer research: an official journal of the American Association for Cancer Research, 2006, 12: 6106-6115.

[5] Lamers C H, Sleijfer S, van Steenbergen S, et al. Treatment of metastatic renal cell carcinoma with CAIX CAR-engineered T cells: clinical evaluation and management of on-target toxicity. Molecular therapy: the journal of the American Society of Gene Therapy, 2013, 21: 904-912.

[6] Lamers C H, Sleijfer S, Vulto A G, et al. Treatment of metastatic renal cell carcinoma with autologous T-lymphocytes genetically retargeted against carbonic anhydrase IX: first clinical experience. Journal of clinical oncology: official journal of the American Society of Clinical Oncology, 2006, 24: e20-e22.

[7] Beatty G L, Haas A R, Maus M V, et al. Mesothelin-specific chimeric antigen receptor mRNA-engineered T cells induce anti-tumor activity in solid malignancies. Cancer immunology research, 2014, 2: 112-120.

[8] Ahmed N, Brawley V S, Hegde M, et al. Human Epidermal Growth Factor Receptor 2 (HER2)-Specific Chimeric Antigen Receptor-Modified T Cells for the Immunotherapy of HER2-Positive Sarcoma. Journal of clinical oncology: official journal of the American Society of Clinical Oncology, 2015, 33: 1688-1696.

[9] Gill S, Maus M V, Porter D L. Chimeric antigen receptor T cell therapy: 25years in the making. Blood reviews, 2016, 30: 157-167.

[10] Newick K, Moon E, Albelda S M. Chimeric antigen receptor T-cell therapy for solid tumors. Molecular therapy oncolytics, 2016a, 3: 16006.

[11] Parkhurst M R, Yang J C, Langan R C, et al. T cells targeting carcinoembryonic antigen can mediate regression of metastatic colorectal cancer but induce severe transient colitis. Molecular therapy: the journal of the American Society of Gene Therapy, 2011, 19: 620-626.

[12] Chowdhury P S, Viner J L, Beers R, Pastan I. Isolation of a high-affinity stable single-chain Fv specific for mesothelin from DNA-immunized mice by phage display and construction of a recombinant immunotoxin with anti-tumor activity. Proceedings of the National Academy of Sciences of the United States of America, 1998, 95: 669-674.

[13] Lanitis E, Poussin M, Hagemann I S, et al. Redirected antitumor activity of primary human lymphocytes transduced with a fully human anti-mesothelin chimeric receptor. Molecular therapy: the journal of the American Society of Gene Therapy, 2012, 20: 633-643.

[14] Porter D L, Hwang W T, Frey N V, et al. Chimeric antigen receptor T cells persist and induce sustained remissions in relapsed refractory chronic lymphocytic leukemia. Science translational medicine, 2015, 7: 303ra139.

[15] Park J R, Digiusto D L, Slovak M, et al. Adoptive transfer of chimeric antigen receptor re-directed cytolytic T lymphocyte clones in patients with neuroblastoma. Molecular therapy: the journal of the American Society of Gene Therapy, 2007, 15: 825-833.

[16] Berger C, Jensen M C, Lansdorp P M, et al. Adoptive transfer of effector CD8[+] T cells derived from central memory cells establishes persistent T cell memory in primates. The Journal of clinical investigation, 2008, 118: 294-305.

[17] Beatty G L, O'Hara M. Chimeric antigen receptor-modified T cells for the treatment of solid tumors: Defining the challenges and next steps. Pharmacology & therapeutics, 2016, 166: 30-39.

[18] Slaney C Y, Kershaw M H, Darcy P K. Trafficking of T cells into tumors. Cancer Res, 2014, 74

(24)：7168-7174.

[19] Su Y，Huang X，Raskovalova T，et al. Cooperation of adenosine and prostaglandin E2（PGE2）in amplification of cAMP-PKA signaling and immunosuppression. Cancer immunology，immunotherapy：CII，2008，57：1611-1623.

[20] Newick K，O'Brien S，Sun J，et al. Augmentation of CAR T-cell Trafficking and Antitumor Efficacy by Blocking Protein Kinase A Localization. Cancer immunology research，2016b，4：541-551.

[21] Wallace A，Kapoor V，Sun J，et al. Transforming growth factor-beta receptor blockade augments the effectiveness of adoptive T-cell therapy of established solid cancers. Clinical cancer research：an official journal of the American Association for Cancer Research，2008，14：3966-3974.

[22] Yao X，Ahmadzadeh M，Lu Y C，et al. Levels of peripheral CD4（+）FoxP3（+）regulatory T cells are negatively associated with clinical response to adoptive immunotherapy of human cancer. Blood，2012，119：5688-5696.

[23] Yu S，Li A，Liu Q，et al. Chimeric antigen receptor T cells：a novel therapy for solid tumors. J Hematol Oncol，2017，10（1）：78.

[24] Riet T，Holzinger A，Dorrie J，et al. Nonviral RNA transfection to transiently modify T cells with chimeric antigen receptors for adoptive therapy. Methods in molecular biology，2013，969：187-201.

[25] Gargett T，Brown M P. The inducible caspase-9 suicide gene system as a " safety switch" to limit on-target，off-tumor toxicities of chimeric antigen receptor T cells. Frontiers in pharmacology，2014，5：235.

[26] Cartellieri M，Feldmann A，Koristka S，et al. Switching CAR T cells on and off：a novel modular platform for retargeting of T cells to AML blasts. Blood cancer journal，2016，6：e458.

[27] Turtle C J，et al. CD19 CAR-T cells of defined CD4$^+$：CD8$^+$ composition in adult B cell ALL patients. J Clin Invest，2016，126（6）：2123-2138.

[28] Lamers C H，et al. Treatment of metastatic renal cell carcinoma with autologous T-lymphocytes genetically retargeted against carbonic anhydrase IX：first clinical experience. J Clin Oncol，2006，24（13）：e20-e22.

[29] Jensen M C，et al. Antitransgene rejection responses contribute to attenuated persistence of adoptively transferred CD20/CD19-specific chimeric antigen receptor redirected T cells in humans. Biol Blood Marrow Transplant，2010，16（9）：1245-1256.

[30] Lamers C H，et al. Parallel detection of transduced T lymphocytes after immunogene therapy of renal cell cancer by flow cytometry and real-time polymerase chain reaction：implications for loss of transgene expression. Hum Gene Ther，2005，16（12）：1452-1462.

[31] Guedan S，Posey A D，Jr，Shaw C，et al. Enhancing CAR T cell persistence through ICOS and 4-1BB costimulation. JCI Insight，2018，3（1）.

[32] Kagoya Y，Tanaka S，Guo T，et al. A novel chimeric antigen receptor containing a JAK-STAT signaling domain mediates superior antitumor effects. Nat Med，2018，24（3）：352-359.

[33] Ward-Kavanagh L K，Zhu J，et al. Whole-body irradiation increases the magnitude and persistence of adoptively transferred T cells associated with tumor regression in a mouse model of prostate cancer. Cancer Immunol Res，2014，2：777-788.

[34] Peng W，Ye Y，Rabinovich B A，et al. Transduction of tumor-specifc T cells with CXCR2 chemokine receptor improves migration to tumor and antitumor immune responses. Clin Cancer Res，2010，16（22）：5458-5468.

[35] Moon E K，Carpenito C，Sun J，et al. Expression of a functional CCR2 receptor enhances tumor localization and tumor eradication by retargeted human T cells expressing a mesothelin-specific chimeric an-

tibody receptor. Clinical cancer research: an official journal of the American Association for Cancer Research, 2011, 17: 4719-4730.

[36] Adachi K, Kano Y, Nagai T, et al. IL-7 and CCL19 expression in CAR-T cells improves immune cell infiltration and CAR-T cell survival in the tumor. Nat Biotechnol, 2018, 36: 346-351.

[37] Schuberth P C, et al. Treatment of malignant pleural mesothelioma by fibroblast activation protein-specific re-directed T cells. J Transl Med, 2013, 11: 187.

[38] Lo A, et al. Tumor-promoting desmoplasia is disrupted by depleting FAPexpressing stromal cells. Cancer Res, 2015, 75 (14): 2800800.

[39] Chinnasamy D, et al. Gene therapy using genetically modified lymphocytes targeting VEGFR-2 inhibits the growth of vascularized syngenic tumors in mice. J Clin Invest, 2010, 120 (11): 39533953.

[40] Caruana I, et al. Heparanase promotes tumor infiltration and antitumor activity of CAR-redirected T lymphocytes. Nat Med, 2015, 21 (5): 524524.

[41] Newick K, O'Brien S, Sun J, et al. Augmentation of CAR T-cell trafcking and antitumor efcacy by blocking protein kinase A localization. Cancer Immunol Res, 2016, 4 (6): 541-551.

[42] John L B, Devaud C, Duong C P, et al. Anti-PD-1 antibody therapy potently enhances the eradication of established tumors by gene-modifed T cells. Clin Cancer Res, 2013, 19 (20): 5636-5646.

[43] Chang Z L, Lorenzini M H, Chen X, et al. Rewiring T-cell responses to soluble factors with chimeric antigen receptors. Nat Chem Biol, 2018, 14 (3): 317-324.

[44] Mirzaei H R, Mirzaei H, Lee S Y, et al. Prospects for chimeric antigen receptor (CAR) gammadelta T cells: A potential game changer for adoptive T cell cancer immunotherapy. Cancer letters, 2016, 380: 413-423.

[45] Slaney C Y, Kershaw M H, Darcy P K. Trafficking of T cells into tumors. Cancer Res, 2014, 74 (24): 7168-7174.

第四章
CAR-T细胞治疗并发症

基于嵌合抗原受体（CAR）修饰的 T 细胞，在淋巴瘤、急慢性淋巴细胞白血病及神经母细胞瘤等肿瘤的治疗方面，已取得令人振奋的疗效。传统的观点认为，生物治疗重点是关注肿瘤与人体的生物学反应，对患者机体的损伤相对较小。但随着研究的深入和应用的不断增多，一些独特的不良反应逐渐被认识和关注。有些免疫治疗的不良反应往往影响全身，轻则引起不适、变态反应，重则导致多器官功能障碍综合征（multiple organ dysfunction syndrome，MODS），甚至造成死亡。本章重点介绍 CAR-T 细胞治疗所引起的常见、严重并发症的发生机制、诊治、预防等。

第一节　CAR-T 细胞治疗并发症概述

一、 CAR-T 细胞治疗的主要并发症

1. 主要严重并发症简介

CAR-T 细胞治疗虽然疗效惊人，但是也能引起一些严重的毒副作用，甚至导致患者死亡。如图 4-1 所示，目前 CAR-T 细胞治疗常见的严重毒副作用有：细胞因子释放综合征（CRS）、神经毒性（CRES）、过敏反应、噬血性淋巴组织细胞增生症（HLH/MAS）、脱靶效应、致瘤性（基因整合突变）等等[1]。

2. CAR-T 细胞治疗死亡事件分析

表 4-1 是目前文献报道的与 CAR-T 细胞治疗直接相关的一些致死性病例的总结。共检索到 13 篇文献及报道，共计报道 20 例因 CAR-T 细胞治疗引起的死亡病例，其中因出现 CRS 导致 6 例患者死亡，因并发 CRES 导致 9 例患者死亡，因并发 HLH 导致 1 例患者死亡，因 ARDS 导致 1 例患者死亡。

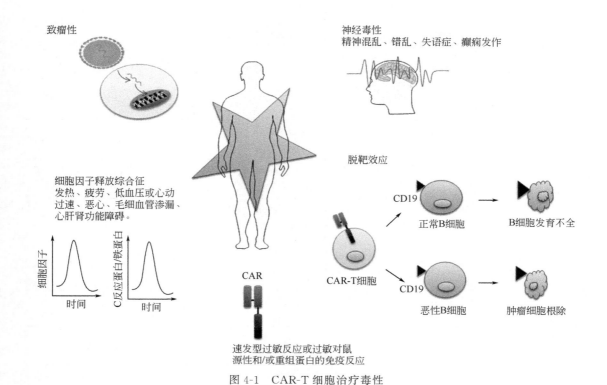

图 4-1　CAR-T 细胞治疗毒性

表 4-1　**CAR-T 细胞治疗临床研究死亡病例报道情况**（不包括疾病进展）

作者	疾病类型	年龄/岁	CAR-T 结构	CAR-T 用量/(个/千克体重)	CAR-T 输注后存活时间/天	死亡原因（除注明外为单例）
Morgan, et al. (2010)[2]	转移性结肠癌	39	HER2-28-137-ζ	$1×10^{10}$（细胞总数）	5	ARDS
Brentjens, et al. (2010)[3]	CLL	69	CD19-28-ζ (19-28z)	$(1.2\sim3.0)×10^7$	2	CRS
Frey, et al. (2014)[4]	B-ALL	>18	CD19-137-ζ (CTL019)	$6.5×10^6$	5	CRS(合并乙型流感)
				$6.7×10^6$	15	CRS(合并假单胞菌败血症、肺炎)
				$8.4×10^6$	15	CRS(合并寡养单胞菌败血症、肺炎)
Kochenderfer, et al. (2015)[5]	PMBCL	30	CD19-28-ζ	$2.5×10^6$	16	死因不明(可能为心律失常)
Chong, et al. (2016)[6]	FL	>18	CD19-137-ζ (CTL019)	NA	NA	脑炎
Neelapu, et al. (2016)[7](ZUMA-1)	DLBCL	>18	CD19-28-ζ (KTE-C19)	$2×10^6$	NA	HLH
Locke, et al. (2016)[8](ZUMA-1)	NHL	>18	CD19-28-ζ (KTE-C19)	$2×10^6$	NA	心脏骤停

作者	疾病类型	年龄/岁	CAR-T结构	CAR-T用量/(个/千克体重)	CAR-T输注后存活时间/天	死亡原因(除注明外为单例)
Turtle, et al. (2016)[9]	B-ALL	48	CD19-137-ζ	$11.6\times10^6 CD4^+ T+$ $8.4\times10^6 CD8^+ T$	3	CRS
		52	CD19-137-ζ	$1\times10^6 CD4^+ T+$ $1\times10^6 CD8^+ T$	122	CRES
Turtle, et al. (2016)[10]	NHL	>18	CD19-137-ζ	$10\times10^6 CD4^+ T+$ $10\times10^6 CD8^+ T$	30	CRS(合并消化道出血)
			CD19-137-ζ	$10\times10^6 CD4^+ T+$ $10\times10^6 CD8^+ T$	13	CRES(颅内出血)
Johnson L A, &June C H, (2017)[11,12]	B-ALL	NA	CD19-28-ζ (JCAR015)	NA	NA	CRES(脑水肿,5例)
Harris J. (2017)[13]	NHL	>18	CD19-28-ζ (KTE-C19)	NA	NA	CRES(脑水肿)
Turtle, et al. (2017)[14]	CLL	62	CD19-137-ζ	$1\times10^6 CD4^+ T+$ $1\times10^6 CD8^+ T$	11	CRES(脑水肿)

注：ARDS—急性呼吸窘迫综合征；CRS—细胞因子释放综合征；CRES—神经毒性；HLH—噬血细胞综合征；NHL—非霍奇金淋巴瘤；CLL—慢性淋巴细胞白血病；B-ALL—急性B淋巴细胞白血病；PMBCL—原发纵隔大B细胞淋巴瘤；FL—滤泡性淋巴瘤；DLBCL—弥漫大B细胞淋巴瘤；NA—不详。

二、文献报道 CAR-T 细胞治疗并发症分析

表4-2是目前文献发表的靶向 CD19 的 CAR-T 细胞治疗中出现的并发症汇总。并发症中比较普遍的现象是发热、中性粒细胞数减少、低血压和神经状态改变。在主要统计的 11 项临床试验中，除 Cruz 等[15] 报道的 CAR-T 细胞治疗 8 例接受异体干细胞移植后复发的淋巴瘤患者未出现任何毒副反应外，其他 10 项临床试验均出现了不同程度的毒副反应。Brentjens 等[16] 在 5 例难治性急性 B 淋巴细胞白血病患者接受 CAR-T 细胞治疗的临床试验中，观察到发热、低血压等副反应，同时，监测到升高比较明显的细胞因子有 sIL-2Rα、IFN-γ、IL-6 和 IP10 等。Grupp 等[17] 使用 CTL019 治疗 2 例复发性、难治性急性 B 淋巴细胞白血病患儿，其中 1 例患儿在细胞输注后出现了发热性中性粒细胞减少、低血压、急性血管渗漏综合征和急性呼吸窘迫综合征；另外 1 例患儿也出现了发热性中性粒细胞减少及脑病和 AST、ALT 的升高。紧接着该研究组又报道了 25 名青少年（5～22 岁）及 5 名成年（26～60 岁）患者使用 CTL019 的治疗结果[18]，30 例患者（100%）出现了 CRS 症状，其中 22 例患者为中度 CRS，需要住院治疗发热及低血压等症状。8 例患者（27%）需要重症监护（使用呼吸机等），另外还有 3 例（10%）患者出现了活化部分凝血活酶时间延长。Lee 等[19] 给予入组的 21 例患者 CAR-T 细胞治疗后发生了不同程度的毒副反应，如急性肾损伤 3 级（5%）、心脏骤停 4 级（5%）、CRS 3～4 级（各 16%）、QTc 间期延长 3 级（5%）、发热性中性粒细胞减少 3 级（37%）、发热 3 级（47%）、高血压 3 级（5%）、低血压 3～4 级（各 11%）、缺氧 3～4 级（各 1%）、左心室收缩功能障碍 4 级（5%）、多器官功能衰竭 4 级

表 4-2　靶向 CD19 的 CAR-T 细胞治疗临床试验并发症分析

单位/作者[文献]	MSKCC/Brentjens RJ, et al. [16]	Upenn/Grupp SA, et al. [17]	NCI/Lee DW, et al. [19]	MSKCC/Davila ML, et al. [20]	Upenn/Maude SL, et al. [18]	MSKCC/Brentjens RJ, et al. [21]	BCM/Cruz CR, et al. [15]	NP/Maude SL, et al. [22]	MSKCC/Park JH, et al. [23]	Kite/Neelapu SS, et al. [24]	Upenn/Schuster SJ, et al. [25]
临床试验注册号	NCT01044069	NCT01626495	NCT01593696	NCT01044069	NCT01626495	NCT01044069	NCT00840853	NCT02435849	NCT01044069	NCT02348216	NCT02030834
疾病	ALL	ALL	ALL	ALL	ALL	ALL/CLL	ALL/CLL	ALL	ALL	淋巴瘤	淋巴瘤
患者入组例数	5	2	21	16	30	10	8	92	85	111	28
CRS			●		●			●	●	●	●
发热	●		●		●	●					
低血压	●	●	●	●	●	●		●		●	
心动过速	●			●							
疲劳	●			●						●	
恶心、呕吐										●	
急性血管渗漏综合征		●									
急性肾损伤			●			●		●			
心脏骤停			●								
QTc 间期延长			●								
左心室收缩功能障碍			●								
神经状态改变(神经错乱、失语、混乱、幻觉)	●	●		●				●	●	●	●
震颤			●							●	
共济失调			●								
癫痫	●								●		
发热性中性粒细胞减少	●	●	●	●	●	●		●		●	
中性粒细胞减少	●			●		●		●		●	
活化部分凝血活酶时间延长			●		●						
多器官功能衰竭			●						●		
肺水肿			●					●			

呼吸衰竭			●	●	●				
急性呼吸窘迫综合征		●							
贫血			●						●
淋巴细胞计数减少			●				●		
血小板计数减少			●				●		●
白细胞计数减少			●				●		●
天冬氨酸转移酶升高		●	●				●		
丙氨酸转移酶升高		●	●				●		
血胆红素升高			●				●		
肌酸磷酸激酶升高			●						
高血压			●						
缺氧	●		●				●	●	
高血糖			●						
低钾血症			●				●		●
低钠血症			●	●		●			●
低钙血症									●
低磷血症			●				●		
低白蛋白血症									●
腹泻	●					●			●
头痛			●				●		
尿路感染	●								
发冷				●		●			●
电解质紊乱				●					
肌肉疼痛					●				
食欲下降							●		●
体液潴留							●		
便秘									●

注：Upenn—宾夕法尼亚大学；MSKCC—纪念斯隆-凯特琳癌症中心；NCI—美国国家癌症研究所；BCM—贝勒医学院；NP—诺华制药。

（5%）、肺水肿 4 级（5%）、呼吸衰竭 4 级（5%）；血液学副反应有 APTT 时间延长 3 级（5%）、贫血 3 级（68%）、淋巴细胞计数减少 3～4 级（5%、37%）、中性粒细胞计数减少 4 级（89%）、血小板计数减少 3～4 级（16%、37%）、白细胞减少 3～4 级（21%、68%）；生化异常有 ALT 升高 3 级（5%）、AST 升高 3 级（11%）、血胆红素升高 3 级（5%）、肌酸磷酸激酶升高 3 级（5%）、高血糖 3 级（5%）、低钾血症 3 级（47%）、低钠血症 3 级（5%）、低磷血症 3～4 级（37%、5%）；神经系统副反应有共济失调 2 级（5%）、言语障碍 3 级（5%）、头痛 2 级（5%）、震颤 2 级（5%）。Davila 等[20] 对 16 例复发性或难治性急性 B 淋巴细胞白血病患者进行了自体 CAR-T 细胞治疗，观察到的毒副反应除 CRS 和神经毒性外，还发生了发热性中性粒细胞减少、呼吸衰竭、肌肉疼痛。Brentjens 等[21] 的临床试验中报道了 10 例难治性慢性淋巴细胞白血病或复发性急性 B 淋巴细胞白血病患者，接受 CAR-T 细胞治疗后的毒副反应主要是不同程度的发热性中性粒细胞减少、寒战、发冷、发热、胸痛、呼吸困难、低血压、肾衰、低钠血症、中性粒细胞减少、腹泻。Maude 等[22] 研究了入组的 92 例患者，其中 75 名接受了 CAR-T 细胞治疗后出现了 CRS，研究人员还发现，在出现 CRS 严重程度相对高的患者中，血清中 IL-6、IFN-γ、铁蛋白、IL-10、IL-12p70、IL-1β、IL-2、IL-4、IL-8、TNF-α 和 C 反应蛋白水平短暂性升高的趋势更明显。Park 等[23] 招募了 83 名复发性或难治性急性 B 淋巴细胞白血病患者，其中 53 例患者接受了 CAR-T 细胞治疗，治疗后 CRS 发生率 85%，其中 3 级及以上 26%，神经毒性发生率 43%。Neelapu 等[24] 招募了 111 名淋巴瘤患者，其中 101 例患者接受了 CAR-T 细胞治疗。治疗过程中，所有患者都出现了毒副作用，其中 3 级及以上占 95%。最常见的毒副作用是发热（85%）、中性粒细胞减少（84%）和贫血（66%）。最常见的 3 级及以上的毒副作用是中性粒细胞减少（78%）、贫血（43%）和血小板减少（38%）。CRS 发生率 93%，神经毒性发生率 64%。Schuster 等[25] 针对 28 名成年淋巴瘤患者给予 CTL019 治疗，5 例患者（18%）出现严重的细胞因子释放综合征，11 例患者（39%）出现神经毒性作用。

（游　嘉　武立华）

参 考 文 献

[1] Bonifant C L，Jackson H J，Brentjens R J，et al. Toxicity and management in CAR T-cell therapy. Mol Ther Oncolytics，2016，3：16011.

[2] Morgan R A，Yang J C，Kitano M，et al. Case report of a serious adverse event following the administration of T cells transduced with a chimeric antigen receptor recognizing ERBB2. Mol Ther，2010，18：843-851.

[3] Brentjens R，Yeh R，Bernal Y，et al. Treatment of chronic lymphocytic leukemia with genetically targeted autologous T cells：case report of an unforeseen adverse event in a phase I clinical trial. Mol Ther，2010，18：666-668.

[4] Frey N V，et al. Refractory cytokine release syndrome in recipients of chimeric antigen receptor（CAR）T cells. Blood，2014，124：2296-2296.

[5] Kochenderfer J N，Dudley M E，Kassim S H，et al. Chemotherapy-refractory diffuse large B cell lymphoma and indolent B cell malignancies can be effectively treated with autologous T cells expressing an anti CD19 chimeric antigen receptor. J Clin Oncol，2015，33：540-549.

[6] Chong E A, et al. Chimeric antigen receptor modified T cells directed against CD19 (CTL019) in patients with poor prognosis, relapsed or refractory CD19[+] follicular lymphoma: prolonged remissions relative to antecedent therapy [abstract] Blood, 2016, 128: 1100.

[7] Neelapu S S, et al. KTE C19 (anti CD19 CAR T cells) induces complete remissions in patients with refractory diffuse large B cell lymphoma (DLBCL): results from the pivotal phase 2 ZUMA 1 [abstract]. Blood, 2016, 128: LBA 6.

[8] Locke F L, et al. A phase 2 multicenter trial of KTE C19 (anti CD19 CAR T Cells) in patients with chemorefractory primary mediastinal B cell lymphoma (PMBCL) and transformed follicular lymphoma (TFL): interim results from ZUMA 1 [abstract]. Blood, 2016, 128: 998.

[9] Turtle C J, Hanafi L A, Berger C, et al. CD19 CAR T cells of defined CD4[+] : CD8[+] composition in adult B cell ALL patients. J Clin Invest, 2016, 126: 2123-2138.

[10] Turtle C J, Hanafi L A, Berger C, et al. Immunotherapy of non-Hodgkin's lymphoma with a defined ratio of CD8[+] and CD4[+] CD19 specific chimeric antigen receptor-modified T cells. Sci Transl Med, 2016, 8: 355ra116.

[11] Johnson L A, June C H. Driving gene-engineered T cell immunotherapy of cancer. Cell Res, 2017, 27: 38-58.

[12] Reuters. Juno ends development of high-profile leukemia drug after deaths. Reuters, 2017. http://www. reuters. com/article/us-juno-leukemia-idUSKBN1685QQ.

[13] Harris J. Kite reports cerebral edema death in ZUMA 1 CAR T cell trial. OncLive, 2017. http://www. onclive. com/web-exclusives/kite-reports-cerebral-edema-death-in-zuma1-car-tcell-trial.

[14] Turtle C J, Hay K A, Hanafi L A, et al. Durable molecular remissions in chronic lymphocytic leukemia treated with CD19 specific chimeric antigen receptor-modified T cells after failure of ibrutinib. J Clin Oncol, 2017, 35: 3010-3020.

[15] Cruz C R, Micklethwaite K P, Savoldo B, et al. Infusion of donor-derived CD19-redirected virus-specific T cells for B-cell malignancies relapsed after allogeneic stem cell transplant: a phase 1 study. Blood, 2013, 122 (17): 2965-2973.

[16] Brentjens R J, Davila M L, Riviere I, et al. CD19-targeted T cells rapidly induce molecular remissions in adults with chemotherapy-refractory acute lymphoblastic leukemia. Sci Transl Med, 2013, 5: 177ra38.

[17] Grupp S A, Kalos M, Barrett D, et al. Chimeric antigen receptor-modified T cells for acute lymphoid leukemia. N Engl J Med, 2013, 368: 1509-1518.

[18] Maude S L, Frey N, et al. Chimeric antigen receptor T cells for sustained remissions in leukemia. N Engl J Med, 2014, 371 (16): 1507-1517.

[19] Lee D W, Kochenderfer J N, Stetler-Stevenson M, et al. T cells expressing CD19 chimeric antigen receptors for acute lymphoblastic leukaemia in children and young adults: a phase 1 dose-escalation trial. Lancet, 2015, 385 (9967): 517-528.

[20] Davila M L, Riviere I, Wang X, et al. Efficacy and toxicity management of 19-28z CAR-T cell therapy in B cell acute lymphoblastic leukemia. Sci Transl Med, 2014, 6 (224): 224ra25.

[21] Brentjens R J, Rivière I, Park J H, et al. Safety and persistence of adoptively transferred autologous CD19-targeted T cells in patients with relapsed or chemotherapy refractory B-cell leukemias. Blood, 2011, 118 (18): 4817-4828.

[22] Maude S L, Laetsch T W, Buechner J, et al. Tisagenlecleucel in children and young adults with b-Cell lymphoblastic leukemia. N Engl J Med, 2018, 378 (5): 439-448.

[23] Park J H, Rivière I, Gonen M, et al. Long-term follow-up of CD19 CAR therapy in acute lymphoblas-

tic leukemia. N Engl J Med, 2018, 378 (5): 449-459.

[24] Neelapu S S, Locke F L, Bartlett N L, et al. Axicabtagene ciloleucel CAR T-cell therapy in refractory large B-Cell Lymphoma. N Engl J Med, 2017, 377 (26): 2531-2544.

[25] Schuster S J, Svoboda J, Chong E A, et al. Chimeric antigen receptor T Cells in refractory B-cell lymphomas. N Engl J Med, 2017, 377 (26): 2545-2554.

第二节　细胞因子风暴

虽然临床研究显示大部分患者对 CAR-T 细胞治疗的耐受性良好，但仍可能出现多种并发症，如基因整合突变、脱靶效应及全身炎症反应（包括细胞因子风暴及肿瘤溶解综合征）等[1]。2010 年曾有两例 CAR-T 细胞治疗后出现严重不良反应而死亡的报道[2,3]。这两例患者的死亡均与细胞因子释放综合征（cytokine-release syndrome，CRS）有关。根据美国国家癌症研究所第 4 版关于不良反应的定义标准[4]，CRS 是细胞释放细胞因子引起呕吐、头痛、心动过速、低血压、皮疹及呼吸困难等表现[5]。它是由 T 细胞、B 细胞、NK 细胞及单核巨噬细胞等释放大量细胞因子及趋化因子所引起的剧烈的全身炎症反应[5]。临床上 CRS 并不少见，移植物抗宿主病（graft-versus-host disease，GvHD）、严重的细菌或病毒感染、噬血细胞性淋巴组织细胞增生症（hemophagocytic lymphohistiocytosis，HLH）/巨噬细胞活化综合征（macrophage activation syndrome，MAS）及单克隆抗体治疗等过程中均可出现 CRS[6~11]。大量的细胞因子引起急性炎症反应，导致内皮和脏器损伤，进而出现微血管渗漏、心衰、肺水肿甚至死亡。所以，及时有效地控制 CAR-T 细胞治疗引起的 CRS 极为重要。

一、细胞因子风暴的发现和标志性事件

1. 细胞因子风暴的发现

CRS 最早出现在 20 世纪 90 年代初期，在使用抗移植排斥反应药物莫罗莫那-CD3 单抗（muromonab-CD3，OKT3）治疗器官移植后的患者时，在抗体注射后的 1～4h 后，可检测到血清中干扰素（IFN）-γ、肿瘤坏死因子（TNF）-α 以及白介素（IL）-2 等细胞因子均出现显著升高[11]，但当时未引起足够的重视。直至 2006 年，出现了一项轰动医学界的临床试验[12]。该项目受试人数虽不多，但后果严重、影响重大。当年 3 月，美国临床药物试验公司 Parexel 招募 8 名健康受试者（2 名为安慰剂对照），对德国 TeGenero 公司研制的一种针对 CD28+ T 细胞的人源化单克隆抗体（TGN1412）用于治疗自身免疫性疾病和白血病进行临床试验。在第一次用药数小时后，6 名志愿者出现了严重的 CRS 样的副反应，相继出现不同程度的呼吸功能衰竭、肾功能衰竭和凝血功能障碍，尽管进行了积极挽救措施，但仍然给这 6 名受试者造成了终身免疫系统损害，导致这家德国制药公司于当年 7 月宣布破产。TGN1412 事件震惊了各国从事药物安全性评价的学者。英国药监机构严查了此事件，但在调查过程中发现，无论是制造环节还是使用方法上，均未出现严重的失误。临床前在小鼠和灵长类动物中的药物试验显示，TGN1412 是安全有效的。在人体使用时，仅用了给予猴子注射剂量的 1/500，就大量激活了人体内 T 细胞，导致多脏器衰竭。通过对这一事件的反

思和发生机制的深入研究[13,14]，逐步发现造成这一事件的原因是 TGN1412 刺激 CD4$^+$ T 细胞短时集中释放大量的细胞因子。因为动物和人体免疫系统还是存在一定的差异性，灵长类动物 CD4$^+$ T 细胞不表达 CD28，因此不会被 TGN1412 激活，所以在动物实验中未出现类似反应。虽然在人体试验中，给予的 TGN1412 剂量远低于动物实验中所使用的剂量，但已可使体内 CD28 受体饱和，引发大量细胞因子释放，进而导致人体免疫系统受到严重的破坏。

2. 部分文献报道 CAR-T 细胞治疗临床试验中 CRS 发生情况分析

Daniel W. Lee 等[15] 2015 年发表在《Lancet》的研究（注册号 NCT01593696），对 CRS 并发症描述得比较详细。该项研究共纳入了 21 名儿童和青少年（年龄为 1～30 岁）。以 NCI 制定不良反应标准 v4.02 来进行 CRS 分级，其他并发症是按照修订的分级系统分级的（表 4-3）。并发症一般发生在细胞输注后 4 天（范围 1～7 天，4 天为中位值），平均持续 4～8 天（范围 1～9 天），21 例患者中有 3 例发生了最严重的毒副反应，是 4 级 CRS（14%，95% CI 3.0～36.3）。最常见的非血液系统的 3 级毒副反应有发热（43%）、低钾血症（43%）、发热伴中性粒细胞减少症（38%）和 CRS（14%）。所有出现不良反应的患者都得到了良好的医治，其中 12 例患者仅给予支持性护理，病情便得以控制。有 2 例患者接受了支持性护理加托珠单抗的治疗，另外 2 例患者接受了支持性护理加托珠单抗和皮质类固醇的联合治疗。

Marco L. Davila 等[16] 2014 年在《Sci Transl Med》报道了 16 名接受 CD19 CAR-T 治疗的急性白血病患者，有 7 例出现了 CRS。在出现 CRS 的患者中观察到，7 种细胞因子的表达水平较治疗前升高了 75 倍。这 7 种细胞因子分别是 IFN-γ、IL-6、Flt-3L、Fracktalkine、IL-5、IL-10 和 GM-CSF。出现 CRS 的患者，平均住院时间为 56.7 天（SD 是 28.6 天，范围在 20～104 天）。而未观察到 CRS 的患者，平均住院时间为 15.1 天（SD 为 18.8 天，范围在 4～61 天）。所有出现 CRS 的患者，接受治疗后均得到了逆转。最初给予 3 名 CRS 患者高剂量类固醇激素治疗，每天＞100mg 等量的强的松，症状很快得以控制，但是同时也消除 19-28z CAR-T 细胞的治疗作用，因此，对另外 3 例患者（血清中 IL-6 增加 27～400 倍）单独使用了 tocilizumab 进行治疗。治疗后患者在 1～3 天内体温恢复正常，CRS 症状减轻，与类固醇激素治疗的效果相似，且不会破坏外周血中 19-28z CAR-T 细胞的扩增。此外，该研究提出 C 反应蛋白可以作为 CRS 的一个预测指标。

Shannon L. Maude 等[17] 2014 年在《NEJM》报道了 30 名 ALL 患者接受 CAR-T（CTL019）治疗的结果。30 例患者中有 26 例为第 1～4 次复发的 B-ALL 患者，3 例为初发性、难治性 B-ALL 患者，另外还有 1 例表达 CD19 的复发性 T-ALL 患者。18 例患者是同种异体干细胞移植之后复发的，3 例患者是对双特异性抗体博纳吐单抗治疗无效的。在接受 CAR-T 细胞治疗后，30 例患者均出现了 CRS 症状，其中 22 例出现了中度 CRS，通过使用广谱抗生素和镇痛药等治疗，发热症状缓解。8 例患者（27%）需要重症监护（使用呼吸机等），另外 3 例患者出现了活化部分凝血活酶时间延长。所有患者都使用了升压药，其中 9 例患者接受了 tocilizumab 治疗后，快速退热并且血压维持稳定。6 例患者也接受了短期糖皮质激素治疗，其中 4 例患者症状暂时得到缓解，复发后给予 tocilizumab 的治疗。所有患者的 CRS 均得到了控制。

Shannon L. Maude 等[18] 2018 年 2 月在《NEJM》上发表了在全球 25 个中心内开展的关于诺华获批药物 CTL019（tisagenlecleucel）治疗儿童和成人复发性、难治性 B-ALL 的临床试验结果（注册号 NCT02435849）。其中描述 CRS 相关的事件包括细胞因子释放综合征（cytokine release syndrome）、细胞因子风暴（cytokine storm）、休克（shock）、巨噬细胞活化（macrophage activation）和噬血细胞性淋巴组织细胞增生症（hemophagocytic lymphohistiocytosis）。这项临床试验开始于 2015 年 4 月，数据截止时间为 2017 年 4 月。107 例患者中入组 92 例，最终 75 例患者接受 CTL019 输注。从招募到接受 CTL019 输注的中位时间为 45 天（30～105 天），中位随访期 13.1 个月，CRS 的发生率为 77%。75 例患者中有 35 例（47%）因发生 CRS 在 ICU 接受治疗。在输注后 30 天内，1 例患者由于脑出血在输注后 15 天死亡。CTL019 治疗时最为严重的毒性反应发生在细胞输注之后的 8 周内，从 CRS 开始出现至达到 3～4 级水平的中位时间是 3 天。

2018 年 2 月，另外一篇由 Park 等[19] 发表在《NEJM》上的关于 CD19 CAR-T 细胞治疗 ALL 的长期随访试验中，纳入的患者为 53 例（注册号 NCT01044069）。结果提示肿瘤负荷较高的患者（≥5% 骨髓原始细胞或者髓外病变）CRS 的发生率较高、生存期较短。总的 CRS 发生率为 85%，其中 14 例患者发生了严重的 CRS（≥3 级）。1 例患者在 CAR-T 治疗后第 5 天因严重 CRS 和多器官衰竭而死亡。其中 22 例患者接受了支持性治疗，6 例患者只接受了 tocilizumab 治疗，13 例患者接受了糖皮质激素和 tocilizumab 联合治疗，4 例患者只接受了糖皮质激素治疗。

2017 年 12 月，Neelapu 等[20] 发表了关于靶向 CD19 CAR-T 细胞（axicabtagene ciloleucel，axi-cel）治疗难治性大 B 细胞淋巴瘤的多中心 Ⅱ 期临床试验结果（注册号 NCT02348216）。共入组 111 例患者，出现 3 级及以上 CRS 的发生率为 13%，其中发热的发生率为 11%，低氧为 9%，低血压为 9%。17% 的患者使用了升压药物治疗。在输注 CAR-T 细胞后 CRS 开始出现的中位时间是 2 天（1～12 天），症状缓解的中位时间是 8 天。

同期，Schuster 等[21] 发表了使用 CTL019 治疗难治性 B 细胞淋巴瘤的临床试验结果。共入组 28 例成人患者，其中 5 例患者发生严重 CRS，1 例患者给予 tocilizumab 治疗后症状得到快速缓解。没有患者使用糖皮质激素治疗，没有因 CRS 而死亡的病例。

二、 CRS 的发病机制

目前，意大利圣拉菲尔医院-圣拉菲尔科学研究所和 MSKCC 的两项研究分别证明了 CRS 是由炎性分子 IL-1 引发的，在治疗方案中加入 IL-1 抑制剂阿那白滞素（anakinra）能够有效控制 CRS 和神经毒性[22,23]。但各临床试验中 CRS 的发生率及严重程度具有很大的差别，即使同一治疗方案进行 CAR-T 细胞输注，因个体差异性，患者的反应差别也很大。产生这种差别的原因可能与 CAR 的结构设计、基础疾病及患者的基因多态性等因素有关。

1. CAR 的结构

CAR 的基本结构包括靶向肿瘤相关抗原的单链抗体（scFv）、胞外及铰链区、跨膜区及胞内信号域等。当 CAR-T 细胞与肿瘤细胞相遇后，scFv 和肿瘤抗原结合，活化信号传递到 CD3ζ 链的免疫受体酪氨酸活化基序。CD3ζ 链提供了 T 细胞活化的第一信号，使其能发挥分泌细胞因子及杀伤靶细胞的作用[24,25]。在第二代 CAR 结构设计中，由于整合了 CD27、CD28、4-1BB 及 ICOS 等共刺激分子，使得 CAR 活化信号、细胞因子分泌及其抗肿瘤的活性均明显增强[26～28]。此外，与 CD28 相比，4-1BB 激发 TNF-α 和 IL-2 分泌的能力相对较弱[29~31]，采用共刺激分子 4-1BB 修饰的 CAR-T 细胞进行治疗的病例，很少观察到患者血液中 TNF-α 和 IL-2 等细胞因子水平的升高[32]。

2. 肿瘤类型及肿瘤负荷

Till 等[32]采用 CD28 和 4-1BB 修饰的 CAR-T 细胞治疗血液肿瘤时，出现的 CRS 症状并不严重，这可能与 T 细胞表面抗 CD20 单抗的表达水平较低有关。在 Kochenderfer 等[33]的研究中，4 例患者发生了 CRS，其中 3 例患者为 CLL，1 例为淋巴瘤。在另一项应用靶向 GD2 的 CAR-T 细胞治疗神经母细胞瘤的临床试验中[34]，并未发现 CRS 等严重毒副作用的发生。实体肿瘤引起的 CRS 可能较白血病轻，因为白血病治疗时，输注的 CAR-T 细胞在短时间内与外周血中大量肿瘤细胞接触而活化，并释放大量的细胞因子。在 Morgan 报道的死亡病例中[3]，大量的 CAR-T 细胞在输注后迅速游走到肺部，在识别表达低水平 ERBB2 的肺上皮细胞后能释放大量的细胞因子，CRS 在 4h 内便达到高峰，这比其他临床试验的 CRS 发生时间明显要早。这一临床现象支持 CRS 的严重程度与一定时间内 CAR-T 细胞与抗原的接触水平有关的假说。细胞因子的升高水平也和输入的 CAR-T 细胞的数量密切相关。

在单克隆抗体治疗的患者中，CRS 的发生与肿瘤类型及肿瘤负荷密切相关。例如，利妥昔单抗相关的 CRS 多见于淋巴细胞计数高的患者[35]，相似的现象也出现在 CAR-T 细胞治疗的患者。Brentjens 等[36]发现细胞因子升高的程度与 CAR-T 细胞输注时体内残留的肿瘤负荷有关。在肿瘤负荷高的患者中，sIL-2Rα、IFN-γ、IL-6 和干扰素诱导蛋白 10 等细胞因子升高最为明显，而在其他微小残留病灶阴性的患者，细胞因子仅中等程度增高或无增高，提示细胞因子水平和肿瘤负荷密切相关。

3. 细胞因子基因的多态性

细胞因子基因多态性与免疫反应及细胞因子产生有关，这在脓毒症中已被证实。例如，IL-6 -174G/C、IL-10 -1082 G/A 和 TNF-α -308 G/A 与脓毒症中 IL-6、IL-10 和 TNF-α 的生成增多有关，后两者还与疾病的严重程度和感染性休克的发生有关[37]。2010 年，Morgan 等[3]报道了一例应用 CAR-T 细胞治疗后死亡的病例。分析患者治疗前外周血单个核细胞 DNA 发现，该患者 IL-6 和 IL-10 的基因型是 -174G/C 和 -1082G/A，这就解释了该病例比其他患者发生更为严重的 CRS 的原因。

4. CRS 的病理生理

在应用 CAR-T 细胞治疗前后监测血液中 IFN-γ、TNF-α、IL-1β、IL-2、IL-6、IL-7、IL-8、IL-10、IL-12、sIL-2Rα、粒单核集落刺激因子（GM-CSF）及巨噬细胞炎症蛋白（MIP）-1 等炎症因子[32,36]，能发现部分细胞因子的表达水平发生明显的升高。CAR-T 细胞在"锚定"肿瘤细胞后释放细胞因子 IFN-γ、TNF-α、IL-1β、IL-2 和 IL-6 等，发挥其抗肿瘤活性。IFN-γ 进一步激活巨噬细胞，进而分泌 TNF-α、IL-1β、IL-6、IL-8 和 IL-10 等细胞因子。上述监测的细胞因子在 CRS 时均可能升高，但是具有个体差异性，其中 IFN-γ、TNF-α 和 IL-6 是目前最常监测的细胞因子，在大部分 CRS 患者中，IFN-γ 和 IL-6 较基础水平升高 10 倍以上。这些细胞因子中，除 IL-10 能抑制细胞免疫之外，其他细胞因子均可进一步活化 T 细胞而加剧炎症反应。由于细胞因子和免疫细胞之间的正反馈环路的形成，细胞因子大量释放而出现细胞因子风暴，进而引起全身炎症反应，出现发热、头痛、眩晕、呕吐、寒战、皮疹、低血压、心动过速及呼吸困难等。急性血管渗漏综合征能导致体液潴留、全身水肿，肺部水肿可引发 ARDS，严重者可出现心律失常及心跳骤停，肝肾功能损伤亦不少见。当 CAR-T 细胞输注时已有较高的基础细胞因子水平，或当大量 CAR-T 细胞与靶细胞在短时间内相遇，则可能在输注早期引起较为严重的 CRS。

三、 CRS 临床诊断

1. 部分 CAR-T 治疗 CRS 的临床表现

CRS 的临床表现包括发热、乏力、头痛、惊厥、呕吐、寒战、肌痛、呼吸困难、急性呼吸窘迫综合征、低血压、急性血管渗漏综合征、心动过速、肝肾功能损害等（表 4-3）。发热是 CRS 最常见也可能是最早的表现，随着 CRS 的加剧而进展，并在 CRS 得到控制后好转[33]。低血压在 CRS 患者并不少见，需要补液及使用血管活性药物，大部分患者在针对细胞因子有效地治疗后低血压得到逆转。靶向 CD19 的 CAR-T 细胞治疗的毒性反应，在不同年龄的患者中发生情况有所不同。

（1）儿童 B-ALL 患者　CHOP/Upenn 的研究者们[38] 分析 CTL019 治疗 25 例儿童患者发生 CRS 的情况（按照该研究所的毒性分级），这些儿童患者全部都出现了 CRS。CTL019 输注后，重度 CRS 比中度 CRS 出现的时间早（中位期是 1 天 vs 4 天），CRS 发生的程度与疾病负荷以及 CAR-T 细胞的数量相关[39]。NCI 的研究[15] 也显示了相似的结果，20 例患者中有 15 例出现 CRS。CRS 开始出现的中位期是 4 天（范围 1～7 天），平均持续4.8 天（范围 1～9 天）。NCI 与 Upenn 使用不同的 CRS 分级标准（见表 4-3），最初使用的 CAR-T 细胞的剂量是 3×10^6 个/kg，4 例患者中 2 例经历了 3～4 级的 CRS，最大安全输入 CAR-T 细胞数量为 1×10^6 个/kg。在给予低细胞数量（1×10^6 个/kg）CAR-T 细胞时，16 例患者中有 4 例发生了 3～4 级 CRS，发生率为 25%。MSKCC 的研究[16] 也提示较高的疾病负荷与严重的 CRS 相关。

（2）成人 B-ALL 患者　在 MSKCC 的研究中[40]，使用 19-28z CAR-T 细胞治疗 46 例成人 B-ALL，其中 11 例患者出现重度 CRS（需要血管升压类药物或者机械通气）。输入 CAR-T 细胞的数量与严重毒性反应的发生率密切相关。11 例发生重度 CRS 的患者都接受了 3×10^6 个/kg 19-28z CAR-T 细胞输注，其中 3 例患者发生了 5 级治疗相关的毒性反应（败血症、多器官衰竭）。根据疾病的负荷调整细胞输注剂量，部分肿瘤负荷大的患者给予 1×10^6 个/kg CAR-T 细胞；具有微小残留病灶的患者增加细胞数量，给予 3×10^6 个/kg CAR-T 细胞。这些患者都没有出现 5 级毒性反应。FHCRC 的研究者们[41] 也观察到了相似的现象，在成人 B-ALL 的 CAR-T 细胞治疗中，预处理肿瘤负荷和 CRS 的发生率之间具有相关性。在 2014 年 ASH 年会上，来自 Upenn 的研究者们[42] 报道了 CTL019 治疗成人 B-ALL 的研究结果，12 例患者中有 11 例出现了严重的 CRS。11 例发生重度 CRS 的患者中，有 8 例通过使用 IL-6 治疗得以缓解，另外 3 例发展成为难治性 CRS，尽管使用了 tocilizumab 和皮质类固醇的治疗，仍然在输注 CTL019 的 15 天内死亡。这 3 例死亡患者在 T 细胞输注时都具有比较高的疾病负荷，并且接受了环磷酰胺 $300mg/m^2$ 每 12h×6 剂量，同时输注（6.5～8.45）$\times10^6$ 个/kg CTL019 细胞。而其他 9 例患者中的 CTL019 中位输入剂量是 3.62×10^6 个/kg。3 例死亡患者接受了比 CTL019 中位剂量高的 T 细胞剂量，提示高剂量 CAR-T 细胞输注可能会增加其产生的不良反应毒性，这些现象在 MSKCC 和 FHCRC 的研究中也得到验证[16,40]。

2. CRS 生物标记物检测

目前虽然已有两个 CAR-T 细胞药物获得美国 FDA 批准用于临床治疗，但不良反应，尤其是 CRS 等严重不良反应，始终是 CAR-T 细胞治疗的重大安全隐患之一。寻找到能够预测 CRS 发生、发展、预后的生物学标记物，对提高 CAR-T 细胞治疗的安全性无疑十分重要。最近 Teachey 等[43] 报道了使用一个包括三个细胞因子的回归模型，预测患者是否发生严重 CRS 的方法。在 12 例儿童患者的独立队列研究中，该模型通过评价输注 CAR-T 细胞后 72h 内 IFN-γ、IL-13、MIP1α 的变化来预测是否会发生 CRS，该模型的敏感性可达 100%，特异性达 96%。相比于 Teachey 等建立的模型，FHCRC 的研究者们[44] 开发了一个更为简单快速的分类树模型，通过监测是否发生高热和血清 MCP-1 的水平来早期预测患者发生≥4 级 CRS 的可能性。在 CAR-T 输注 36h 内，如患者发热≥38.9℃，血清 MCP-1≥1343.5pg/mL，则预测此患者可能发生≥4 级 CRS（敏感性 100%，特异性 95%）。但目前在大多数医院仍无法进行 MCP-1、MIP1α 的常规检测，因此，使用这些临床参数的预测模型仍需进一步探索。

严重的 CRS 常伴有血液动力学不稳定、毛细管渗漏和消耗性凝血功能障碍等导致的内皮细胞激活[44]。研究人员分析了 60 例患有不同严重程度 CRS 的患者（0 级 12 例，1～3 级 39 例，≥4 级 9 例），在输入的 CAR-T 细胞在血液中扩增达到峰值时，血清中血管内皮细胞激活相关的生物标记物如血管性血友病因子（von willebrand factor，VWF）、血管生成素 2（angiopoietin-2，Ang-2）的浓度在不同严重程度的 CRS 患者中有差异，结果显示，与≤3 级 CRS 的患者相比较，≥4 级 CRS 的患者血清中 VWF 和 Ang-2 的浓度以及 Ang-2/Ang-1 比值更高，因此，推测 CRS 的严重度可能与血管内皮细胞激活相关，其生物标记物可用作预测 CRS 发生的严重程度。另外，Grupp 等的研究[35] 提示，CRS 的临床和生化指标，与噬血细胞性淋巴组织细胞增多症/巨噬细胞激活综合征（HLH/MAS）相似，也可以出现血清铁蛋白、D-二聚体、谷丙转氨酶、乳酸脱氢酶及甘油三酯等的增高，伴随有低纤维蛋白原血症及肝脾肿大等，并且 CRS 的细胞因子表达谱与 HLH 相似，表现为 IFN-γ、IL-10 和 IL-6 增高，但 TNF-α 一般无明显升高[45]。

3. CRS 临床分级诊断标准[46]

患者在接受细胞免疫治疗开始的 3 周内出现以下四种症状或体征之一者，应怀疑 CRS：发热≥38℃；收缩压<90mmHg 的低血压；正常呼吸状态下动脉血氧饱和度<90% 的缺氧；和/或器官毒性的证据[47,48]（表 4-3）。这些症状和体征也可由其他并发症或治疗引起，因此，医务人员应进行鉴别这些症状和体征是否会引起 CRS。每天应至少进行两次 CRS 分级，在患者出现症状或体征变化时应及时进行再次评估。推荐使用 Lee 等[47] 提出的分类方法的修正版进行 CRS 分级（表 4-3）。该系统基于 4 个参数，其中 3 个是生命体征，包括体温、血压和血氧饱和度，第 4 个是任何器官毒性的等级。器官毒性分级根据 CTCAE v4.03（REF.43）进行。根据 Lee 和同事曾报道过的对血管升压药物"高剂量"的定义，可以通过纠正低血压需要"高剂量"还是"低剂量"血管升压药物来区分 2 级和 3 级 CRS。然而重要的是，CRS 的血流动力学异常应作为一个动态参数进行评估，而不是基于血管升压药的所需剂量这个静态因素；当患者的血管升压药物需求量急剧升高或出现了终末器官灌注不足的表现，即使此时的血管升压药物剂量仍属于"低剂量"，也应按 3 级 CRS 给予患者相应的治疗[49]。

表 4-3　CRS 临床症状及分级标准[43]

CRS 的症状	1 级 CRS	2 级 CRS	3 级 CRS	4 级 CRS
生命指征				
体温≥38℃（发热）	有	少见	少见	少见
收缩压＜90mmHg（低血压）	无	需要静脉补液或低剂量血管升压药	需要高剂量或联合应用血管升压药	可威胁生命
需氧以达到血氧饱和度＞90%（缺氧）	无	吸入氧浓度＜40%	吸入氧浓度≥40%	需要呼吸机支持
器官毒性				
心脏：心动过速，心律失常，心脏传导阻滞，射血分数低 呼吸：呼吸急促，胸腔积液，肺水肿 胃肠道：恶心，呕吐，腹泻 肝脏：血清 ALT、AST 或胆红素水平升高 肾脏：急性肾损伤（血清肌酐水平升高），尿量减少 皮肤病：皮疹（少见） 凝血障碍：弥漫性血管内凝血（少见）	1 级	2 级	3～4 级	≥4 级

四、 CRS 临床治疗

1. 具体个案治疗分析[47]

例 1：CAR-T 细胞治疗白血病出现 1 级 CRS　一名 11 岁的初发难治性急性前 B 淋巴细胞白血病（pre-B-ALL）女童患者，在 3 疗程化疗未见缓解后被招募进行 CD19 CAR-T 细胞治疗。在入组之时，患者骨髓单个核细胞中 58% 是淋巴母细胞。在接受 CAR-T 治疗前第 4 天至治疗前第 2 天，患者接受了氟达拉滨和环磷酰胺的淋巴细胞清扫，然后进行了 $1×10^6$ 个/kg 的 CD19 CAR-T 细胞治疗。患者在细胞治疗后第 1 天出现了发热，最高达 40.7℃ 并伴有寒战，持续了 5 天。经查未发现感染源，患者血液动力学稳定且无神经功能障碍表现。血浆 IL-6 浓度峰值达到 222pg/mL（大约超过基线水平 30 倍）。在第 28 天的评估显示微小残留病灶（MRD）阴性，疾病完全缓解。随后患者通过与兄弟姐妹配型成功并进行了造血干细胞移植，移植后 16 个月患者仍处于无病生存。

例 2：CAR-T 细胞治疗白血病出现 3 级 CRS　一名 11 岁的急性 B 淋巴细胞白血病女童患者在造血干细胞移植后 6 个月复发，被招募参加了 CD19 CAR-T 细胞治疗的临床试验。在 CAR-T 细胞治疗前 1 天，患者接受了氟达拉滨和环磷酰胺的淋巴细胞清扫后显示 51% 清髓。在第 0 天，患者接受了 $2×10^7$ 个 CD19 CAR-T 细胞输注。在输注 CAR-T 细胞后第 1 天，患者出现发热，血培养检出轻型链球菌，使用万古霉素后退热。在输注 CAR-T 细胞后第 4 天，患者再次出现发热伴头痛和恶心。第 5 天，患者出现心动过速、低血压（70/40mmHg）和缺氧。患者被转到儿科重症监护室，建立双液路并给予多巴胺和去甲肾上腺素治疗。在接受了 8mg/kg 的 tocilizumab 治疗几小时后，患者退热并不再需要给氧治疗，同时，升压药也调至最低剂量。第 7 天，患者再次出现发热伴间歇性的低血压，需要持续的升压治疗，铁蛋白（130000ng/mL）和 C 反应蛋白（21.5mg/L）在第 7 天时达到峰值。在第 9 天，患者发展为脑病，伴失语症、惶惑和嗜睡，在未进一步应用免疫抑制治疗的情况下这些症状在两天内得到了快速的好转。患者在第 10 天停用升压药，第 13 天脑病完全缓解，第 15 天出院，第 28 天骨髓检查显示完全缓解。

2. CRS 临床管理总则

一般性预防和支持护理。早发性 CRS 通常在 CAR-T 细胞治疗后的第 1 周出现，通常 1～2 周是细胞的活跃期。根据经验，CD19-CD28-CD3ζ 修饰的 T 细胞治疗比 CD19-4-1BB-CD3ζ 修饰的 T 细胞治疗具有更早出现 CRS 的可能性。建议患者在输注 CAR-T 细胞后至少 7 天内住院密切观察。至少每 4h 监测一次生命体征，每天进行各器官系统评估和体格检查、全血细胞计数、完全代谢谱、凝血指标以及血清 CRP 和铁蛋白水平的检测（表 4-4）。建议每天进行一次以上全血细胞计数和生化全项检测，特别是对于有 CRS 和/或 CRES 高危患者及有可能发生肿瘤溶解的肿瘤负荷高的患者，对于后者，根据诊疗指南，应采取预防措施以避免肿瘤溶解。鉴于心律失常的高风险性，建议从 CAR-T 细胞输注开始直到 CRS 症状缓解都应通过遥测进行心电监测。其他影像学检查如胸片、心电图、超声心动图、脑电图（EEG）等可以根据是否出现相应的毒副反应而按需进行。应严格监测日常体液平衡和体重，

表 4-4　CAR-T 细胞治疗的支持护理注意事项[48]

CAR-T 细胞输注前和输注过程中：
- 基线脑 MRI 可排除任何中枢神经系统(CNS)疾病。
- 建立中心静脉通路，最好是双腔或三腔导管输注，以便出现毒副作用后给予静脉补液或其他药物。
- 从 CAR-T 细胞开始输注到细胞因子释放综合征(CRS)得到完全控制前，持续给予心电监护，以监测心律失常。
- 根据诊疗指南，应对肿瘤负荷较大的患者可能出现肿瘤细胞溶解时做好相应的预防措施。
- 接受 CAR-T 细胞治疗后一旦确诊发生 CAR-T 细胞相关性脑病综合征(CRES)，即给予左乙拉西坦 750mg，每 12h 口服一次，连续 30 天，以防癫痫发作。
- CAR-T 细胞治疗后应留院观察至少 7 天。

CAR-T 细胞输注后的患者监护：
- 每 4h 监测一次生命体征，密切监测胃肠道液体摄入量和静脉液体输入量以及排尿量，每日监测体重。
- 每日回顾病史和体格检查。
- 每日血常规检测，完善代谢和凝血功能检测。
- 从 CAR-T 细胞输注开始，每日监测 C 反应蛋白和铁蛋白水平。
- 每日至少进行两次 CRS 的评估和分级，当患者状态发生变化时也应进行 CRS 的评估和分级。
- 根据 CAR-T 细胞治疗相关神经系统毒副作用的 10 分评估系统(CARTOX-10)，至少每 8h 进行一次 CRES 的评估和分级。
- 用生理盐水维持足够的静脉液体输入量。

注意事项和意外事件：
- 出现以下任何一种情况应通知医生：收缩压(SBP)＞ 140mmHg 或＜90mmHg；心率＞ 120bpm 或＜60bpm，或心律失常；呼吸频率＞ 25 次/min 或＜12 次/min；未吸氧状态下动脉血氧饱和度＜92%；尿量＜1500mL/天；血肌酐水平或肝功能检查结果有上升趋势；四肢运动出现震颤或不平稳；精神状态变化(警觉性、方向性、读写能力或 CARTOX-10 分数的变化)。
- 对于体温≥38.3℃的患者，应进行血培养(中枢和外周)、尿常规及尿培养、床旁胸片，并通知医生。
- 对于中性粒细胞减少和发热患者，应开始给予常规广谱抗生素治疗。
- 若无医嘱不得使用皮质类固醇。
- 如果患者出现 CRES，禁止饮食和口服药物并通知医生。
- 根据需要使用药物：发热≥38.3℃可给予冷却毯降温，药物首选对乙酰氨基酚，若无禁忌也可选用布洛芬；收缩压＜90mmHg，给予生理盐水 500～1000mL 静脉推注，若收缩压仍＜90mmHg，再次给予生理盐水 500～1000mL 静脉推注。
- 有医嘱方能使用 tocilizumab 或 cetuximab 进行抗 IL-6 治疗。

并建议所有 CRS 患者或有发生 CRS 风险的患者维持静脉补液。事实上，建议在 CAR-T 细胞输注之前建立中心静脉通路，最好是双腔或三腔导管，以便及时给予治疗毒副反应所需的任何药物。根据诊疗指南，输血可以输入红细胞和血小板。为避免干扰 CAR-T 细胞疗效，在治疗发热或输血前用药时应尽量避免使用皮质类固醇类药物，但中性粒细胞减少症可用非格司亭促白细胞生成。出现发热的患者应进行血培养、尿培养、胸部 X 射线检查和其他检查如巨细胞病毒 PCR、呼吸道病毒筛查和胸部 CT 检查等进行感染评估。当怀疑存在感染时，应在 CAR-T 细胞治疗开始之前进行以上检测，直到感染得到控制或排除后再进行 CAR-T 细胞治疗。未确诊的感染可能给 CRS 患者带来灾难性后果，可能由潜在感染导致全身的炎症恶化，在临床试验中有相关的死亡病例报道（本章第一节文献 20）。建议对接受 CAR-T 细胞输注的所有出现发热和低血压的患者给予规范化的干预措施，以便训练有素的护理人员在患者发生毒性反应时可以迅速采取行动，从而尽量减少治疗的延误（表 4-4）。这些应急的干预措施应包括经验性广谱抗生素的应用，尤其对于免疫功能不全的肿瘤患者来说，革兰氏阴性菌感染时，败血症和 CRS 症状相近，培养物无阳性结果也不能排除病原体感染。

3. CRS 临床分级管理方案

根据 Lee 等[47] 提出的方案修正版本，建议根据毒性的等级处理 CRS（表 4-5）。1 级 CRS 主要给予支持性护理；维持性静脉补液保持体液平衡以避免肺血管充血。2 级 CRS 的低血压应立即给予 0.9% 生理盐水静脉输注。另外，对于快速补液难以纠正的低血压推荐使用 tocilizumab 或 cetuximab 的抗 IL-6 治疗（根据经验，有效率＞95%），如需要可重复使用。如果低血压持续存在，应使用低剂量血管升压药使收缩压＞90mmHg，并考虑将患者转至重症监护病房。因为 CRS 患者可能发生左心室功能不全，所以对于持续性或反复发作性低血压的患者，推荐使用床旁超声心动来确定射血分数。此外，无创性监测血流动力学参数，如下腔静脉充盈压、被动腿抬高、脉压和每搏输出量的变化，均有助于静脉补液量、血管加压药或正性肌力药物用量等低血压的治疗方案的调整。与非心源性肺水肿或胸腔积液相关的缺氧应该通过补充氧气和利尿或胸腔穿刺（如果需要）来进行纠正。对于吸入氧分数（FiO_2）＜40% 和有 2 级其他器官毒性的持续性缺氧患者，推荐使用抗 IL-6 治疗，并可根据需要重复使用。其他器官毒性应根据诊疗指南对症处理。对于严重 CRS 高危患者（3 级或 4 级）或虽经抗 IL-6 治疗仍持续 2 级 CRS 患者，可考虑使用皮质类固醇治疗（表 4-5）。3 级或 4 级 CRS 患者应在重症监护室内接受治疗，以实现持续监测，处理危及生命的心律失常、血液动力学休克，给予无创正压通气、机械通气和/或透析（表 4-5）。3 级和 4 级 CRS 伴相关的器官毒性应给予抗 IL-6 和皮质类固醇治疗。皮质类固醇药物的减量应根据患者的反应和不良反应实施个体化方案，但一般建议尽可能快。重要的是，训练有素的医护人员应了解所有在医院接受 CAR-T 细胞治疗的患者，以便在需要时及时将患者转至重症监护病房。IL-6 可诱导肝细胞产生 CRP，因此，血清 CRP 水平是监测接受细胞免疫治疗患者的有用指标。通常在 CRS 发生后可检测到血清 CRP 水平的升高，并与 IL-6 水平升高相关[15,16,48~51]。因此，CRP 水平恢复至基线水平表明 CAR-T 细胞治疗的 CRS 已得到缓解，如果其他需要监测或干预的毒副作用也已经缓解，就可以考虑让患者出院了。值得注意的是，CRP 水平与 CRS 之间的相关性是可变的，并且在所有患者中都没有观察到。血清铁蛋白水平与 CRS 之间的相关一致性相对较差。然而，监测铁蛋白水平有助于诊断 CAR-T 细胞相关的 HLH/MAS。

表 4-5　CAR-T 分级临床干预方案

CRS 分级	症状和体征	干预措施
1 级	发热或器官毒性	• 对乙酰氨基酚和低温毯用于治疗发热 • 如无禁忌,布洛芬可作为发热的第二治疗选择 • 使用血培养、尿培养和胸部 X 射线检查进行感染评估 • 如中性粒细胞减少可使用经验性广谱抗生素和非格司亭 • 给予静脉补液维持体液平衡 • 对全身症状和器官毒性给予对症处理 • 对于持续性(持续＞ 3 天)和难治性发热可考虑静脉给予 tocilizumab 8mg/kg 或 cetuximab 11mg/kg
2 级	低血压	• 静脉注射 500～1000mL 生理盐水 • 如果收缩压(SBP)仍＜90mmHg,可以再次静脉推注生理盐水 • 对于补液难以纠正的低血压,可静脉给予 tocilizumab 8mg/kg 或 cetuximab 11mg/kg;如需要 tocilizumab 6h 后可重复使用 • 如果两次补液和抗 IL-6 治疗后仍不能纠正低血压,可给予血管升压药,建议转入重症监护病房,做超声心动检查,并启动其他血液动力学监测方法 • 对于高风险的患者,或在 1～2 剂量的抗 IL-6 治疗后低血压仍持续存在的患者,可每 6h 静脉给予地塞米松 10mg • 发热和全身症状的干预措施同 CRS 1 级
2 级	缺氧	• 补充氧气 • 同控制低血压的措施:使用 tocilizumab 或 cetuximab±皮质类固醇并给予支持性护理
2 级	器官毒性	• 根据诊疗指南对器官毒性进行对症处理 • 同控制低血压的措施:使用 tocilizumab 或 cetuximab±皮质类固醇并给予支持性护理
3 级	低血压	• 同 CRS2 级干预措施,给予静脉补液 • 如之前未使用,可依照 CRS2 级干预措施使用 tocilizumab 和 cetuximab • 根据需要使用血管升压药 • 转入重症监护室,做超声心动检查,并进行血液动力学监测,同 CRS2 级 • 每 6h 静脉注射地塞米松 10mg;如无效,每 6h 可增加至 20mg • 发热和全身症状的干预措施同 CRS1 级
3 级	缺氧	• 补充氧气,包括高流量吸氧和无创正压通气 • 使用 tocilizumab 或 cetuximab＋皮质类固醇和支持性护理同前
3 级	器官毒性	• 根据诊疗指南对器官毒性进行对症处理 • 使用 tocilizumab 或 cetuximab＋皮质类固醇和支持性护理同前
4 级	低血压	• 静脉补液,抗 IL-6 治疗,血管加压药和血液动力学监测同 CRS 3 级 • 静脉给予甲基强的松龙 1g/天 • 发热和全身症状的干预措施同 CRS1 级
4 级	缺氧	• 机械通气 • 使用 tocilizumab 或 cetuximab＋皮质类固醇和支持性护理同前
4 级	器官毒性	• 根据诊疗指南对器官毒性进行对症处理 • 使用 tocilizumab 或 cetuximab＋皮质类固醇和支持性护理同前

　　注:所有的药物剂量都是针对成年人的。tocilizumab 的最大量是 800mg/次。高危患者包括肿瘤负荷高的患者、有并发症患者以及在 CAR-T 细胞输注后 3 天内发生早期 CRS 的患者。

4. IL-6 单克隆抗体的使用方法

CAR-T 细胞治疗后，CRS 严重程度与血液中 CAR-T 细胞含量和血清 IL-6 水平成正相关已有报道[17,18,52,53]。IL-6 可以通过"顺式信号转导"与膜结合的 IL-6R 和 gp130 复合物的直接结合，或者通过"反式信号转导"来诱导信号，使得 IL-6 结合可溶性 IL-6R，产生的配体-受体复合物再与膜上的 gp130 相互作用；两条途径皆可激活 JAK/STAT 信号通路[49]。膜结合的 IL-6R 仅表达于造血细胞，如巨噬细胞、嗜中性粒细胞和 T 细胞以及肝细胞，而膜结合的 gp130 在所有细胞类型上都表达丰富[54]。因此，在低水平的 IL-6 中被激活的顺式信号转导仅影响少数细胞类型并介导抗炎作用。相比之下，反式信号在较高水平的 IL-6（如在 CRS 患者中发生）中占主导地位，可以影响大多数细胞类型，并介导促炎效应[54]。因此，tocilizumab 或 cetuximab 已经成为治疗中度至重度 CRS 的药物选择[17,49,55]。tocilizumab 被批准用于治疗类风湿性关节[56]，cetuximab 被批准用于 castleman 病的治疗[53]，这两种药物已被用于治疗 CRS 并可使大多数患者的 CRS 症状快速缓解（图 4-2)[48,50,51]。

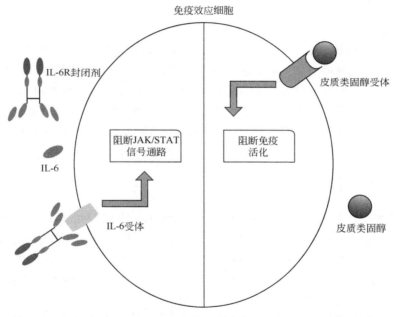

图 4-2　通过使用药理性免疫抑制治疗（IL-6R 封闭剂或者皮质类固醇）减轻 CAR-T 细胞毒性[51]

2017 年 8 月，FDA 在批准 tisagenlecleucel 的同时，还批准 tocilizumab 用于治疗 CAR-T 细胞治疗后发生的 CRS。迄今为止，tocilizumab 比 cetuximab 更常用于 CRS 的治疗，并且在整体应答率、完全缓解率或者治疗效果方面，使用这种药物似乎不影响 CAR-T 细胞疗法的效果响应的持久性[57]。不过，是否使用 tocilizumab 优于使用 cetuximab 治疗 CRS 尚不清楚。有趣的是，IL-6 以约 1nmol/L 的亲和力（K_d）结合 IL-6R，而 tocilizumab 以 2.54nmol/L 的亲和力结合 IL-6R[43,49]。因此，IL-6 可能与 tocilizumab 竞争结合 IL-6R。相反，cetuximab 以约 1pmol/L 的亲和力抑制 IL-6，因此，IL-6R 不太可能与 cetuximab 竞争 IL-6 的结合。出于这个原因，cetuximab 可能比 tocilizumab 能更有效地治疗 CRS。另外，在给予 tocilizumab 后，血清 IL-6 水平显著增加，大概是通过阻止 IL-6R 介导的 IL-6 摄取进入外周组织[49]；因此，理论上的担忧是这种效应可能会增加 IL-6 被动扩散进入中枢神经系统（CNS），从而增加神经毒性的风险。这种情况不太可能发生在 cetuximab 中，因为它直接与 IL-6 结合。前瞻性临床研究需要直接比较 tocilizumab 和 cetuximab 治疗 CRS 的有效性。

5. 皮质类固醇的应用

皮质类固醇也可以抑制炎症反应，因此，可以有效地控制 CRS、CRES 和与细胞治疗相关的 HLH/MAS[48]。然而，由于皮质类固醇抑制 T 细胞功能和/或诱导 T 细胞凋亡[52,55,58]，所以在过继性 T 细胞治疗后，应避免使用这些药物用于其他适应证（如输血前用药）。值得注意的是，来自同种异基因干细胞移植受者研究的数据表明，应用皮质类固醇治疗后巨细胞病毒特异性 T 细胞虽能存活，但其产生细胞因子的能力受到了影响[59]。这些发现表明在细胞免疫治疗中，皮质类固醇可能影响输注的 T 细胞的功能。然而，来自一项临床试验的初步数据表明，在干预 CAR-T 细胞治疗引起的毒副反应时使用皮质类固醇并未影响客观和完全缓解率，也不影响疗效的持久性，但长期疗效是否受到影响仍需要进一步探求[53]。鉴于这些担忧，只有在使用抗 IL-6 疗法难以纠正 CAR-T 细胞疗法的毒性时，才考虑使用皮质类固醇。

6. 阻断 IL-1

在最新 CRS 发病机制的研究中显示，造成 CRS 的罪魁祸首是聚集在 CAR-T 细胞和肿瘤细胞周围的巨噬细胞而非 CAR-T 细胞本身，激活的巨噬细胞分泌大量的 IL-1，即引发 CRS 的主要因子，同时又分泌大量的 IL-6。在动物学实验中，特异性激活巨噬细胞时，小鼠的 CRS 明显加剧，阻断巨噬细胞活性，则显著地降低 CRS 程度。因此，在防治 CRS 时可通过阻断 IL-1、使用 IL-1 阻滞剂的药物或在 CAR 元件设计中加入抑制 IL-1 分泌的结构[22,23]。

五、 CRS 风险防控

CAR-T 细胞治疗相关的 CRS 和单克隆抗体治疗的 CRS 有许多相似之处。不同的是，单抗治疗的不良反应会随着药物的排泄而消除，而 CAR-T 细胞输注后将在体内扩增，因此，其毒副作用持续时间长，最终出现 CRS。比如，4-1BB 整合的抗 CD19 CAR-T 细胞在 CLL 患者体内可扩增 1000 倍以上[54]。从这个角度上讲，CAR-T 细胞治疗比单抗治疗更应该注重 CRS 的预防。以下措施将有助于减轻 CRS。

1. 炎性细胞因子和相关基因多态性的监测

炎性细胞因子的检测已成为大部分 CAR-T 细胞过继治疗临床试验方案的一部分。CAR-T 细胞治疗前的基础细胞因子水平对于评估宿主对 CAR-T 细胞的免疫反应至关重要。同时，这也可以成为筛选基础细胞因子水平高、具有 CRS 倾向的病例的方法。另外，在不同时间点监测细胞因子水平有助于早期、及时诊断和治疗 CRS。在纪念斯隆-凯特琳癌症中心，第一例患者在接受环磷酰胺预处理后输注了抗 CD19 的 CAR-T 细胞，但在 2 天后死亡[1]。虽然研究者推测死亡的原因是感染而非 CAR-T 细胞的输注，但 CAR-T 细胞输注前的高细胞因子血症可能在短时间内引发及加剧 CRS 而最终导致患者死亡。所以，早期发现具有发生 CRS 倾向的患者并为其制定更为慎重的治疗方案具有重要的临床意义。考虑到细胞因子基因的多态性与 CRS 的严重程度有关，在 CAR-T 细胞治疗前检测细胞因子基因多态性有助于筛选出易发生 CRS 的病例。

2. CAR-T 细胞输注的剂量递增策略

在造血干细胞移植后接受供者淋巴细胞输注（DLI）的患者，DLI 的毒副作用和 T 细胞的数量有关[56]。正如上文所述，CAR-T 细胞引起的毒副作用难以预测及控制，因此，多数 Ⅰ 期临床试验采取保守的剂量递增策略来输注 CAR-T 细胞[11,36,60]。目前尚无法统一 CAR-T 细胞输注的起始剂量，起始剂量应该根据 CAR 的类型及治疗的方案而有所不同。比如，第二代、第三代 CAR-T 细胞的起始剂量应该低于第一代 CAR-T 细胞。同样的，联合 IL-2 治疗应该比无细胞因子辅助治疗输注的 CAR-T 细胞剂量更低。或者，也可以应用第一代 CAR-T 细胞作为起始细胞，当第一代 CAR-T 细胞输注安全后，可再应用第二代和第三代 CAR-T 细胞进行输注。

3. 设计短效 CAR-T 细胞

CAR-T 细胞的扩增和在人体内的长期存在必将增加其严重和长期毒副作用的风险。因此，制备 mRNA CAR 后电转染 T 细胞备受关注。电转染 RNA 的 T 细胞在体内 7 天左右可检测到 RNA 的表达[61]。不同的动物模型多次注射 mRNA CAR-T 细胞均可介导肿瘤的缓解[61,62]。虽然目前尚无 mRNA CAR 的临床试验，但人们相信这将是 CAR 开发的一个重要方向。CAR 设计中引入自杀基因是另一项调控 CAR-T 细胞寿命的手段。比如，诱导性 caspase 9（icasp9）可高效诱导凋亡[63]。通过小分子二聚体将两个无功能的 icasp9 分子整合到一起形成有活性的 caspase 9[64]。所以，有些研究者已经将 icasp9 整合到靶向 CD19 的 CAR 载体中，在体内和体外试验中该自杀基因可诱导 CAR-T 细胞的凋亡[65]。关于如何优化设计 CAR-T 细胞，见本书第一章第五节第三部分增强 CAR-T 细胞治疗疗效的其他策略。

4. 低分化 CAR-T 细胞诱导

目前认为，过继输注低分化的 CAR-T 细胞可增长 CAR-T 细胞在体内的存活时间、扩增，并提高抗肿瘤效果，如记忆性 T 干细胞和中心性记忆性 T 细胞。但是，体外试验表明，将记忆性 T 干细胞和中心性记忆性 T 细胞与肿瘤细胞共孵育后其分泌细胞因子及杀伤肿瘤细胞的能力均较其他细胞弱[59]。因此，理论上，输注低分化 CAR-T 细胞在治疗初期会产生更少量的细胞因子。这类 CAR-T 细胞可通过诱导多能干细胞或通过应用 IL-7/IL-15 或 IL-21 的联合扩增得到[66]。但随着 CAR-T 细胞后续的扩增，可能会产生迟发的或慢性的毒性。

（曹俊霞　游　嘉　武立华）

参 考 文 献

[1] Grigor E J M，Fergusson D A，Haggar F，et al. Efficacy and safety of chimeric antigen receptor T-cell (CAR-T) therapy in patients with haematological and solid malignancies：protocol for a systematic review and meta-analysis. BMJ Open，2017，7（12）：e019321.

[2] Brentjens R，Yeh R，Bernal Y，et al. Treatment of chronic lymphocytic leukemia with genetically targeted autologous T cells：case report of an unforeseen adverse event in a phase I clinical trial. Mol Ther，2010，18：666-668.

[3] Morgan R A，Yang J C，Kitano M，et al. Case report of a serious adverse event following the administration of T cells transduced with a chimeric antigen receptor recognizing ERBB2. Mol Ther，2010，18：843-851.

［4］ NCI-CTC. Common Terminology Criteria for Adverse Events (CTCAE) v4. 0. 2010. http：//ctepcancergov/protocolDevelopment/electronic _ applications/ctchtm.

［5］ Bonifant C L，Jackson H J，Brentjens R J，et al. Toxicity and management in CAR T-cell therapy. Mol Ther Oncolytics，2016，3：16011.

［6］ Ferrara J L，Abhyankar S，Gilliland D G. Cytokine storm of graft-versus-host disease：a critical effector role for interleukin-1. Transplant Proc，1993，25：1216-1217.

［7］ Xu X J，Tang Y M，Liao C，et al. Inflammatory cytokine measurement quickly discriminates gramnegative from gram-positive bacteremia in pediatric hematology/oncology patients with septic shock. Intensive Care Med，2013，39：319-326.

［8］ de Jong M D，Simmons C P，Thanh T T，et al. Fatal outcome of human influenza A (H5N1) is associated with high viral load and hypercytokinemia. Nat Med，2006，12：1203-1207.

［9］ Xu X J，Tang Y M，Song H，et al. Diagnostic accuracy of a specific cytokine pattern in hemophagocytic lymphohistiocytosis in children. J Pediatr，2012，160：984-990.

［10］ Bugelski P J，Achuthanandam R，Capocasale R J，et al. Monoclonal antibody-induced cytokine-release syndrome. Expert Rev Clin Immunol，2009，5：499-521.

［11］ Chatenoud L，Ferran C，Legendre C，et al. *In vivo* cell activation following OKT3 administration. Systemic cytokine release and modulation by corticosteroids. Transplantation，1990，49：697-702.

［12］ Goodyear M. Learning from the TGN1412 trial. BMJ，2006，332 (7543)：677-678.

［13］ Stebbings R，Eastwood D，Poole S，et al. After TGNl412：recent developments in cytokine release assays. J Immunotoxicol，2013，10 (1)：75-82.

［14］ Tabares P，Bert S，Chuvpilo S，et al. Human regulatory T cells are selectively activated by low-dose application of the CD28 superagonist TGNl412/TAB08. Eur JImmunol，2014，44 (4)：1225-1236.

［15］ Lee D W，Kochenderfer J N，Stetler-Stevenson M，et al. T cells expressing CD19 chimeric antigen receptors for acute lymphoblastic leukaemia in children and young adults：a phase 1 dose-escalation trial. Lancet，2015，385 (9967)：517-528.

［16］ Davila M L，Riviere I，Wang X，et al. Efficacy and toxicity management of 19-28z CAR-T cell therapy in B cell acute lymphoblastic leukemia. Sci Transl Med，2014，6 (224)：224ra25.

［17］ Maude S L，Frey N，Shaw P A，et al. Chimeric antigen receptor T cells for sustained remissions in leukemia. N Engl J Med，2014，371 (16)：1507-1517.

［18］ Maude S L，Laetsch T W，Buechner J，et al. Tisagenlecleucel in Children and Young Adults with B-Cell Lymphoblastic Leukemia. N Engl J Med，2018，378 (5)：439-448.

［19］ Park J H，Rivière I，Gonen M，et al. Long-Term Follow-up of CD19 CAR Therapy in Acute Lymphoblastic Leukemia. N Engl J Med，2018，378 (5)：449-459.

［20］ Neelapu S S，Locke F L，Bartlett N L，et al. Axicabtagene Ciloleucel CAR T-Cell Therapy in Refractory Large B-Cell Lymphoma. N Engl J Med，2017，377 (26)：2531-2544.

［21］ Schuster S J，Svoboda J，Chong E A，et al. Chimeric Antigen Receptor T Cells in Refractory B-Cell Lymphomas. N Engl J Med，2017，377 (26)：2545-2554.

［22］ https：//www. mskcc. org/blog/study-identifies-new-way-combat-serious-car-cell-therapy-side-effect.

［23］ https：//www. nature. com/articles/s41591-018-0068-9.

［24］ Eshhar Z，Waks T，Gross G，et al. Specific activation and targeting of cytotoxic lymphocytes through chimeric single chains consisting of antibody-binding domains and the gamma or zeta subunits of the immunoglobulin and T-cell receptors. Proc Natl Acad Sci U S A，1993，90：720-724.

［25］ Heuser C，Hombach A，Lösch C，et al. T-cell activation by recombinant immunoreceptors：impact of the intracellular signalling domain on the stability of receptor expression and antigen-specific activation of grafted T cells. Gene Ther，2003，10：1408-1419.

[26] Jensen M C，Popplewell L，Cooper L J，et al. Antitransgene rejection responses contribute to attenuated persistence of adoptively transferred CD20/CD19-specific chimeric antigen receptor redirected T cells in humans. Biol Blood Marrow Transplant，2010，16：1245-1256.

[27] Song D G，Ye Q，Poussin M，et al. CD27 costimulation augments the survival and antitumor activity of redirected human T cells *in vivo*. Blood，2012，119：696-706.

[28] Shen C J，Yang Y X，Han E Q，et al. Chimeric antigen receptor containing ICOS signaling domain mediates specific and efficient antitumor effect of T cells against EGFRvⅢ expressing glioma. J Hematol Oncol，2013，6：33.

[29] Milone M C，Fish J D，Carpenito C，et al. Chimeric receptors containing CD137 signal transduction domains mediate enhanced survival of T cells and increased antileukemic efficacy *in vivo*. Mol Ther，2009，17：1453-1464.

[30] Savoldo B，Ramos C A，Liu E，et al. CD28 costimulation improves expansion and persistence of chimeric antigen receptor-modified T cells in lymphoma patients. J Clin Invest，2011，121：1822-1826.

[31] Hudecek M，Lupo-Stanghellini M T，Kosasih P L，et al. Receptor affinity and extracellular domain modifications affect tumor recognition by ROR1-specific chimeric antigen receptor T cells. Clin Cancer Res，2013，19：3153-3164.

[32] Till B G，Jensen M C，Wang J，et al. CD20-specific adoptive immunotherapy for lymphoma using a chimeric antigen receptor with both CD28 and 4-1BB domains：pilot clinical trial results. Blood，2012，119：3940-3950.

[33] Kochenderfer J N，Dudley M E，Kassim S H，et al. Chemotherapy-refractory diffuse large B-cell lymphoma and indolent B-cell malignancies can be effectively treated with autologous T cells expressing an anti-CD19 chimeric antigen receptor. J Clin Oncol，2015，33（6）：540-549.

[34] Louis C U，Savoldo B，Dotti G，et al. Antitumor activity and long-term fate of chimeric antigen receptor-positive T cells in patients with neuroblastoma. Blood，2011，118：6050-6056.

[35] Grupp S A，Kalos M，Barrett D，et al. Chimeric antigen receptor-modified T cells for acute lymphoid leukemia. N Engl J Med，2013，368：1509-1518.

[36] Brentjens R，Davila M L，Riviere I，et al. CD19-targeted T cells rapidly induce molecular remissions in adults with chemotherapy-refractory acute lymphoblastic leukemia. Sci Transl Med，2013，5：177ra38.

[37] Dahmer M K，Randolph A，et al. Genetic polymorphisms in sepsis. Pediatr Crit Care Med，2005，6：S61-S73.

[38] Park J H，Geyer M B，Vitali S，et al. CD19-targeted CAR-T-cell therapeutics for hematologic malignancies：interpreting clinical outcomes to date. Blood，2016，127（26）：3312-3320.

[39] Grupp S A，Maude S L，et al. Durable Remissions in Children with Relapsed/Refractory ALL Treated with T Cells Engineered with a CD19-Targeted Chimeric Antigen Receptor（CTL019）. Blood，2015，126：681.

[40] Park J H，Riviere I，et al. Implications of Minimal Residual Disease Negative Complete Remission（MRD-CR）and Allogeneic Stem Cell Transplant on Safety and Clinical Outcome of CD19-Targeted 19-28z CAR Modified T Cells in Adult Patients with Relapsed，Refractory B-Cell ALL. Blood，2015，126：682.

[41] Turtle C J，Hanafi L，et al. Addition of Fludarabine to Cyclophosphamide Lymphodepletion Improves In Vivo Expansion of CD19 Chimeric Antigen Receptor-Modified T Cells and Clinical Outcome in Adults with B Cell Acute Lymphoblastic Leukemia. Blood，2015，126：3773.

[42] Porter D L, Noelle V, et al. Randomized, Phase II Dose Optimization Study of Chimeric Antigen Receptor Modified T Cells Directed Against CD19 (CTL019) in Patients with Relapsed, Refractory CLL. Blood, 2014, 124: 1982.

[43] Teachey D T, Lacey S F, Shaw P A, et al. Identification of Predictive Biomarkers for Cytokine Release Syndrome after Chimeric Antigen Receptor T-cell Therapy for Acute Lymphoblastic Leukemia. Cancer Discov, 2016, 6 (6): 664-679.

[44] Hay K A, Hanafi L A, Shaw P A, et al. Kinetics and biomarkers of severe cytokine release syndrome after CD19 chimeric antigen receptor-modified T-cell therapy. Blood, 2017, 130 (21): 2295-2306.

[45] Park J H, Santomasso B, et al. Baseline and early post-treatment clinical and laboratory factors associated with severe neurotoxicity following 19-28z CAR T cells in adult patients with relapsed B-ALL. J Clin Oncol, 2017, 35: 7024.

[46] Neelapu S S, Tummala S, Kebriaei P, et al. Chimeric antigen receptor T-cell therapy -assessment and management of toxicities. Nat Rev Clin Oncol, 2018, 15 (1): 47-62.

[47] Lee D W, Gardner R, Porter D L, et al. Current concepts in the diagnosis and management of cytokine release syndrome. Blood, 2014, 124: 188-195.

[48] Brudno J N, Kochenderfer J N. Toxicities of chimeric antigen receptor T cells: recognition and management. Blood, 2016, 127: 3321-3330.

[49] Nishimoto N, Terao K, Mima T, et al. Mechanisms and pathologic significances in increase in serum interleukin-6 (IL-6) and soluble IL-6 receptor after administration of an anti-IL-6 receptor antibody, tocilizumab, in patients with rheumatoid arthritis and Castleman disease. Blood, 2008, 112: 3959-3964.

[50] Turtle C J, Hanafi L, Berger C, et al. Immunotherapy of non-Hodgkin's lymphoma with a defined ratio of $CD8^+$ and $CD4^+$ $CD19^-$ specific chimeric antigen receptor-modified T cells. Sci Transl Med, 2016, 8: 355ra116.

[51] Bonifant C L, Jackson H J, Brentjens R J, et al. Toxicity and management in CAR T-cell therapy. Mol Ther Oncolytics, 2016, 3: 16011.

[52] Franchimont D, Louis E, Dewe W, et al. Effects of dexamethasone on the profile of cytokine secretion in human whole blood cell cultures. Regul Pept, 1998, 73: 59-65.

[53] Neelapu S S, et al. KTE-C19 (anti-CD19 CAR T cells) induces complete remissions in patients with refractory diffuse large B-cell lymphoma (DLBCL): results from the pivotal phase 2 ZUMA-1 [abstract]. Blood, 2016, 128: LBA-6.

[54] Porter D L, Levine B L, Kalos M, et al. Chimeric antigen receptor-modified T cells in chronic lymphoid leukemia. N Engl J Med, 2011, 365: 725-733.

[55] Lanza L, Scudeletti M, Puppo F, et al. Prednisone increases apoptosis in in vitro activated human peripheral blood T lymphocytes. Clin. Exp. Immunol, 1996, 103: 482-490.

[56] Kolb H J. Graft-versus-leukemia effects of transplantation and donor lymphocytes. Blood, 2008, 112: 4371-4383.

[57] Neelapu S S, Locke F L, Bartlett N L, et al. Axicabtagene ciloleucel (Axi-cel; KTE-C19) in patients with refractory aggressive non-Hodgkin lymphomas (NHL): primary results of the pivotal trial ZUMA-1 [abstract]. Hematol Oncol, 2017, 35 (Suppl. S2): 28.

[58] Ozdemir E, St John L S, Gillespie G, et al. Cytomegalovirus reactivation following allogeneic stem cell transplantation is associated with the presence of dysfunctional antigen-specific $CD8^+$ T cells. Blood, 2002, 100: 3690-3697.

[59] Cieri N, Camisa B, Cocchiarella F, et al. IL-7 and IL-15 instruct the generation of human memory

stem T cells from naive precursors. Blood，2013，121：573-584.

[60] Kalos M，Levine B L，Porter D L，et al. T cells with chimeric antigen receptors have potent antitumor effects and can establish memory in patients with advanced leukemia. Sci Transl Med，2011，3：95ra73.

[61] Zhao Y，Moon E，Carpenito C，et al. Multiple injections of electroporated autologous T cells expressing a chimeric antigen receptor mediate regression of human disseminated tumor. Cancer Res，2010，70：9053-9061.

[62] Barrett D M，Liu X，Jiang S，et al. Regimen-Specific Effects of RNA-Modified Chimeric Antigen Receptor T Cells in Mice with Advanced Leukemia. Hum Gene Ther，2013，24：717-727.

[63] Tey S K，Dotti G，Rooney C M，et al. Inducible caspase 9 suicide gene to improve the safety of allodepleted T cells after haploidentical stem cell transplantation. Biol Blood Marrow Transplant，2007，13：913-924.

[64] Straathof K C，Pule M A，Yotnda P，et al. An inducible caspase 9 safety switch for T-cell therapy . Blood，2005，105：4247-4254.

[65] Hoyos V，Savoldo B，Quintarelli C，et al. Engineering CD19-specific T lymphocytes with interleukin-15 and a suicide gene to enhance their anti-lymphoma/leukemia effects and safety. Leukemia，2010，24：1160-1170.

[66] Themeli M，Kloss C C，Ciriello G，et al. Generation of tumor-targeted human T lymphocytes from induced pluripotent stem cells for cancer therapy. Nat Biotechnol，2013，31：928-933.

第三节　CAR-T 细胞治疗相关性脑病

接受 CAR-T 细胞治疗后有 29%～43% 的患者出现了 CAR-T 细胞治疗相关性脑病 (CAR-T cell related encephalopathy syndrome，CRES)，临床表现有谵妄、表达性失语、迟钝、肌阵挛、癫痫发作等。目前 CRES 的具体发生机制仍不明确[1~4]，关于 CRES 是 CRS 的一部分还是独立的不良反应，目前仍不十分明确，但是 CAR-T 细胞治疗后患者血液中细胞因子水平的升高与神经系统的症状相关，似乎提示两者并行存在。也有研究认为是 CAR-T 细胞对中枢神经系统 (central nervous system，CNS) 的直接作用所致[1,3,4]，在 CNS 中可检测到 CAR-T 细胞的存在，提示 CAR-T 细胞可能直接或者间接参与毒性作用。对于多数 CRES 患者，使用能通过血脑屏障的类固醇激素等药物保守治疗可逆转神经毒性症状，不会出现持续性神经损伤。但是用于治疗 CRS 的 tocilizumab（IL-6 单抗）在治疗 CRES 中是否也能发挥作用，目前尚不十分明确，由于 tocilizumab 不能通过血脑屏障，所以即使在 CRES 的治疗中有作用，可能也是非常有限的。

一、CRES 的概念

1. CRES 定义

典型的 CRES 表现为中毒性脑病，伴有注意力降低、语言障碍、书写障碍等早期体征；其他症状和体征包括思维混乱、方向障碍、焦虑、失语症、嗜睡和震颤等神经症状[5~15]。

严重的病例会发生癫痫发作、肌无力、失禁、精神迟钝、颅内压升高、视神经乳头水肿和脑水肿等[5~9,13~17]。现有的报道显示，CRES 的出现可分为两个阶段：第一个阶段与高热和其他 CRS 症状同时发生，最常见发生于细胞免疫治疗的前 5 天；第二阶段发生于高热和其他 CRS 症状消退以后，通常发生在输注 CAR-T 细胞治疗 5 天之后。约 10% 的 CAR-T 细胞治疗后患者，在第 3 周或第 4 周出现延迟性神经毒性反应，表现为癫痫或昏迷等。CRES 持续时间长短不一，可从数小时到数周不等，一般为 2~4 天。总的来说，与 CRS 同时发生的 CRES，比发生在 CRS 后的 CRES 持续时间更短，且级别更低（1~2 级），后者通常级别超过 3 级，且持续时间更长。CRES 患者尽管已发生过少数死亡病例，但通常多数患者是可逆的[6,7,13,18]。

2. 部分文献 CRES 发生情况分析

（1）诺华公司的 CTL019（tisagenlecleucel）细胞药物 Shannon L. Maude 等[4] 2014 年在《NEJM》发表的研究中报道了 30 例 ALL 儿童和成人患者，经 CTL019 后有 13 例患者出现神经毒性反应，症状包括谵妄、弥漫性脑病伴随高热等，具有以下一种或几种症状：失语、惶惑、谵妄、幻觉等，其中有 6 例患者在高热缓解后发生了延迟性脑病，并且患者的症状与 CRS 的严重程度以及是否接受 tocilizumab 治疗无关。患者的症状可持续 2~3 天，且可自行缓解，未见病情持续进展或留有明显的后遗症。部分患者经 CT、MRI 检查未见明显异常，腰椎穿刺检查未见感染或白血病细胞浸润。

2018 年 2 月发表在《NEJM》上[19] 的一项全球 25 个中心参与、关于诺华获批药物 CTL019（tisagenlecleucel）治疗儿童和成人复发性、难治性 B 细胞 ALL 的临床试验（注册号 NCT02435849）中，接受 CTL019 治疗的 75 例患者中，有 30 例患者（40%）在输注 CTL019 后 8 周内发生了 CRES，其中 10 例患者发生了 3 级 CRES（13%），无 4 级 CRES 和脑水肿的发生。最常见的神经毒性症状是脑病（11%）、意识错乱（9%）、谵妄（9%）、震颤（8%）、躁动（7%）和嗜睡（7%），其中 1 例患者发生了癫痫（3 级）。多数患者 CRES 主要发生在 CRS 发病的同时，或者在 CRS 缓解之后的短期内。发生严重 CRS 的患者，更容易并发重度的 CRES。4 级 CRS 患者发生 3 级 CRES 的概率明显增加。并发 3 级 CRES 的患者，有 50% 在 10 天内症状获得缓解，75% 在 18 天内症状改善。有 3 例并发 3 级 CRES 的患者病情未得到缓解。

2017 年 12 月 28 日，Carl H. June 等发表了使用 CTL019 治疗难治性 B 细胞淋巴瘤的研究报道。接受 CTL019 的 28 例患者中有 11 例并发 CRES，症状表现从轻度认知障碍到 3 级以上的弥漫性脑病。其中有 3 例患者发生了 3 级 CRES（11%）。除 1 例患者外，其他患者的神经毒性症状均可自愈，或者经治疗后病情在一周内缓解。所有的患者都接受了脑部的影像学检查和脑脊液检查，未见脑水肿和颅内感染。一位滤泡性淋巴瘤患者的 CRES 症状不断恶化，最终导致死亡。这位死亡患者有视神经萎缩的病史，并且是仅有的一名接受了氟达拉滨进行淋巴细胞清除预处理的患者。脑部尸检显示脑白质内弥漫性神经胶质增生、严重神经元丢失和大量巨噬细胞浸润，以及大量的小胶质细胞和中度的 $CD8^+$ T 淋巴细胞的浸润，未检到 Ⅰ 型或 Ⅱ 型单纯疱疹病毒、巨细胞病毒、水痘带状疱疹病毒、JC 病毒、腺病毒和 EB 病毒的感染[20]。

（2）Juno 公司 JCAR015 细胞产品 2016 年 7 月，国际上 CAR-T 疗法主要研发公司 Juno 宣布[21]，其靶向 CD19 的 CAR-T 细胞治疗系列产品之一的 JCAR015，在治疗白血病的 Ⅱ 期临床试验中（试验命名为 ROCKET），因患者死亡而被 FDA 叫停。这项临床试验已招募了 20 多位成人难治性、复发性 ALL 患者，虽然疗效上有 80％的应答率，但是在 2016 年 7 月因先后出现有 3 例因脑水肿而死亡的病例，因此被 FDA 紧急叫停临床试验。Juno 公司推测患者的预处理方案中氟达拉滨的使用，可能是引起脑水肿的诱因，因此，在接下来的临床试验中停止使用氟达拉滨进行预处理。一周之后美国 FDA 采纳了 Juno 公司的意见，允许继续进行该项临床试验。但是 CAR-T 治疗后的死亡事件于 2016 年 11 月再次发生了，这次又是因为脑水肿而死亡 2 例患者。2017 年 3 月[22]，Juno 公司决定彻底放弃 JCAR015 的 ROCKET 临床试验计划，原因是发现其严重的毒性反应，并导致了 5 例患者由于出现脑水肿而死亡[23]。目前还不清楚 JCAR015 CAR-T 细胞引起患者脑水肿并导致死亡的确切原因[21,23]，还需要进行更多的研究来深入了解其发病机制。有分析[21,23] 认为，JCAR015 引起 CRES 并造成患者死亡的原因可能有两方面。①患者可能存在白血病细胞侵入 CNS，造成中枢神经系统白血病（CNSL）。白血病细胞能够吸引 CAR-T 细胞进入 CNS 发挥其杀伤作用，并导致大量的白血病细胞在脑组织内短时间被迅速裂解，进而引起脑水肿。通常在 CAR-T 治疗血液系统肿瘤的临床治疗方案中，中枢神经系统白血病的患者需排除在外，但是很可能因临床检测方法的灵敏性等限制，使得某些中枢神经系统白血病患者未能被发现。②试验中加入了氟达拉滨预处理。有研究表明，氟达拉滨预处理能促进 CAR-T 细胞的杀伤活性，提高疾病的完全缓解率。该临床试验中可能氟达拉滨进一步增强了 JCR015 CAR-T 细胞的扩增、杀伤活性，促进 CAR-T 细胞通过血脑屏障进入 CNS，使得 CD28z CAR-T 细胞在脑组织内迅速扩增，与氟达拉滨产生协同增强效应，进一步引起 CNS 中大量白血病细胞的迅速裂解，引起脑部水肿并导致患者死亡。JCAR015 使用的是共刺激分子 CD28，至于 CD28 是否较 4-1BB 更容易引起脑水肿，尚有待进一步试验研究。

（3）Kite 公司 KTE-C19（axicabtagene ciloleucel，axi-cel）细胞产品 2017 年 5 月 8 日，Kite 公司也报道 CAR-T 临床试验中出现神经毒性并发症[22]。一项命名为 ZUMA-1 的临床试验中，一例患者接受靶向 CD19 的 KTE-C19 CAR-T 细胞治疗后，出现 3 级 CRS，同时出现 CAR-T 治疗相关的神经毒性反应，引起脑水肿而死亡，这也是 KTE-C19 临床试验中出现的第 3 例死亡案例。

2017 年 12 月，Neelapu 等[24] 发表了靶向 CD19 CAR-T 细胞 KTE-C19 治疗难治性大 B 细胞淋巴瘤的多中心 II 期临床试验（注册号 NCT02348216）。111 例弥漫大 B 淋巴瘤患者中，有 101 例接受 KTE-C19 细胞治疗，其中 65 例发生了 CRES（64％），其中严重 CRES（3 级及以上）占 28％。严重 CRES 患者中，最常见的症状是脑病（21％）、意识错乱（9％）、失语症（7％）和嗜睡（7％）。早期的神经毒性症状包括语言障碍、注意力或计算能力下降（倒数 7s）、书写困难等。CRES 发病时间一般出现在 CAR-T 治疗后 5 天，在 CAR-T 治疗后第 17 天症状得到缓解。除 4 名死亡患者（2 例死于淋巴瘤进展，2 例死于其他毒性反应）外，其他患者的 CRES 症状都得到了缓解。为了治疗 CRS 和 CRES，有 43％的患者接受了 tocilizumab 治疗，27％的患者使用了糖皮质激素，这两种并发症治疗药物的使用对整体疗效无明显影响。

2018 年 2 月，另外一篇由 Park 等[25] 发表在《NEJM》上的关于 CD19 CAR-T 细胞治疗 ALL 的长期随访试验中，招募的 53 例患者全部接受了 19-28z CAR-T 细胞治疗。神经毒性反应表现为意识错乱、定向障碍、失语症、脑病和癫痫发作。其中发生 2 级 CRES 的患者有 1 人（2％），发生 3 级 CRES 的患者有 19 人（36％），发生 4 级 CRES

的患者有 3 人（6％），无患者出现 5 级神经毒性反应或脑水肿。同时发现肿瘤负荷较大的患者在接受 CAR-T 细胞治疗后，CRS 和 CRES 的发生率更高，且长期生存率更低。

二、 CRES 的病理生理

CRES 涉及的病理生理学机制尚不明确，目前有两种可能的机制。首先，研究表明，血中高水平的 IL-6、IL-15 与 CAR-T 治疗后严重的神经毒性有关，表明细胞因子被动扩散至大脑是可能的机制之一[1,10]。其次，CAR-T 细胞从外周循环进入中枢神经系统且可能与神经毒性反应有关。在未并发中枢神经系统恶性肿瘤但发生 CRES 的患者脑脊液中能检测到 CAR-T 细胞的存在，也印证了这一点。多个研究中心的研究证实，在出现 CRES 的患者脑脊液中，CAR-T 细胞的数量明显较高，在其外周血管中 CAR-T 细胞的数量更高[1,4,26,27]。值得注意的是，在合并 CRES 的患者的脑脊液中，蛋白质的含量常升高，提示 CRES 患者的血脑屏障遭到破坏，这可能也让 CAR-T 细胞更容易地进入中枢神经系统[14,15]。其他肝肾功能障碍、低氧血症和感染等，也能促进 CRES 的发生。也有研究[28,29]认为，患者接受 CAR-T 细胞治疗后发生严重 CRES 的机制之一是血管内皮细胞的活化，包括弥散性血管内凝血、毛细血管渗漏和血脑屏障（BBB）通透性增加等。血脑屏障通透性增加，不能有效阻止高浓度细胞因子（如 IFN-γ 等）进入脑脊液，从而导致脑血管外膜细胞应激并分泌内皮激活因子。在一例发生致死性 CRES 的患者大脑中，观察到了内皮细胞的激活和多灶性血管破裂。发生 4 级及以上 CRES 的患者，接受 CAR-T 细胞治疗前，体内内皮细胞活化相关的生物标记物也更高[28,29]。

在并发有 CRES 的患者中，脑电图检查发现存在癫痫样放电或非惊厥性癫痫发作，提示存在次级皮层刺激。对于脑电图最常见的发现是有或没有 1～2Hz 的与脑病状态一致的三相波的扩散性广泛减慢。应根据公布的脑电图准则和对苯二氮䓬（地西泮）治疗的反应来定义非惊厥性脑电图检查[30,31]。标准包括频率＞2.5Hz 的复发性癫痫样放电，或反映静脉注射苯二氮䓬类药物等，有组织的、背景活动的、多发性频发癫痫样放电。约 10％接受 CAR-T 细胞治疗的患者发生非惊厥性癫痫持续状态（NSCE），少数（＜5％）患者在惊厥性癫痫持续状态以后发生 NSCE。

既往虽然报道了可逆性 T2/流体减退反转恢复（FLAIR）MRI 丘脑、髓质、脑水肿等高信号的罕见病例[8,14,17,21,23,27,32]，但对能解释 CAR-T 细胞治疗后神经毒性症状的解剖病理学来说，头颅的 MRI 和 CT 扫描通常是阴性的。需要警惕的是，威胁生命的脑水肿尽管在使用 CAR-T 细胞治疗的患者中十分罕见，但 24h 内常快速导致脑死亡。

三、 CRES 诊断

与其他器官毒性类似，CRES 根据常见不良反应事件评价标准（CTCAE v4.03，REF.43）进行分级，包括意识水平、定向能力、日常生活能力（在脑病的背景下）、言语、震颤、癫痫、尿失禁和肌无力等方面。然而 CTCAE 分级系统并不能充分量化作为 CAR-T 细胞疗法特有的 CRES 分级，因此，MD 安德森癌症研究中心开发了一个新的 CRES 分级系统和 CARTOX 10 分神经系统评估（CARTOX-10）工具[32]（表 4-6）。CARTOX-10 评分系统包含了 30 分简易精神状态检查表（MMSE）系统中的一些关键元素，包括与 CRES 相关

表 4-6　CRES 分级系统[32]

症状或体征	1 级	2 级	3 级	4 级
神经系统评估分数 （根据 CARTOX-10①）	7～9 （轻度损伤）	3～6 （中度损伤）	0～2（重度损伤）	患者处于危重状态和/或麻木无法进行评估
颅压升高	不适用	不适用	视乳头水肿②1～2 级或脑脊液压力<20mmHg	视乳头水肿②3～5 级或脑脊液压力≥20mmHg 或脑水肿
癫痫或运动能力下降	不适用	不适用	脑电图显示对苯二氮草类药物反应为癫痫部分性发作或非惊厥性发作	癫痫全身性发作、惊厥或非惊厥持续状态，或新的运动能力下降

① 在 CARTOX-10 中，以下每项测试内容正确完成记 1 分（正常认知功能记总分为 10 分）：能回答年、月、城市、医院、国家主席/总理（共 5 分）；能指认三件物品，例如指认时钟表、笔、纽扣（最多 3 分）；能写一个标准的句子（1 分）；从 100 倒数到 10（1 分）。

② 根据修改的 Frisén 量表进行视乳头水肿分级。

的注意力、言语和写作能力的主要变化，以评估 CAR-T 细胞治疗后患者发生的急性神经毒性，满分为 10 分。在 CARTOX-10 系统中，若能正确执行以下的一项任务，得 1 分：说出年、月、城市、医院和国家主席/总理（共计 5 分）；命名三个对象（最多 3 分）；写一个标准的句子（1 分）；从 100 倒数到 10（1 分）。总分 10 分为认知功能正常。与用于筛查痴呆患者的 MMSE 系统相比较而言，CARTOX-10 系统简单易用，每天可以由医务人员快速操作，并可反复执行数次。CARTOX-10 系统中的任务可以根据患者受教育水平进行简化，但需要在注射 CAR-T 细胞前将基线分数一并记录下来，确保后续评估是可靠一致的。该工具主要用于评估成年患者，而儿童患者需要开发替代工具来评估。推荐住院患者接受 CAR-T 细胞治疗后，每 8h 进行一次神经系统评估。患者失语（CARTOX-10 系统评分 0 分）但醒着或可被唤醒且没有其他神经系统症状或体征（如肌无力、癫痫和视乳头水肿），应评为 CRES 3 级。

除了 CARTOX-10 评分，CRES 评分系统也纳入了视乳头水肿、脑脊液压力和成像评估参数，用于检测颅内压升高和脑水肿。与 CTCAE v4.03 不同，CRES 评分系统中，癫痫发作上升为 3 级或 4 级不良事件，因此，该分级系统在客观性和应用方面都要优于 CTCAE 系统。

四、 CRES 治疗

1. CRES 分级治疗

与 CRS 相似，CRES 的治疗是基于其毒性等级的（表 4-7）。CRES 1 级进行支持治疗，床头至少抬高 30°，以减少误吸风险，改善脑静脉血液回流。并发 CRS 的 1 级以上 CRES 患者使用抗 IL-6 治疗。若未并发 CRS，CRES 2 级以上患者首选皮质类固醇激素治疗，在 CRES 好转降为 1 级时可逐渐减量。有研究发现，短疗程的皮质类固醇激素可缓解神经系统毒性，而不影响抗肿瘤反应，但皮质类固醇激素治疗的最佳持续时间仍未知。皮质类固醇激素减量期间，应密切监测患者神经毒性症状的复发情况。CRES 3、4 级患者中，非惊厥性和惊厥性癫痫患者应该使用苯二氮草类药物和其他抗癫痫药（最好是左乙拉西坦）（表 4-8）。一些患者对苯二氮草类药物反应迅速，脑电图检查和精神状态都有望快速改善。治疗 CRES

表 4-7　CRES 分级治疗方案[32]

级别	方案
1 级	1. 支持性护理;防止误吸;静脉补液 2. 禁止饮食和口服药物,并评估吞咽功能 3. 若吞咽能力受损,将所有口服药物和营养转为静脉滴注 4. 避免使用引起中枢神经系统抑郁的药物 5. 对于烦躁不安的患者,可给予低剂量的劳拉西泮(每 8h 静脉滴注 0.25～0.5mg)或氟哌啶醇(每 6h 静脉滴注 0.5mg),需密切观察 6. 神经病学会诊 7. 眼底检查评估视乳头水肿程度 8. 脑 MRI 结果对比;诊断性腰穿测量脑脊液压力;如有周围神经功能障碍应进行脊椎 MRI 检查;如不适合做脑 MRI,可行头颅 CT 扫描 9. 神经毒性症状缓解前每日进行 30min 脑电图检查;若脑电图结果显示无癫痫发作,继续服用 750mg 左乙拉西坦,每 12h 一次 10. 如脑电图结果显示非惊厥持续状态,按表 4-8 方案进行治疗 11. 若 CRES 并发 CRS 可给予抗 IL-6 治疗:tocilizumab 8mg/kg 或 cetuximab 11mg/kg 静脉滴注
2 级	1. 支持性护理和神经系统检查同 CRES 1 级 2. 若并发 CRS,给予 tocilizumab① 8mg/kg 或 cetuximab11mg/kg 静脉滴注 3. 若抗 IL-6 治疗不能缓解或未并发 CRS,可给予每 6h 静脉滴注 10mg 地塞米松或每 12h 静脉滴注 1mg/kg 甲基强的松龙 4. 若 CRES 并发 2 级以上的 CRS 建议将患者转至 ICU
3 级	1. 支持性护理和神经系统检查同 CRES 1 级 2. 建议转至 ICU 3. 若并发 CRS,抗 IL-6 治疗同 CRES 2 级;若未并发 CRS,同前处理 4. 如上所述,如 CRES 2 级虽经抗 IL-6 治疗但症状恶化,或未并发 CRS,可使用皮质类固醇直到病情改善至 CRES 1 级,再逐渐减量 5. 1 级或 2 级视乳头水肿伴脑脊液压力＜20mmHg,应按表 4-9 方案治疗 6. 若患者 CRES 持续≥3 级,应每 2～3 天重复进行神经影像学(CT 或 MRI)检查
4 级	1. 支持性护理和神经系统检查同 CRES 1 级 2. ICU 监护;考虑气道保护性机械性通气 3. 抗 IL-6 治疗和重复性神经影像学检查同 CRES 3 级 4. 应用大剂量皮质类固醇直至改善为 CRES 1 级,然后逐渐减量。例如:甲基强的松龙 1g/天静脉滴注,持续 3 天;再快速减量至每 12h 静脉滴注 250mg,持续 2 天;每 12h 静脉滴注 125mg,持续 2 天;每 12h 静脉滴注 60mg,持续 2 天 5. 惊厥性癫痫持续状态患者应按表 4-8 方案治疗 6. 视乳头水肿 3 级以上伴有脑脊液压力≥20mmHg 或脑水肿,应按表 4-9 方案治疗

① tocilizumab 最大剂量为 800mg。

注：以上药物剂量均为成人用量。

相关癫痫推荐使用左乙拉西坦和苯巴比妥。伴有颅内压升高的 CRES 3 级患者应及时使用皮质类固醇激素和乙酰唑胺（表 4-9）治疗；合并脑水肿的 CRES 4 级患者应使用高剂量皮质类固醇激素、高通气和高渗治疗（表 4-9）。

2. CRES 引起癫痫、颅内压升高的治疗

CRES 引起的神经毒性并发症中，当出现癫痫、颅内压升高等症状时，MD 安德森癌症研究中心（Texas MD Anderson Cancer Center）Neelapu 等[32] 给出了治疗方案，如表 4-8、表 4-9 所示。

表 4-8　癫痫持续状态的推荐治疗方案[32]

状态	方案
非惊厥性癫痫持续状态	1.评估气道、呼吸和血液循环；检查血糖 2.静脉注射劳拉西泮 0.5mg，根据需要，每 5min 额外静脉注射 0.5mg，最高 2mg，以控制痉挛发作 3.静脉推注左乙拉西坦 500mg，并以此作为维持剂量 4.若癫痫持续发作，转至 ICU，静脉注射苯巴比妥负荷剂量 60mg 5.非惊厥性癫痫持续状态缓解后维持剂量如下：每 8h 静脉注射劳拉西泮 0.5mg，共 3 次；每 12h 静脉注射左乙拉西坦 1000mg；每 12h 静脉注射苯巴比妥钠 30mg
惊厥性癫痫持续状态	1.评估气道、呼吸和血液循环；检查血糖 2.转至 ICU 3.静脉注射劳拉西泮 2mg，额外注射 2mg 至总量达 4mg，以控制癫痫发作 4.静推左乙拉西坦 500mg，并以此为维持剂量 5.若癫痫持续发作，以负荷剂量 15mg/kg 静脉注射苯巴比妥治疗 6.惊厥性癫痫持续状态缓解后维持剂量如下：每 8h 静脉注射劳拉西泮 0.5mg，共计 3 次；每 12h 静脉注射左乙拉西坦 1000mg；每 12h 静脉注射苯巴比妥 1～3mg/kg 7.若为难治性癫痫，应持续脑电图监测

注：所用药物都是针对成年患者的。劳拉西泮是苯二氮䓬类药物，与地西泮相比，它是短效的，广泛应用于癫痫发作。

表 4-9　CAR-T 细胞治疗后颅内压升高的治疗建议[32]

状态	方案
1 级或 2 级视乳头状水肿伴脑脊液压力＜20mmHg，无脑水肿	乙酰唑胺 1000mg 静脉滴注，再每 12h 250～1000mg 静脉滴注（每日 1～2 次监测肾功能和酸碱平衡，根据检查结果调整剂量）
3 级、4 级或 5 级视乳头状水肿伴影像学上任何脑水肿征象，或脑脊液压力≥20mmHg	1.按表 4-7CRES 4 级的建议，使用高剂量皮质类固醇与甲基强的松龙 1g/天 2.将患者床头角度提高至 30° 3.过度换气以达到动脉二氧化碳分压 28～30mmHg，但维持时间不得超过 24h 4.用甘露醇（20g/dL 溶液）或高渗盐水（3％或 23.4％）进行高渗治疗 （1）甘露醇：初始剂量 0.5～1g/kg；维持量 0.25～1g/kg，每 6h 一次，并同时每 6h 监测代谢情况和血清渗透压，如果血清渗透压≥320mOsm/kg（或渗透压差≥40），则停用甘露醇 （2）高渗盐水：初始剂量 3％高渗盐水 250mL；维持量 50～75mL/h，并同时每 4h 监测电解质，如果血清 Na≥155mEq/L，则停止输注 （3）对可能发生脑疝的患者：初始剂量 23.4％的高渗盐水 30mL；如有需要 15min 后可重复使用 5.如患者带有 ommaya 囊，排出脑脊液使其压力＜20 mmHg 6.脑电图显示阵发压抑状态可考虑神经外科会诊和静脉麻醉 7.每 6h 进行一次代谢分析，每日进行头部 CT 扫描，并调整上述药物用量以防脑水肿复发、肾衰竭、电解质异常、血容量不足和低血压

（武立华　曹　江　游　嘉　曹俊霞）

参 考 文 献

[1] Lee D W，Kochenderfer J N，Stetler-Stevenson M，et al. T cells expressing CD19 chimeric antigen receptors for acute lymphoblastic leukaemia in children and young adults：a phase 1 dose-escalation trial. Lancet，2015，385（9967）：517-528.

[2] Porter D L, Hwang W T, Frey N V, et al. Chimeric antigen receptor T cells persist and induce sustained remissions in relapsed refractory chronic lymphocytic leukemia. Sci Transl Med, 2015, 7 (303): 303ra139.

[3] Davila M L, Riviere I, Wang X, et al. Efficacy and toxicity management of 19-28z CAR-T cell therapy in B cell acute lymphoblastic leukemia. Sci Transl Med, 2014, 6 (224): 224ra25.

[4] Maude S L, Frey N, Shaw P A, et al. Chimeric antigen receptor T cells for sustained remissions in leukemia. N Engl J Med, 2014, 371 (16): 1507-1517.

[5] Kochenderfer J N, Dudley M E, Kassim S H, et al. Chemotherapy-refractory diffuse large B-cell lymphoma and indolent B-cell malignancies can be effectively treated with autologous T cells expressing an anti-CD19 chimeric antigen receptor. J Clin Oncol, 2015, 33: 540-549.

[6] Turtle C J, Hanafi L A, Berger C, et al. CD19 CAR-T cells of defined CD4$^+$: CD8$^+$ composition in adult B cell ALL patients. J Clin Invest, 2016, 126: 2123-2138.

[7] Turtle C J, Hanafi L A, Berger C, et al. Immunotherapy of non-Hodgkin's lymphoma with a defined ratio of CD8$^+$ and CD4$^+$ CD19-specific chimeric antigen receptor-modified T cells. Sci Transl Med, 2016, 8: 355ra116.

[8] Turtle C J, Hay K A, Hanafi L A, et al. Durable molecular remissions in chronic lymphocytic leukemia treated with CD19-specific chimeric antigen receptor-modified T cells after failure of ibrutinib. J Clin Oncol, 2017, 35 (26): 3010-3020.

[9] Kochenderfer J N, Somerville R P, Lu T, et al. Lymphoma remissions caused by anti-CD19 Chimeric antigen receptor t cells are associated with high serum interleukin-15 levels. J Clin Oncol, 2017, 35: 1803-1813.

[10] Neelapu S S, et al. KTE-C19 (anti-CD19 CAR T cells) induces complete remissions in patients with refractory diffuse large B-cell lymphoma (DLBCL): results from the pivotal phase 2 ZUMA-1 [abstract]. Blood, 2016, 128: LBA-6.

[11] Schuster S J, Bishop M R, Tam C, et al. Global pivotal phase 2 trial of the CD19-targeted therapy CTL019 in adult patients with relapsed or refractory (R/R) diffuse large B-cell lymphoma (DLBCL) —an interim analysis [abstract]. Hematol Oncol, 2017, 35 (Suppl. S2): 27.

[12] Neelapu S S, Locke F L, Bartlett N L, et al. Axicabtagene ciloleucel (Axicel; KTE-C19) in patients with refractory aggressive non-Hodgkin lymphomas (NHL): primary results of the pivotal trial ZUMA-1 [abstract]. Hematol Oncol, 2017, 35 (Suppl. S2): 28.

[13] Schuster S J, Svoboda J, Nasta S D, et al. Sustained remissions following chimeric antigen receptor modified T cells directed against CD19 (CTL019) in patients with relapsed or refractory CD19$^+$ lymphomas. Blood, 2015, 126: 183-183.

[14] Santomasso B, et al. Biomarkers associated with neurotoxicity in adult patients with relapsed or refractory B-ALL (R/R B-ALL) treated with CD19 CAR T cells [abstract]. J Clin Oncol, 2017, 35 (15 Suppl.): 3019.

[15] Turtle C J, et al. Cytokine release syndrome (CRS) and neurotoxicity (NT) after CD19-specific chimeric antigen receptor- (CAR-) modified T cells [abstract]. J Clin Oncol, 2017, 35 (15 Suppl.): 3020.

[16] Locke F L, Neelapu S S, Bartlett N L, et al. Phase 1 results of ZUMA-1: a multicenter study of KTE-C19 anti-CD19 CAR T Cell therapy in refractory aggressive lymphoma. Mol Ther, 2017, 25: 285-295.

[17] Johnson L A, June C H. Driving gene-engineered T cell immunotherapy of cancer. Cell Res, 2017, 27: 38-58.

[18] Teachey D T，Lacey S F，Shaw P A，et al. Identification of predictive biomarkers for cytokine release syndrome after chimeric antigen receptor T-cell therapy for acute lymphoblastic leukemia. Cancer Discov，2016，6（6）：664-679.

[19] Maude S L，Laetsch T W，Buechner J，et al. Tisagenlecleucel in Children and Young Adults with B-Cell Lymphoblastic Leukemia. N Engl J Med，2018，378（5）：439-448.

[20] Schuster S J，Svoboda J，Chong E A，et al. Chimeric Antigen Receptor T Cells in Refractory B-Cell Lymphomas. N Engl J Med，2017，377（26）：2545-2554.

[21] Reuters. Juno ends development of high-profile leukemia drug after deaths. Reuters，Mar 2 2017. (http：//www. reuters. com/article/us-juno-leukemia-idUSKBN1685QQ).

[22] Harris J. Kite reports cerebral edema death in ZUMA-1 CAR T cell trial. OncLive，May 8 2017. (http：//www. onclive. com/web-exclusives/kite-reports-cerebral-edema-death-in-zuma1-car-tcell-trial.

[23] Carroll J . Juno and the FDA screwed up. People died. What now? Endpoints News，Nov 30 2016. (https：//endpts. com/bioregnum-juno-and-the-fda-screwed-up-people-died-what-now/).

[24] Neelapu S S，Locke F L，Bartlett N L，et al. Axicabtagene Ciloleucel CAR T-Cell Therapy in Refractory Large B-Cell Lymphoma. N Engl J Med，2017，377（26）：2531-2544.

[25] Park J H，Rivière I，Gonen M，et al. Long-Term Follow-up of CD19 CAR Therapy in Acute Lymphoblastic Leukemia. N Engl J Med，2018，378（5）：449-459.

[26] Grupp S A，Kalos M，Barrett D，et al. Chimeric antigen receptor-modified T cells for acute lymphoid leukemia. N Engl J Med，2013，368：1509-1518.

[27] Hu Y，Sun J，Wu Z，et al. Predominant cerebral cytokine release syndrome in CD19-directed chimeric antigen receptor-modified T cell therapy. J Hematol Oncol，2016，9：70.

[28] Gust J，Hay K A，Hanafi L，et al. Endothelial Activation and Blood-Brain Barrier Disruption in Neurotoxicity after Adoptive Immunotherapy with CD19 CAR-T Cells. CANCER DISCOVERY，2017，7（12）：1-16.

[29] Mackall C L，Miklos D B. CNS Endothelial Cell Activation Emerges as a Driver of CAR TCell-Associated Neurotoxicity. Cancer Discov，2017，7（12）：1371-1373.

[30] Sutter R，Semmlack S，Kaplan P W. Nonconvulsive status epilepticus in adults — insights into the invisible. Nat Rev Neurol，2016，12：281-293.

[31] Walker M，Cross H，Smith S，et al. Nonconvulsive status epilepticus：Epilepsy Research Foundation workshop reports. Epileptic Disord，2005，7：253-296.

[32] Neelapu S S，Tummala S，Kebriaei P，et al. Chimeric antigen receptor T-cell therapy -assessment and management of toxicities. Nat Rev Clin Oncol，2018，15（1）：47-62.

第四节　噬血细胞综合征/巨噬细胞活化综合征

一、 CAR-T 治疗相关性 HLH/MAS

1. HLH 简介

噬血细胞综合征（hemophagocytic syndrome，HPS）[1,2]，又称噬血细胞性淋巴组织细胞增生症（hemophagocytic lymphohistiocytosis，HLH），是一组由于各种致病因素导致淋巴细胞和组织细胞反应性增生，释放大量炎性细胞因子，从而损伤重要脏器功能的疾病。该病临床表现复杂多样，如表 4-10 所示，多持续出现发热、脾肿大、全血细胞减少、血清铁蛋白升高、高脂血症、低纤维蛋白原血症及神经系统症状等。HLH 主要发生机制为机体免疫系统受到感染刺激后，组织细胞、NK 细胞和 CTL 细胞等过度增生与活化，分泌大量炎性细胞因子和化学因子，包括 TNF-α、IL-1、IL-6、IL-18 等。同时，由于机体 NK 细胞和 CTL 细胞功能缺陷，细胞因子不能促进其杀伤受感染的细胞，进而导致组织损伤，引起 HLH 的一系列临床表现。

表 4-10　HLH 的诊断标准[1,2]

满足以下两条任一条的可诊断为 HLH：
1.发现 HLH 相关的分子遗传学异常者,结合临床可诊断为 HLH：如 *PRF1*、*UNC13D*、*STX11*、*STXBP2* 等基因突变
2.满足下列诊断标准八条中的五条者 ①发热:持续时间≥7 天,最高体温≥38.5℃ ②脾大:肋下≥3cm ③血细胞减少(两系或三系):ANC<$1.0×10^9$/L,HB<90g/L(新生儿<100g/L),PLT<$100×10^9$/L ④高脂血症和/或低纤维蛋白原血症:三酰甘油(空腹)≥3.0mmol/L,纤维蛋白原≤1.5g/L ⑤骨髓或脾或淋巴结发现噬血细胞,无恶性病证据 ⑥NK 细胞活性降低或完全缺失 ⑦血清铁蛋白增高(≥500μg/L) ⑧可溶性 CD25(IL-2 受体)增高(≥2400U/mL)

噬血细胞性淋巴组织细胞增生症（HLH）本质上为一种过度激活的炎症反应综合征，该病早在 1939 年就有报道（当时称为组织细胞性髓性网状细胞增生症），但 HLH 的诊断标准在 1991 年才被国际组织细胞协会提出。目前诊断该病主要依靠国际组织细胞协会指定的 HLH-2004 诊疗指南，2009 年，美国血液学会又对该诊疗指南进行了更新修改。2015 年，美国血液协会（ASH）年会上首次提出了合成性噬血细胞综合征（Synthetic HLH）的概念，对巨噬细胞活化综合征（macrophage activation syndrome，MAS）及 NK 细胞相关 HLH 均做了进一步的阐述。研究表明，CAR-T 细胞治疗后可引发显著的"细胞因子释放风暴"，临床表现与 HLH 极为相似，此类 HLH 称为合成性噬血细胞综合征[3,4]。

2.CAR-T 细胞治疗并发的 HLH 死亡事件分析

2017 年 5 月 8 日，Kite 公司的 CAR-T 细胞治疗淋巴瘤的临床试验 ZUMA-1[5]，使用靶向 CD19 的 axicabtagene ciloleucel 治疗淋巴瘤，出现了 4 例死亡事件，其中 1 例是因 HLH 死亡，另外 3 例分别是因为 CRS 并发心脏骤停、脑水肿、肺栓塞而死亡。2017 年 12 月 10 日，《新英格兰医学》杂志报道了 axicabtagene ciloleucel 治疗淋巴瘤的临床试验结果。在一项多中心 Ⅱ 期的 ZUMA-1 临床试验中，111 例受试者参与试验，101 例患者接受自体 CAR-T 细胞治疗，其中 1 例患者因 HLH 死亡[6]。

二、 CAR-T 细胞治疗相关 HLH 诊断

HLH/MAS 过程包含一系列的免疫功能失调，其特征为巨噬细胞和淋巴细胞的超激活，促炎性细胞因子的产生，淋巴细胞组织渗透以及免疫介导的多器官功能衰竭[7,8]。CAR-T 细胞治疗后并发 CRS 的患者，与 HLH/MAS 患者有相似的临床表现及实验室检查结果，如表 4-11 所示[9]，患者出现高热、多器官功能紊乱、中枢神经系统障碍、血清铁蛋白升高、

表 4-11　CAR-T 治疗相关性 HLH/MAS 的诊断标准[9]

以下情况可考虑诊断为 HLH/MAS：

患者血清铁蛋白水平的峰值在 CRS 时期＞10000ng/mL（通常在细胞输注的第 1 个 5 天内），并随后出现以下情况中的任意两种：

1. 血清胆红素、天冬氨酸氨基转移酶和丙氨酸氨基转移酶水平升高 3 级及以上[①]
2. 少尿或血肌酐水平升高 3 级及以上[①]
3. 肺水肿 3 级及以上[①]
4. 骨髓或组织器官病理发现噬血组织细胞和/或免疫组化 CD68 表达

① 分级采用常见不良反应评价标准 4.03 版本

乳酸脱氢酶升高、可溶性 CD25 升高、细胞因子（IFN-γ 及 IL-6）升高、血清纤维蛋白原降低[7,8,10~14]。因此，CRS 和 HLH/MAS 可能属于一类相似的系统性的超炎性失调。然而 CRS 患者通常对支持治疗、抗 IL-6 治疗、糖皮质激素治疗方案有反应。在接受 CAR-T 细胞疗法的患者中，约 1‰出现爆发性、难治性 HLH/MAS。事实上，如果治疗不及时，难治性 HLH/MAS 常意味着高死亡率[15,16]。但是，在 CRS 背景下诊断 HLH/MAS 有一定的难度。很多 HLH/MAS 的传统诊断标准是非特异性的，比如发热、脾大、三系（红细胞、白细胞、血小板）中至少两系减少、高脂血症、D-二聚体增加、可溶性 CD25 升高、NK 细胞活性降低等。事实上，这些临床特征在一些低级别 CRS 和未经 CAR-T 细胞治疗的晚期血液系统疾病患者中经常出现[17]。因此，需要新标准来诊断 CAR-T 细胞治疗后并发 CRS 患者出现的 HLH/MAS。

三、 CAR-T 细胞治疗相关 HLH/MAS 治疗建议

MD 安德森癌症研究中心建议若患者血清铁蛋白的峰值在 CRS 时期大于 10000ng/mL（通常在输注细胞后的前 5 天内），并出现以下情况中的任意两种：3 级以上的器官毒性，包括肝脏、肾脏、肺、骨髓及其他器官；发热、脾大等，可将其诊断为 CAR-T 细胞治疗相关的 HLH/MAS（表 4-11）。疑似 HLH/MAS 患者应使用抗 IL-6 治疗，同时使用皮质类固醇激素治疗 3 级及以上的器官毒性反应。若 48h 内症状未改善，可考虑使用依托泊苷 75~100mg/m^2，这种方案也是难治性 HLH 的首选治疗方案[7,15,18]。此外，该方案可用于肝肾功能异常的患者。由于该并发症的死亡风险很高，即使发生了器官功能障碍，尽快开始使用依托泊苷治疗对 HLH 患者仍至关重要。根据临床表现及血清学结果，依托泊苷可在 4~7 天后重复使用以充分控制疾病。对于有 HLH 相关神经毒性的患者，无论是否使用皮质类固醇激素，均应考虑鞘内注射阿糖胞苷治疗。虽然依托泊苷和阿糖胞苷常用于治疗家族性恶性 HLH[7,15,18]，但目前为止，仍缺乏将其用于治疗 CAR-T 细胞相关 HLH 患者的直接证据。

从广义上讲，HLH 的治疗目的在于抑制高度活化的 CD8$^+$ T 细胞和巨噬细胞，但目前的治疗不能专门针对这些细胞类型。在不久的将来，一些在 HLH/MAS 中发挥核心作用的特殊细胞因子（比如 IFN-γ），将可能成为临床开发药物的新靶点。例如最近报道的一种人源的抗 IFN-γ 单抗（NI-0501）在 13 例难治性 HLH 患儿中出现了较好的疗效，其中 9 例患儿有效，并且该药具有良好的耐受性[17]。

（武立华　曹　江　游　嘉　曹俊霞）

参 考 文 献

[1] 徐晓军，汤永民. 噬血细胞综合征诊治研究进展. 中华儿科杂志，2011，49（9）：712-716.

[2] 赵婷婷. 噬血细胞综合征的诊治进展. 西部医学，2016，28（11）：1620-1628.

[3] Teachey D T，Rheingold S R，Maude S L，et al. Cytokine release syndrome after blinatumomab treatment related to abnormal macrophage activation and ameliorated with cytokine-directed therapy. Blood，2013，121（26）：5154-5157.

[4] Grupp S A，Kalos M，Barrett D，et al. Chimeric antigen receptor-modified T cells for acute lymphoid leukemia. N Engl J Med，2013，368（16）：1509-1518.

[5] Harris J. Kite Reports Cerebral Edema Death in ZUMA-1 CAR T-Cell Trial. OncLive，May 8 2017.（http://www. onclive. com/web-exclusives/kite-reports-cerebral-edema-death-in-zuma1-car-tcell-trial）.

[6] Neelapu S S，Locke F L，Bartlett N L，et al. Axicabtagene Ciloleucel CAR T-Cell Therapy in Refractory Large B-Cell Lymphoma. N Engl J Med，2017，377（26）：2531-2544.

[7] Henter J I，Horne A，Aricó M，et al. HLH-2004：diagnostic and therapeutic guidelines for hemophagocytic lymphohistiocytosis. Pediatr Blood Cancer，2007，48：124-131.

[8] Ramos-Casals M，Brito-Zeron P，Lopez-Guillermo A，et al. Adult haemophagocytic syndrome . Lancet，2014，383：1503-1516.

[9] Neelapu S S，Tummala S，Kebriaei P，et al. Chimeric antigen receptor T-cell therapy -assessment and management of toxicities. Nat Rev Clin Oncol，2018，15（1）：47-62.

[10] Neelapu S S，et al. KTE-C19（anti-CD19 CAR T cells）induces complete remissions in patients with refractory diffuse large B-cell lymphoma（DLBCL）：results from the pivotal phase 2 ZUMA-1［abstract］. Blood，2016，128：LBA-6.

[11] Maude S L，Barrett D，Teachey D T，et al. Managing cytokine release syndrome associated with novel T cell-engaging therapies. Cancer J，2014，20：119-122.

[12] Teachey D T，Lacey S F，Shaw P A，et al. Identification of predictive biomarkers for cytokine release syndrome after chimeric antigen receptor T-cell therapy for acute lymphoblastic leukemia. Cancer Discov，2016，6：664-679.

[13] Ishii K，et al. Tocilizumab-refractory cytokine release syndrome（CRS）triggered by chimeric antigen receptor（CAR）-transduced T cells may have distinct cytokine profiles compared to typical CRS. Blood，2016，128：3358.

[14] Jordan M B，Hildeman D，Kappler J，et al. An animal model of hemophagocytic lymphohistiocytosis（HLH）：CD8$^+$ T cells and interferon gamma are essential for the disorder. Blood，2004，104：735-743.

[15] Daver N，Kantarjian H. Malignancy-associated haemophagocytic lymphohistiocytosis in adults. Lancet Oncol，2017，18：169-171.

[16] Schram A M，Berliner N. How I treat hemophagocytic lymphohistiocytosis in the adult patient. Blood，2015，125：2908-2914.

[17] Jordan M，Prof F L，Allen C，et al. A novel targeted approach to the treatment of hemophagocytic lymphohistiocytosis（HLH）with an anti-interferon gamma（IFNγ）monoclonal antibody（mAb），NI-0501：first results from a pilot phase 2 study in children with primary HLH［abstract］. Blood，2015，126：LBA-3.

[18] Schram A M，Berliner N. How I treat hemophagocytic lymphohistiocytosis in the adult patient. Blood，2015，125：2908-2914.

第五节 其他 CAR-T 治疗相关并发症

一、脱靶效应

CAR-T 细胞临床应用时，首先要考虑到肿瘤特异性抗原（tumor specific antigen，TSA）的选择问题，否则会导致针对正常组织细胞的自身杀伤反应，即脱靶效应。由于目前已知的 TSA 非常有限，在 CAR-T 抗原靶点的选择中，除了少数前列腺特异性膜抗原（prostate specific membrane antigen，PSMA）和表皮生长因子受体Ⅲ（epidermal growth-factor receptor variant Ⅲ，EGFRvⅢ）等 TSA 外[1,2]，大多数是选择在肿瘤组织中高表达、在正常组织中低表达的肿瘤相关抗原（tumor associated antigen，TAA）。因 TAA 在正常组织中也能少量表达，所以 CAR-T 细胞在攻击肿瘤组织的同时，也会造成对正常组织的损伤，被称为"脱靶效应"（on-target off-tumor）。

1. 部分文献报道脱靶效应分析

在一项临床试验中[3,4]，12 例 CAⅨ（carboxy-anhydrase-Ⅸ）阳性表达的转移性肾细胞癌患者，接受了靶向 CAⅨ 抗原的第一代 CAR-T 细胞治疗。12 例患者分三组，第一组 3 例患者、第二组 5 例患者，分别多次给予不同的 CAR-T 细胞剂量，第三组 4 例患者，先给予靶向 CAⅨ 的单克隆抗体，然后再给予 CAR-T 细胞。第一、二组的 8 例患者，有 4 例出现了肝脏毒性反应，且血液中肝功能相关酶的表达与输入的细胞数量成正相关。第三组因为细胞治疗前提前输入单克隆抗体封闭了 CAⅨ 抗原的表达，因此，肝功能的损害相对较轻。肝功能损害的原因是胆管上皮细胞能表达 CAⅨ 抗原，输入的 CAR-T 细胞以表达少量 CAⅨ 的胆管上皮细胞为靶点进行杀伤，从而造成了对肝脏的毒性损害[4]。这就提示针对目标抗原构建的 CAR 应用于临床时，应尽量选用特异性强的靶抗原，或者通过多种方法控制 CAR-T 细胞与靶抗原的结合。

2010 年，Morgan 等[5] 报道了一例 39 岁女性结直肠癌合并肝和肺转移的患者，在接受第一代靶向 HER2 的 CAR-T 细胞治疗后死亡。该患者接受了 10^{10} 细胞量的静脉输注，在输注后 15min 发生了呼吸窘迫综合征，胸部 X 射线检查显示有明显的肺部渗液。患者在治疗后第 5 天死亡，考虑主要原因是 CAR-T 细胞在杀伤肿瘤组织的同时，对肺部低表达 HER2 的正常肺泡上皮也进行了杀伤作用，引起患者呼吸衰竭而死亡。

2. 解决脱靶效应的方法

（1）双靶点 CAR 同时靶向双重目标抗原的 CAR-T 设计，是解决脱靶效应的方法之一。设计 CAR 结构时，分离共刺激信号结构域和 T 细胞激活信号为两个独立的 CAR，分别连接不同的肿瘤相关抗原［图 4-3(a)］。这样一个 CAR-T 细胞同时含有两个 CAR，每一个 CAR 各对应连接不同的 TAA 表位，即靶向两个肿瘤抗原。其中一个 CAR 连接 T 细胞活化分子 CD3ζ，另一个 CAR 连接共刺激信号分子。只有当肿瘤细胞表面的两个肿瘤相关抗原同时表达及被 CAR-T 细胞所识别时，CAR-T 细胞才能被充分地活化和产生杀伤效应功能[6,7]。对于只表达一个靶抗原的细胞，这种双 CAR 结构的 CAR-T 细胞杀伤作用减轻，因此，会减少对只表达一个抗原的正常细胞的杀伤作用。Lanitis 等[8] 将表达叶酸受体和表达间皮素受体的 CAR 分别转染到 T 细胞，制备双靶点 CAR-T 细胞。设计原理是将其针对抗

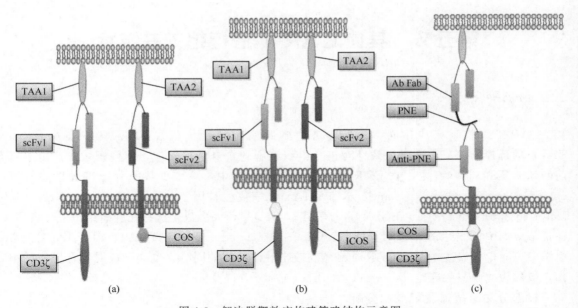

图 4-3　解决脱靶效应构建策略结构示意图

TAA—肿瘤相关抗原；COS—共刺激因子；ICOS—抑制性共刺激因子；PNE—寡肽

原表位之一的 CAR 连接于胞内段的共刺激分子，制备成 anti-FRa scFv-CD28；再将针对另外一抗原表位的 CAR 连接于 CD3ζ，制备成 anti-meso scFv-CD3ζ。因上皮来源的肿瘤细胞能同时表达叶酸受体和间皮素受体，而正常细胞仅表达其中一个抗原表位。当肿瘤细胞和双特异性 CAR-T 细胞结合后，会激活共刺激分子和 CD3ζ 链，CAR-T 细胞被激活并杀伤肿瘤细胞。而正常细胞只表达其中一个抗原，因此只能活化共刺激分子或者 CD3ζ，像第一代CAR 一样，作用非常有限，不能完全活化 CAR-T 细胞，因而 CAR-T 细胞并不能杀伤正常的组织细胞[8]。

Grada 等[9] 设计了一个双特异性串联的嵌合抗原受体的 CAR "TanCAR"（tandem chimeric antigen receptor），一个新的人工设计的分子可以调节双特异性激活和 T 细胞靶向。其中的双靶点分别为 CD19 和 HER2，只有在同时遇到含双抗原的靶细胞时，CAR-T 才能发挥杀伤作用[9]。TanCAR 也显示了在识别一个抗原分子时也能产生杀伤活性，同时，在动物模型中证明 TanCAR 可以更好地识别含肿瘤双靶点的靶细胞。2016 年，Hegde 等[10] 发表了他们构建的另一个 TanCAR，靶点分别是 HER2 和 IL13Rα2，在一个鼠源的胶质母细胞瘤模型中，TanCAR 降低了抗原逃逸，显示可以提高抗肿瘤活性，并且延长动物的生存期[10]。

（2）iCAR 策略　为了限制 T 细胞的应答，MSKCC 研究中心的 Fedorov 等[11] 设计了抗原特异性抑制性的 CAR（inhibitory chimeric antigen receptors，iCARs）[11]。iCARs 含有两个 scFv 段 [图 4-3(b)]，其中之一是针对肿瘤细胞所设计的，其胞内段是活化被修饰 T细胞活性的序列 CD3ζ；另外一个 scFv 序列是针对正常组织的，其胞内段连接的是细胞毒性T 淋巴细胞相关抗原 4（CTLA-4）或程序性死亡-1（PD-1）信号域。当 iCAR 细胞和肿瘤细胞结合，由于肿瘤细胞只表达活化被修饰 T 细胞的抗原表位，因此会激活 iCAR 细胞，从而杀伤肿瘤细胞。当 iCAR 细胞和正常细胞结合后，就会产生抑制 iCAR 细胞活性的信号，因此，iCAR 细胞并不会被激活，从而避免脱靶效应。结果显示，依赖于 CTLA-4 或者PD-1 的 iCARs，可以选择性地限制 CAR-T 细胞的激活或细胞因子的分泌。

（3）诱导 CAR-T 细胞凋亡　为阻止不必要的 CAR-T 细胞在体内持续存在，使 CAR-T 细胞特异性地杀伤肿瘤细胞的同时，能在体内被系统性地控制，需要发展某些安全机制来控制 CAR-T 细胞的活性，解决方法之一是诱导 CAR-T 细胞凋亡或者自杀。目前诱导 CAR-T 细胞凋亡或者自杀的设计有以下几种。①可在 CAR 设计时引入 *caspase 8*、*caspase 9* 基因[12]。当加入小分子化合物 AP1903 时，*caspase 8*、*caspase 9* 基因被诱导发生二聚化，凋亡信号通路开启，从而诱导 CAR-T 细胞凋亡。该方法已经被用在过继性 T 细胞治疗临床试验中，解决 GVHD 问题[13]。5 例难治性急性白血病患者，给予导入 *caspase 9* 基因供者来源的干细胞，给予 AP1903 后，90％供者来源的干细胞在 30min 内消失。②引入自杀基因系统。疱疹病毒中的胸苷激酶（ZVZ-TK），可以使更昔洛韦转变成三磷酸更昔洛韦，从而诱导 CAR-T 细胞死亡。③CAR 结构中引入 EFEα 基因。当细胞治疗出现不可控的不良反应时，可以给患者输注 EFEα 单抗，会诱导 EFEα 抗体介导的 ADCC 效应，从而使 CAR-T 细胞被从体内清除。给 CAR-T 细胞安装自杀基因的目的，是清除 CAR-T 细胞在体内的存活，进而控制 CAR-T 细胞的不良反应，但是 CAR-T 细胞的抗肿瘤活性也因此受到了影响[14]。

（4）携带开关的 CAR-T 细胞　为了控制体内的 CAR-T 细胞，在需要时让 CAR-T 细胞发挥其杀伤作用，2015 年 10 月，美国《科学》杂志报道一种可开关的 CAR（ON-switch CARs）[15]。像传统的 CAR-T 细胞一样，这种新型的 T 细胞会靶向癌细胞并与之相互作用，但是除非使用一种特殊的药物，否则这些 CAR-T 细胞将不会发动任何的杀伤活性。这种特殊的控制药物是 CAR-T 细胞所含元件的底物，当药物与 CAR-T 的元件相结合，CAR-T 细胞才能被激活；当药物不存在时，CAR-T 细胞保持静止状态。这个系统需要两个载体：一个载体含有 scFv、共刺激分子 4-1BB、FKBP 序列（FK506 binding protein），另一个载体携跨膜结构域、共刺激分子 4-1BB、FRB 序列（FKBP-rapamycin binding domain）、T 细胞活化结构域 CD3ζ。当加入雷帕霉素后，两个分离的载体被连接起来，因此，结合肿瘤抗原的 CAR 能刺激 T 细胞的增殖和活化。这个 CAR-T 细胞的激活，需要通过小分子化合物来实现，因此可以调控 CAR-T 细胞的活化。

（5）通过特异性抗体来控制 CAR-T 细胞和肿瘤细胞相结合[16]　一端是抗肿瘤特异性抗原的 Fab 端，另一端是 PNE（peptide neo-epitopes）端的特异性抗体，因 Fab 端能结合到肿瘤抗原，PNE 端能与 CAR 相结合［图 4-3（c）］。这时 CAR-T 细胞的 scFv 是靶向 PNE 的，而不是靶向肿瘤抗原的。因此，该抗体可作为桥梁，将肿瘤细胞和 CAR-T 细胞结合起来，CAR-T 细胞与肿瘤细胞的结合是间接的。当 CAR-T 细胞和这种特异性抗体同时给患者使用时，CAR-T 细胞就能通过特异性的含 PNE 的抗体，和肿瘤细胞相结合并达到杀伤肿瘤细胞的目的。当肿瘤细胞被清除以后，只要不再输注特异性的 PNE 抗体，CAR-T 细胞就不能再和肿瘤细胞相结合，因此不能再发挥特异性杀伤作用[16]。

Ma 等[17] 在 2016 年报道了抗体介导的可开关 CAR-T 系统。基本方法是构建的 CAR 系统中 scFv 是靶向荧光染料 FITC-E2（fluorescein），构建的慢病毒载体含 FITC-E2 scFv 序列、共刺激分子 4-1BB、CD3ζ。该 CAR-T 能特异性识别含 FITC 分子的抗原。使用含 FITC 的肿瘤特异性抗体后，该 CAR-T 细胞可以与肿瘤细胞相结合[17]。CAR-T 细胞与肿瘤细胞不能直接结合，需要通过特异性抗体桥接。该 CAR-T 细胞也是通用型 CAR-T 细胞，适合几乎所有的肿瘤类型。

（6）CAB 条件激活生物技术平台（conditionally active biologics，CAB）[18]　位于美国

圣地亚哥 BioAlta 生物制药公司，其开发的 CAB 技术平台引起人们的广泛关注，有望解决脱靶不良反应[18]。CAB 的核心是肿瘤酸性微环境激活技术。肿瘤细胞存在 Warburg 效应：肿瘤细胞高酵解作用产生独特的肿瘤内部微环境如高乳酸、低 pH 值等。在不同的 pH 值情况下，CAR-T 细胞和肿瘤抗原有完全不同的亲和力，从而在不同 pH 值情况下被激活。CAB-CAR-T 细胞只能在酸性环境下与肿瘤细胞结合和发挥其生物学效应，正常环境下不能与之相结合，因此可避免脱靶现象。利用肿瘤酸性微环境的特性，在不同 pH 值条件下筛选低 pH 值时具有高活性、正常 pH 值无活性的蛋白质分子，这样的蛋白质分子能随着不同的 pH 值呈现活性的梯度变化，表现出可逆性的与肿瘤靶抗原的结合。经过 CAB 改造的药物，可以大大提高药物在肿瘤酸性环境下与肿瘤细胞的特异性结合，因此降低药物的毒副作用、提高安全性[18]。目前靶向 Axl 和 Ror2 的 CAB-CAR-T 细胞产品，正在复旦大学附属中山医院和上海市公共卫生临床中心开展治疗转移性晚期肾细胞癌的临床试验。其国内代理商为上海未名旭珂生物技术有限公司。靶向 Axl 抗原的 CAR-T 细胞（命名为 CCT301-38）和靶向 ROR2 的 CAR-T 细胞（命名为 CCT301-59），其在 Clinical Trials 网站临床试验的注册号为 NCT03393936。

关于 CAR 优化设计，见本书第一章第五节第三部分增强 CAR-T 细胞治疗疗效的其他策略。

二、基因整合突变

由于导入 T 细胞的治疗基因的非定点整合，使得基因修饰的 T 细胞存在一定的致瘤风险。研究人员正在通过优化基因载体系统来降低插入突变带来的致瘤风险，此外，基因编辑技术尤其是 CRISPR 突破性的技术进展，可以高效、定点插入、切割和改写基因，使得精确定点对 T 细胞进行基因改造成为可能。

CAR 修饰的免疫细胞需要高效、安全的基因转导方法。反转录病毒的应用较为成熟，Phoenix 细胞产生的反转录病毒有较高的转导率[1]。但反转录病毒有引起"插入突变"的风险，且不能感染非增殖细胞，病毒滴度低。例如 2002 年研究人员使用反转录病毒载体治疗的 10 例连锁重度复合型免疫缺陷病（X-SCID）患者中，到 2008 年已有 4 例因载体整合在原癌基因 *LMO2* 等的附近而罹患白血病。因此，这一事件提高了人们对于基因治疗安全性的关注[19]。2017 年，有研究人员[20] 使用反转录病毒转染干细胞治疗先天遗传病交界型大疱性表皮松解症（junctional epidermolysis bullosa，JEB），通过全基因测序确定了靶基因的插入位点，发现有 27000 多个插入位点，但基本都集中在非编码序列，没有破坏已知的抑癌基因[20]。慢病毒载体以接近 100％的高转导效率成为十分理想的 CAR-T 载体，也不会引起干细胞的"插入突变"。许多研究表明，慢病毒载体因为缺乏慢病毒长末端重复序列而更具有安全性[2,3,21]。

虽然病毒基因的转导效率高、周期短，但因需要的设备要求严格、费用高等原因，限制了病毒载体的临床应用。睡美人转座子系统能随机整合到人类 T 细胞基因组[22,23]，成为除病毒载体之外的另一理想选择。除了反转录病毒和转座子介导的基因传送系统外，有一种更安全的新的转基因选择，即锌指蛋白核酸酶。它是一种 DNA 内切酶，能将基因定点整合到宿主基因组 DNA 中[24]。另外，电穿孔方法导入 mRNA 也是可行方法之一，可实现快速、高效率的基因表达。用 RNA 转染 T 细胞，显示出更强的靶向性和杀伤性，并可避免基因毒性[25]。电转导 mRNA 编码 CAR 分子的 T 细胞（RNA-CAR-T-meso-cells），在临床前模型和一项临床试验中已被成功验证[26]。RNA-CAR-T-meso-cells 在静脉输注后，外周血中能暂时存留并迁移至原发性和转移性肿瘤部位。2014 年，Carl H. June 等使用 meso RNA CAR-T 细胞在给 2 例患者静脉注射后，作者已证实这个途径的安全性和可行性，1 例是晚期胸膜间皮瘤患者，另 1 例是转移性胰腺癌患者。经 meso RNA CAR-T 细胞治疗后，2 例患者各自的原发和转移灶均缩小，并且 CA199 表达水平降低。

表 4-12 总结了目前在 Clinical Trials 注册的使用 RNA CAR-T 的临床试验，这些临床试验均来自宾夕法尼亚大学。实验室抗肿瘤活性检测发现 meso RNA CAR-T 细胞能产生新型的抗肿瘤抗体，揭示了引发的抗肿瘤免疫应答的新机制。多次输注鼠源 CAR，机体能产生过敏反应。使用人源化的 scFv 结构域可能会降低该风险，以及缩短输注效应细胞的持续时间[27,28]（详见本书第二章第三节）。

表 4-12　RNA CAR-T 治疗的临床试验

靶点	肿瘤类型	研究单位	临床试验号	状态
CD19	霍奇金淋巴瘤	宾夕法尼亚大学	NCT02624258	招募中
	霍奇金淋巴瘤	宾夕法尼亚大学	NCT02277522	招募中止
间皮素	转移性胰腺导管腺癌	宾夕法尼亚大学	NCT01897415	招募已结束
	恶性胸膜间皮瘤	宾夕法尼亚大学	NCT01355965	招募已结束
cMet	转移性乳腺癌	宾夕法尼亚大学	NCT01837602	试验进行中,但目前不招募
CD123	急性髓系白血病	宾夕法尼亚大学	NCT02623582	招募中止

三、　B 细胞发育不良

B 细胞发育不良虽然是 CAR-T 细胞治疗的不良反应之一，但也是靶向 CD19 的 CAR-T 细胞治疗有效的重要标志，因为几乎所有的 B 细胞都表达 CD19 抗原，包括前体细胞等。B 细胞发育不良会导致 B 细胞功能丧失，可以通过静脉输注免疫球蛋白等方法解决。在 Porter 等[29] 的研究中，所有应答的患者都发生了 B 细胞发育不全，并且需要定期给予 IgG 免疫球蛋白静脉输注。使用流式细胞仪检测 CD19 阳性细胞，可以用来检测 CAR-T 细胞治疗之后 B 细胞发育不全，且有的患者 B 细胞发育不全可持续 1 年以上。B 细胞发育不全在某些 CAR-T 细胞治疗的患者中，持续存在时间可长达 4 年之久。即使 B 细胞被杀伤，机体仍可以存活，若某些重要组织被 CAR-T 细胞杀伤，如呼吸系统表皮[30]，将会导致比较严重的副反应。

2012 年，James N. Kochenderfer 等[31] 在《Blood》杂志发表使用靶向 CD19 CAR-T 细胞治疗淋巴瘤和 CLL，其中 8 例患者都发生了不同程度的毒性反应。4 例患者发生了低丙种球蛋白血症，通过静脉输注免疫球蛋白缓解。2017 年 12 月，Schuster 等[32] 发表了他们使用 CTL019 治疗难治性 B 细胞淋巴瘤的试验结果。28 例成人患者接受 CTL019 输注后，16 例具有完全应答的患者都出现了短暂的 B 细胞耗竭（B-cell depletion），其中 8 例患者的 B 细胞在治疗后恢复（50%）。从 CAR-T 细胞治疗开始到 B 细胞恢复的中位时间是 6.7 个月（0.3~12 个月）。另外 12 例 CTL019 治疗后出现部分应答的患者，有 10 例也出现 B 细胞耗竭。CTL019 治疗后完全缓解且出现 B 细胞耗竭的 12 例患者中，有 2 例接受静脉输注免疫球蛋白（immune globulin，IVIG）后在 12 个月和 22 个月发生了肺部感染，IgG 水平分别减少 66% 和 13%。10 例没有接受 IVIG 的患者，在中位随访期 22.5 个月内，3 例患者（30%）在 18 个月时发生了 IgG 水平升高，4 例患者的 IgM 在 CTL019 输注后 12~24 个月内恢复正常。10 例没有接受 IVIG 治疗的患者中，有 9 例患者在输注 CTL019 后 6～24 个月内，通过 qPCR 仍可检测到 CTL019 DNA 的表达。提示 CAR-T 细胞治疗后，大多数患者不需要进行常规的免疫球蛋白输入治疗。

2018 年 2 月发表在《NEJM》上[33] 的一项诺华 CAR-T 药物 CTL019（tisagenlecleu-cel）治疗儿童和成人复发性、难治性 B 细胞 ALL 的临床试验中，接受治疗的 75 例患者中，对 CTL019 应答的患者都发生了 B 细胞发育不良，其中大多数患者接受了免疫球蛋白输入治疗。在 CTL019 输入后 6 个月，约 83％ B 细胞发育不全的患者可恢复 B 细胞正常。

（曹俊霞　王征旭）

参 考 文 献

[1] Lamers C H，Willemsen R A，van Elzakker P，et al. Phoenix-ampho outperforms PG13 as retroviral packaging cells to transducer human T cells with tumor-specific recap tors: implications for clinical immunogene therapy of cancer. Cancer Gene Ther，2006，13（5）：503-509.

[2] Montini E，Cesana D，Schmidt M，et al. Hematopoietic stem cell gene transfer in a tumor-prone mouse model uncovers low genotoxicity of lentiviral vector integration. Nat Biotechnol，2006，24（6）：687-696.

[3] Modlich U，Navarro S，Zychlinski D，et al. Insertional transformation of hematopoietic cells by self-inactivating lentiviral and gamma retroviral vectors. Mol Ther，2009，17（11）：1919-1928.

[4] Lamers C，Klaver Y，Gratama J，et al. Treatment of metastatic renal cell carcinoma（mRCC）with CAIX CAR-engineered T-cells - a completed study overview . Biochem Soc Trans，2016，44：951-959.

[5] Morgan R A，Yang J C，Kitano M，et al. Case report of a serious adverse event following the administration of T cells transduced with a chimeric antigen receptor recognizing ERBB2. Mol Ther，2010，18（4）：843-851.

[6] Chen C，Li K，Jiang H，et al. Development of T cells carrying two complementary chimeric antigen receptors against glypican-3 and asialoglycoprotein receptor 1 for the treatment of hepatocellular carcinoma. Cancer Immunol Immunother，2017，66（4）：475-489.

[7] Wilkie S，van Schalkwyk M C，Hobbs S，et al. Dual targeting of ErbB2 and MUC1 in breast cancer using chimeric antigen receptors engineered to provide complementary signaling. J Clin Immunol，2012，32（5）：1059-1070.

[8] Lanitis E，Poussin M，Klattenhoff A W，et al. Chimeric antigen receptor T Cells with dissociated signaling domains exhibit focused antitumor activity with reduced potential for toxicity *in vivo*. Cancer Immunol Res，2013，1（1）：43-53.

[9] Grada Z，Hegde M，Byrd T，et al. TanCAR：A Novel Bispecific Chimeric Antigen Receptor for Cancer Immunotherapy. Mol Ther Nucleic Acids，2013，2：e105.

[10] Hegde M，Mukherjee M，Grada Z，et al. Tandem CAR T cells targeting HER2 and IL13Rα2 mitigate tumor antigen escape. J Clin Invest，2016，126（8）：3036-3052.

[11] Fedorov V D，Themeli M，Sadelain M. PD-1-and CTLA-4-based inhibitory chimeric antigen receptors（iCARs）divert off-target immunotherapy responses. Sci Transl Med，2013，5（215）：215ra172.

[12] Budde L E，Berger C，Lin Y，et al. Combining a CD20 chimeric antigen receptor and an inducible caspase 9 suicide switch to improve the efficacy and safety of T cell adoptive immunotherapy for lymphoma. PLoS One，2013，8（12）：e82742.

[13] Di Stasi A，Tey S K，Dotti G，et al. Inducible apoptosis as a safety switch for adoptive cell therapy. N Engl J Med，2011，365 (18)：1673-1683.

[14] Bonifant C L，Jackson H J，Brentjens R J，et al. Toxicity and management in CAR T-cell therapy. Mol Ther Oncolytics，2016，3：16011.

[15] Wu C Y，Roybal K T，Puchner E M，et al. Remote control of therapeutic T cells through a small molecule-gated chimeric receptor. Science，2015，350 (6258)：aab4077.

[16] Rodgers D T，Mazagova M，Hampton E N，et al. Switch-mediated activation and retargeting of CAR-T cells for B-cell malignancies. Proc Natl Acad Sci U S A，2016，113 (4)：E459-E468.

[17] Ma J S，Kim J Y，Kazane S A，et al. Versatile strategy for controlling the specificity and activity of engineered T cells. Proc Natl Acad Sci U S A，2016，113 (4)：E450-E458.

[18] 美国 BioAtla 生物制药公司官网：https：//www. bioatla. com/news/conditionally-active-car-t-enters-the-clinic-in-china/.

[19] Hacein-Bey-Abina S，Fischer A，Cavazzana-Calvo M. Gene therapy of X-linked severe combined immunodeficiency. Int J Hematol，2002，76 (4)：295-298.

[20] Hirsch T，Rothoeft T，Teig N，et al. Regeneration of the entire human epidermis using transgenic stem cells. Nature，2017，551 (7680)：327-332.

[21] Montini E，Cesana D，Schmidt M，et al. The genotoxic potential of retroviral vectors is strongly modulated by vector design and integration site selection in a mouse model of HSC gene therapy. J Clin Invest，2009，119 (4)：964-975.

[22] Singh H，Manuri P R，Olivares S，et al. Redirecting specificity of T-cell populations for CD19 using the Sleeping Beauty system. Cancer Res，2008，68 (8)：2961-2971.

[23] Huang X，Guo H，Tammana S，et al. Gene transfer efficiency and genome-wide integration profiling of Sleeping Beauty，Tol2，and piggyBac transposons in human primary T cells. Mol Ther，2010，18 (10)：1803-1813.

[24] Torikai H，Reik A，Liu P Q，et al. A foundation for universal T-cell based immunotherapy：T cells engineered to express a CD19-specific chimericantigen-receptor and eliminate expression of endogenous TCR. Blood，2012，119 (24)：5697-5705.

[25] Yoon S H，Lee J M，Cho H I，et al. Adoptive immunotherapy using human peripheral blood lymphocytes transferred with RNA encoding Her-2/neu-specific chimeric im mune receptor in ovarian cancer xenograft model. Cancer Cene Ther，2009，16 (6)：489-497.

[26] Beatty G L，Haas A R，Maus M V，et al. Mesothelin-specific chimeric antigen receptor mRNA-engineered T cells induce anti-tumor activity in solid malignancies. Cancer Immunol Res，2014，2 (2)：112-120.

[27] Singh N，Barrett D M，Grupp S A. Roadblocks to success for RNA CARs in solid tumors . Oncoimmunology，2015，3 (12)：e962974.

[28] Schutsky K，Song D G，Lynn R，et al. Rigorous optimization and validation of potent RNA CAR T cell therapy for the treatment of common epithelial cancers expressing folate receptor. Oncotarget，2015，6 (30)：28911-28928.

[29] Porter D L，Hwang W T，Frey N V，et al. Chimeric antigen receptor T cells persist and induce sustained remissions in relapsed refractory chronic lymphocytic leukemia. Sci Transl Med，2015，7 (303)：303ra139.

[30] Morgan R A，Yang J C，Kitano M，et al. Case report of a serious adverse event following the administration of T cells transduced with a chimeric antigen receptor recognizing ERBB2. Mol Ther，2010，18 (4)：843-851.

[31] Kochenderfer J N, Dudley M E, Feldman S A, et al. B-cell depletion and remissions of malignancy along with cytokine-associated toxicity in a clinical trial of anti-CD19 chimeric-antigen-receptor-trans-duced T cells. Blood, 2012, 119 (12): 2709-2720.

[32] Schuster S J, Svoboda J, Chong E A, et al. Chimeric Antigen Receptor T Cells in Refractory B-Cell Lymphomas. N Engl J Med, 2017, 377 (26): 2545-2554.

[33] Maude S L, Laetsch T W, Buechner J, et al. Tisagenlecleucel in Children and Young Adults with B-Cell Lymphoblastic Leukemia. N Engl J Med, 2018, 378 (5): 439-448.

第五章
TCR-T 细胞治疗研究进展

恶性肿瘤是人类健康的重大威胁。近年来，随着免疫学与肿瘤学的发展，人们越来越认识到免疫在肿瘤发生发展中的重要作用。而且随着相关研究的深入，基础与临床工作者发现免疫治疗在临床应用中可以明显提高肿瘤的治疗效果。作为免疫治疗的一个重要分支，过继性细胞治疗（adoptive cell transfer，ACT）是全球范围内研究最广泛、我国应用最普遍的一类免疫治疗技术。其中 T 细胞受体（T cell receptor，TCR）基因工程化的 T 细胞（TCR-T 细胞）在实体肿瘤治疗的临床试验中展示出了较好的治疗效果以及应用潜力。为了令读者对 TCR-T 细胞治疗有更加全面的认识，本章将从 T 细胞识别肿瘤细胞、TCR-T 细胞识别靶点的选择、TCR-T 细胞功能的改进、TCR-T 细胞治疗存在的问题等方面，对 TCR-T 细胞的基础与临床研究进展做一概要介绍。

第一节　TCR-T 细胞的定义与肿瘤识别

T 细胞（T lymphocyte）是参与适应性免疫（adaptive immunity）的主要免疫细胞，在抵御肿瘤中发挥了重要作用。TCR 是表达在 T 细胞表面的受体，能够特异性识别表达在肿瘤细胞表面经 MHC 分子递呈的相关抗原，从而介导 T 细胞的抗肿瘤作用[1]。在肿瘤患者体内，存在肿瘤反应性 T 细胞。但是，这些天然抗肿瘤细胞来源受限、分离困难、在体外难以大量扩增，无法用于临床治疗。为了克服这些困难，可以从对肿瘤有应答作用的 T 细胞中将 TCR 编码基因分离出来，然后将 TCR 基因导入普通 T 细胞并赋予后者肿瘤特异性杀伤能力，通过这种方式，能够快速生产大量的抗原特异性 T 细胞，满足应用需要[2,3]。这些表达外源性特异 TCR 序列的 T 细胞被称为 TCR-T 细胞，表达的外源性 TCR 能够识别特异抗原表位。随着免疫学和分子生物学的发展，研究人员能够分离并扩增识别同一抗原表位的寡克隆或单克隆

T 细胞，用于肿瘤患者的治疗。这些 T 细胞无须通过基因修饰技术改造，通过内源性 TCR 即可识别特异靶点，但与传统输注的治疗细胞不同，这些 T 细胞具有明确的治疗靶点且成分相对单一。因而，这类 T 细胞也可被称为 TCR-T 细胞。与 CAR-T 细胞的主要区别是，TCR-T 细胞中仅仅导入了 TCR 序列（α 链和 β 链），TCR 信号转导依赖于宿主 T 细胞自身的信号通路，而 CAR 分子序列中除了包含识别特异抗原的抗体（single-chain variable fragment，scFv）序列外，还含有共刺激信号分子（CD28 或/和 41BB）的功能基序（图 5-1、表 5-1）[4]。

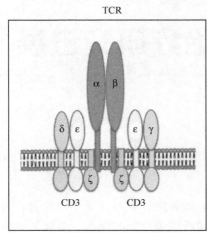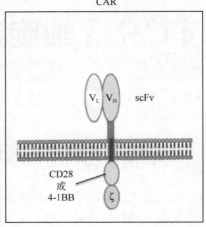

图 5-1　TCR 与 CAR 的区别

从本质上讲，TCR-T 细胞就是具备明确抗原特异性的 T 细胞。因此，TCR-T 细胞对包括肿瘤细胞在内的靶细胞的识别过程与 T 细胞一样，具有 TCR 特异性、抗原表位唯一性以及主要组织相容性复合体（major histocompatibility complex，MHC）限制性等特点（表 5-1）。

表 5-1　TCR-T 和 CAR-T 细胞在抗原识别方面的差别

项目	TCR-T 细胞	CAR-T 细胞
抗原受体结构	含 TCR α 链和 β 链	含抗原特异性 scFv，以及 CD3/CD28 等信号分子功能结构
MHC 依赖性	依赖	非依赖
识别抗原类型	表面或胞内抗原皆能被识别	肿瘤表面抗原
能否在体内扩增	依赖于抗原递呈细胞	存在信号转导分子，自主复制

一、抗原递呈

TCR-T 细胞识别靶细胞的先决条件是靶细胞表面存在抗原表位，这与抗原的递呈密切相关。依据抗原来源、抗原加工方式以及参与的 MHC 的不同，抗原加工与递呈可以分别通过胞质溶胶和溶酶体等途径完成[5]。

1. 内源性抗原的加工与递呈

内源性合成的蛋白质分子均属内源性抗原（endogenous antigen），这类抗原也是 TCR-T 细胞治疗肿瘤的主要靶点。内源性抗原在细胞内的降解过程与普通蛋白质的降解并无本质区别。内源性抗原在胞质内降解中所利用的，实际上就是正常细胞内蛋白质转换的降解机制。内源性抗原在胞质中被蛋白酶降解为 5～15 个氨基酸的肽段，然后这些肽段在热休克蛋白 Hsp70 和 Hsp90 的参与下，被抗原加工相关转运体（transporter associated with antigen processing，TAP）运送至内质网，其中与 MHC-I 类分子肽结合槽匹配最佳的多肽（8～10 个残基）的转运效率最高。在内质网中，MHC-I 类分子与抗原肽结合，经高尔基体转运至细胞表面，供 $CD8^+$ T 细胞的 TCR 识别。内源性抗原的加工与递呈通过胞质溶胶途径进行，并受 MHC-I 类分子限制，也被称为 MHC-I 类分子途径。目前，用于肿瘤治疗的 TCR 序列多分离自 $CD8^+$ T 细胞。因而，抗原递呈的 MHC-I 类分子途径对 TCR-T 细胞识别并杀伤肿瘤至关重要。

2. 外源性抗原的加工与递呈

通过各种途径进入机体的非己抗原均为外源性抗原（exogenous antigen），主要包括非己蛋白、病原体及其产生的毒素。非己蛋白包括细菌外毒素、各种用于免疫防治的类毒素等。病原体包括各种胞外感染的细菌、真菌、原虫和肠道寄生虫等。自体蛋白经抗原递呈细胞（antigen-presenting cell，APC）摄入后也进入外源性抗原加工递呈途径。在正常情况下，这些自体肽不会被免疫系统当成抗原来识别。外源性抗原被 APC 摄取后，质膜将抗原包围，在胞质中形成空泡，称为内体（endosome）。内体逐渐成熟，最终成为溶酶体（lysosome）。外源性抗原在内体-溶酶体中降解产生肽，其中一些长度为 13～18 个甚至长至 30 个氨基酸的肽可以与适当的 MHC-II 类分子结合，形成抗原肽-MHC 分子复合物（peptide-MHC complex，pMHC），并被转运至 APC 表面，供 $CD4^+$ T 细胞识别。外源性抗原的加工与递呈通过溶酶体途径进行，并且依赖 MHC-II 类分子递呈到细胞表面，因而也被称为 MHC-II 类分子途径。

3. 抗原加工递呈的非经典途径

除了上述两条抗原加工递呈途径外，还存在其他的递呈途径，称之为非经典抗原加工递呈途径。这些非经典途径与经典途径并存，使一种抗原可通过不同的途径被加工递呈，扩大免疫应答的范围。事实上，某些非经典途径在抗肿瘤免疫、免疫耐受和抗胞内感染中具有极其重要的作用。参与非经典途径的 APC 主要是树突状细胞（dendritic cell，DC）与巨噬细胞（macrophage，Mφ）。

4. 抗原递呈的生理意义

T 细胞只能识别经过加工并被 MHC 分子递呈的肽。因此，抗原的加工和递呈是 T 细胞监视和识别非己抗原的前提。从某种意义上来说，只有能被递呈的抗原才有可能被 T 细胞识别。抗原递呈的重要参与分子——MHC 具有高度多态性，不同个体表达不同的等位基因产物。一种特定的 MHC 分子只能选择性地结合一组具有相似锚定残基的肽段，造成不同个体对蛋白质抗原免疫应答的差异。因此，个体对抗原的免疫应答在很大程度上是由该个体的 MHC 基因型所决定的。因而，抗原递呈除了与 T 细胞的免疫监视功能有关外，还参与免疫调节。不同个体间存在 MHC 差异，如果输入细胞与受者之间的 MHC 不匹配将导致免疫排斥，这就导致目前 TCR-T 细胞主要以自体细胞改造后输注的方式进行，在一定程度上限制了 TCR-T 细胞治疗的应用。

二、 TCR 结构及其对 pMHC 的识别

T 细胞识别靶细胞主要是通过 TCR 识别特异性 pMHC 来实现的。TCR 基因重排能够形成约 10^{18} 种 TCR 序列，这给特异 TCR 序列的鉴定和分离带来了巨大的困难。但是由于多肽与 MHC 结合时对二者构象要求的严格性，即在不同个体中同一 TCR 能够识别相同 pMHC，也为 TCR 的通用性奠定了基础[6,7]。

1. TCR 的结构

根据 TCR 组分的不同，T 细胞可被分为 αβT 细胞与 γδT 细胞。目前，TCR-T 细胞领

域中研究较多的是 αβT 细胞。下面就 αβT 细胞的受体结构做一简单介绍。TCR 由 α 链和 β 链组成，以异二聚体的形式识别 pMHC（图 5-2）。α 链和 β 链是跨膜糖蛋白，通过二硫键连接形成了异二聚体，即 TCR。α 链和 β 链的膜外部分各含有 2 个 Ig 样结构域，一个为膜近端的恒定区（C 区），另一个为膜远端的可变区（V 区）。α 链和 β 链的 V 区共同组成 TCR 的抗原结合部位。V 区可进一步分为互补决定区 1（complementarity-determining regions1，CDR1）、CDR2 和 CDR3。在 TCR 识别配体时，多样性程度较低的 CDR1 和 CDR2 与 pM-HC 两侧的 α 螺旋接触，而 CDR3 则与中央的肽接触。CDR3 是决定 TCR 识别抗原特异性的最关键序列。为了实现对不同 pMHC 分子的识别，CDR3 区具有高度多样性。TCR 多样性集中体现在 CDR3 区的高可变性中。在传统 TCR 分离过程中，需要鉴定 V 区全长序列，进而建立抗原特异性 TCR-T 细胞。随着 TCR 研究的深入，目前仅需鉴定 CDR3 序列就能通过生物信息学方法获得有功能的全长 TCR V 区序列，大大简化了 TCR 分离过程。

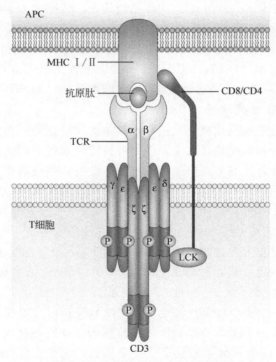

图 5-2　TCR 对 pMHC 的识别和结合

2. T 细胞识别 pMHC 后活化

在适当的条件下，经过加工的抗原被 MHC 分子递呈至细胞表面，被具有特异性受体的 T 细胞所识别。TCR 识别抗原的信号主要通过 TCR-CD3 复合体（包括 TCR 的 α 链和 β 链、CD3γ、CD3δ、CD3ε 以及 CD3ζ 等）转导（图 5-2）。APC 与 T 细胞短暂结合过程中，若 TCR 遭遇特异性抗原肽，则 T 细胞与 APC 发生特异性结合，并由 CD3 分子向胞内传递特异性识别信号，导致 T 细胞表面黏附分子淋巴细胞功能相关分子-1（lymphocyte function-associated antigen 1，LFA-1）变构，并增强与 ICAM-1 或 ICAM-2 的亲和力，从而稳定并延长 APC 与 T 细胞间的接触，最终有效诱导抗原特异性 T 细胞的激活和增殖。TCR 在特异性识别 APC 递呈的抗原多肽过程中，T 细胞表面的 CD4 或 CD8 分子作为共受体，参与同 pMHC 分子的结合（图 5-2），从而增强 TCR 与特异性抗原肽-MHC 复合物结合的亲和力，并提高 T 细胞对抗原刺激的敏感性。在 TCR-CD3 复合体、共受体和细胞因子的共同作用下，识别抗原的 T 细胞活化，通过克隆增殖产生大量的效应细胞。同时，TCR 与 pMHC 的结合又是可逆的，一个 pMHC 可激活数十个乃至数百个 TCR-CD3 复合体，TCR-CD3 信号不断积累并持续激活 T 细胞。因此，APC 或靶细胞表面只要有少量配体即可诱导特异性 T 细胞高效活化并扩增。另外，虽然 MHC 具有高度多态性，但是每一个体只能具有为数有限的几种 MHC 分子。但是，同一种 MHC 分子可与许多序列不同的肽结合，形成多种不同的 pMHC。因此，结合肽段决定了 pMHC 的多样性。pMHC 多样性与 TCR 多态性共同实现了人体对各种抗原的监视和识别。

3. 参与 T 细胞活化的信号

T 细胞识别抗原时要求 T 细胞与 APC 或靶细胞发生短暂接触，此过程中 T 细胞活化需要两个信号：一是 TCR 与 pMHC 特异性结合，提供 T 细胞活化的第一信号；二是 APC 与 T 细胞表面多种黏附分子相互作用，为 T 细胞激活提供共刺激信号。虽然 TCR 结合特异 pMHC 后就能启动 T 细胞活化信号，但是这种结合不够稳定、不能高效地激活 T 细胞，因而需要共受体分子 CD4 或 CD8 和一系列黏附分子的参与，以加强 TCR 与 pMHC 的结合、抗原识别信号以及协同刺激信号的转导。

CD4 和 CD8 分子在 T 细胞对 MHC-Ⅱ类和Ⅰ类分子的区别性结合中起着关键性作用。在 T 细胞识别抗原的过程中，CD4 分子通过膜远端的结构域与 MHC-Ⅱ类分子 β2 结构域中的一个保守部位结合，帮助 CD4$^+$ T 细胞识别 APC 表面 MHC-Ⅱ类分子-抗原肽复合物。CD8 分子则与 MHC-Ⅰ类分子重链 α3 结构域中的一个保守部位结合，协助 CD8$^+$ T 细胞正确识别靶细胞表面 MHC-Ⅰ类分子。CD4 和 CD8 分子提高了 T 细胞识别抗原的敏感性，可使 T 细胞激活所必需的抗原剂量降低至原来的 1/100 左右。

除了 CD4 和 CD8 分子外，一些表达于 T 细胞、APC 或靶细胞表面的黏附分子在加强 T 细胞与 APC 或靶细胞之间的牢固结合中亦发挥着重要作用。这些黏附分子包括 T 细胞表面的 CD2 和 LFA-1，以及 APC 表面的细胞间黏附分子 1 (intercellular cell adhesion molecule-1，ICAM-1)、ICAM-2、ICAM-3 和 LFA-3 等。T 细胞一旦致敏，其表面的 LFA-1 构象则发生改变，使 LFA-1 对 ICAM 分子（包括 ICAM-1、ICAM-2、ICAM-3）的亲和力大大提高。黏附分子之间的相互作用是可逆的，当 T 细胞不能识别 APC 或靶细胞上的 pMHC，或 T 细胞完成对靶细胞的杀伤作用后，T 细胞即可与相结合的细胞分离。

4. MHC 限制性

T 细胞对蛋白质抗原进行识别的一个重要特点，是必须同时识别 MHC 分子，称为抗原识别中的 MHC 限制性或约束性。发现 MHC 限制性这一现象的免疫学家 Zinkernagel 和 Doherty 被授予了 1996 年的诺贝尔生理学或医学奖。MHC 限制性是一个在二次应答（secondary immune response）中才能得以体现的免疫生物学现象。二次应答的出现，不仅需要有初次进行致敏的抗原，还要求抗原肽由原先的 MHC 等位基因产物进行递呈。因此，T 细胞的记忆应答同时受到抗原特异性和 MHC 等位基因特异性的约束。CD4$^+$ T 细胞对抗原的识别受 MHC-Ⅱ类分子的约束；CD8$^+$ T 细胞对抗原的识别受 MHC-Ⅰ类分子的约束。在 TCR-T 细胞研究中，MHC 限制性不仅增加了抗原特异性 TCR 鉴定的难度，还限制了 TCR-T 细胞适用人群的范围。同时，由于普遍认为 CD8$^+$ T 细胞是杀伤肿瘤细胞的主要效应细胞，目前研究的肿瘤治疗潜在靶点中大多数抗原是由 MHC-Ⅰ类分子递呈的。另外，需要注意的是，尽管多数 TCR 具有 MHC 限制性，即或识别肽段-MHC-Ⅰ类分子复合物，或识别肽段-MHC-Ⅱ类分子复合物，但是也有研究发现，同一 TCR 能够同时识别肽段-MHC-I/II类分子复合物。

参 考 文 献

[1] Krogsgaard M，Davis M M. How T cells'see'antigen. Nat Immunol，2005，6（3）：239-245.

[2] June C H，Riddell S R，Schumacher T N. Adoptive cellular therapy：a race to the finish line. Sci Transl Med，2015，7（280）：280ps7.

[3] Rosenberg S A. Decade in review-cancer immunotherapy：entering the mainstream of cancer treatment. Nat Rev Clin Oncol，2014，11（11）：630-632.

[4] Harris D T，Kranz D M. Adoptive T cell therapies：a comparison of T cell receptors and chimeric antigen receptors. Trends Pharmacol Sci，2016，37（3）：220-230.

[5] Gascoigne N R. Do T cells need endogenous peptides for activation? Nat Rev Immunol，2008，8（11）：895-900.

[6] Davis S J，van der Merwe P A. The kinetic-segregation model：TCR triggering and beyond. Nat Immunol，2006，7（8）：803-809.

[7] Mayya V，Dustin M L. What Scales the T Cell Response? Trends Immunol，2016，37（8）：513-522.

第二节　TCR-T 细胞治疗靶抗原的选择

如前文所说，TCR-T 细胞识别肿瘤细胞的基础是识别抗原加工后产生的 pMHC。因而，抗原的特异性决定了 TCR-T 细胞杀伤的准确性。理想的肿瘤抗原应选择性地表达在肿瘤组织中，而在正常组织中不表达，以免引起自身免疫反应。同时，靶向抗原应具有免疫原性，以便引发有效的抗肿瘤免疫反应。TCR-T 细胞治疗的靶向抗原选择将是这一领域未来数年的重要努力方向。

肿瘤抗原的识别是 TCR-T 细胞治疗的重要决定因素。较为理想的 TCR-T 细胞靶抗原是肿瘤特异性抗原（tumor-specific antigen，TSA）。这类抗原只存在于肿瘤细胞中，而在正常细胞和组织中不表达。TSA 主要是基因突变产物。从理论上讲，TSA 是 TCR-T 细胞治疗的理想靶点。TSA 的肿瘤特异性意味着不存在免疫自身耐受，针对 TSA 的免疫反应不会损伤正常组织。但是，寻找以 TSA 为靶点的 TCR 研究中存在一些问题。一方面，基因突变产生的抗原肽的免疫原性相对较弱，难以分离到高亲和性 TCR；另一方面，TSA 往往是个体肿瘤特有的，甚至是个体肿瘤某个时间内特有的，靶向此类抗原，需要非常个体化的 TCR-T 细胞制备流程，目前很难在临床治疗中应用。上述原因导致靶向 TSA 这一策略的应用受到极大限制。因此，被称为肿瘤相关抗原（tumor associated antigen，TAA）的一类蛋白质分子是目前TCR-T 细胞研究的主要抗原靶点。下面就 TCR-T 细胞研究中的靶点选择做一简单介绍。

一、新抗原

新抗原（neoantigen）源于肿瘤细胞基因突变或畸变而来的蛋白质分子。这些蛋白质分子只表达在肿瘤细胞而不表达于正常细胞，且可被 MHC 分子递呈[1,2]。新抗原是非常理想的治疗靶点，然而新抗原的产生具有个体特异性，需要对单个患者进行新抗原鉴定以及

TCR 序列分离。这种个体化治疗流程极大地限制了新抗原特异 TCR-T 细胞的临床应用。但是，如果能够分离出识别肿瘤驱动基因常见突变的 TCR 序列，将提高以新抗原为靶点的 TCR-T 细胞治疗的现实可行性。随着测序通量的提升和测序成本的降低，新抗原在 TCR-T 细胞治疗中的应用将愈加广泛。

二、过表达抗原

此类抗原在肿瘤细胞和正常细胞中均有表达，但在肿瘤细胞中的表达量较高。尽管肿瘤中存在大量的过表达抗原，但是该类抗原并不都是理想的 TCR-T 细胞治疗靶点[3]。一方面，此类抗原属于自体蛋白分子，难以分离出反应性 TCR；另一方面，TCR-T 细胞具有较强的细胞毒性，以这类非特异性抗原为靶点往往会产生脱靶效应（on target/off tumor），产生不良后果。CAR-T 细胞实验已经证明以此类抗原为靶点进行治疗的安全性难以保证，因而，过表达抗原不是 TCR-T 细胞研究领域的主要关注点。

三、肿瘤-睾丸抗原

肿瘤-睾丸抗原（cancer/testis antigen，CT 抗原）也被称为癌睾抗原，这些抗原在除睾丸和胎盘外的正常组织中不表达，但在多种肿瘤中常有表达，具有高度肿瘤特异性和较强的免疫原性[4,5]。已经鉴定了超过 110 种的 CT 抗原，分属于 MAGE、BAGE、GAGE、SAGE、HAGE、SSX、SCP1、LAGE 及 NY-ESO-1 等十余个基因家族。CT 抗原是一类较为理想的 TCR-T 细胞治疗靶点。靶向肿瘤相关 CT 抗原的 T 细胞能够选择性地清除肿瘤细胞，且避免或减少对正常组织的毒性。其中，研究较多的是 MAGE-A、MAGE-B、MAGE-C 和 NY-ESO-1 家族蛋白分子。目前，CT 抗原是 TCR-T 细胞研究中的主要靶点。

四、组织分化抗原

此类抗原仅在肿瘤细胞和某些正常细胞或组织中表达，以此为靶点会对正常组织造成损伤，但这些损伤往往不是致命性的[6,7]。此类抗原中较著名的是黑色素瘤分化抗原，包括 Melan-A、Mart-1、gp100、gp75、TRP21 及 TRP22 等。黑色素瘤分化抗原仅表达于黑色素瘤和黑色素细胞，多数为 HLA-A2 所递呈。近年来发现的一些肺癌抗原也具有组织特异性，也可被归为组织分化抗原。

五、病毒抗原

这类肿瘤抗原来源于致癌病毒。正常细胞被病毒感染并恶性转化后，能够合成病毒多肽，进而将病毒多肽抗原递呈到细胞表面被 T 细胞识别[8]。虽然此类抗原具有较好的免疫原性，但往往正常细胞也会被病毒感染并递呈此类抗原，这就导致 TCR-T 细胞靶向此类抗原时将攻击正常细胞，可能造成大范围组织损伤，产生严重的不良反应。

六、其他

目前，TCR-T 细胞靶抗原的研究集中在能够被 HLA-A2 递呈的多肽抗原，这就导致能够找到的理想肿瘤特异性或相关抗原较少，仅在黑色素瘤等几类肿瘤中鉴定到可被 T 细胞识别的肿瘤抗原，而在绝大多数肿瘤中仍未找到可用的理想抗原。而且，实体肿瘤细胞常常低表达或不表达 HLA-Ⅰ类分子，不能有效递呈自身抗原，这就给寻找 HLA-A2 限制性的抗原增加了困难。在未来的研究中，除了要继续寻找 HLA-Ⅰ类分子限制性的蛋白抗原外，还要研究 HLA-Ⅱ类分子递呈的蛋白抗原。此外，还应该关注蛋白抗原外的其他抗原，例如多糖与脂类抗原。CAR-T 细胞研究证明靶向非传统抗原靶点也能够取得很好的治疗效果。

参 考 文 献

[1] Tran E，Turcotte S，Gros A，et al. Cancer immunotherapy based on mutation-specific CD4⁺ T cells in a patient with epithelial cancer. Science，2014，344 (6184)：641-645.

[2] Tran E，Robbins P F，Lu Y C，et al. T-Cell Transfer Therapy Targeting Mutant KRAS in Cancer. N Engl J Med，2016，375 (23)：2255-2262.

[3] Parkhurst M R，Yang J C，Langan R C，et al. T cells targeting carcinoembryonic antigen can mediate regression of metastatic colorectal cancer but induce severe transient colitis. Mol Ther，2011，19 (3)：620-626.

[4] Rapoport A P，Stadtmauer E A，Binder-Scholl G K，et al. NY-ESO-1-specific TCR-engineered T cells mediate sustained antigen-specific antitumor effects in myeloma. Nat Med，2015，21 (8)：914-921.

[5] Kageyama S，Ikeda H，Miyahara Y，et al. Adoptive Transfer of MAGE-A4 T-cell Receptor Gene-Transduced Lymphocytes in Patients with Recurrent Esophageal Cancer. Clin Cancer Res，2015，21 (10)：2268-2277.

[6] Morgan R A，Dudley M E，Wunderlich J R，et al. Cancer regression in patients after transfer of genetically engineered lymphocytes. Science，2006，314 (5796)：126-129.

[7] Johnson L A，Morgan R A，Dudley M E，et al. Gene therapy with human and mouse T-cell receptors mediates cancer regression and targets normal tissues expressing cognate antigen. Blood，2009，114 (3)：535-546.

[8] Zhang Y，Liu Y，Moxley K M，et al. Transduction of human T cells with a novel T-cell receptor confers anti-HCV reactivity. PLoS Pathog，2010，6 (7)：e1001018.

第三节　TCR-T 细胞治疗流程及影响因素

在细胞输注治疗的三种主要方式中，肿瘤浸润淋巴细胞（tumor-infiltrating lymphocyte，TIL）治疗是最早被研究并开展临床试验的，但 TIL 成分复杂且来源受患者个体情况的影响较大，极大地限制了 TIL 治疗的应用。为了获得靶点明确、作用专一且来源容易的肿瘤杀伤 T 细胞，研究人员利用病毒载体或非病毒载体途径开发出 TCR-T 细胞和 CAR-T 细胞，通过向外周血来源的 T 细胞转入特异基因就能获得肿瘤特异性杀伤细胞[1]。而与 CAR-T 细胞相比，TCR-T 细胞在实体肿瘤治疗方面展现出更好的效果。通过转导特异性 TCR 的 α 链和 β 链，可使 T 细胞的靶点特异性重定向，进而生产出大量肿瘤特异性 T 细胞，为实体肿瘤的治疗提供了切实可行的策略。在 2006 年，两个研究团队先后展示了 TCR-T 细胞治疗人体实体肿瘤的潜力，证明了该类治疗的可行性。之后又有多项临床研究证明了 TCR-T 细胞治疗实体瘤的安全性与有效性。

一、 TCR-T 细胞治疗流程

TCR 通过识别 pMHC 介导 T 细胞对肿瘤的识别和杀伤。将对肿瘤抗原有应答作用的 TCRα 链和 β 链序列分离后,以病毒或非病毒介导的方式转导入 T 细胞内,就能快速地产生大量抗原特异性 T 细胞。特异抗原反应性 TCR 序列经分离后,可以质粒形式保存扩增,需要时可以立即使用,这使得 TCR-T 细胞临床应用的门槛大大降低,TCR 基因可作为一种现成的试剂用于表达特定抗原和 MHC 限制性分子的肿瘤患者的治疗。因而,TCR-T 细胞临床治疗肿瘤患者的一般流程如图 5-3 所示:①抽取患者外周血并分离 T 细胞;②通过加入 CD3/CD28 磁珠和 IL-2 活化 T 细胞;③通过病毒或其他途径将 TCR 基因转导入活化的 T 细胞中;④转导了特异 TCR 的 T 细胞(TCR-T 细胞)继续培养扩增至合适数量;⑤在输注 TCR-T 细胞前,对患者进行适度化疗或放疗清除体内的淋巴细胞(lymphodepletion),以增强 TCR-T 细胞的治疗效果;⑥将足够数量的 TCR-T 细胞经静脉回输给患者。回输后还要给予患者严密观察,以防出现严重的不良反应。

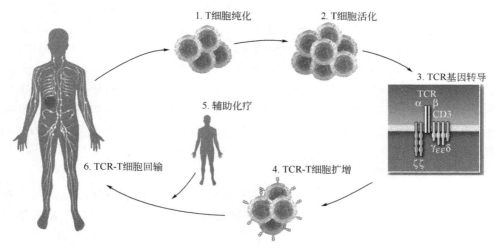

图 5-3　TCR-T 细胞治疗流程

二、 TCR-T 细胞治疗的影响因素

研究证明,表达外源基因的 TCR-T 细胞在遇到抗原阳性肿瘤细胞后能够大量产生炎性因子,如 IFN-γ、IL-2 及 TNF-α 等,表现出抗原特异性细胞毒作用(cytotoxicity),发生抗原刺激反应性增殖。早期临床研究显示,经 MART-1 和 gp100 反应性 TCR-T 细胞治疗的患者肿瘤消退,说明 TCR-T 细胞具有极强的肿瘤清除潜能。随着分子生物学的发展,基因修饰和转导技术的改进,TCR-T 细胞构建系统取得了很大进步,这为 TCR-T 细胞治疗效果的进一步提高奠定了基础。与其他过继性细胞治疗技术一样,TCR-T 细胞治疗具有以下优点:①可在短期内产生大量肿瘤抗原特异性的 T 细胞用于治疗;②在体外处理并扩增 T 细胞,可绕过肿瘤患者体内免疫障碍的影响,达到大量扩增免疫效应细胞的目的;③T 细胞的体外激活、扩增可避免生物制剂在患者体内大量应用而带来的严重毒副作用;④T 细胞的体外培养,可通过加入不同的细胞因子或试剂使 T 细胞定向分化,便于获得功能更加强大、杀伤效

果更加持久的 TCR-T 细胞。但是，TCR-T 细胞的治疗效果也同其他过继性细胞治疗方式一样，受到了多种因素的影响。

1. 输注细胞数量

TCR-T 细胞与肿瘤细胞的比例与 T 细胞治疗效果直接相关。研究表明，效应细胞至少应占到总 $CD8^+$ T 细胞的 $1\%\sim10\%$，也就是说，输入人体的效应细胞应达到 $(2\sim20)\times10^9$ 个才能有效控制肿瘤。但一次输入过多的效应细胞可导致严重的脱靶效应，甚至导致患者死亡。因而，可以通过每次少量细胞、多次输注的方式对患者进行反复回输，使患者体内的特异性 T 细胞数量占到总 $CD8^+$ T 细胞的 5%。动物实验显示，细胞反复输入可以保持对肿瘤细胞的持续攻击，起到逐步缩小肿瘤的作用。

2. 免疫抑制因素的影响

当效应细胞回输入机体后，不可避免地受到体内存在的免疫抑制状态的影响。早期研究中，为了增强输注细胞活性，主要采取同时给予 IL-2、IFN-γ 等细胞因子的办法，但 IL-2 在增强输注细胞活性的同时，也促进了 $CD4^+CD25^+$ Treg 细胞扩增，后者是一类重要的免疫抑制细胞。此外，近年来发现免疫检查点也是影响免疫细胞治疗的重要因素之一[2]。其中，最著名的当属细胞毒 T 淋巴细胞相关抗原 4（cytotoxic T lymphocyte-associated antigen-4，CTLA-4）与程序性死亡受体 1（programmed death 1，PD-1）。根据 CAR-T 细胞治疗的经验，如果在回输 TCR-T 细胞后的合适时机，给予患者 CTLA-4 和/或 PD-1 阻断抗体将极大地提高临床疗效。除了这些传统意义上的免疫抑制细胞和分子外，某些代谢调节分子也会抑制效应 T 细胞的功能，例如 CD73 和吲哚胺-2,3-双加氧酶 1（indoleamine-pyrrole 2,3-dioxygenase 1，IDO1）等。这些肿瘤微环境中的免疫抑制因素均是未来治疗中需要考虑的问题。

3. 肿瘤异质性的影响

肿瘤异质性（heterogeneity）是指同一肿瘤组织内不同恶性细胞间的基因与生物学差异。广义而言，不同肿瘤之间的基因与表型差异也属于肿瘤异质性，在 TCR-T 细胞治疗中，异质性的影响主要体现在抗原表达与递呈差异。如前文介绍，肿瘤抗原的表达水平和免疫原性是 TCR-T 细胞治疗的基础和关键。如果肿瘤细胞不表达或不递呈靶抗原，则 TCR-T 细胞不能够攻击这部分细胞。在 TCR-T 细胞治疗中，人们总是希望靶抗原即使不被所有的肿瘤细胞表达，也要高表达于大部分肿瘤细胞，但现实却是单一靶抗原仅表达在少数恶性细胞上。这就需要使用针对 2 个甚至多个靶点的 TCR-T 细胞进行治疗。此外，还需考虑同时针对 MHC-Ⅰ类和Ⅱ类分子限制性抗原进行治疗。多靶点联合治疗可能会产生更积极的结果。另外一个现实问题是，肿瘤特异抗原的表达在 T 细胞浸润后往往下调甚至终止[3]。抗原表达的改变与特异肿瘤细胞被清除有关，同时也与肿瘤细胞关键基因的改变有关，比如抗原基因、MHC 基因和与抗原处理及递呈有关的基因的表达与修饰改变等。值得庆幸的是，某些 TCR-T 细胞靶点抗原受到表观遗传调控（epigenetic regulation），可以利用去甲基化（demethylation）药物或组蛋白脱乙酰基酶类（histone deacetylase，HDAC）药物来加强此类抗原的表达，提高 T 细胞的治疗效果。

4. 效应细胞的影响

输注 TCR-T 细胞的分化程度、存活时间、向肿瘤部位运动的能力以及 TCR 表达水平等均影响了细胞治疗的效果。下面将分别介绍这些因素是如何影响治疗的。

（1）输注 T 细胞的选择　在 TCR-T 细胞治疗中，输注 T 细胞的类型和分化水平直接影响效应细胞的功能与作用时间，在很大程度上决定了 TCR-T 细胞治疗的效果。首先，T 细胞活化后最终分化为效应细胞（effector T cell，Teff）与记忆型细胞（memory T cell，Tm）。尽管体外研究显示，Teff 细胞的短时杀伤效果更强，然而临床研究却证明免疫效应细胞在体内的存活时间在很大程度上决定了治疗效果。这也就意味着治疗时选择 Tm 细胞将取得更好的效果。这一影响因素在 CD8$^+$ 细胞选择中体现得更加明显。幼稚 T 细胞（naive T cell，Tn）在初始抗原和共刺激信号达到一定质和量的前提下可以分化为干细胞样记忆型 T 细胞（stem cell-like memory T cell，Tscm）、中心记忆型 T 细胞（central memory T cell，Tcm）、效应记忆型 T 细胞（effector memory T cell，Tem）及 Teff 细胞。临床前研究结果显示，CD8$^+$T 细胞的分化和增殖间存在对立关系，即分化程度越高则增殖能力越低。由此可以推测输注 CD8$^+$T 细胞的分化程度和体内持久性及治疗效果间的相反关系。目前，有两种策略可用于改进 T 细胞治疗：一种是通过加入合适的细胞因子，例如 IL-7＋IL-15 或 IL-15＋IL-21 培养出低分化的 CD8$^+$T 细胞；另外一种方法，则是根据 CD62L 的表达，富集低分化 T 细胞，随后作为基因转入的受体细胞。CAR-T 细胞实验证明具有长期生存能力的 Tm 细胞能够更加有效地控制肿瘤进展。通过调整细胞培养方案和合适的基因修饰将提高 TCR-T 细胞中 Tm 细胞的比例，延长 T 细胞的生存时间，增强该类治疗的效果。

另外，需要注意的是，输入何种类型的 T 细胞亚群也影响治疗效果。幼稚 T 细胞向功能 T 细胞分化过程中受到周围环境中多种细胞因子的影响，反过来，分化后的 T 细胞又影响了 T 细胞的功能。这种可变性在辅助 T 细胞（helper T lymphocyte，Th）分化中尤为常见。CD4$^+$T 细胞可分化为多种亚型的细胞，包括 Th1、Th2、Th9、Th17、Th22、滤泡辅助型 T 细胞（follicular helper T lymphocyte，Tfh）和 Treg 等。从抗肿瘤效应来说，Th1 和 Th17 是功能最强的细胞亚型。CD4$^+$T 细胞的加入，特别是 Th1 细胞，可以防止 CD8$^+$T 细胞耗竭，增强 CD8$^+$T 细胞的肿瘤浸润，从而引起有效的肿瘤杀伤与清除。另外，Th17 细胞在动物实验中增强了 TCR-T 细胞清除肿瘤的效果，而 Th17 细胞的这种效果与其向 Th1 细胞转化有关。这些结果表明，CD8$^+$T 细胞和 Th1/Th17 细胞的联合应用能够提高 T 细胞的治疗效果。在目前研究中，通过向 CD4$^+$T 细胞转入 MHC-Ⅰ类分子限制性 TCR 和/或 CD8 分子，能够有效激活 Ｔh 细胞的活性。通过控制输注 T 细胞的亚群有可能增强细胞治疗效果。

（2）输注 T 细胞的亲和力　T 细胞亲和力（avidity）是指 T 细胞对特定浓度抗原产生反应的能力。在 TCR-T 细胞中，导入的 TCR 往往具备高亲和力（high affinity）。因而，TCR-T 细胞亲和力主要与 TCR 表达水平有关。通过优化 TCR 基因转入方法，包括基因转入方法的选择、最佳载体成分的使用和转基因盒子的使用等途径，增强 TCR 转基因的表面表达。参考 CAR-T 细胞研究的经验，采取慢病毒载体和 EF-1 启动子，有可能显著提高 TCR 表达水平和比例。另外，可以通过限制或消除 TCR 错配来增强 TCR 转基因的表面表达。TCR 错配（miss pairing）指外源性 TCR 链与内源性 TCR 链结合，形成了错配异二聚体，代表了 TCR-T 细胞构建的一种固有现象。更重要的是，TCR 错配降低了 TCR 转基因表达，而且有未知的特异性，有可能产生与自身抗原反应的 T 细胞。尽管未有报道观察到 TCR 错配引起的毒性反应，但临床前试验明确显示，TCR 错配会导致自身抗原的错误识别，引起免疫反应。促进转基因 TCRα 链和 β 链的正确配对（防止和减少 TCR 错配）的策略主要分为两类：第一类以 TCR 的鼠源化修饰为代表，即将 C 区替换为小鼠来源的序列，从而防止人源转基因 TCR 与自身 TCR 错配；第二种策略则是通过下调或敲除内源性 TCR 实现的，此类策略以 CRISPR/Cas9 介导的内源性 TCR 敲除为代表。除了增强 TCR 表面表达，还可以通过 TCR 序列改变和优化等策略增强 TCR 亲和力来提高治疗效果。研究发现，高亲和力 MART-1 特异性 TCR 介导的肿瘤缓解率要明显优于低亲和力 TCR。而且，亲和力增强的 NY-ESO-1 特异性 TCR 介导的治疗效果更好。可以通过不同方法来提高 TCR 亲和力。其中的典型代表是通过改变 TCR 的 CDR 区序列实现亲和力提高。通过改变 CDR 区某些氨基酸的种类就能够提高 TCR 亲和力。尽管提高 TCR 亲和力能够显著改善 T 细胞功能，但要特别注意脱靶效应的产生[4]。在临床试验中发现，靶向 CEA/HLA-A2、MAGE-A3/HLA-A2 和 MAGE-A3/HLA-A1 的 TCR 亲和力增强与患者的毒性反应有关。

（3）输注 T 细胞趋化因子受体及免疫调节受体的表达 目前，TCR-T 细胞治疗方式是通过静脉回输的方式实现的。回输 T 细胞首先要从血管到达肿瘤部位，然后才能发挥肿瘤杀伤功能。影响 T 细胞定向运动的关键是趋化因子（chemokine）引起的、趋化因子受体（chemokine receptor，ChR）介导的趋化运动。因而，如果能够让 TCR-T 细胞表达合适的 ChR，就能够提高 T 细胞向肿瘤的浸润，改善 TCR-T 细胞的治疗效果。然而，目前尚不十分清楚 ChR 表达的调控机制，难以通过细胞因子或制剂加入的方法诱导特异 ChR 表达。但是可以通过基因工程的手段引入特异 ChR。多项研究已经证实，ChR 基因工程修饰提高了 T 细胞定向运动能力，改善了免疫治疗效果。相信 TCR-T 细胞治疗也将受益于此类改进。

除了 ChR 受体外，T 细胞还表达多种起到免疫调节功能的协同信号受体。这类受体与相应配体结合后可分别提供共刺激信号（co-stimulatory signal）和共抑制信号（co-inhibitory signal）。在没有共刺激信号存在时，T 细胞在持续抗原刺激下会导致耗竭（exhaustion），主要表现为增殖能力下降、效应功能下降（比如 IFN-γ 的产生减少），同时上调共抑制分子表达。共刺激分子的代表是 CD28、诱导共刺激分子（inducible T-cell co-stimulator，ICOS）和 4-1BB 等。理论上，通过活化共刺激分子应该能够增强 T 细胞的功能，但是利用共刺激分子激活抗体治疗肿瘤的临床研究结果却显示此类治疗策略的效果有限，可能不是提高 T 细胞治疗肿瘤效果的最佳选择。反之，针对共抑制分子的治疗方案却取得了较好的效果。共抑制分子的代表是 CTLA-4 与 PD-1。临床研究显示，阻断 PD-1 或同时阻断 CTLA-4/PD-1 对多种实体瘤的免疫治疗起到了增效作用。因而，在 TCR-T 细胞治疗中，也应该考虑 T 细胞与共抑制分子阻断联合的策略。

参 考 文 献

[1] June C H，Riddell S R，Schumacher T N. Adoptive cellular therapy：a race to the finish line. Sci Transl Med，2015，7（280）：280ps7.

[2] Schildberg F A，Klein S R，Freeman G J，et al. Coinhibitory Pathways in the B7-CD28 Ligand-Receptor Family. Immunity，2016，44（5）：955-972.

[3] Chen X，Wang L，Yue D，et al. Correlation between the high expression levels of cancer-germline genes with clinical characteristics in esophageal squamous cell carcinoma. Histol Histopathol，2017，32（8）：793-803.

[4] Linette G P，Stadtmauer E A，Maus M V，et al. Cardiovascular toxicity and titin cross-reactivity of affinity-enhanced T cells in myeloma and melanoma. Blood，2013，122（6）：863-871.

第四节　TCR-T 细胞临床试验及存在的问题

TCR-T 细胞治疗具有独特的优点，例如能特异性识别肿瘤抗原、连续杀伤肿瘤细胞、体内增殖、形成记忆及诱发肿瘤消退等。因而，T 细胞治疗与药物、抗体或者小分子抑制剂相比更具优越性。目前，TCR-T 细胞临床研究主要在实体瘤治疗中开展，在血液系统恶性肿瘤治疗方面仅有少量研究报道[1~7]。

一、　TCR-T 细胞治疗临床试验概述

早在 1998 年就有 TCR-T 细胞治疗临床试验开始进行，但是在 2006 年利用 MART-1 特异性 TCR-T 细胞治疗黑色素瘤成功后，才有越来越多的相关临床试验开展。目前，进行 TCR-T 细胞治疗临床试验的肿瘤类型有黑色素瘤、滑膜肉瘤、直肠癌、食管癌和骨髓瘤等。截止到 2018 年 3 月份，在 Clinical Trials 网站注册的 TCR-T 细胞临床试验多达 90 余项。其中，14 项临床试验已经有了研究结果，并发表文章报道了疗效，为未来 TCR-T 细胞过继回输治疗提供了重要参考。由于 NY-ESO-1 特异性 TCR-T 细胞在治疗黑色素瘤和滑膜肉瘤中取得了较好的效果，注册的临床试验多是以 NY-ESO-1 为靶点的，而靶向其他抗原的临床试验相对较少。

二、　TCR-T 细胞治疗血液系统肿瘤

虽然开展的临床研究较少，但是 TCR-T 细胞治疗在血液系统肿瘤中取得了较好的效果。

1. TCR-T 细胞治疗白血病

TCR-T 细胞治疗白血病的临床试验正在进行中，尚无研究结果报道。在 2012 年的一项临床试验（NCT01640301）中，尝试利用 WT1 高亲和性 CD8$^+$ T 细胞治疗急性髓性白血病，但是该临床试验仍然处于受试者招募阶段，相关结果未报道。2018 年，另外一项临床研究（NCT02770820）将利用 WT1 特异性的中心记忆型和幼稚型 CD8$^+$ TCR-T 细胞治疗急性髓性白血病。同期，还有一项利用 HA1 特异性的记忆型 TCR-T 细胞治疗复发急性混合型白血病的临床试验（NCT03326921）进行了注册。

2. TCR-T 细胞治疗多发性骨髓瘤

2015 年，美国马里兰大学医学院、宾夕法尼亚大学医学院和 Adaptimmune 公司联合开展了 NY-ESO-1 特异性 TCR-T 细胞治疗研究。在经治疗的多发性骨髓瘤患者中，80％的患者出现较好的临床应答，其中 70％的患者达到完全或接近完全应答，平均无进展生存期达到 19 个月[8]。

三、　TCR-T 细胞治疗实体瘤

在实体瘤治疗中，TCR-T 细胞治疗取得了一定的效果，但是结果并不尽如人意。关于这些 TCR-T 细胞临床试验的主要信息总结在表 5-2 中。下面就 TCR-T 细胞治疗实体瘤的临床研究进展做简单介绍。

1. TCR-T 细胞治疗黑色素瘤

TCR-T 细胞临床试验的大规模开展始于 2006 年的 2 项靶向转移性黑色素瘤（metastatic melanoma）治疗的临床研究[9,10]。其中，Duval 等[10] 利用黑色素瘤分化抗原 MART-1 (melanoma antigen recognized by T-cells 1) 特异性 TCR-T 细胞治疗了 15 例患者。尽管仅有 1 例患者出现了部分缓解，但该报道证明了 TCR-T 细胞治疗在人体中是安全的。随后，Morgan 等[9] 报道了采用 MART-1 特异性 TCR-T 细胞治疗 17 例黑色素瘤患者的临床研究结果，发现体外扩增的 TCR-T 细胞能够在患者体内长期存活（检测时已经达 2 个月），甚至在 2 例患者中高水平持续了 1 年之久，并且这 2 例患者出现了客观缓解（objective regression）。此后，随着 TCR-T 细胞研究的深入，研究人员认识到 TCR 亲和性与治疗效果紧密相关。当使用高亲和力 TCR-T 细胞时，患者的缓解率大幅上升。Johnson 等[11] 使用 MART-1 高亲和力 TCR-T 细胞对 20 例黑色素瘤转移患者进行了治疗，发现治疗后的客观缓解率达到 30%。

另一个影响 TCR-T 细胞治疗效果的重要因素是特异抗原在肿瘤中的表达。抗原表达越广泛，则特异 TCR-T 细胞的治疗效果越好。一个典型例子是 CT 抗原 NY-ESO-1。NY-ESO-1 在肿瘤中的表达十分普遍。Robbins 等[12] 观察了 NY-ESO-1 特异性 TCR-T 细胞治疗黑色素瘤的效果，结果显示，多数黑色素瘤患者出现了客观临床反应（objective clinical response），黑色素瘤患者的 3 年及 5 年生存率均达到 33%。由于 TCR-T 细胞需要共刺激信号才能活化增殖，因此，DC 细胞能够增强 TCR-T 细胞的治疗效果。Chodon 等[4] 观察了 DC 疫苗联合 MART-1 特异性 TCR-T 细胞治疗 13 例转移性黑色素瘤患者的效果，结果显示，高达 69% 的患者明显好转。

2. TCR-T 细胞治疗消化系统肿瘤

Rosenberg 团队[13,14] 利用突变抗原特异性的 $CD4^+$ T 细胞和 $CD8^+$ T 细胞分别治疗了胆管型肝癌和结肠癌患者，取得了较好的效果。2017 年，该研究团队进行了 HLA-DPB1 限制性的 MAGE-A3 抗原特异性的 TCR-T 细胞临床试验。该研究取得了较好的结果，一例食管癌患者获得了长达 4 个月的部分缓解[15]。

然而，在 TCR-T 细胞临床试验中仍然会出现较大的不良反应。例如，在 2011 年 CEA 抗原特异性的 TCR-T 细胞临床试验中，3 位患者出现了不同程度的结肠炎，其原因主要是因为这种较高亲和性的抗原特异性 TCR-T 细胞能够识别表达 CEA 的正常结肠上皮组织，这种现象称为脱靶现象[16]。

3. TCR-T 细胞治疗其他类型肿瘤

TCR-T 细胞除了在治疗恶性黑色素瘤患者以及消化系统肿瘤中取得了良好的临床疗效，在一些滑膜肉瘤等肿瘤治疗中，仍然取得了非常好的临床疗效。Robbins 等[12] 发现，滑膜肉瘤患者在接受 NY-ESO-1 特异性 TCR-T 细胞过继回输治疗后，多数滑膜肉瘤患者出现了客观临床反应，且 3 年及 5 年生存率分别达到了 38% 和 14%。另一项临床试验中，一例滑膜肉瘤肺转移的患者在接受 MAGE-A3 抗原特异性 TCR-T 细胞治疗后获得了长达 4 个月的部分缓解[3]。

4. TCR-T 细胞治疗存在的问题

目前，TCR-T 细胞治疗中存在的问题主要包括以下几个方面。

（1）靶向抗原主要是 HLA-A2 限制性的 如表 5-2 中所总结的，几乎全部 TCR-T 细胞临床试验中的抗原识别均是 HLA-A2 介导的。尽管 HLA-A2 是人群中主要的 MHC 分子，阳性率较高（约 1/3 的中国人表达 HLA-A2），但仅仅依赖识别 HLA-A2 递呈抗原的 TCR-T 细胞在相当多的患者中不适用。仅仅寻找 HLA-A2 依赖性的 TCR 还限制了靶向抗原的寻找。许多适用于 TCR-T 细胞治疗的抗原可能是由其他 MHC 分子递呈的。因此，必须开发

表 5-2 TCR-T 细胞临床试验结果汇总

抗原	MHC 限制性	细胞类型	肿瘤	总体缓解率(%)	完全缓解率(%)	不良反应率(%)	主要不良反应	参考文献
CEA	HLA-A2	TCR-T 细胞	结肠癌	1/3(33.3)	0/3(0)	3/3(100)	肠炎	Parkhurst M R, et al.[16]
gp100	HLA-A2	TCR-T 细胞	黑色素瘤	3/16(18.8)	1/16(6.3)	5/16(31.3)	轻度听力丧失	Johnson L A, et al.[11]
MAGE-A3	HLA-A1	TCR-T 细胞	黑色素瘤	0/1(0)	0/1(0)	1/1(100)	呕吐、发热、腹痛;中性粒细胞减少症;心脏毒性;患者死亡	Linette G P, et al.[17]
MAGE-A3	HLA-A1	TCR-T 细胞	多发性骨髓瘤	0/1(0)	0/1(0)	1/1(100)	躁狂,高血压;中性粒细胞减少症;心脏毒性;患者死亡	Linette G P, et al.[17]
MAGE-A3	HLA-A2	TCR-T 细胞	食管癌	0/1(0)	0/1(0)	1/1(100)	神经毒性:患者死亡	Morgan R A, et al.[3]
MAGE-A3	HLA-A2	TCR-T 细胞	滑膜肉瘤	1/1(100)	0/1(0)	0/1(0)	未观察到不良反应	Morgan R A, et al.[3]
MAGE-A3	HLA-A2	TCR-T 细胞	黑色素瘤	4/7(57.1)	1/7(14.3)	3/7(42.9)	神经毒性:1 位患者死亡	Morgan R A, et al.[3]
MAGE-A4	HLA-A24	TCR-T 细胞	食管癌	n.r.	n.r.	0/10(0)	未观察到不良反应	Kageyama S, et al.[18]
MART-1	HLA-A2	TCR-T 细胞	黑色素瘤	2/17(11.8)	0/17(0)	0/17(0)	n.r.	Morgan R A, et al.[9]
MART-1	HLA-A2	TCR-T 细胞	黑色素瘤	6/20(30)	0/20(0)	16/20(75)	严重的黑色素细胞损伤;部分患者发生眼色素层炎与听力丧失	Johnson L A, et al.[11]
MART-1	HLA-A2	TCR-T 细胞	黑色素瘤	1/15(6.7)	0/15(0)	15/15(100)	无严重不良反应	Duval L, et al.[10]
MART-1	HLA-A2	TCR-T 细胞	黑色素瘤	9/13(69.2)	0/13(0)	2/13(15.4)	急性呼吸窘迫综合征	Chodon T, et al.[4]
NY-ESO-1	HLA-A2	TCR-T 细胞	黑色素瘤	5/11(45.5)	2/11(18.2)	0/11(0)	未观察到不良反应	Robbins P F, et al.[12]
NY-ESO-1	HLA-A2	TCR-T 细胞	滑膜肉瘤	4/6(66.7)	0/6(0)	0/6(0)	未观察到不良反应	Robbins P F, et al.[12]
NY-ESO-1	HLA-A2	TCR-T 细胞	多发性骨髓瘤	16/20(80)	14/20(70)①	7/20(35)	中性粒细胞减少症;低钠血症;移植物抗宿主反应等	Rapoport A P, et al.[8]
ERBB2IP	HLA-DQB1	CD4+T 细胞	胆管上皮癌	1/1(100)	0/1(0)	n.r.	n.r.	Tran E, et al.[13]
MAGE-A3	HLA-DPB1	CD4+T 细胞	多种肿瘤类型	4/17(23.5)	1/17(5.9)	2/17(11.8)②	转氨酶升高	Lu Y C, et al.[15]
K-ras	HLA-C8	CD8+T 细胞	结肠癌	1/1(100)	n.r.	0/1(0)	未观察到不良反应	Tran E, et al.[14]

① 包括完全缓解与接近完全缓解 (nCR)。

② TCR-T 细胞治疗相关。

注: n.r. 表示未报道。

其他 HLA-多肽四聚体，以拓宽抗原和反应性 TCR 的寻找范围。通过扩增新抗原反应性 T 细胞单克隆或寡克隆也将是一条备选途径。

（2）TCR-T 细胞治疗的安全性　　安全性是 TCR-T 细胞用于临床治疗前必须解决的问题。在 TCR-T 细胞临床试验中曾出现了受试者死亡的情况。其原因可能是 TCR 亲和力增强导致 T 细胞识别同源性较高的自体抗原，进而攻击正常细胞和组织，最终导致患者死亡。这就要求 TCR 改造中一定要注意功能性与安全性之间的平衡，要通过序列比对、细胞实验以及动物实验等途径仔细确定 TCR-T 细胞治疗的安全性。另外一种保障 TCR-T 细胞治疗安全性的办法是转入自杀基因。转入自杀基因的 TCR-T 细胞能够正常发挥杀伤功能，但在输入自杀基因活化药物后，T 细胞发生凋亡，从而避免 T 细胞的非特异杀伤。

（3）治疗靶点单一　　目前的 TCR-T 细胞临床研究中均只采取了攻击单一抗原表位的 TCR-T 细胞进行治疗。肿瘤的一个重要特征是异质性，这就意味着 T 细胞攻击的这个唯一靶点可能被下调甚至消失，导致 T 细胞治疗失败。使用单一 TCR-T 细胞治疗可能也是此类临床试验结果不佳的重要原因。为了取得更好的肿瘤治疗效果，必须使用针对不同靶点的 TCR-T 细胞进行联合治疗，防止免疫逃逸。

参 考 文 献

[1] Robbins P F，Morgan R A，Feldman S A，et al. Tumor regression in patients with metastatic synovial cell sarcoma and melanoma using genetically engineered lymphocytes reactive with NY-ESO-1. J Clin Oncol，2011，29（7）：917-924.

[2] Hughes M S，Yu Y Y，Dudley M E，et al. Transfer of a TCR gene derived from a patient with a marked anti-tumor response conveys highly active T-cell effector functions. Hum Gene Ther，2005，16（4）：457-472.

[3] Morgan R A，Chinnasamy N，Abate-Daga D，et al. Cancer regression and neurological toxicity following anti-MAGE-A3 TCR gene therapy. J Immunother，2013，36（2）：133-151.

[4] Chodon T，Comin-Anduix B，Chmielowski B，et al. Adoptive transfer of MART-1 T-cell receptor transgenic lymphocytes and dendritic cell vaccination in patients with metastatic melanoma. Clin Cancer Res，2014，20（9）：2457-2465.

[5] Morris E C，Stauss H J. Optimizing T-cell receptor gene therapy for hematologic malignancies. Blood，2016，127（26）：3305-3311.

[6] Lu Y C，Parker L L，Lu T，et al. Treatment of Patients With Metastatic Cancer Using a Major Histo-compatibility Complex Class II-Restricted T-Cell Receptor Targeting the Cancer Germline Antigen MAGE-A3. J Clin Oncol，2017，35（29）：3322-3329.

[7] Yao X，Lu Y C，Parker L L，et al. Isolation and Characterization of an HLA-DPB1 * 04：01-restricted MAGE-A3 T-Cell Receptor for Cancer Immunotherapy. J Immunother，2016，39（5）：191-201.

[8] Rapoport A P，Stadtmauer E A，Binder-Scholl G K，et al. NY-ESO-1-specific TCR-engineered T cells mediate sustained antigen-specific antitumor effects in myeloma. Nat Med，2015，21（8）：914-921.

[9] Morgan R A，Dudley M E，Wunderlich J R，et al. Cancer regression in patients after transfer of geneti-cally engineered lymphocytes. Science，2006，314（5796）：126-129.

[10] Duval L，Schmidt H，Kaltoft K，et al. Adoptive transfer of allogeneic cytotoxic T lymphocytes equipped with a HLA-A2 restricted MART-1 T-cell receptor：a phase I trial in metastatic melanoma. Clin Cancer Res，2006，12（4）：1229-1236.

[11] Johnson L A，Morgan R A，Dudley M E，et al. Gene therapy with human and mouse T-cell receptors mediates cancer regression and targets normal tissues expressing cognate antigen. Blood，2009，114

(3)：535-546.

[12] Robbins P F，Kassim S H，Tran T L，et al. A pilot trial using lymphocytes genetically engineered with an NY-ESO-1-reactive T-cell receptor：long-term follow-up and correlates with response. Clin Cancer Res，2015，21 (5)：1019-1027.

[13] Tran E，Turcotte S，Gros A，et al. Cancer immunotherapy based on mutation-specific CD4[+] T cells in a patient with epithelial cancer. Science，2014，344 (6184)：641-645.

[14] Tran E，Robbins P F，Lu Y C，et al. T-Cell Transfer Therapy Targeting Mutant KRAS in Cancer. N Engl J Med，2016，375 (23)：2255-2262.

[15] Lu Y C，Parker L L，Lu T，et al. Treatment of Patients With Metastatic Cancer Using a Major His-tocompatibility Complex Class II-Restricted T-Cell Receptor Targeting the Cancer Germline Antigen MAGE-A3. J Clin Oncol，2017，35 (29)：3322-3329.

[16] Parkhurst M R，Yang J C，Langan R C，et al. T cells targeting carcinoembryonic antigen can mediate regression of metastatic colorectal cancer but induce severe transient colitis. Mol Ther，2011，19 (3)：620-626.

[17] Linette G P，Stadtmauer E A，Maus M V，et al. Cardiovascular toxicity and titin cross-reactivity of affinity-enhanced T cells in myeloma and melanoma. Blood，2013，122 (6)：863-871.

[18] Kageyama S，Ikeda H，Miyahara Y，et al. Adoptive Transfer of MAGE-A4 T-cell Receptor Gene-Transduced Lymphocytes in Patients with Recurrent Esophageal Cancer. Clin Cancer Res，2015，21 (10)：2268-2277.

第五节　TCR-T 细胞治疗研究进展

在临床研究中，TCR-T 细胞治疗在安全性和有效性方面暴露出较大的问题。为了解决这些问题，在 TCR-T 细胞研究领域，寻找安全且有效的靶抗原、提高 TCR 亲和性与表达效率等是一直努力的方向。但值得注意的是，近年来以新抗原为靶点、寻找新抗原反应性 TCR 的研究越来越多，并取得了良好的效果。此外，CD4[+] TCR-T 细胞的肿瘤控制能力也日益受到关注。现将目前增强 TCR-T 细胞治疗疗效的方法简介如下：

一、新抗原反应性 TCR 的鉴定

新抗原是由于基因突变产生的异常肽段，这类抗原往往具有肿瘤特异性，因而是很好的治疗靶点。近年来，随着测序技术的进步，可以对肿瘤组织和正常组织进行高通量测序来寻找新抗原。确定新抗原突变位点后，可以利用递呈细胞表达突变表位处于不同位置的多个抗原肽，通过与肿瘤浸润 T 细胞共孵育，找到新抗原反应性 TCR[1]。另外，共抑制分子 PD-1 的表达也有助于寻找新抗原反应性 TCR。靶向新抗原是一个十分诱人的治疗策略，但是该方案属于个体化治疗范畴，且成本较高，目前还不是 TCR-T 细胞治疗的主流内容。但针对新抗原的 TCR-T 细胞治疗将是未来的发展趋势，甚至是主要的研究方向。

二、CD4[+] TCR-T 细胞的治疗作用

传统认为 CD8[+] T 细胞是主要的肿瘤杀伤细胞。因而，CD4[+] T 细胞在肿瘤治疗中的作

用一直未受关注。然而，近年来发现 CD4$^+$ T 细胞在肿瘤杀伤中也发挥了重要作用。在 TCR 鉴定中，一直以来都是在寻找 MHC-Ⅰ类分子限制性的 TCR 序列。此类 TCR 转导入 CD4$^+$ T 细胞后，也能促进后者功能的发挥。但是，由于缺少 CD4 分子的稳定作用，这类 CD4$^+$ T 细胞在体内很难发挥长效作用。通常，人们认为 TCR 识别抗原是 MHC 限制性的，即要么识别 MHC-Ⅰ类分子递呈的抗原，要么识别 MHC-Ⅱ类分子递呈的抗原。但是，有研究证明某些 TCR 既能识别 MHC-Ⅰ类分子递呈的抗原，又能识别 MHC-Ⅱ类分子递呈的抗原。这也就意味着这类 TCR 可能既能被 CD8 稳定，也能被 CD4 稳定。利用这类 TCR 进行治疗，将提高 CD4$^+$ TCR-T 细胞的治疗效果。CD4$^+$ T 细胞控制肿瘤的作用也被临床试验直接证明。在患者接受新抗原反应性 CD4$^+$ T 细胞后，观察到瘤荷降低。

三、TCRα 链和 β 链连接序列的选择

TCR 由 α 链和 β 链组成。在天然 T 细胞中，α 链和 β 链分别由 2 个基因座编码，各自转录翻译后再组装起来。但是在 TCR-T 细胞中，如果要合成有功能的外源性 TCR，就必须考虑同时将 α 链和 β 链基因转入同一个 T 细胞中。在这个过程中，可以考虑用 2 个载体或用同一个载体中的 2 个启动子分别表达 α 链或 β 链。但是这样的话，可能会导致外源 TCR 的 α 链和 β 链表达失衡，增加 TCR 错配概率。因而，一个较好的解决办法是利用连接序列使 α 链和 β 链受一个启动子的控制，保证蛋白质分子翻译的平衡。内部核糖体进入位点序列（internal ribosome entry site，IRES）是一种被广泛应用的双顺反子连接序列，可以使 IRES 前后基因共同表达，但是 IRES 介导的翻译效率较低，导致位于 IRES 序列后方的基因表达水平不高。如果利用 IRES 序列连接 TCR 的 α 链和 β 链，则依然可能导致错配发生。在 TCR 表达系统中，源于小核糖核酸病毒或猪肠病毒的 2A 肽序列是一个较好的选择。2A 肽具有自我切割功能，也就是说，利用 2A 序列连接 α 链和 β 链时，二者一同转录翻译，翻译后断裂成为独立的肽段。利用 2A 序列可以使 TCR 链等物质的量（摩尔）表达，降低错配发生概率。值得注意的是，2A 连接序列尽管给 TCR 的 α 链和 β 链增加了额外的几个氨基酸，但 TCR 的功能未受影响。

四、提高 TCR 膜表面表达效率

当足够数量的 TCR 识别并结合 pMHC 后，T 细胞才被激活发挥功能。通过共刺激可以降低 T 细胞活化所需的 TCR 数量，但是 T 细胞的持续激活仍依赖于细胞表面的 TCR 数量和亲和性。TCR 的组装及细胞膜表面定位是个复杂的过程。翻译的 α 链和 β 链组装形成异二聚体后，与多个 CD3 亚型分子结合（γ、δ、ε 和 ζ）。在细胞中，CD3 分子，尤其是 ζ 亚型的含量是一定的。如果不能与 CD3 分子形成完整的复合物，则多余的 TCR 被降解。在 TCR-T 细胞中，这一问题尤为严峻。利用强启动子与 2A 序列能够保证外源 TCR 在宿主细胞中的高效表达，但是能够与 CD3 结合的 TCR 数量有限，而且还要与内源性 TCR 竞争结合，这就会导致大量 TCR 转基因产物被降解，不能形成有功能的 TCR-CD3 复合物。为了解决这一问题，可以通过共同表达 TCR 与 CD3 分子的方法解决。动物实验证明，当 TCR 与 CD3 亚型分子共同表达时，TCR 在 T 细胞表面的表达增加数十倍，增加了 T 细胞与靶抗原的亲和性，提高了肿瘤清除效率和更有效的记忆反应。此外，对 TCR 编码序列进行合适的修饰，如删除 mRNA 不稳定序列和剪接位点等，也能使 TCR 转基因表达上调，增强 TCR-T 细胞的抗癌活性。

五、 TCR 恒定区（C 区）的选择

TCR 的 C 区在 α 链和 β 链正确配对中发挥重要作用。如果能够使外源 TCR 的 C 区不同于宿主自身的 C 区，就能够保证外源 TCR 形成正确的异二聚体。实验观察显示，在人类 T 细胞中，小鼠 TCR 的表达效率比人类 TCR 要高，提示鼠源 TCR 能够被正确组装且与 CD3 分子结合。在这一现象中，小鼠 TCR 的 C 区发挥了巨大的作用。基于这一方向，包含人类 V 区和小鼠 C 区的混合型 TCR 被开发并研究，结果显示，在人类 T 细胞中，混合型 TCR 的功能强于完全人源性 TCR。这个结果说明小鼠 C 区保证了外源性混合型 TCR 自身的优先配对以及混合型 TCR-CD3 复合物的稳定性，提高了 TCR 的膜表面表达效率。尽管小鼠 C 区的引入会诱发免疫排斥，但是通过修改小鼠 C 区的几个氨基酸就能显著降低混合型 TCR 的免疫原性。针对 C 区的修饰，除了引入小鼠序列外，还可以对 C 区的氨基酸序列进行修饰以提高 TCR 配对准确率。半胱氨酸在 TCRα 链和 β 链配对和稳定中发挥了重要作用。利用点突变技术，将 α 链 48 位的苏氨酸和 β 链 57 位的丝氨酸替换为半胱氨酸，在 C 区之间形成了额外的二硫键。这一改变增强了外源性 α 链和 β 链的配对效率和稳定性，降低了错配的发生，使外源性 TCR 在细胞表面的表达增加，增强了抗原特异性反应。研究证明，这一策略可降低 TCR 错配引起的自身免疫病理反应。

六、其他降低 TCR 错配的策略

利用 siRNA 或 CRISPR/cas9 技术可以降低内源性 TCR 表达，这样既能避免 TCR 错配的发生，也能降低 TCR 与 CD3 分子结合的竞争。多项研究已经证明这一策略的可行性。例如，研究人员在 T 细胞中共表达了 MAGE-A4 特异性 TCR（TCR 序列经过密码子优化，其 C 区与野生型不同）与靶向野生型 TCRC 区的保守序列的 siRNA，结果显示，转导 MAGE-A4-TCR/siRNA 载体的人 T 淋巴细胞中 TCR 转基因膜表面表达上调。此外，将 TCR 基因转导入 γδT 细胞也能避免内源 TCR 的错配。但是，γδT 细胞不表达 CD4 和 CD8 分子。如果使用 γδT 细胞表达有功能的 α/βTCR 就必须同时转导 CD4 或 CD8 分子，以提高 γδT 细胞的抗原特异性免疫反应。

七、增强 T 细胞活化信号

直接影响 TCR-T 细胞活性的信号分子主要是 CD3ζ 和共刺激或共抑制分子。通过改变 CD3ζ 和/或共刺激/共抑制分子的表达和功能将影响 TCR-T 细胞的功能。通过将 CD3ζ 与 TCR α 链和 β 链串联共表达，能够提高 TCR 的膜表面表达，增强抗原特异性 T 细胞的功能。此外，还可以将共刺激信号 CD28 引入 TCR 序列中，以增强 TCR 信号转导。这种方法需要将 C 区完全删除，用 CD28 的跨膜区取而代之。因此，此类 TCR 不会与内源性 TCR 配对，同时具有更强的激活能力。但是，该方法是将 Vα 和 Vβ 通过柔性序列直接相连，破坏了 TCR 原有序列，可能不适应所有的 TCR 序列，限制了该类修饰的应用范围。近年来，PD-1 受到了极大关注，如果能够解除它对 T 细胞的抑制作用，就能有效提高 TCR-T 细胞的功能。目前，可以利用 CRISPR/cas9 敲低 PD-1 表达或者表达特异抗体阻断 PD-1，使 TCR-T 细胞具备肿瘤杀伤特异性的同时，还阻断了免疫共抑制信号，避免肿瘤杀伤功能受到抑制。

八、提高 TCR 亲和性

TCR 与抗原的亲和性决定了 T 细胞识别杀伤肿瘤细胞的能力，这一部分内容是 TCR-T

细胞研究领域的主要方向。很多肿瘤抗原在正常组织中也有表达。因此，对这些抗原高亲和的 T 细胞已经通过耐受过程清除，能够分离的反应性 T 细胞的亲和力通常较低，难以获得高亲和力 TCR。为了克服难以分离出对肿瘤相关抗原高亲和性的 T 细胞这一障碍，研究人员转向使用新的系统，期望从中筛选出高亲和性 TCR。

1. 从人造非耐受环境中分离出高亲和性 TCR

这种方法利用了人源化小鼠产生高亲和性 T 细胞。人体中对肿瘤相关抗原 p53 有高亲和性的 CD8$^+$ T 细胞经常被删除。对表达人类 HLA-A2 的转基因小鼠进行人 p53 肽免疫后，可引起对人 p53 高亲和性的小鼠 CD8$^+$ T 细胞的扩增。将这些高亲和性 TCR 序列分离后，可用于人 CD8$^+$ 或 CD4$^+$ T 细胞的重定向。利用相同的方法，已分离出了对其他肿瘤相关抗原高亲和性的 T 细胞克隆，包含 MDM2、癌胚抗原（carcino-embryonic antigen，CEA）和 gp100。

2. 从 MHC 不匹配的供者分离出高亲和性同种异体 MHC 限制性 TCR

在 HLA-A2 阴性的供者的天然淋巴细胞库中，能够分离出对 HLA-A2 递呈抗原高亲和性的 T 细胞克隆。此方法最初用于小鼠。利用这种方法，分离出对肿瘤相关抗原，如 cy-clinD1、WT-1 和 MDM2 高亲和性的人 T 细胞克隆，再将这些高亲和性 TCR 基因克隆到载体中用于基因治疗。在小鼠模型中，同种异体 HLA-A2 抗原特异性 TCR 基因转导的人 T 细胞被证明能够清除肿瘤细胞。

3. 修改 TCR 序列以提高亲和性

通过修改 TCR 序列提高亲和性是改善 TCR-T 细胞治疗效果的有效途径。负责与 pMHC 结合的 CDR 区决定了 TCR 的亲和性，修饰 CDR 区就有望提高 T 细胞的功能。研究表明，替换 TCR 中 107 位点的一个氨基酸就能提高 CDR3β 环状结构的稳定性，并且增强 TCR 的抗原特异性。在筛选高亲和性突变 TCR 中，可以通过点突变技术，构建含多种突变的 TCRα 链和 β 链库，然后利用噬菌体、酵母或 T 细胞展示装配后的 TCR，并进行亲和力筛选。在亲和力筛选中，MHC-多肽四聚体（tetramer）是重要的研究工具。利用四聚体甚至可以从天然 TCR 中筛选出高亲和性 TCR。筛选出的高亲和性 TCR 在理论上能够增强 T 细胞的抗原反应性，然后部分研究却证明转导了高亲和性 TCR 的 T 细胞对抗原无反应，甚至是发生负性反应。另外一个需要担心的问题是，高亲和性 TCR 会错误识别抗原，发生脱靶效应。

九、依赖 MHC-Ⅰ类分子限制性 TCR 的 CD4$^+$ T 细胞

早期 TCR-T 细胞的研究内容主要是如何构建抗原特异性 CD8$^+$ T 细胞。目前，CD4$^+$ T 细胞的影响和作用也被考虑。CD4$^+$ T 细胞识别 MHC-Ⅱ类分子递呈的抗原肽。与 CD8$^+$ T 细胞主要发挥细胞毒效应不同，CD4$^+$ T 细胞的功能主要是调节适应性免疫系统，增强 CD8$^+$ T 细胞的功能，以及诱导 T 细胞的长期记忆。虽然分离的肿瘤抗原高亲和性 TCR 大多是 MHC-Ⅰ类分子限制性的，在存在 CD8 共受体时功能最佳，但是研究表明，这些 TCR 在缺少 CD8 共受体时也能在 CD4$^+$ T 细胞中发挥功能。用 MHC-Ⅰ类分子限制性 TCR 能够产生肿瘤特异性的 CD4$^+$ T 细胞，增强特异性 CD8$^+$ T 细胞的肿瘤杀伤能力。之所以产生这种现象，可能与 CD4$^+$ T 细胞分泌多种免疫因子有关。另外，利用抗原特异性 CD4$^+$ T 细胞单独治疗肿瘤患者也取得了不错的效果。这些结果提示，应该重视 CD4$^+$ T 细胞在 TCR-T 细胞治疗中的作用。

十、延长 TCR-T 细胞的体内存活时间

过继性细胞治疗面对的一个共同挑战就是输注细胞在体内的存活时间。对 TCR-T 细胞和 CAR-T 细胞的研究均证实输注 T 细胞能够在体内形成记忆性并长期生存。然而，此类细胞的数量太少，在实体瘤治疗中难以发挥作用。目前，常用的维持 T 细胞生存的方式包括给予外源性 IL-2 和利用放疗或化疗清除体内淋巴细胞等。其中，IL-2 注射具有较为明显的毒性，尤其是高剂量应用时的不良反应更为明显。IL-2 的不良反应限制了它的使用。为了绕过这种限制，研究人员尝试在 T 细胞中表达 IL-2，但是结果并不理想。另一种方法是利用放化疗清除淋巴细胞，降低内源性 T 细胞的数量，避免内源性 T 细胞竞争细胞生长因子。动物实验证明，若不进行预处理，输注的 T 细胞不能生存更不能清除肿瘤。淋巴细胞清除性预处理已经成为包括 TCR-T 细胞在内的输注细胞治疗的标准操作。

除了上述方法外，还可以通过将 TCR 序列转导入分化程度较低的 T 细胞或记忆性 T 细胞中。除了直接处理 T 细胞外，还可以将 TCR 转导入造血干细胞（hematopoietic stem cell，HSC）。转基因修饰的 HSC 可以通过阳性选择发育为成熟 $CD8^+$ T 细胞，产生快速抗原特异性反应。此外，还可能通过代谢调节药物，例如二甲双胍（metformin）影响 T 细胞分化，延长 TCR-T 细胞的体内生存。

总之，TCR-T 细胞治疗肿瘤的可行性已经被证明。目前，尽管 TCR-T 细胞治疗还存在一些问题，但是更应该注意到该类疗法强大的临床应用前景。随着肿瘤免疫学和基因工程技术的进步，TCR-T 细胞治疗将更加个体化。目前，TCR-T 细胞主要针对"通用靶点"进行治疗，TCR-T 细胞用于治疗时仅考虑抗原及 MHC 分子的表达，当这两项条件符合时，即被用于多个患者的治疗。但是，这些患者的实际情况千差万别，TCR-T 细胞治疗的这种低选择性可能与治疗反应不佳或者无效等有关。研究显示，以细胞内抗原为靶点开发针对某种肿瘤的 TCR-T 癌症免疫疗法，也已经成为近年的研究热点[2~4]。如果能够根据患者的肿瘤相关抗原甚至是新抗原的表达情况设计个体化 TCR-T 细胞，将有可能明显提高治疗的有效性和安全性。测序技术的成熟和细胞培养技术的进步为这一设想奠定了基础。另一方面，利用低分化 T 细胞或造血干细胞生产具有更长体内生存时间的 TCR-T 细胞也将提高此类治疗的效果。另外，通过与免疫检查点阻断药物的联合使用也有利于 TCR-T 细胞治疗效果的提升。总而言之，TCR-T 细胞将在肿瘤治疗中发挥越来越重要的作用，它的发展将为肿瘤患者带来更多希望。

（李 峰 张 毅）

参 考 文 献

[1] Tran E，Turcotte S，Gros A，et al. Cancer immunotherapy based on mutation-specific $CD4^+$ T cells in a patient with epithelial cancer. Science，2014，344（6184）：641-645.

[2] Morris E C，Stauss H J. Optimizing T-cell receptor gene therapy for hematologic malignancies. Blood，2016，127（26）：3305-3311.

[3] Yao X，Lu Y C，Parker L L，et al. Isolation and Characterization of an HLA-DPB1 * 04：01-restricted MAGE-A3 T-Cell Receptor for Cancer Immunotherapy. J Immunother，2016，39（5）：191-201.

[4] Desprez S. Adaptimmune Announces Responses in Second Solid Tumor Indication with NY-ESO SPEAR T-cells. Adaptimmune，Mar 2018.（https：//www.adaptimmune.com/）.

第六章
CAR-T研究进展

第一节　基因修饰通用型 CAR-T 细胞的临床应用

　　目前，FDA 批准的 CAR-T 细胞治疗药物，使用的都是自体 T 细胞体外转染基因、扩增后回输患者，但是还存在一些问题：①自体 T 细胞不易在体外扩增；②自体 T 细胞制备时间较长；③制备过程复杂，需要运输到工厂，制备个体化 CAR-T 细胞。异体 CAR-T 细胞则需要免疫配型，而且也存在免疫排斥、GVHD 等风险，因此不能广泛应用[1]。若能制备通用型 CAR-T，用于多数患者的治疗，将使该治疗方法具有患者人群的普遍适用性，能够进行更大规模的工业化生产，获得标准化的通用型产品，同时，这些产品可被冷冻运往全球任何地方立即使用，即所谓的"即用型"。这种概念有望极大地缩短 CAR-T 制备流程以及降低生产成本，实现 CAR-T 的产业化和商业化，也能解决目前自体 CAR-T 细胞治疗中遇到的困难。

　　2015 年，被国际著名期刊《Science》评选为年度世界十大科技进展之一的 CRISPR 基因编辑技术，也将为癌症的免疫疗法带来巨大的变革。目前，通过基因编辑技术制备异体通用型 CAR-T 成为可能[1,2]。UCAR-T 是一种同种异体 CAR-T 细胞疗法，这种方法借助基因编辑技术，不需要制备患者个体化 CAR-T 细胞，而是直接将来源于年轻健康供者的 T 细胞进行基因修饰。结合基因编辑技术的 CAR-T 疗法的成功案例：Cellectis 公司开发的使用 TALEN 技术（第二代基因编辑）的异体 CAR-T 细胞 UCART19，定向敲除 TRAC 基因（去除掉细胞本身的 T 细胞受体，防止发生 GVHD）、CD52 基因［使细胞对 alemtuzumab（阿伦单抗）耐药］，已经成功治愈了一例复发性急性淋巴细胞白血病（ALL）患儿，证明了基因编辑技术和 CAR-T 疗法结合的可行性[3]。并且，基因编辑技术制备的异体 UCART19，价格能降低到每次 5 万～10 万美元，仅为一般 CAR-T 疗法的 1/5。目前，异体 CAR-T 疗法已经进入临床 I 期试验。基于 CRISPR/Cas9 技术开展的临床研究如表 6-1 所列，其中不包括应用 CAR-T 的临床试验。

表 6-1　基于 CRISPR/Cas9 技术开展的临床研究[4]

研究者	疾病	基因编辑类型	基因转移方法	目前状态
宾夕法尼亚大学 加利福尼亚大学 MD 安德森癌症研究中心	多发性骨髓瘤 黑色素瘤 肉瘤	敲除 T 细胞受体 α 链或 β 链，以及程序性死亡受体 1(PD-1)	体外电转	2017 年计划进行Ⅰ期临床试验
爱迪塔斯医药公司（Editas Medicine，张锋，基因编辑创业公司）	先天性黑蒙（Leber congenital amaurosis type 10，LCA10）	敲除引起疾病的突变和恢复功能	腺相关病毒（AAV）局部注射	2017 年计划进行Ⅰ期临床试验
CRISPR 治疗 福泰（Vertex）	β-地中海贫血，镰状细胞(贫血)病	敲除	体外电转	临床研究申请(指申报阶段，Investigational New Drug，IND)
Intellia 诺华（基因编辑创业公司）	嵌合抗原受体 T 细胞治疗	敲除，插入	体外电转	临床前研究
	造血干细胞移植	敲除，修复，插入	体外电转	2018 年提交临床研究申请(IND)
Intellia 再生元	甲状腺素运载蛋白淀粉样变性（TTA）	敲除	体内脂质纳米粒（LNP）	在 2017 年 H2 和 2018 年 H1 之间递交临床研究申请(IND)

一、基因编辑技术简介

基因编辑技术是指对基因组进行定点修饰的一项新技术。利用该技术，可以精确地定位到基因组的某一位点上，在该位点上剪断靶标 DNA 片段并插入新的基因片段。目前主要有 3 种基因编辑技术，分别为锌指核酸酶（zinc finger nuclease，ZFN）、转录激活因子样效应核酸酶（transcription activator-like effector nucleases，TALEN）技术和 RNA 引导的 CRISPR/Cas 核酸酶技术〔CRISPR/Cas/RNA-guided nucleases（RGNs）〕[5]。基因编辑技术既模拟了基因的自然突变，又修改了原有的基因组。与传统的基因打靶技术相比，基因编辑新技术保留了可定点修饰的特点，可应用到更多的物种和细胞上（生殖细胞、体细胞），效率更高，构建时间更短，成本更低。

（一）基因编辑 CRISPR 技术

1. CRISPR 技术的起源

第三代基因编辑技术 CRISPR 是来自细菌免疫机制的天然工具，可精确高效地改造基因。CRISPR/Cas 系统全名为常间回文重复序列丛集及其关联蛋白（clustered regularly interspaced short palindromic repeats/CRISPR-associated proteins），是目前发现的存在于大多数细菌与所有的古菌中的一种后天免疫系统，可以定向切割外来的基因片段。自 2012 年起，已发现三种不同类型的 CRISPR/Cas 系统，其中第二型的组成较为简单，以 Cas9 蛋白以及向导 RNA（guide RNA，gRNA）为核心组成，就是通常所指的 CRISPR/Cas[6]。CRISPR/Cas 系统通过向导 RNA 和 DNA 之间碱基互补配对的方式对外源 DNA 进行识别，主要识别病毒或噬菌体 DNA 上的保守的间隔相邻基序（proto spacer adjacent motif，PAM 基序），然后在相关 Cas9 内切酶的帮助下，对外来的病毒或噬菌体的 DNA 双链进行精确的切割，使其 DNA 双链断裂，从而破坏病毒或噬菌体基因组，保护细菌自身的生存。

作为生物体内百万年进化演变而来的天然机制，CRISPR 具备精确高效的显著优点。CRISPR 系统通常由通过碱基互补配对负责定位的向导 RNA 以及与之配合的具有核酸酶活性的蛋白质，如 Cas9[7]、Cpf1[8]、CasX 和 CasY[9] 等组成。其中 Cpf1 缺乏 tracrRNA（trans-activating crRNA）（CRISPR RNAs，crRNA），它利用富含 T 的前间区序列邻近基序（protospacer adjacent motif，PAM）。而 CasX 和 CasY 是 2017 年年初加州大学伯克利分校 Jennifer A. Doudna 和 Jillian F. Banfield 在"不可培养的细菌"中找到的能够进行基因编辑的新系统，该发现已经向美国专利商标局提交了临时专利申请，相应内容发表在《Nature》杂志[9] 上。因此，通过各种表达载体，如 DNA、RNA 和病毒等导入细胞内以后，gRNA 和核酸酶即可结合，发挥导向切割作用，并诱发基因编辑。

2. CRISPR 技术的优势

与较早的 ZFN 技术（ZFN 蛋白识别）和 TALEN 技术（类转录激活子效应物识别）相比，CRISPR/Cas 技术具备以下几个优势：

① 低脱靶率。由 RNA 引导识别需要切割的 DNA 序列，采取碱基互补配对原理，识别精确度远高于蛋白质和 DNA 之间的相互作用。目前的研究表明，可以通过调节 gRNA 的长度和突变酿脓链球菌 Cas9 酶（SpCas9）的 3 个氨基酸将"脱靶编辑"显著减少至无法检测到的水平[10]。另外，Editas 的 Kleinstiver 等研究人员也获得了新版本的 Cas9 酶，他们主要是通过改变 Cas9 酶介导的 4 个连接（Cas9-mediated contact），保留所需的靶向互作（on-target interaction），获得了 sp Cas9-HF1（Sp 代表酿脓链球菌，HF 代表高保真度）[11]，这些技术均可解决 Cas9 酶脱靶的效应，从而推动该项技术在临床中的应用。

② 高效。在人类的 iPSCs 中进行实验时发现，CRISPR 系统产生的剪切是 TALEN 的 100 倍，而在做基因替代操作时，CRISPR 和 TALEN 的效率相当，总之，CRISPR/Cas9 在等位基因特异性基因组靶向和非同源末端连接（nonhomologous end joining，NHEJ）介导的基因编辑中具有优势[12]。

③ 经济实惠。通常研究人员需要订购的只是 gRNA 片段，其他成分都是固定的，全部花费只有 30 美元。而目前在售的 CRISPR/Cas 一套产品只需 500 美元。

④ 应用范围广。基因组中每八个碱基对中就存在一个识别位点，识别位点多，应用限制小，解决了临床应用难题[13,14]。ZFN 技术的识别位点大约是每 100bp，TALEN 技术的识别位点大约是每 1bp，因此，基因编辑技术应该有较广泛的使用范围和可选择的优势[15]。

基因编辑技术已经在疾病治疗领域有了很多尝试。以艾滋病为例，CCR5 是艾滋病毒入侵 T 细胞过程中重要的宿主元件，而在欧洲人群中，天然存在的 CCR5 基因突变的个体对艾滋病毒具有高度抵抗力的同时，并无其他功能缺陷[16]。因此，使用基因编辑技术，破坏掉造血系统内的 CCR5 基因，可阻断 HIV-1 入侵途径，使艾滋病的缓解成为可能。在此方面，美国 Sangomo 公司进展最快，该公司使用锌指核酸酶（ZFN）技术，特异性破坏 T 细胞和造血干细胞内的 CCR5 基因（SB-728-T，临床注册号 NCT01543152，NCT01252641，NCT01044654，SB-728mR-HSPC，NCT02225665），细胞制备完成后，回输给患者。

CRISPR/Cas9 技术也在此领域有较多尝试[17,18]。2014 年，中国科学院上海巴斯德研究所 Wang 等发表了他们关于使用 CRISPR 技术进行 HIV-1 基因 CCR5 沉默的报道，他们使用 Cas9 沉默 CCR5 进行了细胞实验，结果通过 T7 核酸内切酶分析，研究人员在转导 84 天的稳定细胞系中没有检测到脱靶位点的潜在的基因组突变，这些位点是与 CCR5 sgRNA 高度同源的[17]。因此，对于工程性的抵抗 HIV-1，特异性的 sgRNA 可能是一种可选择的策略。2017 年，北京大学邓宏魁研究组也发表了在造血干细胞中通过使用 CRISPR/Cas9 技术清除 CCR5 在体内进行 HIV 治疗的试验，在小鼠中评价了二级转移小鼠的 CCR5 缺失并观察到了在体内的明显的抗病毒影响[18]。CRISPR 已研究应用于遗传缺陷、癌症等领域（见表 6-1）。

（二） TALEN 基因编辑技术

TALE 效应因子最初是在一种名为黄单胞菌的植物病原体中作为一种细菌感染植物的侵袭策略而被发现的。这些 TALE 通过细菌Ⅲ类分泌系统被注入植物细胞中，通过靶定效应因子特异性的基因启动子来调节转录，来促进细菌的集落形成。由于 TALE 具有序列特异性结合能力，研究者通过将 FolⅠ核酸酶与一段人造 TALE 连接起来，形成了一类具有特异性基因编辑功能的强大工具，即 TALEN[19]。2012 年，《科学》将 TALEN 技术列入了年度世界十大科技突破之一，给予它"基因组巡航导弹"技术的美誉[20]。

典型的 TALEN 由一个包含核定位信号（nuclear localization signal，NLS）的 N 端结构域，一个包含可识别特定 DNA 序列的典型串联 TALE 重复序列的中央结构域，以及一个具有 FokⅠ核酸内切酶功能的 C 端结构域组成。不同类型的 TALEN 元件识别的特异性 DNA 序列长度有很大区别[21]。一般来说，天然的 TALEN 元件识别的特异性 DNA 序列长度一般为 17～18bp；而人工 TALEN 元件识别的特异性 DNA 序列长度则一般为 14～20bp。TALEN 技术的核心原理就是在同一个蛋白（TALEN）上有序地实现引导进入细胞核、靶位点 DNA 的特异性识别和靶位点 DNA 的切割这三个不同的功能。

2014 年 2 月，北京大学生命科学院魏文胜课题组依托于一种自主研发的 TALE 蛋白组装技术，完成了全部 TALE 元件的解码工作[22]。TALE 识别 DNA 的常用密码来自 25 个天然存在的编码序列，其强度和特异性还存在不足。虽然理论上存在 400 种可能的编码情况，但由于人工组装 TALE 蛋白序列有较高的技术难度，人们对其他潜在密码识别 DNA 碱基的偏好性仍然一无所知。魏文胜实验室利用自主研发的高效 TALE 蛋白组装技术（ULtiMATE system）以及全新文库构建方法成功建立了涵盖所有编码可能性的 TALE 蛋白评估系统，并由此获得了全部 TALE 重复单元识别 DNA 碱基的信息。研究结果不仅验证了已经发表的密码特性，还增添了 DNA 序列识别的新成员以及简并密码，特别是发现了能够更加特异高效识别鸟嘌呤的新型双氨基酸密码。该研究对 TALE 重复单元识别 DNA 碱基的规律认识以及对碱基识别的多样性拓展，对基因定点修饰技术在生物工程以及精确制导的基因治疗方面具有重要意义。2017 年，该团队更进一步筛选了全部理论上的 RVD 组合对 5mC 及 5hmC 这两种重要表观遗传修饰的识别，并由此鉴定出 5mC、5hmC 的特异性及简并性识别 RVD。应用这些新型 RVD，该研究实现了活细胞中甲基化依赖的基因激活和基因编辑，也在体外实现了单碱基分辨率的 5hmC 检测。这项工作为基于 TALE 蛋白的甲基化特异性基因激活、抑制及基因编辑等提供了依据[23]。近年来，随着 TALEN 技术的逐渐成熟，全球范围内各实验室已广泛使用 TALEN 技术来完成基因打靶操作。TALEN 通过与显微注射相结合，跨越干细胞研究、基因治疗、神经网络，以及与慢病毒感染等技术手段相结合，其应用范围可以深入到动植物育种等多个领域。

（三）基因编辑技术应用于 CAR-T 细胞治疗

1. 如何将基因编辑技术应用到 CAR-T 治疗中

基因编辑技术作为一种分子生物学技术，能够实现对染色体的精确修改，从而改变细胞的已有功能。与基础研究常常使用的细胞系相比，T 细胞作为一种原代细胞，除了无法长期扩增外，并不具有特殊性。在已经存在的研究中，mRNA 和蛋白质被广泛地作为载体将基因编辑工具导入到 T 细胞中[24~26]。与 DNA 载体相比，这些载体具有表达能力强、毒性小等特点，能够在引发基因编辑的同时，保证 T 细胞的状态和后续的扩增能力。

除了针对 TCR、HLA、PD-1 和 LAG3 等靶点基因敲除，结合 CAR 制备具有更强功能的 CAR-T 外，使用精确基因插入（knock-in），通过内源调控元件控制 CAR 分子的表达已经成为该领域研究的另一个热点[25]。在该策略中，除使用上文提到的方法高效安全地制造双链断裂外，还需要使用腺相关病毒（AAV）作为修复模板，以同源重组的方式将外源信息精确地整合进基因组。

2. 通用型 CAR-T 的优势

目前来看，基因编辑技术对医疗领域带来的最大突破在于对 CAR-T 细胞进行编辑，从而提高 CAR-T 细胞治疗的疗效，减少不良反应和降低成本[25,27,28]。

（1）解除免疫抑制　结合 PD-1 抗体等免疫检查点药物的优势，在 CAR-T 细胞中敲除 PD-1 等免疫检查点抑制基因，达到或超过 CAR-T＋免疫检查点药物的效果。

（2）消除个体差异，实现 off-the-shelf　通过基因编辑方式敲除引起免疫排斥的相关基因，可大批量生产异体 CAR-T 用于治疗，解决了异体治疗、规模生产和标准化治疗等问题。

（3）定向整合 CAR 基因　一直以来都是通过病毒介导或其他方式将 CAR 基因导入到细胞基因组内，由于插入方式随机，有潜在的成瘤风险。利用基因编辑技术，可以定向插入 CAR 基因，解除 CAR-T 本身的成瘤风险。

二、基因编辑技术应用于 CAR-T 细胞治疗的基础研究

对于新生儿和年长的患者，获得足够量的 T 细胞，并且高质量地生产患者特异性的 CAR-T 细胞，通常都比较困难。因此，开发一种通用型的 CAR-T 细胞有较大的临床需求。这种 CAR-T 细胞可以来自健康供者，经过基因改造之后可用于多名患者的治疗。目前这项技术主要靶向敲除 TCR 和 HLA 等几个基因开展：通过敲除同种异体 CAR-T 细胞上的 TCRαβ 细胞受体可有效避免 GVHD，已经有研究证明 TCRα 亚基恒定区（TRAC）突变会导致 T 细胞表面 TCRαβ 丢失；而若能敲除 CAR-T 细胞上的人类白细胞抗原Ⅰ（HLA-Ⅰs），则可消除 CAR-T 细胞的免疫原性，有研究发现，β2 微球蛋白对于细胞表面 HLA-Ⅰ异二聚体的表达是必需的，可作为抑制 HLA-Ⅰ异二聚体形成的靶点进行基因改造[24]。

Torikai 等使用 ZFN 敲除 TRAC 和 HLA-A，Cellectis 研究人员使用 TALEN 同时靶向敲除 TRAC 和 CD52 或者脱氧胞啶激酶（deoxycytidine）。北京动物所的研究人员使用 CRISPR/Cas9 的方法对两个（TRAC 和 B2M）或者三个基因（TRAC、B2M 和 PD-1）进行编辑，制备相应的 CAR-T 细胞，并且对它们在体内和体外的抗肿瘤作用进行研究。研究人员在 TRAC 的第一个外显子设计了四个 sgRNAs 和靶向 B2M 的第一个外显子的四个 sgRNAs。对于 PD-1 基因敲除，研究人员设计了两个新的 sgRNAs，并且也测试了一个已经发

表的 sgRNAs 序列，这些 sgRNA 都是靶向 PD-1 基因的第一个外显子。接下来，研究人员评价了这些基因编辑 CAR-T 细胞在体外的细胞毒性。通过与 Daudi（人淋巴瘤细胞）、Raji（人淋巴瘤细胞）和 K562-CD19 细胞共培养，检测了无基因敲除 CAR-T 细胞，双敲除 DKO（double-knockout，B2M 和 TRAC）和三敲除 TKO（triple-knockout，B2M、TRAC 和 PD-1）CAR-T 细胞释放 IL-2 和 IFN-γ 的蛋白表达情况。相比较于无基因敲除 CAR-T 细胞，DKO 和 TKO CAR-T 细胞可释放更多的 IFN-γ。为了富集 TKO T 细胞，对 T 细胞克隆的测序表明 B2M（31/31，100%）、TRAC（29/34，85%）存在突变，但是仅有 64.7%（22/34）的 PD-1 PCR 产生突变。提示 TKO T 细胞可能存在 PD-1 突变。然后，研究人员还检测了 DKO CAR-T 细胞在淋巴瘤移植的小鼠模型中的抗肿瘤功能。研究结果表明，CRISPR/Cas9 调节的多基因编辑技术可用于 CAR-T 细胞，但是还需要进一步的安全性和有效性评价[24]。

另外一项发表于 2017 年《Nature》的文章中，纪念斯隆-凯特琳癌症中心证实了使用 CRISPR/Cas9 技术靶向敲除 TRAC 的 CD19 特异性 CAR-T 细胞，不仅能在人类外周血 T 细胞中维持 CAR 基因的稳定表达，而且在 ALL 小鼠模型中，与无基因敲除 CAR-T 细胞相比较，能提高 CAR-T 细胞的抗肿瘤潜能[25]。他们进一步的研究证实了靶向 TRAC 基因的 CAR-T 细胞能延迟效应 T 细胞分化和功能耗竭[25]。这些发现提示 CAR-T 细胞免疫治疗的高效性、稳定性、安全性，能进一步显示 CRISPR/Cas9 基因组编辑技术在肿瘤免疫治疗中的应用潜能。

目前已经有研究人员设计了靶向 Fas 的三基因编辑 CAR-T 方法，同时还使用这种方法制备了四个基因编辑的同种异体通用型 CAR-T 细胞（包括 PD-1 和 CTLA-4）[26]。图 6-1 为四基因编辑的 CAR-T 细胞构建示意图。Fas/FasL 诱导的细胞凋亡也参与了 T 细胞的凋亡，从而影响免疫治疗的效果，因此，使用基因工程方法去除 Fas 导致的细胞凋亡，可能会提高 CAR-T

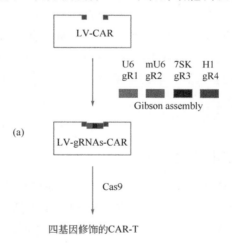

图 6-1　通过四基因敲除法制备的双抑制信号敲除的通用型 PSCA-CAR-T 细胞[26]

（a）使用一步法 CRISPR 系统来制备四基因修饰的 CAR-T 细胞的步骤。人 U6、7SK 和 H1 启动子、mU6 鼠 U6 启动子。Gibson assembly：Gibson 组装是一种简单的一步等温拼接法

（b）（横线示意）制备 TCR、HLA-Ⅰ、PD-1 和 CTLA-4 四基因修饰的 PSCA-CAR-T 细胞结构示意图。TCR 和 HLA-Ⅰ用流式细胞仪检测，PD-1 和 CTLA-4 使用 T7E1（T7 核酸内切酶 1）分析

细胞的功能[26]。通过这种方法构建的 CAR-T 细胞在 Nalm6（白血病细胞株）细胞移植瘤小鼠模型中展示了一定的肿瘤杀伤效率。研究表明，如果对于多于四个基因的基因编辑系统，慢病毒的包装大小有一定的限制，因此，在 Cas9 系统中需进一步增加慢病毒骨架，这种一步法基因编辑系统，对于通过基因编辑的方法快速和有效地制备 CAR-T 细胞，是非常有用的工具。

目前 CRISPR/Cas9 转导的方法包括病毒介导和非病毒介导，其中病毒介导的方法中又包含病毒整合和非病毒整合，整合的病毒有慢病毒和反转录病毒载体，非整合的病毒有腺病毒和腺相关病毒载体，非病毒介导方法有单一的电转和联合电转，其中单一的电转有质粒和核糖核蛋白（ribonucleoprotein，RNP）介导，联合电转有化学 RNA 和 RNA。初始 T 细胞在第 0 天使用 CD3/CD28 激活，第 1 天通过病毒转导的方法，使用慢病毒、反转录病毒、腺病毒和腺相关病毒载体，第 3 天使用 Cas9 mRNA，使用一步法 CRISPR/Cas9 切割，通过非同源性末端接合（non-homologous end joining，NHEJ）或者同源重组修复（homology directed repair，HDR）进行 DNA 修复，第 9 天基因修饰的 T 细胞使用流式细胞术、T1E1（T7 核酸内切酶I）分析，以及 TIDE（Tracking of Indels by Decomposition）和深度测序分析（见图 6-2）[27,28]。非病毒转导的方法第 3 天使用质粒、核糖核蛋白、化学 RNA 和 RNA（第 3 天，第 4 天）电转。

伴随着 CRISPR/Cas9 技术在免疫治疗中的广泛应用，基因编辑的安全问题也需要引起重视。Cas9 的脱靶效应可以通过直接评估潜在的脱靶基因组 DNA 位点进行分析，可通过一段包含 1～6 个与设计靶序列不同的核苷酸序列确定这些位点。T7E1（T7 核酸内切酶Ⅰ）突变的不匹配分析通常可以用来检测高插入/缺失频率（>2%～5%）。需要更为精确的深度测序分析来确定低频率的脱靶突变。外显子测序通常被用来进行脱靶分析，但是可能会出现比较高的假阴性结果。基因组范围检测 DNA 双链断裂（double-strand breaks，DSBs）可以提供一个非偏向性的方法来评价 Cas9-介导的 DNA 切割的特异性。因此，未来仍然需要降低脱靶毒性来保证 CRISPR/Cas9 应用于免疫治疗的安全性。精确地启动 Cas9 和 sgRNA 在细胞中的表达也可以提高特异性。此外，无基因整合的方法也为基因敲除带来了新的希望[28]。总之，伴随着近年基因编辑技术的不断进步，人们相信 CRISPR/Cas9 技术可以为免疫治疗的进步带来新的希望和可靠的保障。

三、通用型 UCART19 临床试验

（一）已注册临床试验简介

目前在 Clinical Trials 注册的基因编辑治疗的临床试验已经达到 16 项，其中包括一项中国人民解放军 307 医院基因编辑干细胞治疗 HIV 感染患者的临床注册试验（具体见表 6-2）。其他主要是针对各种癌症的治疗，通用型 UCART19 有 7 项，临床注册号分别为 NCT02735083、NCT02746952、NCT02808442 的三项由施维雅国际研究所注册。中国人民解放军 301 医院有 1 项临床试验（注册号为 NCT03166878）。Cellectis S. A. 公司注册有 2 项 UCART123，注册号分别为 NCT03203369 和 NCT03190278。上海邦耀生物注册 1 项临床试验（NCT03229876）。这 7 项通用型 CAR-T 临床试验，均是用于治疗白血病和淋巴瘤。其余有 7 项分别是 PD-1 敲除的 CAR-T 细胞治疗各种实体瘤的临床试验，包括肺癌、胃癌、肾癌、鼻咽癌、膀胱癌、前列腺癌等。另外还有一项是使用 TALEN 和 CRISPR/Cas9 基因编辑 HPV 治疗宫颈癌的临床试验。

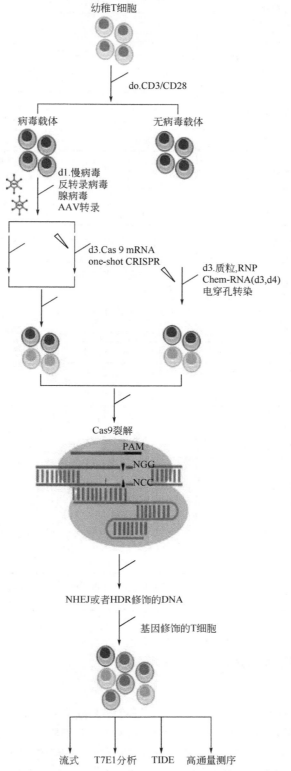

图 6-2　CRISPR/Cas9 介导的 CAR-T 细胞的制备流程[28]

表 6-2　已经注册的基因编辑治疗临床试验

作者单位	临床注册号	名称、靶点	疾病类型
施维雅国际研究所	NCT02735083	UCART19	晚期淋巴瘤
解放军 301 医院	NCT03166878	UCART19	B 细胞白血病 B 细胞淋巴瘤
施维雅国际研究所	NCT02808442	UCART19	复发性、难治性 B 细胞急性淋巴细胞白血病
施维雅国际研究所	NCT02746952	UCART19	B 细胞急性淋巴细胞白血病
Cellectis S. A.	NCT03203369	UCART123 靶向 CD123	母细胞性浆细胞样树突细胞肿瘤（BPDCN）
Cellectis S. A.	NCT03190278	UCART123 靶向 CD123	急性髓细胞样白血病
上海邦耀生物	NCT03229876	universal CD19-CART	急性白血病
第三军医大学	NCT03298828	CD19 CAR and PD-1 knock out T-cells	急性淋巴细胞性白血病 伯基特淋巴瘤
杭州肿瘤医院	NCT03081715	PD-1 knockout T cells	食管癌
四川大学	NCT02793856	PD-1 knockout T cells	转移性非小细胞肺癌
北京大学	NCT02867345	PD-1 knockout T cells	激素难治性前列腺癌
北京大学	NCT02863913	PD-1 knockout T cells	浸润性膀胱癌Ⅳ期
北京大学	NCT02867332	PD-1 knockout T cells	转移性肾细胞癌
南京鼓楼医院	NCT03044743	PD-1 knockout EBV-CTLs	胃癌Ⅳ期 鼻咽癌Ⅳ期 T 细胞淋巴瘤Ⅳ期 成人霍奇金淋巴瘤Ⅳ期 弥漫性大 B 细胞淋巴瘤Ⅳ期
中山大学附属第一医院	NCT03057912	TALEN（TALEN-HPV16 E6/E7 or TALEN-HPV18 E6/E7）；CRISPR/Cas9（CRISPR/Cas9-HPV16 E6/E7T1 or CRISPR/Cas9-HPV18 E6/E7T2）	人乳头瘤病毒相关性恶性肿瘤宫颈癌
解放军 307 医院	NCT03164135	*CCR*5 gene modification 造血干细胞	HIV-1 感染性艾滋病

注：数据来源于 Clinical Trials。

（二）已发表临床试验情况

临床试验一

UCART19 是 Cellectis 公司制备的同种异体（allogeneic）CAR-T 细胞，这种方法基于 TALEN 基因编辑技术，不需要定制患者个体化 CAR-T 细胞，而是直接将来源于健康捐赠者的 T 细胞进行基因工程改造，用于多个患者的治疗。在英国/Waseem Qasim 伦敦大奥蒙德街儿童医院发表的这项报道中，研究人员使用 TALEN 基因编辑技术，使 CD52 基因失活（构建见图 6-3）[29]，目的是使 CAR-T 细胞免于 CD52 抗体介导的细胞杀伤。同时，研究者还使用了 TALEN 技术来编辑 T 细胞受体 α 链的不变区（T cell receptor α chain，TRAC），以破坏 αβT 细胞受体（αβT cell receptor，TCRαβ）的表达（构建见图 6-3）。通过电转，可以高效地将 TALEN mRNA 转导至慢病毒转染的 CAR19 T 细胞中[29]。

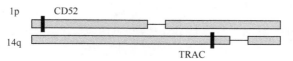

图 6-3　TALEN 基因编辑技术编辑 CD52 和 TRAC 基因位点示意图[29]

　　健康捐赠者的外周血 T 细胞从冻存状态制成通用型 CAR-T 细胞的流程简要示意如下（图 6-4）[29]。在第 0 天的时候，冻存的健康志愿者捐赠的外周血细胞复苏并且使用结合 CD3 和 CD28 的磁珠激活，第 2 天进行慢病毒载体转染 CAR 结构，然后用电转的方法将 TALEN mRNA 导入 T 细胞，靶向破坏 TRAC 和 CD52 基因。在第 6～16 天基因工程细胞在生物反应器内进行扩增，再使用临床级磁珠分选清除残余的 TCRαβ T 细胞。最终的细胞产品在第 18 天的时候冻存，细胞存储前要进行无菌、细胞功能和病毒复制等检测。

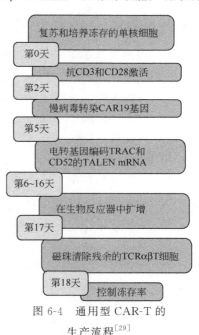

图 6-4　通用型 CAR-T 的
生产流程[29]

　　2017 年报道了 2 例急性白血病（ALL）（11 个月的混合种族女婴；16 个月的女婴，父母系高加索人种、白色人种）患者使用 TALEN 改造的通用型 CAR-T 细胞治疗的病例[29]。通过 qPCR 检测两个免疫球蛋白基因 $VH6/JH3$ 和 $DH/JH6$ 重排，以明确 UCART 19 细胞治疗后患者疾病残留程度。在 77 天的时候分析三种来源的细胞：供者来源的干细胞、嵌合细胞和 UCAR-T，在血液和骨髓中定量。输注 UCART19 8 个星期后流式检测 CAR-T 细胞在体内残余程度。两名患者均是复发的 B 细胞白血病患儿，接受化疗和 CD52 抗体治疗，之后予以单剂量 UCART19 细胞的输注。28 天时两名患者均达到了完全缓解[29]。与现有的自体 CAR-T 细胞相比较，UCART19 具有来自同种异体、冷冻状态、"即用型"等优势。

临床试验二

　　2016 年 11 月，《Nature》首次报道了由四川大学华西医院肿瘤学家卢铀教授及其研究小组进行的全球首个将 CRISPR/Cas9 技术应用至肺癌患者治疗中的临床试验。卢铀及其临床研究团队已于 2016 年 7 月 6 日通过医院伦理审查委员会审批，10 月 28 日该研究团队将用基因修饰的敲除 PD-1 的 T 细胞转移到一位肺癌患者体内，据报道，治疗结果比较平稳，患者将会进行二次输注，但是目前未见相关报道[30]。研究团队计划治疗 10 位患者，每位患者将接受二次、三次或者四次注射。这项试验将主要关注输注是否会引起严重的副反应等问题，并将在足够的时间里观察患者是否会从治疗中获益。2017 年 3 月，北京大学研究组将使用 CRISPR 技术治疗膀胱癌、前列腺癌和肾细胞癌，开展三项临床试验[31]。但是，目前这些临床试验尚未完全展开。这些临床试验的开展，将进一步回答人们关于 CRISPR/Cas9 技术在实体瘤治疗方面的应用问题，也将对该方法的疗效进行评价。

（三）存在的问题

CRISPR 是医学上的一项重大进步，可是这项技术不是完美的，存在脱靶等风险。被生物学家誉为最有可能应用到 DNA 修复的医学临床技术，将有助于推动基因治疗。就目前世界上基因治疗药物的批准情况而言，CRISPR 应用于临床还有很多路需要走。比如 2016 年欧洲批准的葛兰素史克公司（GSK）的基因治疗药物 Strimvelis，用于治疗严重先天免疫缺陷症（SCID），其临床试验开始于 2000 年[32]，但是整整 16 年后才获得批准。另外一个需要考虑的问题是医学伦理问题，虽然这个问题随着 2017 年该技术在两例儿童患者中的应用而有所突破，但是离完全进入临床仍有一段距离。此外，还需要重点考虑的问题就是风险的评估和经济及科技专利等方面的纠纷，也将进一步阻碍该技术在临床的快速应用[33]。因此，需要更进一步确保该技术的安全性和有效性，从而更好地服务于患者，服务于社会。

四、目前开展的基因改造 CAR-T 细胞的临床试验进展

1. 使用睡美人转座子基因转导的无病毒的 CD19 特异性 CAR-T 细胞

由 Ziopharm 开展的得克萨斯 MD 安德森癌症研究中心关于 B 细胞白血病和 B 细胞淋巴瘤的研究目前正处于临床 I 期阶段，7 名患者接受了自体 CAR-T 细胞治疗，在中位随访时间 25.5 个月的时候，6 位患者仍然维持缓解，在应答者中，30 个月的无进展生存 PFS 为 83.3%，并且总生存期 OS 是 100%。在第二项 I 期临床研究中，19 名患者接受了同种异体 CAR-T 细胞的治疗，在 7.5 个月的随访期，11 例患者获得缓解，1 年无进展生存率（PFS）是 53%，1 年总生存率 OS 是 63%[34]。

2. 关于 UCART19 的临床试验

由法国生物制药公司 Cellectis 开展的 UCART 治疗，在患有 ALL 的两名婴儿中，在 28 天的时候取得了分子生物学缓解（molecular remission），从而使这两名患者成功地接受了造血干细胞移植[29]。基因编辑技术可将异体通用型 CAR-T 细胞的价格降低到 5 万～10 万美元，仅为一般 CAR-T 疗法的 1/5。Cellectis 公司的通用型异体 CAR-T 细胞，在治疗一位 78 岁男性"急性浆细胞样树突状细胞瘤"患者时出现死亡，而于 2017 年 9 月 4 日被 FDA 叫停临床试验。目前关于异体基因修饰的 CAR-T 细胞的疗法，还有许多问题有待解决。

新药研发的道路从来不是坦途，突破性的创新疗法研发尤其如此。近期有报道称，在和美国 FDA 进行沟通后，Cellectis 决定对目前 UCART123 的 I 期临床试验进行以下改动[35,36]：

① 降低 UCART123 细胞输入剂量至每千克体重 62500 个。

② 降低环磷酰胺（cyclophosphamide）的用量至每天每平方米 750mg，持续 3 天。每日最高剂量不超过 1.33g。

③ 在 UCART123 细胞输注当天受试者需接受进一步筛选，它们包括没有在淋巴细胞清除后发生新的不可控的感染，没有发热，只使用替换剂量的糖皮质激素，没有器官出现功能障碍。

④ 确保继续接受治疗的 3 名患者年龄都低于 65 岁。

⑤ 确保接下来的患者招募是 AML123 与 ABC123 两种方案的交替，两项研究的患者招

募间隔应不小于 28 天。

目前 Cellectis 正在与研究人员和临床试验中心共同合作，以取得机构审查委员会（IRB）对于方案修改的批准。如果一切顺利，Cellectis 将恢复对患者的招募。如果通用型 CAR-T 疗法能够顺利问世，对于患者来说无疑又多了一种全新的治疗方案。期待这一天的尽早到来！

五、通用型 CAR-T 技术和临床应用展望

1. 技术上存在的问题

基因组编辑技术与 CAR-T 等免疫治疗方法的结合，可以在很大程度上扩展这些疗法的疗效以及应用范围。但作为一种新的治疗尝试，依然有一些问题需要解决，包括以下几个方面：

（1）脱靶效应　　目前虽有多篇研究表明 CRISPR/Cas9、TALEN 等基因编辑工具的脱靶效应较低，但作为一种疗法的一部分进行开发，安全性非常重要，基因组编辑工具的脱靶效应依然需要详细的评估。

（2）基因组编辑后 T 细胞的扩增能力　　有文献表明，经基因组编辑操作后，T 细胞的扩增能力大概下降为未经编辑 T 细胞的 1/3[37]，而 T 细胞的扩增能力对于后续的治疗，以及整个疗法的成本至关重要。

（3）原材料来源问题　　通用型 CAR-T 可以使用健康供者的血液，但单个供者能够提供的 T 细胞是有限的，而不同供者的 T 细胞无法混合。结合基因编辑对 T 细胞扩增能力的影响，制约着通用型 CAR-T 的产能。此外，通过何种机制选择和补偿健康供者，也面临法理和现实的问题。

（4）制备工艺的完善　　虽然 Cellectis 已经宣布完成了 UCAR-T 制备全流程 GMP 化生产，但是由于上面所提到的问题，整个流程长达 17 天，高于自体 CAR-T 的制备时间。这也给流程控制等带来了挑战。

2. 发展趋势分析

基因组编辑技术的快速发展，使我们获得了编辑基因的能力。针对包括 T 细胞在内的真核细胞基因组，可以在一定范围内做想要的基因修改。在此基础上，如果基础研究能够明确指出染色体上的确定位置（基因）与治疗方法的疗效直接相关，均可以通过基因组编辑方法，快速模拟基础研究中获得的知识，制备具有更强功能的 T 细胞。目前针对 CAR-T 细胞的各种改造，包括 UCAR-T 在内，均是基础研究与生物技术结合的结果。随着免疫学研究，尤其是肿瘤免疫学、免疫疗法的不断发展，基础研究最终将帮助人们更好地理解免疫系统的作用机制，在这些知识的指导下，应用基因组编辑技术，相信一定可以帮助 CAR-T 等疗法攻克实体瘤等目前无法解决的医学难题。

（曹俊霞　袁鹏飞　董　杰　王征旭）

参 考 文 献

[1] Li H，Zhao Y. Increasing the safety and efficacy of chimeric antigen receptor T cell therapy. Protein Cell，2017，8（8）：573-589.

[2] McNutt M. Breakthrough to genome editing. Science, 2015, 350 (6267): 1445.

[3] Qasim W, Amrolia P J, Samarasinghe S, et al. First Clinical Application of Talen Engineered Universal CAR19 T Cells in B-ALL. Presented at 2015 ASH Annual Meeting.

[4] Sheridan C. CRISPR therapeutics push into human testing. Nat Biotechnol, 2017, 35 (1): 3-5.

[5] LaFountaine J S, Fathe K, Smyth H D. Delivery and therapeutic applications of gene editing technologies ZFNs, TALENs, and CRISPR/Cas9. Int J Pharm, 2015, 494 (1): 180-194.

[6] Scott D A, Zhang F. Implications of human genetic variation in CRISPR-based therapeutic genome editing. Nat Med, 2017, 23: 1095-1101.

[7] Jinek M, Chylinski K, Fonfara I, et al. A programmable dual-RNA-guided DNA endonuclease in adaptive bacterial immunity. Science, 2012, 337 (6096): 816-821.

[8] Zetsche B, Gootenberg J S, Abudayyeh O O, et al. Cpf1 is a single RNA-guided endonuclease of a class 2 CRISPR-Cas system. Cell, 2015, 163 (3): 759-771.

[9] Burstein D, Harrington L B, Strutt S C, et al. New CRISPR-Cas systems from uncultivated microbes. Nature, 2017, 542 (7640): 237-241.

[10] Slaymaker I M, Gao L, Zetsche B, et al. Rationally engineered Cas9 nucleases with improved specificity. Science, 2016, 351 (6268): 84-88.

[11] Kleinstiver B P, Pattanayak V, Prew M S, et al. High-fidelity CRISPR-Cas9 nucleases with no detectable genome-wide off-target effects. Nature, 2016, 529 (7587): 490-495.

[12] Smith C, Abalde-Atristain L, He C, et al. Efficient and allele-specific genome editing of disease loci in human iPSCs. Mol Ther, 2015, 23 (3): 570-577.

[13] Yan W, Smith C, Cheng L. Expanded activity of dimer nucleases by combining ZFN and TALEN for genome editing. Sci Rep, 2013, 3: 2376.

[14] Rupp L J, Schumann K, Roybal K T, et al. CRISPR/Cas9-mediated PD-1 disruption enhances antitumor efficacy of human chimeric antigen receptor T cells. Sci Rep, 2017, 7 (1): 737.

[15] Kim H, Kim J S. A guide to genome engineering with programmable nucleases. Nat Rev Genet, 2014, 15 (5): 321-334.

[16] Samson M, Libert F, Doranz B J, et al. Resistance to HIV-1 infection in caucasian individuals bearing mutant alleles of the CCR-5 chemokine receptor gene. nature, 1996, 382 (6593): 722-725.

[17] Wang W, Ye C, Liu J, et al. CCR5 gene disruption via lentiviral vectors expressing Cas9 and single guided RNA renders cells resistant to HIV-1 infection. PloS one, 2014, 9 (12): e115987.

[18] Xu L, Yang H, Gao Y, et al. CRISPR/Cas9-Mediated CCR5 Ablation in Human Hematopoietic Stem/Progenitor Cells Confers HIV-1 Resistance *In Vivo*. Molecular Therapy, 2017, 25 (8): 1782-1789.

[19] Kim Y, Kweon J, Kim A, et al. A library of TAL effector nucleases spanning the human genome. Nat Biotechnol, 2013, 31 (3): 251-258.

[20] Bedell V M, Wang Y, Campbell J M, et al. In vivo genome editing using a high-efficiency TALEN system. Nature, 2012, 491 (7422): 114-118.

[21] Ding Q, Lee Y K, Schaefer E A, et al. A TALEN genome-editing system for generating human stem cell-based disease models. Cell Stem Cell, 2013, 12 (2): 238-251.

[22] Yang J, Zhang Y, Yuan P, et al. Complete decoding of TAL effectors for DNA recognition. Cell Res, 2014, 24 (5): 628-631.

[23] Zhang Y, Liu L, Guo S, et al. Deciphering TAL effectors for 5-methylcytosine and 5-hydroxymethylcytosine recognition. Nature communications, 2017, 8 (1): 901.

[24] Liu X, Zhang Y, Cheng C, et al. CRISPR-Cas9-mediated multiplex gene editing in CAR-T cells. Cell

Res，2017，27（1）：154-157.

[25] Eyquem J，Mansilla-Soto J，Giavridis T，et al. Targeting a CAR to the TRAC locus with CRISPR/Cas9 enhances tumour rejection. Nature，2017，543（7643）：113-117.

[26] Ren J，Zhang X，Liu X，et al. A versatile system for rapid multiplex genome-edited CAR T cell generation. Oncotarget，2017，8（10）：17002-17011.

[27] CRISPR Meets CAR T-cell Therapy. Cancer Discov，2017，7（5）：OF6.

[28] Ren J，Zhao Y. Advancing chimeric antigen receptor T cell therapy with CRISPR/Cas9. Protein Cell，2017，8（9）：634-643.

[29] Qasim W，Zhan H，Samarasinghe S，et al. Molecular remission of infant B-ALL after infusion of universal TALEN gene-edited CAR T cells. Sci Transl Med，2017，9（374）. pii：eaaj2013.

[30] Cyranoski D. CRISPR gene-editing tested in a person for the first time. Nature，2016，539（7630）：479.

[31] Fellmann C，Gowen B G，Lin P C，et al. Cornerstones of CRISPR-Cas in drug discovery and therapy. Nat Rev Drug Discov，2017，16（2）：89-100.

[32] Kili S. Strimvelis：learnings from a cell and gene therapy forerunner. Cell Gene Therapy Insights，2016，2：397-401.

[33] Nicol D，Eckstein L，Morrison M，et al. Key challenges in bringing CRISPR-mediated somatic cell therapy into the clinic. Genome Med，2017，9（1）：85.

[34] Sheridan C. First approval in sight for Novartis′ CAR-T therapy after panel vote. Nat Biotechnol，2017，35（8）：691-693.

[35] FDA Lifts Clinical Hold on Cellectis Phase 1 Clinical Trials with UCART123 in AML and BPDCN.

[36] FDA gives Cellectis a green light to relaunch off-the-shelf CAR-T studies—with several strings attached.

[37] Ren J，Liu X，Fang C，et al. Multiplex genome editing to generate universal CAR T cells resistant to PD1 inhibition. Clin Cancer Res，2017，23（9）：2255-2266.

第二节　CAR-NK 研究进展

一、 CAR-NK 概述

1. CAR-NK 简介

嵌合抗原受体修饰的 T 细胞在血液系统的恶性肿瘤治疗中已取得令人鼓舞的惊人疗效，已获得美国 FDA 批准用于治疗某些血液系统的肿瘤。除了 T 细胞以外，有人将 CAR 导入 NK 细胞，制备 CAR-NK，用于白血病、淋巴瘤和多发性骨髓瘤等的治疗[1~4]。

自然杀伤细胞（natural killer cell，NK 细胞）约占外周血单个核细胞的 10% 左右，细胞表面特点为 $CD3^-CD56^+$，是组成固有免疫系统的细胞之一，是机体的第一道防线。它对肿瘤细胞具有很强的杀伤作用。当识别肿瘤细胞后，NK 细胞通过释放穿孔素、TNF 和颗粒酶使靶细胞凋亡，并通过抗体依赖的细胞毒作用等途径杀伤肿瘤细胞。开始免疫学家并没有意识到 NK 细胞在机体免疫系统中的重要性，直到发现 NK 细胞功能缺乏患者的肿瘤发病率高于常人[5]，且 NK 细胞活性受损的小鼠体内肿瘤生长速度和转移能力增强[6]，NK 细胞在免疫系统中的作用才得到重视。不同于 T 细胞，NK 细胞的杀伤活性受细胞表面抑制性受体和激活性受体的调节。NK 细胞的抑制性受体主要包括 Ig 样受体（KIRs）和异二聚体 C 型凝集素受体（NKG2A），它可以和细胞表面 MHC-Ⅰ类分子结合并传递抑制信号，使 NK 细胞进入沉默状态[7]。NK 细胞的激活性受体包括天然细胞毒性受体 NCRs、NKp46、NKp30、NKp44 和 C 型凝集素样受体 NKG2D 等，它和细胞表面特异性配体结合，促使 NK 细胞释放穿孔素和颗粒酶来杀伤靶细胞，诱导肿瘤细胞凋亡[8~10]。

2. CAR-NK 与 CAR-T 比较

CAR-T 技术在临床使用中也具有很大的局限性。比如，CAR-T 细胞的制备通常需要数周之久，这对于治疗病情迅速发展的患者显得不切实际。而且，并不总能从大量预处理中收集到符合临床所需的足够的 T 淋巴细胞。虽然异体 T 细胞可以克服以上临床挑战，但是，即使异体 T 淋巴细胞的 HLA 相匹配，仍会存在自身 TCR 造成的 GVHD。与 T 细胞相比，NK 细胞用于肿瘤免疫治疗有很多优势。异体 NK 细胞输注不需要进行 HLA 配型，被认为是肿瘤免疫治疗中理想的免疫细胞类型。临床结果显示，异体 NK 细胞在患者体内能存活数周甚至数月[11,12]。此外，CAR 的表达能有效增加 NK 细胞对血源性肿瘤细胞（尤其是急性髓性白血病细胞）的靶向性。所以近年来，CAR-NK 细胞技术也备受关注。

（1）无 MHC 限制　NK 细胞对肿瘤细胞的杀伤不需要提前刺激，而且可以攻击细胞表面主要组织相容性复合体Ⅰ类（major histocompatibility complex classⅠ，MHC-Ⅰ）分子表达水平低的细胞，监视肿瘤细胞的免疫逃逸。它在肿瘤发生发展的早期免疫反应和免疫监视过程中有重要的作用。但是由于肿瘤患者体内 NK 细胞数量下降及肿瘤免疫逃逸的存在，NK 细胞在体内并未能发挥充分的抗肿瘤功能。通过 CAR 修饰 NK 细胞有望增强其靶向及杀伤肿瘤细胞的能力。

（2）安全性较高　过继性回输自体或异体 NK 细胞，在体内的存活时间较短，所以 NK 细胞引起的 CRS 风险较小，是一种相对安全的效应细胞[13,14]。此外，和 T 淋巴细胞不同，NK 细胞不攻击非造血组织，如肝、肺、肾和肌肉，所以 NK 细胞介导的抗肿瘤作用不引起 GVHD 的危险。同时，NK 细胞在人体内的存活期较短，也可缓解 GVHD 发生的风险。

（3）利于工业化生产制备同种异体 CAR-NK　现在全球对 CAR-T 的研究工作还处于临床试验阶段，如果 CAR-T 真正获批，进行大规模治疗，那么异体 CAR-T 产业化是必须经历的一个过程。T 细胞在治疗中心与制备工厂间的运输需要冷链设备，而且基因转染和细胞扩增需要 2~3 周的时间。由于是一对一的回输，对转染效率和扩增质量要求很高，不能出现失误。在这个问题上，异体 CAR 的优势尤其突出。捐献者可以在制备工厂附近的医疗机构采集免疫细胞，节省从治疗中心向制备工厂运输的环节。另外，捐献者的免疫细胞不再局限于 2~3 周的制备期限，保证批次间的稳定而且治疗费用也大大降低。一些前期临床研究表明，NK 细胞可以用于难治性急性髓性白血病的治疗，并有长期疗效[11]，同时对乳腺癌和卵巢癌等实体瘤也有显著疗效[15]。CAR-NK 是该治疗技术产业化的一个努力方向。目前，绝大部分临床试验还都是以 CAR-T 细胞治疗为主的，也有少部分 CAR-NK 研究，且逐渐受到关注。

二、CAR-NK 的结构特点和制备

1. 靶点的选择

CAR 的结构主要包括胞外抗原结合区、跨膜区和胞内信号转导结构域三部分。胞外抗

原结合区主要为免疫球蛋白单链抗体片段（scFv），可以识别高表达或者特异性表达于肿瘤细胞表面的抗原，是CAR-T研发中的核心。筛选一个合适的scFv序列所花费的时间成本和费用成本都不低，鼠源性的成本在几十万元，人源化的则需要上百万元。理想的抗原是在肿瘤细胞表面高表达，而在正常细胞表面不表达或低表达。迄今为止，已有多种靶向不同肿瘤的CAR-NK细胞用于临床前实验，如CD19、CD20、CD244、HER-2、GD2和CD138等。此外，Oberoi等将EGFR配体TGF-α和NK细胞中的颗粒酶融合表达，当NK细胞被活化后，释放出的GrB-TGF-α融合蛋白能够靶向杀伤EGFR阳性肿瘤细胞，进一步提高了靶向性和杀伤活性[16,17]。

2. 胞内区结构特点

胞内信号的结构决定着CAR-NK活化信号的强弱。第一代CAR胞内信号区为CD3ζ，它含有三个受体酪氨酸活化基序（ITAM）。在NK细胞中，CD3ζ作为NKp30、NKp49和CD16的接头蛋白传递活化信号[12]。第二代CAR在第一代CAR的基础上添加了共刺激信号，如CD28或CD137。有研究对这两种共刺激分子进行了比较，发现两者对CAR-T细胞的杀伤活性影响一致，但是包含4-1BB信号分子的CAR-T细胞在体内的存活时间更长[18~23]。但正常NK细胞一般不表达CD28，其对NK细胞的作用仍需进一步研究。在CAR的结构中，铰链区和跨膜区的重要性往往被忽视。通过对anti-ErbB2 scFv-CD3ζ、anti-ErbB2 scFv-CD28-CD3ζ和anti-ErbB2 scFv-CD137-CD3ζ三种CAR-NK进行比较，对乳腺癌细胞的杀伤结果表明，第二代CAR比第一代CAR具有更强的杀伤能力，特别是anti-ErbB2 scFv-CD28-CD3ζ对ErbB2阳性细胞的杀伤率达到了65%[24]。Clinical Trials上提供的26项临床试验的CAR结构中，16项采用了CD28共刺激信号，10项采用了CD137共刺激信号。第三代CAR在第二代CAR的基础上，同时表达两个共刺激信号。表6-3将来源于外周血NK细胞制备的CAR-NK结构进行了总结[25]。

表6-3 外周血来源CAR-NK汇总分析[25]

靶点	CAR构建	基因转染方法（效率）
CD19	CD8αTM/CD3ζ CD8α TM/DAP10 CD8α TM/CD137/CD3ζ	反转录病毒（平均69%）
ErbB2（HER-2）	CD28/CD3ζ	反转录病毒（平均55%）
CD19/CD20	CD3ζ 或 2B4 2B4/CD3ζ CD8 TM/CD137/CD3ζ	反转录病毒（13%~24%）
CD19	CD137/CD3ζ	转染（mRNA）（平均58%）
NKG2D 配体	NKG2D/CD3ζ DAP10 共表达	反转录病毒和mRNA转染
ErbB2（HER-2）	CD3ζ CD28/CD3ζ	反转录病毒（40%~50%）
CD20	CD137/CD3ζ	转染（mRNA）（50%~95%）

在CAR-NK结构优化方面，Tpöfer等对胞内信号区CD3ζ进行了替换，使用活化性受

体 NKp44 下游的 DAP12。DAP12 作为胞内信号区，连接 anti-PSCA scFv 修饰 NK 细胞系。对前列腺癌细胞体外杀伤实验和动物体内试验发现，仅有 DAP12 胞内段也能提供足够的活化信号，其效应甚至还稍强于 CD28-CD3ζ[26]。2B4 是 NK 细胞另一种重要的信号调节分子。有研究比较了 CD3ζ、2B4、2B4-CD3ζ 和 CD137-CD3ζ 对白血病细胞系的杀伤能力，结果表明：第二代 CAR 的杀伤效应均优于第一代 CAR，但 2B4-CD3ζ 和 CD137-CD3ζ 的效果相当[27]。胞内区 CD3ζ 的不同组合对外周血 NK 细胞的活性没有影响，但对 NK-92 细胞的活性有显著提高。这表明，同一种 CAR 对不同来源的 NK 细胞的激活效果不同。

大部分 CAR-NK-92 细胞都是仅包含 CD3ζ 结构域的第一代 CAR（表 6-4）。常用的跨膜区分别是 CD3ζ 跨膜序列和 CD8α 跨膜区序列。由于没有进行过直接对比，无法判断哪一个跨膜序列更为有效。但有趣的是，CD16 阳性 NK-92 细胞在表达 anti-CD20-CAR 后，对 CLL 细胞的 ADCC 效应比 NK-92 细胞通过 rituximab 抗体的 ADCC 效应还要强[28]。这说明，仅仅第一代 CAR 就能使 NK-92 细胞的 ADCC 效应提高一大截。但需要注意的是，NK-92 细胞需要转染表达 CD16 后才有 ADCC 效应。

表 6-4　NK 细胞系（NK-92）来源的 CAR-NK 结构分析汇总[25]

靶点	CAR 结构	基因转染方式
ErbB2（HER-2）	mCD8α hinge/CD3ζ	双嗜性病毒
CD20	mCD8α hinge/CD3ζ	双嗜性病毒
CD19	CD8α TM/CD3ζ	mRNA 转染（50%）
EpCAM	CD8α hinge/CD28/CD3ζ	带有 IL-15 的慢病毒载体
HLA-A2 EBNA3C	CD8α hinge/CD28/CD3ζ	反转录病毒
GD2	mCD8α hinge/CD3ζ	双嗜性病毒
CD19/CD20	CD3ζ	mRNA 转染（30%～70%）和慢病毒
黑色素瘤相关 gp100 肽 HLA-2 复合物	A2 TM/ CD3ζ	转染
CD19/CD20	CD3ζ	慢病毒
CS1	CD28 TM/CD28/CD3ζ	慢病毒
CD138	CD8α hinge/CD3ζ	慢病毒
ErbB2（HER-2）	CD28 TM/CD28/CD3ζ	转染
ErbB2（HER-2）	CD8α hinge/CD3ζ CD8α hinge/CD28/CD3ζ CD8α hinge/CD137/CD3ζ	慢病毒
PSCA	CD28 hinge/CD28 TM/ CD3ζ DAP12 TM 和 信号分子	慢病毒

3. 载体的选择

常用的转染载体有反转录病毒、慢病毒以及 DNA 转座子。反转录病毒是一种 RNA 病毒，只能转染分裂期细胞，目的基因可以稳定表达，操作较为容易。慢病毒是以 HIV 病毒为基础发展起来的载体，对分裂细胞和非分裂细胞均具有感染能力，转染效率高，但有潜在的遗传毒性风险。DNA 转座子载体尚未有临床安全性和遗传毒性方面的研究，但其转基因表达水平高，制备成本低，也有人在用。Clinical Trials 上披露了 28 种 CAR 结构，其中 15 种采用了反转录病毒载体，11 种采用了慢病毒载体，2 种采用了 DNA 转座子载体。

4. NK 细胞的选择

治疗用 NK 细胞群具有异质性，不同亚群各具优缺点。选择其中一种合适的效应细胞，不仅能够最大程度地发挥 CAR 修饰的潜能，同时也有助于控制治疗成本，提高临床转化效率。CAR 修饰的抗肿瘤活性已经用于多种 NK 细胞，如外周血来源 NK 细胞、NK 细胞系、骨髓来源 NK 细胞、脐血来源 NK 细胞和多能干细胞分化而来的 NK 细胞等[29]。

（1）人外周血单个核细胞　人外周血单个核细胞（peripheral blood mononuclear cell，PBMC）中，NK 细胞仅占 10% 左右，但却是 NK 细胞最主要的来源。单纯从外周血分离出来的 NK 细胞数量远远无法满足肿瘤治疗的需求，需要对其进行体外扩增。在过去十年里，已有较为有效的方法，从外周血和外周血干细胞中纯化扩增足够量的 NK 细胞，用于过继性免疫治疗。最常用的方法是在培养基中添加 IL-2、IL-15 等细胞因子，刺激 NK 细胞的增殖。还有人用基因修饰的滋养细胞体外刺激 NK 细胞的培养增殖。这里使用的滋养细胞通常是 K562 细胞系，它经过基因修饰使细胞膜表面表达跨膜型 IL-15 和 4-1BB 的配体蛋白。

（2）NK 细胞系　NK 细胞系比 NK 细胞具有显著优势，因其均一性较好，且研究得较为清楚，不需要像外周血 NK 细胞一样进行分离。NK 细胞有很多成熟的细胞系，如 NK-92、NKG、YT、NK-YS、HANK-1、YTS 和 NKL 等，其中应用最为广泛的是 NK-92 细胞系[18]。NK-92 细胞系来源于一名患有非霍奇金淋巴瘤患者的外周血，是一株 IL-2 依赖的永生细胞系。它具有很强的细胞毒作用，高表达一些与细胞溶解相关的分子，如穿孔素和颗粒酶 B。NK-92 表型为 CD56^{bright}CD16^{dim}，不表达 CD3 和 CD8。与外周血 NK 细胞相比，它最大的优势在于其表面的抑制性受体表达较低，这样使其对多种肿瘤的杀伤能力要优于外周血 NK 细胞。通常 CD56^{bright} 表型的细胞，细胞膜上 KIRs 的表达很低[30]，NK-92 细胞几乎缺少该家族所有的分子，所以 NK-92 细胞极少被抑制，其表面还表达一部分活化性受体，如 NKG2D、NKp30 和 NKp46 等[31]。急性淋巴白血病细胞表达 NKG2D 的配体（MICA/B），NK-92 细胞对其较为敏感[32]。此外，NK-92 在实体肿瘤治疗中也有一定的潜力。肿瘤细胞一般高表达 PD-L1，和 T 细胞表面的 PD-1 分子结合，抑制其杀伤活性，这也是 CAR-T 在实体瘤治疗中效果不理想的一个重要原因[33]。NK-92 表面抑制性受体缺失，能够克服肿瘤的免疫逃逸机制。但 NK 细胞系也有一些缺点，比如 NK-92 细胞系来源于非霍奇金淋巴瘤患者，具有潜在的 Epstein 霍奇金淋巴感染风险[34]。出于安全考虑，NK 细胞系在临床应用前必须经过辐射灭活处理。

（3）多能干细胞（iPSC 和 hESC）　除了 NK 细胞系和外周血 NK 细胞，由多能干细胞（iPSC 和 hESC）诱导分化而来的 NK 细胞也可用来表达 CAR 载体[35,36]。这种诱导分化而来的 NK 细胞和外周血 NK 细胞表型相似，诱导前的多能干细胞可以在体外大量扩增，甚至能达到临床应用数量级。有人用 CD4-CAR 修饰 iPSC，再诱导生成 CAR-NK 细胞。体外试验证明，这种诱导生成的 CAR-NK 细胞能有效抑制 HIV 病毒的增殖[37]。此外，相比外周血 NK 细胞，hESC-NK 细胞或 iPSC-NK 细胞更容易被非病毒侵染，有利于 CAR 基因的导入。

三、 CAR-NK 临床治疗试验现状

1. CAR-NK 临床前试验研究（表 6-5）

表 6-5   CAR-NK 临床前试验总结[18]

疾病	靶点
CAR 修饰的 NK-92 细胞系的临床前研究	
CLL	CD19
淋巴细胞白血病	CD19；CD20
提高 NK 细胞杀伤毒性	NKG2D
MM	CS1
神经母细胞瘤	GD2
MM	CD138
淋巴瘤和白血病	CD20
乳腺癌	EpCAM
上皮来源的肿瘤（乳腺癌、肾细胞癌肺转移）	HER-2
EBV 阳性的 T 细胞	EBNA3C
上皮来源的肿瘤（乳腺癌、卵巢癌和表皮样癌细胞系）	HER-2(ErbB2)
黑色素瘤	GPA7
CAR 修饰的 NK 细胞的临床前试验	
表达 HER-2 的细胞系	HER-2
神经母细胞瘤	CD244
伯基特淋巴瘤	CD20
白血病	CD19
卵巢癌	HER-2
CD19⁺ B-ALL 衍生的 OP-132 细胞系	CD19
白血病	CD19

注：CAR—嵌合抗原受体；CLL—慢性淋巴细胞白血病；MM—多发性骨髓瘤。

（1）CAR-NK 治疗血液系统肿瘤   用电穿孔的方式将 CD19-CD137-CD3ζmRNA 转染到 NK 细胞中并稳定表达，动物体内活体成像结果显示，接受 CAR-NK 治疗的小鼠体内肿瘤的生长速度显著下降[1]。用 CD138-CAR 修饰的 NK-92 细胞治疗多发性骨髓瘤小鼠，与单纯的 NK-92 细胞治疗相比，小鼠的存活时间更长[2]。研究人员用改造后的滋养细胞

K562 与脐带血来源的 NK 细胞共培养，14 天后，扩增出了大量的与外周血来源 NK 细胞表型相近的 NK 细胞，其纯度可达 95% 以上。在体外和动物体内试验中，这种脐带血诱导来源的 NK 细胞均对多发性骨髓瘤细胞有明显的杀伤活性。此外，anti-CD138 CAR-NK 可用于多发性骨髓瘤的治疗。小鼠体内试验表明，接受 CAR-NK-92 细胞治疗的小鼠明显比接受野生型 NK-92 细胞治疗的小鼠生存期延长，但对 CD138 阴性的细胞移植瘤的治疗没有上述差异。这说明 CAR-NK 能有效提高 NK 细胞的体外及体内杀瘤效果。

（2）CAR-NK 治疗实体瘤 在实体瘤方面，ErbB2-CAR 修饰的 NK-92 细胞对 HER-2 阳性乳腺癌、卵巢癌和上皮细胞癌等多种实体瘤有明显的杀伤作用，在小鼠体内能够有效减慢肿瘤的生长[3]。GD2 受体修饰的 NK-92 靶向恶性胶质瘤细胞和 GD2 阳性的黑色素瘤、乳腺癌细胞并发挥细胞溶解作用[4]。anti-ErbB2-CAR 能显著提高 NK-92 细胞对 HER2 阳性的乳腺癌、卵巢癌和鳞状细胞癌的杀伤能力[3]。同时，在小鼠体内试验中，NK-92 细胞能有效抑制 ErbB2 阳性 NIH3.3 细胞的生长。仅含有 CD3ζ 跨膜区的第一代 anti-GD2-CAR 能有效靶向原代胶质瘤细胞以及 GD2 阳性的黑色素瘤和乳腺癌细胞[4]。但皮下移植瘤模型与患者体内肿瘤微环境存在很大差异，CAR-NK 细胞用于临床的疗效有待进一步验证。

2. CAR-NK 临床试验研究

CAR-NK 在临床前研究中取得了较多的进展，但与 CAR-T 相比，在临床转化方面仍有局限性。现已有大量的临床试验使用 CAR-T 治疗，但截止到 2018 年 3 月 7 日，Clinical Trials 网站公布的 CAR-NK 临床项目仅 7 项（检索词：CAR NK，表 6-6）。

表 6-6 CAR-NK 细胞临床试验注册分析（截止到 2018 年 3 月）

注册号	研究单位	肿瘤类型	靶点	状态
NCT03415100	广州医科大学附属第三医院	转移性实体瘤	NKG2DL	招募中
NCT02944162	博生吉医药科技（苏州）有限公司	CD33[+] 急性髓细胞性白血病	CD33	招募中
NCT02892695	博生吉医药科技（苏州）有限公司	CD19[+] 白血病和淋巴瘤	CD19	招募中
NCT03056339	MD 安德森癌症中心	难治性、复发性 B 细胞淋巴瘤或白血病	CD19	招募中
NCT03383978	约翰沃尔夫冈歌德大学医院（法兰克福大学）	HER2[+] 胶质瘤	HER2	招募中
NCT02742727	博生吉医药科技（苏州）有限公司	CD7[+] 复发性、难治性白血病或者淋巴瘤	CD7	招募中
NCT02839954	博生吉医药科技（苏州）有限公司	MUC1[+] 复发性、难治性实体瘤	MUC1	招募中

新加坡国立大学医院采用自体 CAR-NK 技术治疗儿童及成人复发性、难治性急性淋巴细胞白血病（NCT01974479）。该项目的 NK 细胞经过 IL-2 和滋养细胞的刺激，实现体外增殖。St. Jude 儿童医院利用 anti-CD19 CAR 修饰的 NK 细胞治疗 B 系急性淋巴细胞白血病

（NCT00995137）。异体 NK 细胞供者血液中往往混杂有大量的以 T 细胞为主的其他淋巴细胞，这些混杂细胞会引起移植物抗宿主病（graft versus host disease，GVHD）。因此，用异体 NK 细胞治疗前，需要先清除混杂的 T 细胞。有人用抗 CD3 抗体磁珠，有效地降低了 T 细胞的数量[29]。此外，用抗 CD56 的磁珠对 NK 细胞进行阳性选择，这样既能预防 GVHD 的发生，也能控制 B 细胞引发的淋巴组织增生和急性溶血性贫血等并发症。但是，该方法会损失一些在杀伤过程中起到辅助功能的非 NK 细胞[29]。

四、 CAR-NK 展望

目前，NK 和 CAR-NK 细胞治疗的研究取得了很好的结果，有几个关键问题仍需要解决，这是制约 CAR-NK 细胞治疗技术进入临床Ⅲ期试验的重要原因。

（1）NK 细胞体外扩增问题　目前，NK 细胞大量扩增多采用与表达 4-1BB 配体和 IL-15 的 K562 细胞共培养的方式，在此基础上，开发无饲养细胞、无血清培养基大量扩增 NK 细胞非常必要。

（2）CAR-NK 制备效率　CAR-NK 能否顺利地进入临床转化阶段，目的基因的高效导入是关键点，也是难点。研发新的载体，特别是针对 NK 细胞特点研发出具有更高转染效率的载体，是 CAR-NK 技术临床推广的关键。近年来，微环 DNA、裸 DNA 分子偶联体等非病毒载体逐渐发展，有望为 CAR-NK 技术提供帮助。

尽管存在一些问题，CAR-NK 细胞在恶性肿瘤以及慢性感染疾病的免疫治疗中具有广阔的应用价值。CAR-T 细胞在 ALL 和 CLL 治疗中的巨大成功对肿瘤免疫治疗的发展具有里程碑式的意义。而 CAR-NK 细胞的研究以及应用在 CAR-T 细胞的基础上可能走得更远。NK 细胞的主要优势在其均一性、非 HLA 限制，在患者治疗中具有更快、更简便等特点。采用有效的 CAR 载体介导 NK 细胞对肿瘤细胞的毒性杀伤作用有望将肿瘤免疫治疗进一步推向巅峰。

（徐蓓蕾　曹俊霞　董　杰　王征旭）

参 考 文 献

[1] Shimasaki N，Fujisaki H，Cho D，et al. A clinically adaptable method to enhance the cytotoxicity of natural killer cells against B-cell malignancies. Cytotherapy，2012，14（7）：830-840.

[2] Jiang H，Zhang W，Shang P，et al. Transfection of chimeric anti-CD138 gene enhances natural killer cell activation and killing of multiple myeloma cells. Mol Oncol，2014，8（2）：297-310.

[3] Uherek C，Tonn T，Uherek B，et al. Retargeting of natural killer-cell cytolytic activity to ErbB2-expressing cancer cells results in efficient and selective tumor cell destruction. Blood，2002，100（4）：1265-1273.

[4] Esser R，Müller T，Stefes D，et al. NK cells engineered to express a GD2-specific antigen receptor display built-in ADCC-like activity against tumour cells of neuroectodermal origin. J Cell Mol Med，2012，16（3）：569-581.

[5] Morvan M G，Lanier L L. NK cells and cancer：you can teach innate cells new tricks. Nat Rev Cancer，2016，16（1）：7-19.

[6] Liu D，Tian S，Zhang K，et al. Chimeric antigen receptor（CAR）-modified natural killer cell-based immunotherapy and immunological synapse formation in cancer and HIV. Protein Cell，2017，8（12）：861-877.

[7] Raulet D H, Vance R E. Self-tolerance of natural killer cells. Nat Rev Immunol, 2006, 6 (7): 520-531.

[8] Bachanova V, Cooley S, Defor T E, et al. Clearance of acute myeloid leukemia by haploidentical natural killer cells is improved using IL-2 diphtheria toxin fusion protein. Blood, 2014, 123 (25): 3855-3863.

[9] Vivier E, Raulet D H, Moretta A, et al. Innate or adaptive immunity? The example of natural killer cells. Science, 2011, 331 (6013): 44-49.

[10] Voskoboinik I, Smyth M J, Trapani J A. Perforin-mediated target-cell death and immune homeostasis. Nat Rev Immunol, 2006, 6 (12): 940-952.

[11] Miller J S, Soignier Y, Panoskaltsis-Mortari A, et al. Successful adoptive transfer and in vivo expansion of human haploidentical NK cells in patients with cancer. Blood, 2005, 105 (8): 3051-3057.

[12] Vivier E, Tomasello E, Baratin M, et al. Functions of natural killer cells. Nat Immunol, 2008, 9 (5): 503-510.

[13] Porter D L, Levine B L, Kalos M, et al. Chimeric antigen receptor-modified T cells in chronic lymphoid leukemia. N Engl J Med, 2011, 365 (8): 725-733.

[14] Morgan R A, Yang J C, Kitano M, et al. Case report of a serious adverse event following the administration of T cells transduced with a chimeric antigen receptor recognizing ERBB2. Mol Ther, 2010, 18 (4): 843-851.

[15] Geller M A, Cooley S, Judson P L, et al. A phase II study of allogeneic natural killer cell therapy to treat patients with recurrent ovarian and breast cancer. Cytotherapy, 2011, 13 (1): 98-107.

[16] Oberoi P, Jabulowsky R A, Bähr-Mahmud H, et al. EGFR-targeted granzyme B expressed in NK cells enhances natural cytotoxicity and mediates specific killing of tumor cells. PLoS One, 2013, 8 (4): e61267.

[17] Oberoi P, Wels W S. Arming NK cells with enhanced antitumor activity: CARs and beyond. Oncoimmunology, 2013, 2 (8): e25220.

[18] Glienke W, Esser R, Priesner C, et al. Advantages and applications of CAR-expressing natural killer cells. Front Pharmacol, 2015, 6: 21.

[19] van der Stegen S J C, Hamieh M, Sadelain M, The pharmacology of second-generation chimeric antigen receptors. Nat Rev Drug Discov, 2015, 14 (7): 499-509.

[20] Zhao Z, Condomines M, van der Stegen S J C, et al. Structural Design of Engineered Costimulation Determines Tumor Rejection Kinetics and Persistence of CAR T Cells. Cancer Cell, 2015, 28 (4): 415-428.

[21] Milone M C, Fish J D, Carpenito C, et al. Chimeric receptors containing CD137 signal transduction domains mediate enhanced survival of T cells and increased antileukemic efficacy *in vivo*. Mol Ther, 2009, 17 (8): 1453-1464.

[22] Turtle C J, Hanafi L A, Berger C, et al. Immunotherapy of non-Hodgkin's lymphoma with a defined ratio of CD8[+] and CD4[+] CD19[-] specific chimeric antigen receptor-modified T cells. Sci Transl Med, 2016, 8 (355): 355ra116.

[23] Kochenderfer J N, Somerville R P T, Lu T, et al. Lymphoma Remissions Caused by Anti-CD19 Chimeric Antigen Receptor T Cells Are Associated With High Serum Interleukin-15 Levels. J Clin Oncol, 2017, 35 (16): 1803-1813.

[24] Schönfeld K, Sahm C, Zhang C, et al. Selective inhibition of tumor growth by clonal NK cells expressing an ErbB2/HER2-specific chimeric antigen receptor. Mol Ther, 2015, 23 (2): 330-338.

[25] Hermanson D L, Kaufman D S. Utilizing chimeric antigen receptors to direct natural killer cell activity. Front Immunol, 2015, 6: 195.

[26] Töpfer K，Cartellieri M，Michen S，et al. DAP12-based activating chimeric antigen receptor for NK cell tumor immunotherapy. J Immunol，2015，194（7）：3201-3212.

[27] Altvater B，Landmeier S，Pscherer S，et al. 2B4（CD244）signaling by recombinant antigen-specific chimeric receptors costimulates natural killer cell activation to leukemia and neuroblastoma cells. Clin Cancer Res，2009，15（15）：4857-4866.

[28] Boissel L，Betancur-Boissel M，Lu W，et al. Retargeting NK-92 cells by means of CD19-and CD20-specific chimeric antigen receptors compares favorably with antibody-dependent cellular cytotoxicity. Oncoimmunology，2013，2（10）：e26527.

[29] Koepsell S A，Miller J S，McKenna D H，Jr. Natural killer cells：a review of manufacturing and clinical utility. Transfusion，2013，53（2）：404-410.

[30] Jena B，Moyes J S，Huls H，et al. Driving CAR-based T-cell therapy to success. Curr Hematol Malig Rep，2014，9（1）：50-56.

[31] Spanholtz J，Preijers F，Tordoir M，et al. Clinical-grade generation of active NK cells from cord blood hematopoietic progenitor cells for immunotherapy using a closed-system culture process. PLoS One，2011，6（6）：e20740.

[32] Romanski A，Bug G，Becker S，et al. Mechanisms of resistance to natural killer cell-mediated cytotoxicity in acute lymphoblastic leukemia. Exp Hematol，2005，33（3）：344-352.

[33] Radziewicz H，Ibegbu C C，Fernandez M L，et al. Liver-infiltrating lymphocytes in chronic human hepatitis C virus infection display an exhausted phenotype with high levels of PD-1 and low levels of CD127 expression. J Virol，2007，81（6）：2545-2553.

[34] Uphoff C C，Denkmann S A，Steube K G，et al. Detection of EBV，HBV，HCV，HIV-1，HTLV-I and -II，and SMRV in human and other primate cell lines. J Biomed Biotechnol，2010，2010：904767.

[35] Woll P S，Martin C H，Miller J S，et al. Human embryonic stem cell-derived NK cells acquire functional receptors and cytolytic activity. J Immunol，2005，175（8）：5095-5103.

[36] Knorr D A，Ni Z，Hermanson D，et al. Clinical-scale derivation of natural killer cells from human pluripotent stem cells for cancer therapy. Stem Cells Transl Med，2013，2（4）：274-283.

[37] Ni Z，Knorr D A，Bendzick L，et al. Expression of chimeric receptor CD4zeta by natural killer cells derived from human pluripotent stem cells improves in vitro activity but does not enhance suppression of HIV infection *in vivo*. Stem Cells，2014，32（4）：1021-1031.

第三节　CAR-T 细胞免疫治疗临床推广所面临的工程化挑战

一、前言

1. 背景介绍

CAR-T（chimeric antigen receptor T-cell immunotherapy），即嵌合抗原受体 T 细胞免疫疗法，被认为是最有前景的肿瘤治疗方式之一。正如所有的创新技术一样，CAR-T 技术也经历了一个漫长的发展过程，通过人们不懈的努力，CAR-T 在 2017 年逐渐走向成熟。至今，CAR-T 细胞疗法已经发展出了第四代。CAR-T 细胞疗法 2017 年影响最大的事件莫过于美国食品药物管理局顾问委员会（FDA Advisory Committee）对 CAR-T 细胞疗法的批准。2017 年 7 月 12 日，首个细胞免疫疗法（诺华的 CTL019/CAR-T 疗法）获得 FDA 全票一致推荐，建议批准其用于复发性、难治性儿童及青少年急性淋巴细胞白血病的治疗。2017 年 8 月 31 日，FDA 正式批准 CTL019 上市。2017 年 10 月 19 日，美国 FDA 宣布批准了 Kite Pharma 的 CAR-T 疗法 Yescarta（axicabtagene ciloleucel）上市，治疗罹患特定类型的大 B 细胞淋巴瘤成人患者。

FDA 的审批为国际上其他国家提供了重要参考和借鉴。在国内，2017 年 12 月 22 日，中国《细胞治疗产品研究与评价技术指导原则（试行）》政策的出台，部分企业的细胞治疗产品也已递交临床试验申请（IND）获得受理，中国免疫治疗迎来历史转折点。对于创新药研发刚刚起步的中国，在细胞免疫治疗这个新兴领域存在"弯道超车"的可能，这也是中国首次在新药研发领域走到国际前列。2017 年 12 月 5 日，复星凯特生物科技有限公司（简称"复星凯特"）在上海张江启动细胞治疗基地。复星凯特是复星医药和美国 Kite Pharma 于 2017 年携手共建的合营公司，并于 2017 年 4 月 10 日正式注册成立，落户于上海张江自由贸易试验区。2017 年 12 月，复星凯特遵循国家 GMP 标准，按照 Kite Pharma 生产工艺设计理念，建成了先进的细胞制备的超洁净实验室。目前，复星凯特正在全面推进 Kite Pharma 获 FDA 批准的第一个产品 KTE-C19（商品名为 Yescarta）的技术转移、制备验证等工作，致力于早日为国内淋巴瘤患者带来全球领先的治疗手段。Yescarta 将有可能成为第一个在中国实现转化落地获批的细胞治疗产品，对国内 CAR-T 细胞治疗的规范化和产业化发展具有重要意义。随着 CAR-T 疗法研发的飞快前进、各国政策的逐步完善，可以预见，更多的 CAR-T 疗法将被推向临床应用。

2. 全球 CAR-T 临床试验简介

截止到 2017 年 9 月，根据 Clinical Trials 的数据，全球目前注册的 CAR-T 临床研究项目一共有 376 个，其中美国有 140 个项目，是目前拥有在研项目最多的国家。在全球研究项目中，有 191 个项目都在临床招募中，超过项目总量的 50%。已经完成的项目共有 74 个，其中 20 个项目拿到结果。中国在全球排名第二，值得一提的是，2017 年 3 月，中国的 CAR-T 在研项目一共有 90 个，3 个多月后（数据截止到 2017 年 6 月 19 日），数量已经达到 127 个，其中 1 个处于Ⅳ期临床，4 个处于Ⅲ期临床。在研项目最多的 5 个省市分别是北京、上海、广东、重庆以及江苏。其中北京 46 个，上海 26 个，广东 22 个，重庆 17 个，江苏 10 个。拥有在研项目最多的医院是中国人民解放军总医院，一共有 15 个。其中 4 个处于Ⅰ期临床，9 个项目Ⅰ期和Ⅱ期合并进行，另外 2 个尚未公布。其中，淋巴瘤相关研究 5 个，霍奇金淋巴瘤、非霍奇金淋巴瘤项目各 1 个。其次是西南医院，一共有 12 个项目，其中 1 个项目进入Ⅱ期临床，11 个项目Ⅰ期和Ⅱ期合并进行。这些项目中，6 个是针对白血病的研究，7 个针对淋巴瘤。上海市公共卫生临床中心是唯一一个将项目推进到Ⅳ期临床的机构。从试验阶段来看，中国、美国的临床试验阶段与全球状态保持一致，大部分处于临床Ⅰ期，而到Ⅱ期、Ⅲ期、Ⅳ期的项目数量在递减。由此可以推断，在未来 5 年左右，随着Ⅰ期项目逐渐往后推进，CAR-T 临床试验研究会呈现出百花齐放、百家争鸣的局面。再加上诺华产品的上市，Kite 的产品也进入审批阶段，或有更多的企业、机构以及资本投身到这一市场，行业即将出现一次爆发。

无论是全球市场、美国市场，还是中国市场，CAR-T 研究中，关于组织学类型肿瘤和免疫系统疾病的研究数量最多。这两类并非单指某个病种，指的是一大类型的疾病，比如组织学类型肿瘤就包括上皮组织肿瘤、间叶组织肿瘤、结缔组织肿瘤等。这两个类型的研究数量说明了 CAR-T 研究的整体研究方向。就单一病种来看，淋巴瘤、非霍奇金淋巴瘤、白血病、HIV 的相关研究数量最多。原因可能是就目前的医疗水平来说，这些病种相当棘手，保守性和平缓性的治疗方案作用不大，CAR-T 疗法对急性白血病和非霍奇金淋巴瘤的治疗有着显著的疗效。因此，从患者刚需和可行性来说更强，市场也更可观。

在 CAR-T 疗法的开发上，美国遥遥领先，中国紧随其后，欧洲国家和日本大幅落后。美国是 CAR-T 技术的起源地，也是全球医药科技的龙头。中国此次也把握住了这一时代潮流，临床试验位居全球第二，将医药研发实力更强的欧洲国家和日本甩在身后。

3. CAR-T 临床治疗存在的问题

CAR-T 是一种非常个性化的疗法，产品的供应方式和传统药物有着根本性的区别。在临床推广应用中会面临很多挑战，CAR-T 疗法的发展遇到了新的瓶颈，比如：如何从复杂的样品来源进行标准化的细胞生产工艺流程？如何把科研阶段的大量的手工操作步骤自动化？如何把小量生产到规模化的多患者样品平行生产？如何实现大规模生产？如何实现商业化阶段的自动化和智能化？同时，细胞药物（以细胞作基础的治疗性分子，即细胞治疗）是一种"活的"成分，它的监管模式、推广和传统药物不同，监管较为困难，导致形成了一种"技术领先、监管落后"的局面。无论是欧美还是中国，一方面希望能够进行免疫细胞的研究，另一方面又对细胞疗法的临床以及上市持有相对谨慎的态度。因此，实现 CAR-T 治疗过程的工程化，包括标准化、封闭化与自动化，做到药效和风险可控是首要任务。未来市场必定属于能够将 CAR-T 细胞特异化、治疗流程标准化的企业。当下进行粗放式开发的医院或企业未来必定会被淘汰，挑战与机遇同在[1,2]。

本节内容主要结合 CAR-T 细胞疗法工艺的操作方法，对 CAR-T 工程化以及规范化进行分析，为 CAR-T 细胞疗法的应用提供参考。

二、 CAR-T 的临床操作过程及工程化问题

（一）背景介绍

1. CAR-T 治疗工程化的重要性

CAR-T 作为一种个性化治疗，需要对每个患者进行特定的治疗，因此也造成治疗价格过高和疗效的不确定性。尤其是疗效的不确定性，可能在某些患者身上能够起效，而在另一些患者身上却毫无反应。由于来自不同的患者，每批 T 细胞的质量可能参差不齐，其他科学和生产变量（嵌入外来 DNA 所用的载体、细胞培养技术、运输及回输到患者体内的时机、选择的化疗方案）均会使结果难以预料。美国细胞免疫治疗的领导性小组 Carl June 教授的团队在研发早期治愈了 3 例患者，之后使用了一种新载体制备的 CAR-T 用于治疗另外 3 位患者，但是却没有缓解症状，其中的原因难以确定[3]。因此，如何将 CAR-T 治疗流程标准化是未来这种疗法是否能够进入临床造福患者的首要任务。

CAR-T 的临床操作过程是一个较为复杂的生物学实验过程，其中包括多个质量控制点（如图 6-5 所示）。确保 CAR-T 的临床应用的稳定性、质量可控性，国际上公认应该使 CAR-T 的操作过程实现：①整个过程的标准化（FDA 认可的 SOPs），还包括所用原材料、质量控制检测试剂和辅助试剂的标准化；②整个流程的封闭化；③操作流程的自动化（降低

人工操作，提高实验过程的标准化），同时降低成本。总结起来就是实现 CAR-T 临床治疗符合 GMP 标准的工程化。

2. CAR-T 治疗工程化的质量控制点

在整个 CAR-T 治疗的流程中至少要有 5 个质量控制点（图 6-5 所示）[4]。这些质量控制试剂必须实现第三方的标准化操作。

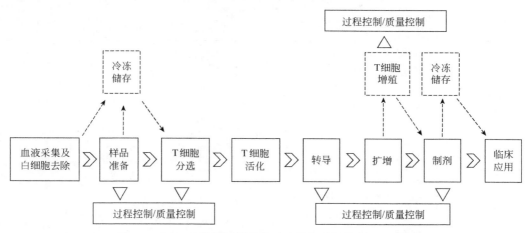

图 6-5　CAR-T 操作过程的实验步骤与质量控制点示意图

实现 CAR-T 治疗过程的标准化、工程化、封闭化与自动化，在中国将是一个更为突出的问题。根据以往新的医学技术在中国发展的规律，往往会出现一窝蜂的趋势，比如早年的 PCR 分子诊断技术（20 世纪 90 年代）、现在的第二代和第三代基因测序技术、已经被国家叫停的细胞治疗（DC-CIK）技术，当然还有干细胞技术在治疗领域的应用等。如何使一项新兴的技术在中国得到健康的发展，在临床应用的标准化和实验室间的质量控制在一个稳定的水平，或者说是在该技术在临床推广前，在国家层面上做好标准的制定和相关硬件的准备，是一个亟待解决的问题。

总结起来，国际上目前已有的标准化 CAR-T 装置系统分为两大类[4]：①采用半自动装置集合成一个封闭的整体［图 6-6（a）］；②采用全自动装置的封闭系统［图 6-6（b）］。从成本、研发技术的难度和实际应用的可靠性三方面分析，要先从半自动集合装置入手，在半自动装置开发成功后，再入手开发全自动装置。其实这两类装置也是未来针对不同市场的产品，全自动面对高端医院，半自动针对普通医院。

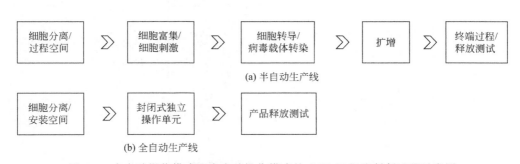

图 6-6　全自动操作模式和半自动操作模式的 CAR-T 细胞制备过程示意图

3. 国际上 CAR-T 治疗工程化现状分析

目前世界上 CAR-T 研发实力最强的三家公司分别是凯德（Kite）/吉利德（Gilead）、诺华（Novartis）和 JUNO，三家公司所掌握的生产技术各不相同，详见表 6-7 和表 6-8。三家公司的主要产品也各不相同，详见表 6-9。

表 6-7　用于 CAR-T 生产技术举例[5,6]

单元操作举例		CAR-TXpress™	集成系统举例
T 细胞选择/ 分离/富集	密度梯度离心(分离) FABian®(选择) Elutra®(富集) Sepax™(富集) anti-CD3/anti-CD28beads magnetic selection 流式细胞仪	SynGenx®LAB SynGenx®BACS	CliniMACS Prodigy® Cocoon™
活化/刺激	Anti-CD3 单克隆抗体(OKT3)和 IL-2 CD3/CD28 Dynabeads® TransAct™(nano)beads 病毒肽 人工抗原递呈细胞 Expamer™ ImmunoCult™human CD2/CD3/CD28 T-cell activator		
基因导入	病毒(转导) 非病毒(转染)		
扩增/培养	透气细胞培养袋 扩增袋(批式补料) G-Rex(透气快速扩增) Xuri™ cell expansion system W25 Xuri™ cell expansion system W5(以前的 WAVE) Quantum®	SynGenx® BioArchive®	
配方	COBE®2991 cell processor Cell Saver®5 LOVO automated cell processing system sefia		
低温储藏	Mr. Frosty™ VIA Freeze™ Duo VIA Freeze™ Quad Cryomed™ CoolCell®	SynGenx® BioArchive®	
复苏	VIA Thaw CB1000 VIA Thaw SC2 CellSeal® automated thawing system ThawSTAR®CFT2 transport and cell thawing system		

表 6-8　三家主要 CAR-T 企业技术对比

凯德(Kite)/吉利德(Gilead)	诺华(Novartis)		JUNO	
白细胞去除术 Sepax™2 封闭系统	白细胞去除术复苏		白细胞去除术	
封闭培养袋系统 (anti-CD3 抗体)	密度梯度离心	anti-CD3/CD28 磁珠	CD4$^+$ 选择 Tcm	CD8$^+$ Tcm/CD8$^+$ 选择
Sepax™2 刺激后清洗系统	anti-CD3/CD28 磁珠			
细胞培养 生物反应器内转导 培养袋内扩增 细胞清洗与浓缩 制剂 低温储藏	载体转导 静置培养 生物反应器培养 收获 磁珠去除 制剂 低温储藏		转导 扩增 制剂(1:1CD4$^+$CD8$^+$) 低温储藏	

表 6-9　三家主要 CAR-T 公司明星产品对比

公司	CAR-T 产品	临床进展	适应证	共刺激因子
JUNO	JCAR015	停止开发	急性 B 淋巴细胞白血病,非霍奇金淋巴瘤	CD28
JUNO	JCAR014	Ⅰ 期/Ⅱ 期	复发性、难治成人慢性 B 淋巴细胞白血病、急性 B 淋巴细胞白血病、非霍奇金淋巴瘤	4-1BB
JUNO	JCAR017	Ⅰ 期/Ⅱ 期	急性 B 淋巴细胞白血病、非霍奇金淋巴瘤	4-1BB
Novartis	CTL019	BLA,突破性疗法认定,优先审评	复发性、难治成人慢性 B 淋巴细胞白血病	4-1BB
Kite/Gilead	KTE-C19	BLA,突破性疗法认定,优先审评	不适合自体干细胞移植的复发性、难治性 B 细胞非霍奇金淋巴瘤	CD28

　　目前市场上有多家企业生产的设备可以用于 CAR-T 临床级制备,图 6-7 列举了一些现有设备。

　　在众多 CAR-T 临床研究中,绝大部分操作都是采集患者的 T 细胞,修饰扩增后再输回患者。工程化设备基本都是针对这一类的个性化疗法。值得一提的是,来自法国的 Cellectis 宣布将测试异种 CAR-T 疗法,该公司表示,首批急性髓性白血病(AML)患者在纽约康奈尔医学院接受 UCART123 治疗。UCART123 是一种 TALEN 基因组编辑的嵌合 T 细胞受体,靶向母细胞性浆细胞样树突状细胞肿瘤(BPDCN)细胞表面的 CD123/IL-3R 抗原,科学家们将其应用在同种异体供体 T 细胞上。Gail J. Roboz 的团队将评估其安全性,并将首先收集 UCART123 在 AML 患者中的疗效。第一阶段试验是 2015 年 Cellectis 和威尔-康奈尔医学组织之间的战略研究联盟的一部分。虽然诺华公司和 Kite 医药正在领先 AML 中的 CAR-T 细胞治疗发展,但 Cellectis 希望超越竞争对手。这种通用型 CAR-T 疗法可以免除提取患者细胞、进行基因改造的繁杂程序,治疗效率有望大幅提升。另外,Cellectis 的治疗方法不是针对 CD19 抗原,而是 CD123/IL3R,这给该公司带来了另一个独特的卖点。Cellectis 还正在与 Servier Laboratories 和辉瑞(PFE)合作开发另一款产品 UCART19,正在对治疗急性淋巴细胞白血病的临床试验进行评估。

(二) CAR-T 治疗工程化系统组成及相应设备

　　细胞免疫治疗工程化的核心目标是建立符合 GMP 标准的免疫细胞全自动 CAR-T 操作

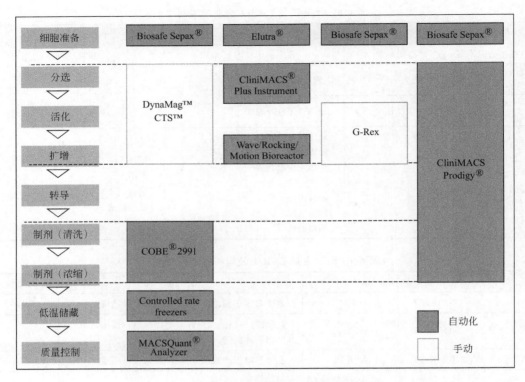

图 6-7　能够促进 T 细胞临床级制造的设备

系统。该系统应该满足目前细胞免疫治疗的 GMP 级细胞处理要求。该 GMP 级标准设备要提供先进的细胞自动化处理整合方案、外源基因导入操作、个体化细胞培养扩增过程，把细胞处理和细胞培养的复杂工作流程变成了流水线式的标准化操作。从细胞的分离，到细胞培养，再到目的细胞终产物的形成，都可自动、标准化地完成。在 CAR-T 操作流程中，设计了多种自动化设备，简述如下：

1. T 细胞分离

外周血单个核细胞（peripheral blood mononuclear cell，PBMC）即外周血中具有单个核的细胞，包括淋巴细胞和单核细胞。T 细胞主要从捐献者或者患者收集外周血中分离获得，分离方法主要为密度梯度离心法和免疫吸附法。

（1）离心法——全自动血细胞分离机　离心法的主要原理为利用血液中成分的密度差异，经过离心分层，将不同组分分别收集，从而获得所需的成分。20 世纪 50 年代初，Dr. Cohn 开发出第一台封闭式的血液分离机，经过逐步改进，血细胞分离机已可以实现全自动化操作。根据处理样品的来源不同，又可以细分为在线式与离线式。在线式着重于从人体直接获得外周血成分并将剩余成分回输至人体内，离线式着重于从血袋中获得样品，并通过分离将不同组分分配到不同的储液袋中。

① 在线式。在线式全自动血细胞分离机将剩余成分回输至人体内，对于采血和回输的监控相对严格。基本步骤是：在泵的抽取和驱动下，全自动血细胞分离机抽取供血者部分全血并导入分离腔中，根据血液成分的密度、体积、黏度等不同因素通过离心可以形成不同血液成分层。分离机通过不同蠕动泵的动作配合采集所需成分血，并将其余成分回输人

体[7,8]。如此形成一个循环封闭过程。根据样品处理特性，可细分为间断式与连续式。目前国内在血液中心和临床上主要使用的机型为美国 Haemonetics 公司 MCS＋系列（间隙式）（见图 6-8）以及美国 CaridianBCT 公司 COBE Spectra（连续式）（见图 6-9）。

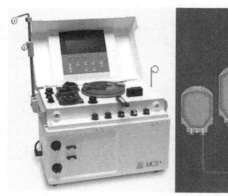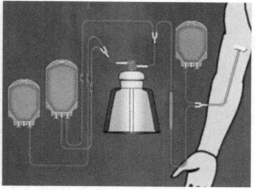

图 6-8　MCS＋9000 全自动血细胞分离机

间隙式细胞分离机工作时，数根收集管路与离心杯和收集袋相连，用于收集不同的血液成分。在离心力的作用下，血浆、血小板和白细胞被分离和收集。这一过程完成后，泵反向转动，将红细胞和其他血液成分一同回输给患者或者供者。当离心杯无血液时，重复整个程序进行第二轮分离采集。分离机的优点是只需一根静脉通路，用于抽血离心和剩余血回输。连续式血细胞分离机运行时需要两根静脉通路，一根用于抽血，另一根用于回输，收集和回输过程同时进行且血液连续、不间断地采集。

② 离线式。离线式全自动血细胞分离机从血袋中获得样品，并通过分离将不同组分分配到不同的储液袋中。整个操作过程不会受到捐献者的影响，操作过程更加自动化。代表性的设备为 Biosafe Sepax®（GE Healthcare's Biosafe）（图6-10），是一款可移动的全自动封闭功能系统，可高效地一致性地处理脐血、骨髓、外周血或其他类血物质。通过离心将血浆、白膜层、红细胞分离并分配至不同的储液袋，系统全封闭，省时高效，重复性好。设备可实现连续离心，多通道液体管路以及控制程序，可以进行纯化、浓缩清洗以及最终的细胞悬液制备。

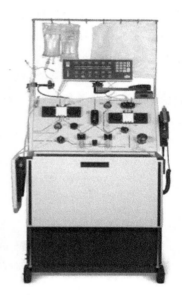

图 6-9　COBE Spectra 全自动血细胞分离机

分选的 PBMC 细胞经培养后可直接进行后期的 T 细胞激活[9]。由于单核细胞在 37℃能够快速地吞噬磁珠，降低了 T 细胞活化和扩增的能力。可对 PBMC 进行 CD3＋T 细胞分选，去除单核细胞，提高 T 细胞纯度。离心法通过梯度离心将外周血分层从而获得外周血单个核细胞，包括淋巴细胞和单核细胞。但该方法只能对 T 细胞进行初步的分离以及富集，收获的细胞仍含有单核细胞、B 淋巴细胞等。体外扩增前，对潜在的最有效的 T 细胞亚群进行精确检测和分离可提高过继免疫治疗的效果[10]。

（2）免疫吸附法——细胞分选仪　免疫吸附法基于磁珠分离技术，在 CAR-T 中有十分

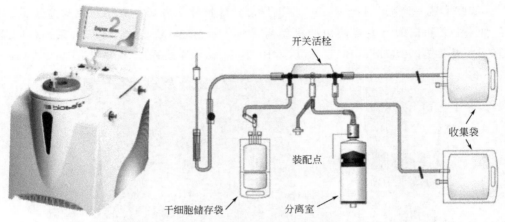

图 6-10　Biosafe Sepax® 全自动血细胞分离机

广泛的应用[11,12]，原理为将包被有抗体的磁珠与处理样品孵育，再利用磁选法进行目标细胞的富集或者去除不需要的细胞。免疫吸附法的自动化设备为细胞分选仪，可在封闭无菌的系统中利用磁选法进行目标细胞的富集或者去除不需要的细胞[13]。美天旅发明的 MACS 磁珠细胞分离技术在 CAR-T 中有十分广泛的应用。商业化的自动化的细胞分选仪主要为美天旅公司（Miltenyi Biotec）的系列产品，例如 AutoMACS® pro、CliniMACS® Plus（图 6-11～图 6-13）。AutoMACS® pro 寿命高达 100 次分选，条件温和，细胞活性高，具有极佳的纯度、得率和活性，分选任何细胞，可在几分钟之内完成。Tecan 与 Miltenyi Biotec 公

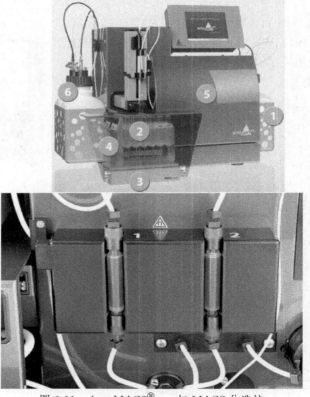

图 6-11　AutoMACS® pro 与 MACS 分选柱

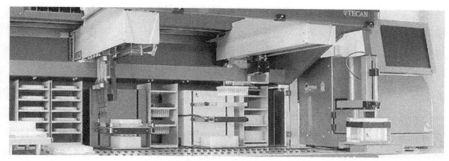

图 6-12　整合 MACS® 微磁珠技术的 Tecan Freedom EVO

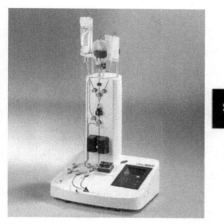
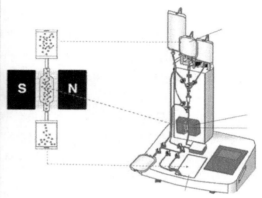

图 6-13　CliniMACS® Plus

司结合 Tecan Freedom EVO 液体处理自动化工作站和 Miltenyi Biotec 公司功能强大的 MACS® 微磁珠技术，大大提高了样品处理通量，实现了多样本、自动化的细胞分选（图 6-12）。

AutoMACS® pro 侧重于处理样品的通量，而 CliniMACS® Plus 侧重于单个样品的处理体积，后者可在封闭无菌的系统中利用磁选法进行目标细胞的富集或者去除不需要的细胞。该设备为台式仪，运行稳定可靠，设计紧凑。核心部件为分选柱模块，与 MACS 磁珠配合使用。

STEMCELL Technologies 公司的 RoboSep®-S 全自动磁性细胞分选仪（图 6-14），非常适合进行多样本处理，可一次同时分选多达 4 个样本，也可以从同一个样本中依次分选出多达 4 种不同类型的细胞，且设备运行稳定可靠。

（3）浮力分离法　在细胞分选环节，博雅集团的 CAR-TXpress™ 平台采用了 X-BACS 系统（浮力激活细胞分选法）。基于浮力分离法，该系统能够从单核细胞中自动化分选和激活靶细胞。X-BACS 系统是赛斯卡医疗自主研发的创新专利技术，采用微泡从复杂的细胞混合物中分离出特定的细胞。这些微泡表面带有抗体，能够特异性地与单一靶细胞结合。当靶细胞结合微泡时通过浮力作用上浮，而非靶细

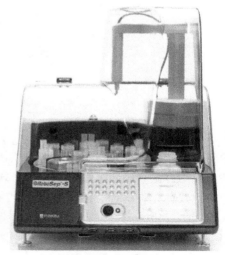

图 6-14　RoboSep®-S 全自动
磁性细胞分选仪

胞下沉，通过离心可以分离靶细胞层。随后收集靶细胞层并从微泡中释放细胞，可以获得高纯度的靶细胞。这种创新技术能够从血液、骨髓、白细胞分离产物和其他细胞中分离出稀有的、治疗所需的关键靶细胞，并且能够保证无菌及保持细胞的活力，实现更高的细胞回收率和产品一致性。

与传统的磁珠分离法相比，X-BACS 系统的细胞分离和分选耗时更少，细胞的回收率和分选率更高。例如，X-BACS 系统对 $CD3^+$ 细胞和 $CD34^+$ 细胞的分离和分选总耗时分别为1.5h 和 2 个多小时，而传统的磁珠分离法耗时分别高达 4h 和 6h；$CD3^+$ 细胞的回收率和纯度分别达到 94.3% 和 99.4%，远高于传统的磁珠分离法；对 $CD34^+$ 细胞的分选率几乎是传统磁珠分离法的 1 倍，达 82.9%。

2. T 细胞激活与修饰

T 细胞是原代血液系统细胞，悬浮生长，无法于体外增殖，无外界细胞因子作用下仅能短期（3～4 天）体外培养[9]，激活后 T 细胞可进行增殖，扩增达 8 倍左右[8]。T 细胞的完全活化有赖于双信号和细胞因子的作用，T 细胞活化的第一信号由 TCR 识别抗原-MHC（主要组织相容性抗原）复合物所启动；T 细胞活化的第二信号来自协同刺激分子，即 APC（antigen-presenting cell，APC，抗原递呈细胞）表达的协同刺激分子与 T 细胞表面的相应受体或配体相互作用介导的信号。这些信号被传送到细胞核内后，会引起 T 细胞的克隆性增殖、细胞表面活化标记物的上调、效应细胞的分化、细胞毒性诱导或细胞因子分泌、凋亡诱导反应等。共刺激分子包括 CD28、CD137（4-1BB）、CD134（OX40）等多种，而应用最广泛的共刺激分子是 CD28[9,14,15]。

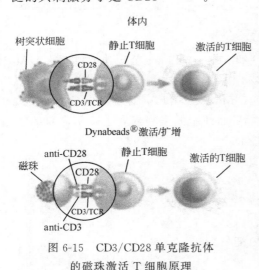

图 6-15　CD3/CD28 单克隆抗体的磁珠激活 T 细胞原理

利用树突状细胞（dendritic cells，DC）以及抗原递呈细胞进行 T 细胞的激活在临床应用有诸多困难[16]，而利用包被 CD3/CD28 单克隆抗体的磁珠进行激活 T 细胞可不需要抗原递呈细胞和抗原就能激活和扩增调节 T 细胞。固相结合的高密度抗 CD3 抗体可引起 T 细胞 TCR-CD3 复合体的交联，直接产生活化信号，而 CD28 这一最重要的第二信号用来增强 T 细胞的活化与增殖[17]（图 6-15），磁珠通过磁选即可从培养物中分离出来[18]，为肿瘤疗法中研究较为广泛的一种方案。目前商业化的 CD3/CD28 偶联磁珠主要为 Dynabeads™ 系列（Life Technologies），也是目前应用最为广泛的产品[19]。

慢病毒可感染增殖期及静止期的多种类型的细胞，感染效率接近 100%，是 CAR-T 基因转导的热门载体[10]。使用基因工程方法将胞外抗原结合区、跨膜区域和胞内信号转导区序列整合成一个完整的序列，然后将片段克隆至慢病毒载体，将病毒载体转染至 293T 细胞内进行扩增。收集上清液并通过过滤、超速离心收集病毒，用于后续的 T 细胞修饰。病毒载体的构建主要通过分子操作完成。不同供应者的载体纯度、稳定性等参差不齐，临床中使用单一来源的质粒可避免这一问题，但载体的供应商需要符合 GMP 标准以及相关的量产能力。例如 Oxford BioMedica 有限公司生产的慢病毒载体，通过多个细胞工厂生产保证产量，经过多轮的过滤与检测，确保产品的高质量[20]。

将分离的 T 细胞、培养基、CD3/CD28 偶联磁珠、病毒混合后加入培养容器（例如培养袋、培养瓶等）中进行细胞激活与修饰，未侵入细胞的病毒载体可通过换液从培养基中去除[21]。通过补加 T 细胞生长因子（例如 IL-2）促进和维持 T 细胞的培养效率[19,22]。离心转染法可增加病毒和靶细胞接触从而提高转染率，也是 T 细胞修饰的常用方法[9,23]。

3. T 细胞扩增

一般一个患者需要几十亿乃至上百亿个 CAR-T 细胞，往往患者体型越大，需要的细胞越多。为了扩增获得大量用于临床的 CAR-T 细胞，生物反应器需要具备良好的气体传质以及培养基混合性能[20]。用于 CAR-T 细胞培养的生物反应器主要有 WAVE Bioreactor（GE Healthcare Life Sciences，USA）、G-Rex 细胞培养瓶系统（Wilson Wolf，USA）以及 CliniMACS Prodigy（Miltenyi Biotec，Germany）[13,20,24,25]。

WAVE Bioreactor 的培养容器为一个预先消过毒的无菌塑料袋（图 6-16），而袋子被置于一个摇动平台上。随着摇动平台的左右摇动，培养基液体在袋子中形成波浪式的运动，起到良好混合的作用，同时，这种运动方式所产生的剪切力也很小，可以获得较高的细胞密度。在 WAVE Bioreactor 基础上，GE Healthcare 也推出了专为细胞治疗设计的 Xuri™ 细胞扩增系统。VueLife® 细胞培养袋（CellGenix GmbH，Germany）由于符合 GMP 法规、无渗出物与浸出物、良好的气体交换能力，也被应用于 CAR-T 细胞的扩增[12]。

G-Rex 细胞培养瓶（图 6-17）底部独特的气体交换膜为细胞提供均匀的透气膜平面，为细胞提供更充分的氧气交换。培养基的液面很高，为细胞提供更大来源的养分，培养基中的

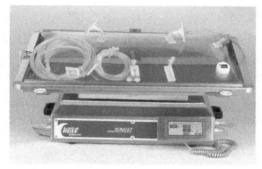

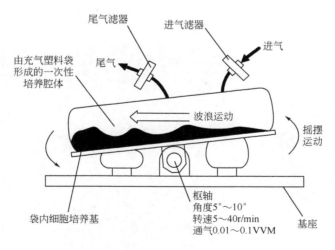

图 6-16　WAVE Bioreactor

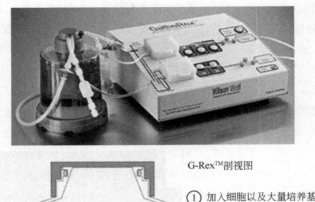

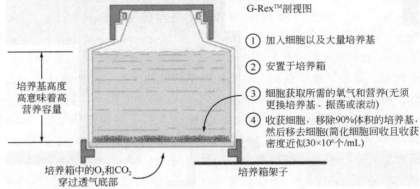

G-Rex™剖视图

① 加入细胞以及大量培养基

② 安置于培养箱

③ 细胞获取所需的氧气和营养(无须更换培养基、振荡或滚动)

④ 收获细胞,移除90%体积的培养基,然后移去细胞(简化细胞回收且收获密度近似30×10^6个/mL)

培养基高度高意味着高营养容量

培养箱中的O_2和CO_2穿过透气底部

培养箱架子

图 6-17 G-Rex 细胞培养瓶

溶质通过自然对流可自由移动到细胞,不需要复杂的混合仪器。培养结束后静置细胞培养瓶,通过管线吸出大部分培养基。轻轻摇动培养瓶使得沉降至瓶底的细胞悬浮,然后通过另一根管线收获细胞,该过程对细胞也有初步的浓缩。

4. T 细胞收获与回输

当 CAR-T 细胞扩增结束后,需要对扩增的细胞进行清洗与浓缩,主要利用血液回收机完成[20]。移除磁珠后的培养液体积可多达几升,在回输至患者体内之前,需对 CAR-T 细胞进行清洗与浓缩。CD3/CD28 偶联磁珠可利用 DynaMag™ CTS™ (Life Technologies)(图 6-18)对磁珠进行去除。DynaMag™ CTS™ 采用钕铁硼永磁体对样品袋中的磁珠进行吸附,从而去除样品中的磁珠。DynaMag™ CTS™ 适合搭配商用无菌血袋或培养袋、试管和连接器,适用于细胞分离、激活与扩增。

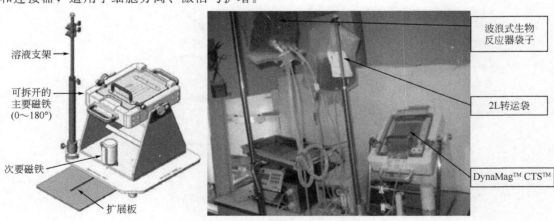

溶液支架

可拆开的主要磁铁(0~180°)

次要磁铁

扩展板

波浪式生物反应器袋子

2L转运袋

DynaMag™ CTS™

图 6-18 DynaMag™ CTS™

血液回收机的工作原理与离心法全自动血细胞分离机相同，利用梯度离心法将细胞分离出来，废液、破碎细胞及有害成分分流到废液袋中，用生理盐水对血细胞进行清洗、净化和浓缩，最后再把纯净、浓缩的血细胞保存在血液袋中回输给患者。血液回收机也可对分离的外周血单个核细胞进行清洗，去除分离缓冲液[13]。国外常用的血液回输机如 Cell Saver 系列（Haemonetics 公司，USA）（图 6-19）。目前国内医疗机构国产的血液回收机（图 6-20，自体-2000 型血液回收机，北京京精医疗设备有限公司）占有率较高，由于血液回收机与全自动血细胞分离机原理相同，部分全自动血细胞分离机也可实现该功能。

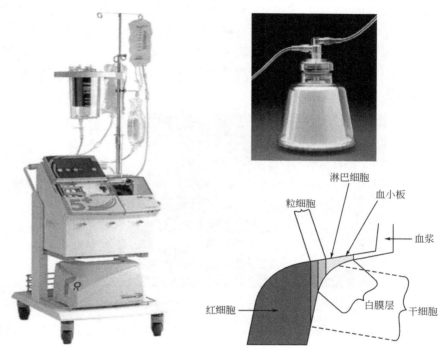

图 6-19　Cell Saver 血液回收机

5. 全封闭 CAR-T 细胞疗法自动化设备

如前所述，在 CAR-T 细胞疗法过程中，每个环节涉及不同的仪器设备，均有相应的自动化设备在应用，但是集成式全自动化设备可以完成所有环节的各种操作，全自动、全封闭的系统能够大大缩短细胞制备的时间，能够满足治疗性细胞生产所需的高指标要求，提供更高的细胞回收率、活性和一致性（均一性），减少人工操作的误差，能够提高 CAR-T 细胞治疗的商业可行性，具备大规模生产的能力。目前已有多个制药企业开始这个方面的布局。

GE 于 2016 年 7 月 13 日宣布收购了细胞生物工艺系统供应商瑞士的 Biosafe Group SA，此项收购将使 GE 的细胞治疗业务在产品线、解决方案和服务能力方面得到进一步提升，并将技术创新延伸至更多新型细胞和治疗领域。SynGen 公司是一家位于美国加州的从事细胞制备自动化技术的研发型企业，拥有多

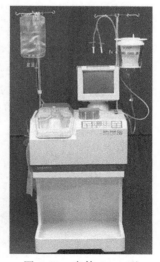

图 6-20　自体-2000 型
血液回收机

项肿瘤免疫疗法（CAR-T）细胞自动化分离和制备专利技术。2017 年 7 月 7 日，博雅控股集团下属美股上市公司赛斯卡医疗（Cesca Therapeutics 公司，Nasdaq：KOOL）宣布完成了对 CAR-T 细胞制备自动化技术开发机构 SynGen 公司的资产收购，包括其具有专利的 CAR-T 自动化技术平台。通过此次收购，赛斯卡医疗获得了 SynGen 公司在肿瘤免疫疗法（CAR-T）领域的最新自动化技术，也标志博雅控股集团全面介入肿瘤免疫疗法（CAR-T）领域。经过整合研发，2017 年 11 月 17 日，博雅控股集团旗下的 CAR-T 及免疫细胞治疗全自动整体解决方案——CAR-TXpress™ 平台在北京和上海重磅亮相，吸引了大量的专家及研究者（图 6-21）。CAR-TXpress™ 平台是全球第一条全自动、全封闭的临床级 CAR-T 细胞 CMC 生产线，为 CAR-T 技术开发研究机构提供卓越的整体解决方案。CAR-TXpress™ 平台整合了多元化自动化流程，包括 T 细胞的分离、纯化、培养、洗涤以及单盒式自动冷冻保存（－196℃）和检索，能够实现免疫细胞手工分离流程自动化，实现全球第一条规模化 CMC 自动化制备工艺。

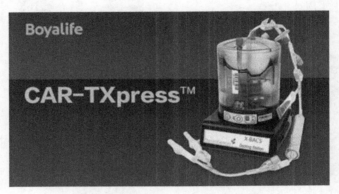

图 6-21　博雅控股集团 CAR-TXpress™ 平台

除了博雅控股集团的 CAR-TXpress™ 平台，目前可以全自动完成 CAR-T 细胞治疗的全部过程的商业化设备还有 CliniMACS Prodigy（Miltenyi Biotec）（图 6-22），该设备可以全自动完成细胞清洗、密度梯度离心、MACS 细胞分选、细胞培养、最终细胞产品加工（重悬至冻存培养基、转移至终容器等），该套装置拥有密闭、自动化的特点，使得过程更标准、更安全，且符合 GMP 标准。

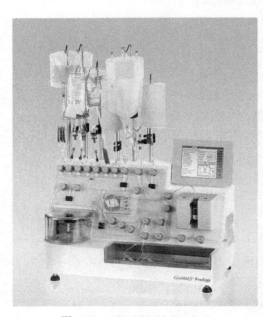

图 6-22　CliniMACS Prodigy

（三）细胞免疫治疗和自动化装备的规范化

全球细胞治疗市场发展迅猛，有可能成为治疗性抗体之后另外一个极其成功的新兴医疗技术，并催生一个全新的医疗产业分支，但该技术在中国的临床应用也非常混乱。目前我国因免疫细胞治疗技术的管理规范未出台，细胞实验室的建设标准、实验室安全管理、操作规范均无专项法规要求，仅国家食品药品监督管理总局下发过体细胞治疗相关的标准，因此，国内免疫细胞治疗技术开展的规范程度参差不齐。目前免疫细胞治疗行业的现状是：细胞治疗室大部分挂靠在临床部分，细胞治疗所用的试剂基本上是由细胞治疗室自己配制的，各自为政，五花八门。但目前几乎没有一个正规的细胞治疗试剂公司，也几乎没有一个得到政府权威机构认可的细胞治疗试剂。

细胞免疫治疗的规范化、专业化和标准化已经引起大家的重视，一方面需要国家层面制定行业标准，另一方面需要企业自身加强行业自律。要想真正实现产业化和标准化，需要闭环式系统的建立，使之不过度依赖于人，实现可重复性。可见，自动化装置是实现免疫细胞治疗规范化必不可少的工具。国家和行业企业需要共同推进符合规范化要求的自动化装置的开发和应用，实现标准化和自动化的细胞免疫治疗[26]。

目前，CFDA 的改革力度非常大，一直在与从事细胞治疗的企业沟通。整个细胞治疗过程应该如何管理，无论是欧洲还是美国都还在一个学习的过程，里面有很多观念在转变。同时，在这个过程中，不仅仅是监管部门应该思考，企业同样应该考虑怎么样才能更加自律，用科学的方法开发产品，来证明细胞治疗的安全性。上海成立免疫细胞治疗联盟的目的就是为了推动这方面的工作。

（四）总结与展望

美国各大分析机构预测，未来 10 年内，基于 CAR-T 疗法的肿瘤治疗市场空间可能达到 350 亿～1000 亿美元。由于 CAR-T 疗法单价（每人约 30 万～45 万美元，治疗过程 14～21 天）远高于常规疗法，而且未来可能覆盖的适应证较多，因此，CAR-T 疗法的市场潜力巨大。

根据全国肿瘤登记中心主任陈万青教授的最新统计，中国 5 年内诊断为癌症且仍存活的白血病患者为 11.73 万人、淋巴瘤患者为 15.76 万人。考虑到 CAR-T 对血液肿瘤的突出疗效，按国内每人 10 万元的治疗费用，CAR-T 疗法在这两大血液肿瘤的潜在市场规模就超过了 250 亿元人民币/年。试剂耗材的比例占到治疗成本的 10%，那么试剂耗材仅在血液肿瘤治疗领域就可以达到 25 亿元人民币/年。如果参考以前 DC-CIK 的市场分析，试剂耗材的年市场总额应该可以达到 300 亿元人民币的水平。

按照中国有 2000 家医院开展 CAR-T 细胞治疗项目估算，如果每家医院 CAR-T 细胞治疗实验室装备总额为 500 万元人民币，那么市场的总空间将达到 100 亿元人民币。事实上，如果能够成功地实现 CAR-T 治疗的标准化与工程化，那么可以开展 CAR-T 治疗的医院将不仅仅局限于三甲医院，这个市场空间的总值还要增加。如此大的市场需求，完全靠手工操作的 CAR-T 已无法满足临床推广的需求。分离收集 T 细胞，并进行激活，基因修饰和扩增细胞回输到患者体内需要复杂的操作流程。至今大多数研究采用的是全手工技术，多数技术仍停留在实验室阶段，产品批次不稳定，且容易污染。CAR-T 整个过程的安全性、无菌性、纯度等质量控制极其重要[16,21]。因此，实现 CAR-T 产品的标准化，做到药效和风险可控是首要任务。操作单元的全封闭以及操作单元之间的无菌衔接可在最大程度上防止外源物质污染。一次性医用产品、一次性生物制品相关技术的飞速发展也为操作单元之间的无菌衔接提供保障。符合 GMP 标准的一次性储液袋管线、快接头等产品使得液体转移变得更加有保障，也极大地降低了细胞在不同处理设备之间转换的污染风险。

目前 CAR-T 过程涉及的全自动血细胞分离机、细胞分选仪、T 细胞扩增设备几乎为国外品牌，几乎处于垄断地位。我国仅全自动血细胞分离机、血液回收机有国产化设备，核心的细胞分选仪、T细胞扩增设备仍处于空白。我国应当在CAR-T生产过程设备投入研发精力，研发具有自主产权的设备，尤其是工程化（自动化、封闭化、标准化）设备，提高我国在CAR-T生产过程设备的核心竞争力。

（杨艳坤　白仲虎）

参 考 文 献

[1] 白仲虎，何询.细胞免疫治疗临床推广的标准化、工程化挑战.生物产业技术，2017，5：1.

[2] 聂简琪，孙杨，杨艳坤.CAR-T细胞疗法的自动化设备及展望.生物产业技术，2017，5：33-37.

[3] Couzin-Frankel J. The dizzying journey to a new cancer arsenal. Science, 2013, 340 (6140): 1514-1518.

[4] Kaiser A D, Assenmacher M, Schröder B, et al. Towards a commercial process for the manufacture of genetically modified T cells for therapy. Cancer gene therapy, 2015, 22 (2): 72-78.

[5] Fesnak A D, Hanley P J, Levine B L. Considerations in T Cell Therapy Product Development for B Cell Leukemia and Lymphoma Immunotherapy. Current hematologic malignancy reports, 2017.12 (4): 335-343.

[6] Wang X, Rivière I. Clinical manufacturing of CAR T cells: foundation of a promising therapy. Molecular therapy oncolytics, 2016, 3: 16015.

[7] 尹德成.血细胞分离机成分采集过程控制及程序实现.哈尔滨：哈尔滨工业大学，2014.

[8] 张晗.全自动血细胞分离机分离采集技术及离心机构设计.哈尔滨：哈尔滨工业大学，2013.

[9] 王扬，唐古生，徐丽丽，等.利用MigR1质粒构建CD19-CAR逆转录病毒载体优化其对人原代T细胞的转染效率.中华血液学杂志，2015，36（4）：331-336.

[10] 王艺，赵颖颖，韩双印.基于嵌合抗原受体修饰T细胞的肿瘤免疫治疗新策略.中国肿瘤生物治疗杂志，2013，20（4）：383-390.

[11] 王云飞，王艺，王春荣，等.CD3/CD28免疫磁珠法体外扩增外周血T淋巴细胞.细胞与分子免疫学杂志，2014，30（10）：1090-1092.

[12] Gardner R A, Finney O, Annesley C, et al. Intent-to-treat leukemia remission by CD19 CAR T cells of defined formulation and dose in children and young adults. BLOOD, 2017, 129 (25).

[13] Marcela V, Maus, Joseph A Fraietta, Bruce L Levine, et al. Adoptive Immunotherapy for Cancer or Viruses. Immunological Reviews, 2014, 257 (1): 14-38.

[14] Brentjens R J, Santos E, Nikhamin Y, et al. Genetically Targeted T Cells Eradicate Systemic Acute Lymphoblastic Leukemia Xenografts. Cancer Therapy: Preclinical, 2007, 13 (18): 5426-5435.

[15] 刘炳峰.基于VRC01广谱中和抗体的CAR-T细胞特异性清除再激活的HIV-1潜伏感染细胞.广州：中山大学，2016.

[16] Levine B. Performance-enhancing drugs: design and production of redirected chimeric antigen receptor (CAR) T cells. Cancer Gene Therapy, 2015, 22 (2): 79-84.

[17] 骆群，黎燕.CD3、CD28抗体增强淋巴细胞转化功能的研究.军医进修学院学报，2005，26（6）：479-480.

[18] Levine B. Personalized cell-based medicine: activated and expanded T cells for adoptive immunotherapy. BioProcessing, 2007, 6: 14-19.

[19] Kaartinen T, Luostarinen A, Maliniemi P, et al. Low interleukin-2 concentration favors generation of early memory T cells over effector phenotypes during chimeric antigen receptor T-cell expansion. Cyto-

therapy，2017，19（6）：689-702.

[20] Levine B L，Miskin J，Wonnacott K，et al. Global Manufacturing of CAR T Cell Therapy. Molecular Therapy：Methods&Clinical Development，2017，4（92-101）.

[21] Zhang Cheng，Liu Jun，Jiang F，et al. Engineering CAR-T cells. Biomarker Research，2017，5：22.

[22] 王强力. 靶向 CD19 的嵌合抗原受体修饰的 T 细胞（CD19-CAR-T）的构建及其对 CD19 阳性血液肿瘤细胞的杀伤研究. 苏州：苏州大学，2016.

[23] Hollyman D，Stefanski J，Przybylowski M，et al. Manufacturing validation of biologically functional T cells targeted to CD19 antigen for autologous adoptive cell therapy. Journal of Immunotherapy，2009，32（2）：169-180.

[24] Bajgain P，Mucharla R，Wilson J，et al. Optimizing the production of suspension cells using the G-Rex "M" series. Molecular Therapy-Methods&Clinical Development，2015，1（2）：239-244.

[25] Vavrova K，Vrabcova P，Filipp D，et al. Generation of T cell effectors using tumor cell-loaded dendritic cells for adoptive T cell therapy. Medical Oncology，2016，33：136.

[26] 李之良. 自动化装置与免疫细胞治疗的规范化. 生物产业技术，2017，5：70-72.

中英文对照及英文缩写

英 文	英文缩写	中 文
A		
absolute neutrophil count	ANC	中性粒细胞绝对计数
acquired immune deficiency syndrome	AIDS	获得性免疫缺陷综合征
acute lymphoblastic leukemia	ALL	急性淋巴细胞白血病
acute myeloid leukemia	AML	急性髓细胞白血病
adoptive cellular immunotherapy	ACI	过继细胞免疫治疗
alanine aminotransferase	ALT	丙氨酸转氨酶
alkaline phosphatase	ALP	碱性磷酸酶
anaplastic lymphoma kinase	ALK	间变性淋巴瘤激酶
antibody dependent cell mediated cytotoxicity	ADCC	抗体依赖的细胞介导的细胞毒作用
antigen	Ag	抗原
antigen presenting cell	APC	抗原递呈细胞
antibody	Ab	抗体
acute leukemia	AL	急性白血病
v-abl Abelson murine leukemia viral oncogene homolog 1	ABL1	埃布尔森小鼠白血病病毒癌基因同源物 1
alemtuzumab	CD52 antibody	阿伦单抗
anaplastic large cell lymphoma	ALCL	间变性大细胞淋巴瘤（ki-1 淋巴瘤）
acute respiratory distress syndrome	ARDS	急性呼吸窘迫综合征
autologous stem cell transplantation	ASCT	自体干细胞移植
B		
Bevacizumab，Avastin	BEV	贝伐单抗，阿瓦斯汀
Baylor College of Medicine	BCM	贝勒医学院
breakpoint cluster region	BCR	断裂点簇集区
blood-brain barrier	BBB	血脑屏障
B cell maturation antigen	BCMA	B 细胞成熟抗原
bendamustine	BEN	苯达莫司汀

英　文	英文缩写	中　文
bortezomib	PCD	硼替佐米
B7-related protein-1	B7RP-1	B7 相关蛋白 1
B and T lymphocyte attenuator	BTLA	B 和 T 淋巴细胞减弱子
C		
CD8$^+$ cytotoxic T lymphocyte	CD8$^+$CTL	CD8$^+$细胞毒性 T 淋巴细胞
CD4$^+$ T helper 1	CD4$^+$Th1	CD4$^+$辅助性 T 细胞
cetuximab，Erbitux	IMC-C225	西妥昔单抗，爱必妥
chronic lymphocytic leukemia	CLL	慢性淋巴细胞白血病
chronic myelogenous leukemia	CML	慢性髓细胞白血病
colony stimulating factor	CSF	集落刺激因子
common terminology criteria adverse events	CTCAE	通用不良事件术语标准
complete response	CR	完全缓解
complement dependent cytotoxicity	CDC	补体依赖的细胞毒作用
cytokine induced killer	CIK	细胞因子诱导的杀伤细胞
cytotoxic T lymphocyte	CTL	细胞毒性 T 淋巴细胞
cytotoxic T lymphocyte antigen 4	CTLA-4	细胞毒性 T 细胞抗原-4
chimeric antigen receptors	CARs	嵌合抗原受体
cytokine release syndrome	CRS	细胞因子释放综合征
Children's Hospital of Philadelphia	CHOP	费城儿童医院
The Seattle Children's Hospital	SCH	西雅图儿童医院
cotrimoxazole	CTX	磺胺甲基异噁唑
clinical complete response	CCR	临床完全应答
central nervous system	CNS	中枢神经系统
cerebro-spinal fluid	CSF	脑脊液
C-reactive protein	CRP	C 反应蛋白
complementarity determining region	CDR	互补决定区
cytomegalovirus	CMV	巨细胞病毒
carmustine	BCNU	卡莫司汀
carcino-embryonic antigen	CEA	癌胚抗原
carbonic anhydrase IX	CAIX	碳酸苷酶IX
CAR-T cell related encephalopathy syndrome	CRES	CAR-T 细胞相关性脑病综合征
clustered regularly interspaced shortpalindromic repeats/CRISPR-associated proteins	CRISPR/Cas	CRISPR-Cas 核酸酶技术

英　文	英文缩写	中　文
chemistry，manufacturing，and controls	CMC	化学，制造和控制
cyclophosphamide	C	环磷酰胺
cyclophosphamide/fludarabine	CF	环磷酰胺/氟达拉滨
carboplatin	CP	卡铂
cyclophosphamide doxorubicin vincristine prednisone	CHOP	环磷酰胺；多柔比星；长春新碱；强的松
cyclophosphamide vincristine etoposide dexamethasone	COED	环磷酰胺；长春新碱；依托泊苷；地塞米松
cyclophosphamide vincristine dexamethasone	COD	环磷酰胺；长春新碱；地塞米松
cyclophosphamide doxorubicin vincristine dexamethasone etoposide	CHODE	环磷酰胺；多柔比星；长春新碱；地塞米松；依托泊苷
cyclophosphamide doxorubicin vincristine dexamethasone	CHOD	环磷酰胺；多柔比星；长春新碱；地塞米松
D		
delayed type hypersensitivity	DTH	迟发型超敏反应
dendritic cell	DC	树突状细胞
dendric cell-cytokine induced killer	DC-CIK	DC-CIK 细胞
diffuse large cell lymphoma	DLCL	弥漫性大细胞型淋巴瘤
disease-free survival	DFS	无病生存期
dose limiting toxicity	DLT	剂量限制性毒性
diffuse large B-cell lymphoma	DLBCL	弥漫大 B 细胞淋巴瘤
doxorubicin	DOX	多柔比星
DNAX accessory molecule-1	DNAM-1	DNAX 辅助分子 1
double-strand breaks	DSBs	双链断裂
E		
epithelial growth factor receptor	EGFR	表皮生长因子受体
erythropoietin	EPO	红细胞生成素
event free survival	EFS	无事件生存率
Epstein-Barr virus	EBV	慢性伯基特淋巴瘤病毒
etoposide	ETO	依托泊苷
ephrin type-A receptor 2	EphA2	内皮细胞受体蛋白酪氨酸激酶 A2
Ewing's sarcoma	EwS	尤文肉瘤
methylprednisolone etoposide carboplatin cytosine arabinoside	ESHAP	甲强龙；依托泊苷；卡铂；阿糖胞苷

英　文	英文缩写	中　文
etoposide cyclophosphamide doxorubicin vincristine	ECHO	依托泊苷；环磷酰胺；阿霉素；长春新碱
experimental autoimmune encephalomyelitis	EAE	实验性自身免疫性脑脊髓炎
F		
Fas ligand	FasL	Fac 配体
Fc receptor	FcR	Fc 受体
fluorescence in situ hybridization	FISH	荧光原位杂交
Food and Drug Administration	FDA	食品药品管理局
follicular lymphoma	FL	滤泡性淋巴瘤
Fred Hutchinson Cancer Research Center	FHCRC	弗莱德-哈钦森癌症研究中心
fludarabine	FLU	氟达拉滨
fibroblast activating protein	FAP	成纤维激活蛋白
folate receptor	FR	叶酸受体
follicule-stimulating hormone	FSHR	卵泡刺激素
cyclophosphamide fludarabine	FC	环磷酰胺；氟达拉滨
G		
gastrointestinal stromal tumor	GIST	胃肠道间质瘤
Good Clinical Practice	GCP	临床试验规范
Good Manufacture Practice	GMP	药品生产质量管理规范
granulocyte colony stimulating factor	G-CSF	粒细胞集落刺激因子
granulocyte-macrophage colony stimulating factor	GM-CSF	粒细胞巨噬细胞集落刺激因子
graft versus host disease	GVHD	移植物抗宿主病
disialoganglioside	GD2	双唾液酸神经节苷脂
glypican-3	GPC3	磷脂酰肌醇聚糖 3
glycoprotein 100	gp100	糖蛋白 100
galectin 9	GAL9	半乳凝素 9
H		
hairy cell leukemia	HCL	毛细胞白血病
Hodgkin's lymphoma	HL	霍奇金淋巴瘤
human epidermal growth factor receptor 2	HER2/neu ErbB2	人表皮生长因子受体 2
human leukocyte antigen	HLA	人类白细胞抗原
hematopoietic stem cell transplantation	HSCT	造血干细胞移植

英　文	英文缩写	中　文
human anti-mouse antibody reaction	HAMA	人抗小鼠抗体反应
human T-lymphotropic virus 1	HTLV-1	Ⅰ型人类T淋巴细胞病毒
heparanase	HPSE	肝素酶
hemophagocytic lymphohistiocytosis/macrophage activation system	HLH/MAS	噬血细胞淋巴组织细胞增生症/巨噬细胞活化系统
herpesvirus entry mediator	HVEM	疱疹病毒进入调节子
I		
immune-related response criteria	irRC	免疫治疗疗效评价标准
immunoglobulin	Ig	免疫球蛋白
immunoglobulin G	IgG	免疫球蛋白G
informed consent form	ICF	知情同意书
insulin-like growth factor-1	IGF-1	胰岛素样生长因子-1
interferon	IFN	干扰素
interferon-α	IFN-α	干扰素-α
interferon-β	IFN-β	干扰素-β
interferon-γ	IFN-γ	干扰素-γ
interleukin	IL	白细胞介素
interleukin-1α	IL-1α	白细胞介素-1α
interleukin-1β	IL-1β	白细胞介素-1β
interleukin-2	IL-2	白细胞介素-2
interleukin-4	IL-4	白细胞介素-4
interleukin-10	IL-10	白细胞介素-10
interleukin-12	IL-12	白细胞介素-12
Imbruvica，ibrutinib		依鲁替尼
immunoglobulin heavy chain variable region	IGHV	免疫球蛋白重链可变区
intensive care unit	ICU	重症加强护理病房
indoleamine 2,3-dioxygenase	IDO	吲哚胺2,3-双加氧酶
inducible T cell costimulator	ICOS	可诱导的T细胞共刺激信号
K		
Karnofsky	KPS	卡氏评分
keyhole limpethemocyanin	KLH	钥孔血蓝蛋白
kinase insert domain-containing receptor	KDR	含激酶插入区的受体

英　文	英文缩写	中　文
L		
lactic dehydrogenase	LDH	乳酸脱氢酶
left ventricle ejection fraction	LVEF	左心室射血分数
lymphokine activated killer	LAK	淋巴因子激活的杀伤细胞
lentiviral vector	LV	慢病毒
lenalidomide/Revlimid	CC-5013	来那度胺/多标靶免疫调节剂
lymphoplasmacytic lymphoma	LPL	淋巴浆细胞淋巴瘤
L1 cell adhesion molecular	L1CAM	L1 细胞黏附分子
M		
macrophage colony stimulating factor	M-CSF	巨噬细胞集落刺激因子
major histocompatibility complex	MHC	主要组织相容性复合体
major histocompatibility complex-Ⅰ	MHC-Ⅰ	Ⅰ型主要组织相容性复合体
major histocompatibility complex-Ⅱ	MHC-Ⅱ	Ⅱ型主要组织相容性复合体
mantle cell lymphoma	MCL	套细胞型淋巴瘤
maximum tolerated dose	MTD	最大耐受剂量
monoclonal antibody	McAb	单克隆抗体
multidrug resistance	MDR	多重耐药
multiple myeloma	MM	多发性骨髓瘤
myelodysplastic syndrome	MDS	骨髓增生异常综合征
marginal zone lymphoma	MZL	边缘区淋巴瘤
Memorial Sloan Kettering Cancer Center	MSKCC	纪念斯隆-凯特琳癌症中心
minimalresidual disease	MRD	微小残留病灶
MD Anderson Cancer Center	MDACC	MD 安德森癌症研究中心
matched sibling donor	MSD	匹配的同胞供者
methotrexate	MTX	甲氨蝶呤
multiple organ dysfunction syndrome	MODS	多器官功能障碍综合征
myeloid derived suppressor cell	MDSC	髓源性抑制细胞
microsatellite instability-high	MSI-H	高度微卫星不稳定性
mismatch repair-deficient	dMMR	错配修复缺陷
mismatch repair	MMR	错配修复
N		
National Cancer Institute	NCI	美国国家癌症研究所
National Cancer Institute Common Toxicity Criteria	NCI-CTC	美国国家癌症研究所通用毒性标准

英　文	英文缩写	中　文
National Institute of Health	NIH	美国国立卫生研究院
natural killer cell	NK	自然杀伤细胞
non-Hodgkin lymphoma	NHL	非霍奇金淋巴瘤
non-small cell lung cancer	NSCLC	非小细胞肺癌
no response	NR	无应答
New England Journal of Medicine	NEJM	新英格兰医学杂志
nuclear localization signal	NLS	核定位信号
non-homologous end joining	NHEJ	非同源性末端接合
O		
objective response rate	ORR	客观缓解率
optimal biological dose	OBD	最佳生物学剂量
over survival	OS	总生存期
ofatumumab	CD20 antibody	奥法木单抗
obinutuzumab	Gazyv/ CD20 antibody	奥滨尤妥珠单抗
overall response rate	ORR	总的应答率
P		
partial remission	PR	部分缓解
peripheral blood mononuclear cell	PBMC	外周血单个核细胞
pharmacokitically guided dose escalation	PGDE	剂量爬升法
phytohemagglutinin	PHA	植物凝集素
platelet-derived growth factor receptor α	PDGFR-α	血小板衍生生长因子受体 α 型
progression-free survival	PFS	无进展生存期
progressive disease	PD	疾病进展
prostaglandin E2	PGE2	前列腺素 E2
polymerase chain reaction	PCR	聚合酶链反应
phosphate buffered saline	PBS	磷酸盐缓冲液
prostatic acid phosphatase	PAP	前列腺酸性磷酸酶
progressive disease	PD	疾病进展
pentostatin	PEN	喷司他丁
prostate stem cell antigen	PSCA	前列腺干细胞抗原
prostate-specific membrane antigen	PSMA	前列腺特异性膜抗原

英　　文	英文缩写	中　文
primary mediastinal B-cell lymphoma	PMBCL, PMBL	原发性纵隔 B 细胞淋巴瘤
proto-space adjacent motifs	PAM	原间隔相邻基序
partial response	PR	部分应答
posterior reversible encephalopathy syndrome	PRES	可逆性后部脑病综合征
R		
recombinant adenovirus encoding human p53	rAd. p53	重组人 p53 腺病毒
renal cell carcinoma	RCC	肾细胞癌
response evaluation criteria in solid tumors	RECIST	实体瘤疗效评价标准
rheumatoid arthritis	RA	类风湿关节炎
retrovirus	RV	反转录病毒
response rate	RR	应答率
rituximab	RTX	利妥昔单抗/美罗华
Reed-Sternberg cell	R-S	里德-斯德伯格氏细胞
receptor tyrosine kinase-like orphan receptor-1	ROR1	受体酪氨酸激酶样孤儿受体 1
ribonucleoprotein	RNP	核糖核蛋白
response evaluable patient	REP	应答可评估的患者
retroviral vector	RV	反转录病毒载体
S		
small lymphocytic lymphoma	SLL	小淋巴细胞型淋巴瘤
stable disease	SD	疾病稳定
stem cell factor	SCF	干细胞因子
single chain variable fraction	ScFv	单链可变区
standard deviation	SD	标准差
serious adverse event	SAE	严重副反应
splenic marginal zone lymphoma	SMZL	脾边缘区淋巴瘤
second-line age-adjusted international prognostic index	sAAIPI	二线年龄校正后的国际预后指数
signaling-lymphocyte-activating molecule F7	SLAMF7	信号淋巴细胞激活分子家族成员 7
T		
T cell receptor	TCR	T 细胞受体
T helper	Th	辅助性 T 细胞
time to progression	TTP	疾病进展时间
transformation growth factor	TGF	转化生长因子

英　文	英文缩写	中　文
tumor infiltrating lymphocyte	TIL	肿瘤浸润淋巴细胞
tumor necrosis factor	TNF	肿瘤坏死因子
tumor-associated antigen	TAA	肿瘤相关抗原
tumor lysis syndrome	TLS	肿瘤溶解综合征
tumor specific antigen	TSA	肿瘤特异性抗原
transcription activator-like effector nucleases	TALEN	转录激活因子样效应核酸酶
T cell receptor α chain	TRAC	T 细胞受体 α 链
transmembrane activator and calcium modulator and cyclophilin ligand interactor	TACI	转膜激活剂、钙调节剂和亲和素受体配体相互作用物
T cell immunoglobin mucin-3	Tim-3	T 细胞免疫球蛋白黏蛋白-3
tumor-associated macrophages	TAMs	肿瘤相关巨噬细胞
U		
University of Pennsylvania	uPenn	宾夕法尼亚大学
unrelated donor	URD	无关供者
V		
vascular endothelial growth factor	VEGF	血管内皮生长因子
vascular endothelial growth factor receptor	VEGFR	血管内皮生长因子受体
virus-specific T	VSTs	病毒特异性 T 细胞
vector copy number	VCN	载体拷贝数
vincristine	VAD	长春新碱
W		
World Health Organization	WHO	世界卫生组织
Waldenstrom macroglobulinemia	WM	华氏巨球蛋白血症
Z		
zinc-finger nuclease	ZFN	锌指核酸酶